ICU 专科护士文库

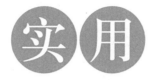

急危重症护理

技术规范

第 2 版

主编	主审
邵小平 杨丽娟 叶向红 彭飞	马朋林 林兆奋 陈德昌

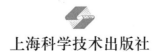

上海科学技术出版社

图书在版编目（CIP）数据

实用急危重症护理技术规范 / 邵小平等主编. -- 2
版. -- 上海：上海科学技术出版社，2020.5（2023.5重印）
（ICU专科护士文库）
ISBN 978-7-5478-4864-7

Ⅰ．①实… Ⅱ．①邵… Ⅲ．①急性病－护理－技术规
范②险症－护理－技术规范 Ⅳ．①R472.2-65

中国版本图书馆CIP数据核字（2020）第047927号

实用急危重症护理技术规范（第 2 版）
主编　邵小平　杨丽娟　叶向红　彭　飞
主审　马朋林　林兆奋　陈德昌

上海世纪出版（集团）有限公司
上海科学技术出版社　出版、发行
（上海市闵行区号景路159弄A座9F-10F）
邮政编码201101　www.sstp.cn
苏州工业园区美柯乐制版印务有限责任公司印刷
开本787×1092　1/16　印张38
字数550千字
2019年9月第1版
2020年5月第2版　2023年5月第5次印刷
ISBN 978-7-5478-4864-7/R·2052
定价：168.00元

内容提要

　　本书分别就各脏器系统(呼吸、循环、神经、消化、泌尿、凝血、免疫)的监测及相关技术规范、血管通路的护理、紧急救护及重症康复护理等方面进行梳理和总结,每项操作技术从最基础的基本定义、适应证、禁忌证、操作目的、操作流程及注意事项等方面进行详细阐述,介绍了操作技术制度与依据及前沿进展。

　　此次修订,在上一版基础上新增经鼻高流量吸氧上机、中线导管置管、动静脉内瘘维护等新内容,对气道管理、体外膜肺氧合等技术做了完善。通过本书,读者可以了解到各项急危重症护理操作的最新知识、开拓视野、寻求最佳的护理技术,从而挽救患者生命、提高抢救成功率、促进患者康复、减少伤残率、提高生命质量。

编者名单

主编 · 邵小平　杨丽娟　叶向红　彭　飞

主审 · 马朋林　林兆奋　陈德昌

副主编 · 张淑香　李黎明　田永明　姚惠萍　黄海燕　米　洁

主编助理 · 俞荷花　严艺苓　祝红娟

编者 · （按姓氏笔画排序）

于冬梅 · 上海市肺科医院

王　莹 · 天津市第一中心医院

王　晶 · 中国医科大学附属盛京医院

王　磊 · 哈尔滨医科大学附属第一医院

王金阁 · 中国医学科学院北京协和医院

韦咏梅 · 复旦大学附属华山医院重症医学科

尹彦玲 · 河北医科大学第四医院

古春梅 · 中国人民解放军陆军特色医学中心

叶向红 · 东部战区总医院

田永明 · 四川大学华西医院

冯　燕 · 四川大学华西医院

吕顺巧·重庆医科大学附属第一医院

吕剑红·上海市东方医院

朱世超·河南省人民医院

朱艳飞·天津市第一中心医院

刘　菲·山东省千佛山医院

刘军燕·南昌大学第一附属医院

刘春霞·河北省人民医院

米　洁·重庆医科大学附属第一医院

江　榕·南昌大学第一附属医院

杨　波·哈尔滨医科大学附属第一医院

杨　翠·四川大学华西医院

杨林杰·华中科技大学同济医学院附属协和医院

李　帅·四川大学华西医院

李　奇·中国医学科学院北京协和医院

李阳洋·海军军医大学附属长征医院

李周伟·广西医科大学第一附属医院

李莉莉·浙江省人民医院

李尊柱·中国医学科学院北京协和医院

李黎明·河南省人民医院

吴翠丽·东部战区总医院

何　梅·华中科技大学同济医学院附属同济医院

谷　佳·复旦大学附属华山医院重症医学科

谷春梅·大连医科大学附属第一医院

汪　高·大连医科大学附属第一医院

张　华·上海中医药大学附属岳阳中西医结合医院

张　莉·新疆医科大学第一附属医院

张　敏·江苏省常州市第一人民医院

张昕屏·中国医科大学第一附属医院

张雪静·首都医科大学附属北京朝阳医院

张淑香·山东省千佛山医院

张媛媛·中国医学科学院北京协和医院

张耀丹·四川大学华西医院

陆翠玲·解放军总医院第八医学中心

陈　皎·上海交通大学医学院附属新华医院

陈巧玲·福建省立医院

陈建芬·江苏省常州市第一人民医院

陈莲芳·蚌埠医学院第一附属医院

邵小平·上海交通大学附属第六人民医院

林颂霏·广西医科大学第一附属医院

岳珍珍·郑州大学第一附属医院

金　歌·郑州大学第一附属医院

周佳敏·中国医科大学附属盛京医院

郑微艳·上海交通大学医学院附属仁济医院

孟彦苓·中国医学科学院北京协和医院

赵雅斐·郑州大学第一附属医院

郝贵珍·河北省人民医院

侯云静·解放军总医院第一医学中心

俞荷花·海军军医大学附属长征医院

祝红娟·解放军总医院第四医学中心

姚惠萍·浙江省人民医院

顾秋莹·上海交通大学医学院附属瑞金医院

顾晓婷·上海交通大学医学院附属仁济医院

晏晨阳·上海中医药大学附属龙华医院

倪　洁·复旦大学附属华山医院重症医学科

倪冬姝·中国医科大学附属第一医院

徐　燕·上海交通大学医学院附属瑞金医院北院

郭　娜·河北医科大学第四医院

唐　晟·解放军总医院第一医学中心

唐　静·首都医科大学附属北京朝阳医院

黄卓凡·福建省立医院

黄海燕·华中科技大学同济医学院附属协和医院

黄德斌·广西医科大学第一附属医院

曹文祯·山东省千佛山医院

梁泽平·中国人民解放军陆军特色医学中心

蒋卓娟·海军军医大学附属长征医院

景雯雯·四川大学华西医院

程　维·华中科技大学同济医学院附属协和医院

童　玲·蚌埠医学院第一附属医院

熊　杰·华中科技大学同济医学院附属同济医院

潘文彦·复旦大学附属中山医院

薛向阳·东部战区总医院

魏红云·南方医科大学南方医院

再版序

ICU，一个离死亡最近的地方，进入这里的都是危重症患者；ICU，又是一个离希望最近的地方，让很多危重患者重新获得生的希望。这里是危重症患者抵抗死神的最后一道防线，这里有最紧张、最危险的战斗，这里是与死神拉锯的主要战场。

在新型冠状病毒肺炎后期，有相当比例的患者出现呼吸衰竭、肾功能衰竭、循环衰竭，治疗手段复杂，护理工作难度大，对护士的专业技能要求也非常高。重症管理的专业化科学监测、生命支持与救治，是有效降低病死率的重要措施。然而在我国疫情最为严重的时刻，在疫情的攻坚时期，奋战在湖北省抗击疫情前线的重症医护人员缺口巨大，其中危重症患者与重症专业护士比例为1∶1.5，距离国家1∶3的标准差距约一半！即使按照2015年全国ICU人力资源调查结果，中国ICU从业护士人数已超过50万人，但是面对如此严峻的突发疫情，该人数仍远远不够。而且，ICU护士的专业性是很难被替代的！这也正是在重大疫情发生时，ICU护理人员如此宝贵的原因。我们清醒地认识到，对大量新生护理力量进行专业知识和技能的培训将是一项重大挑战！

由中国病理生理学会危重病专业委员会护理学组编写的《实用急危重症护理技术规范》已是再版，本书正是着眼于这一亟待解决的护理核心能力培训问题，由邵小平老师及全国30多家三甲医院临床一线急危重症护理专家组成编写团队，从护理质量的标准化与同质化建设、各脏器和系统（呼吸、循环、神经、泌尿、凝血、免疫）功能的监测与维护、应急救治相关护理技术，以及重症康复护理技术等方面出发,在查阅大量文献的基础上,结合自身临床护理经验编写。更为突出的是,为了能更好地帮助广大急危重症护理从业人员,不同于已出版的同类图书,本书在操作流程中增加了操作说明及图解,更加直观清晰地呈现了操作要点和步骤,保证了护理操作技术的可执行性。此外,书中还介绍了操作相关背景知识和研究进展,广大医护工作者在掌握技术要点的同时,还可了解最新的前沿护理技术观点,真正做到实践与循证相结合。

真切希望重症及其相关领域的护理工作者们,尤其是新生护理力量,在本书的帮助下,能够熟练掌握各项重症急救技术,提高重症护理水平,为进一步提高急危重症患者的救治成功率做出更大的贡献!

马朋林

中国病理生理学会危重病医学专业委员会主任委员

再版前言

新型冠状病毒肺炎疫情牵动着全世界人民的心，全球每日新增的确诊病例、死亡病例之多，让人触目惊心。正所谓"三分治疗七分护理"，护士在新型冠状病毒肺炎患者的医疗救治中扮演着不可或缺的角色。

众所周知，新型冠状病毒肺炎重症患者病情危重、变化迅速，常常合并多器官功能衰竭和多种并发症，治疗手段非常复杂，护理工作难度极大，对护士的专业技能要求也非常高。在患者救治过程中，护士要严密观察患者病情，密切与医生配合，做好危重症患者的整体护理，这对于患者的预后非常重要。危重症专业医护人员更是患者生命安全的最后一道防线。然而事实与数据研究表明，我国危重症护理人员仍存在巨大缺口，在全国护士中的占比急需提高。因此，加快危重症护理新生力量的培训迫在眉睫。

急危重症护理是对各类急性病、急性创伤、慢性疾病急性发作及危重症患者进行抢救与护理，以挽救患者生命、提高抢救成功率、促进患者康复、减少伤残率、提高生命质量。随着重症医学的迅猛发展，危重症的诊疗无论从理论方面还是从临床实际操作方面，都有了快速的发展，临床上各类新型医疗技术不断涌现，护理技术也随之不断改进。

为了加快危重症护理新生力量的培训，更好地帮助从事急危重症的专科护理人员能够熟练、快速掌握各项急救重症护理技术，本书邀请了全国三甲医院工作在临床一线的急危重症护理专家，从各脏器系统（呼吸、循环、神经、泌尿、凝血、免疫）的功能维护护理、血管通路管理、紧急救护及重症康复护理等技术方面精心编写。本书在介绍各项护理技术规范时,除了阐明其基本定义、适应证、禁忌证、操作目的、操作流程及注意事项等之外,还有以下三大创新点。

一是流程创新。本书跳出以往操作流程模式,在流程中增加了操作说明及图解,让大家更加直观、清楚地看清操作要点,增加操作技术的可行性。

二是增加相关制度与依据。此项内容可帮助大家在进行操作时,做到有证可寻、有证可依,增加操作的科学性。

三是延伸操作相关前沿进展。通过展现最新的前沿护理技术要点及观点,帮助护理人员在临床实践中进行科学应用,提高临床护理技术的严谨性。

希望广大急危重症护理人员通过阅读本书,不仅可以掌握护理技术最前沿资讯,还可以帮助大家开拓视野,寻求最佳的护理技术。本书图文并茂,便于记忆和理解,且临床实用性强,对广大急危重症医护人员都是非常好的一本教材。但由于编者水平所限,疏漏或缺陷在所难免,敬请同行与读者不吝指正,以利于日后继续改进。

主编

目 录

第一章 · 呼吸监测与支持技术规范
001

第二章 · 循环监测与支持技术规范

131

第三章 · 神经系统监测与支持技术规范

199

第四章 · 消化系统监测与支持技术规范

239

第五章 · 泌尿系统监测与支持技术规范
281

第六章 · 凝血监测与支持技术规范
327

第七章 · 免疫监测与支持技术规范
351

第八章 · 血管通路管理技术规范
441

第九章 · 紧急救护技术规范
493

第十章 · 重症康复物理治疗技术规范
533

第一节 · 体位护理技术规范 ·534

第二节 · 胸部物理治疗技术规范 ·564

第一章

呼吸监测与支持技术规范

第一节 呼吸支持技术规范

一、吸氧护理技术规范

【名词定义】 通过给患者吸入高于空气中氧浓度的氧气,提高动脉血氧分压(PaO_2)和动脉血氧饱和度(SaO_2),增加动脉血氧含量(CaO_2),纠正各种原因造成的缺氧状态,促进组织的新陈代谢,维持生命活动的一种治疗方法。

【适应证】

1. 呼吸系统疾患。

2. 心脏功能不全致呼吸困难者。

3. 中毒,使氧不能由毛细血管渗入组织而产生缺氧者。

4. 昏迷患者,如脑血管意外等。

5. 某些外科手术后患者,以及大出血休克或颅脑疾患、产程过长或胎心音不良者等。

【禁忌证】 无低氧血症存在的各种疾病。

【目的】 提高患者动脉血氧含量及动脉血氧饱和度的水平,纠正缺氧,促进组织新陈代谢,减少呼吸功,维持机体生命活动。

【制度与依据】

1. 本规范理论部分主要依据:① 2012 中国卫生行业标准《临床常用急救操作技术》第 3 部分:氧疗及人工气道建立。②《临床实用护理技术操作规范》(上海科学技术出版社,2019 年 1 月)。③《临床护理技术规范(基础篇)》(广东科学技术出版社,第二版)。

2. 本规范操作部分主要依据:① 2012 中国卫生行业标准《临床常用急救操作技术》第 3 部分:氧疗及人工气道建立。②《内科护理学》(人民卫生出版社,第 4 版)。③《临床实用护理技术操作规范》(上海科学技术出版社,2019 年 1 月)。

【准备】

1. 用物准备:治疗单、氧气表、湿化瓶、鼻氧管、小药杯盛凉开水、一次性药碗、棉签、吸氧记录单、洗手液,检查用物的有效期,物品处于备用状态。

2. 环境准备:病室安静整洁,光线充足,适宜操作,关闭门窗(或窗帘),请无关人员回避,保护患者隐私。

3. 护士准备:衣帽整洁,洗手戴口罩。

4. 患者准备:患者处于安静状态,配合操作。

【中心供氧吸氧法操作流程】

流　　程	说　　明	图　　解
1. 素质准备	服装整洁	
2. 核对	核对医嘱、治疗单	
3. 评估	1. 询问、了解患者的身体状况 2. 评估患者鼻腔情况 3. 评估中心供氧装置是否完好及用氧安全 4. 解释操作目的，取得患者合作	
4. 洗手戴口罩	七步洗手法正确洗手	
5. 物品准备	治疗单、氧气表、湿化瓶、鼻氧管、小药杯盛凉开水、一次性药碗、棉签、吸氧记录单、洗手液	
6. 解释核对	采用两种身份识别的方法进行患者身份确认(语言法、视觉法)	

（续表）

流　程	说　明	图　解
7. 体位准备	舒适半卧位	
8. 清洁鼻腔	用湿棉签清洁鼻孔	
9. 安装氧气表	氧气表安装在中心供氧装置上，将流量表开关拧紧	
10. 安装湿化瓶	湿化瓶安装在氧气表上，手不触及装置内侧	
11. 连接鼻氧管	连接鼻氧管于流量表	
12. 检查鼻氧管	打开小开关，调节氧流量（遵医嘱），将鼻氧管头端置于盛凉开水的小药杯内，有水泡以确定通畅	

（续表）

流　　程	说　　明	图　　解
13. 连接鼻氧管	将鼻氧管轻轻塞入患者鼻孔，并妥善固定	
14. 宣教	放置呼叫器于患者可触及处，告知注意事项： 1. 患者不要自行摘除或调节氧流量 2. 患者如感到鼻咽部干燥不适或胸闷憋气时，应当立即通知医护人员 3. 患者有关用氧的安全知识	
15. 密切观察	密切观察缺氧改善情况	
16. 记录	在吸氧记录单上记录用氧时间及氧流量并签名	
17. 停氧	询问患者感受，拔出鼻氧管，擦净鼻部	
18. 处理氧装置	关闭流量表，取下湿化瓶及流量表	

（续表）

流　　程	说　　明	图　　解
19. 整理用物	按消毒技术规范要求分类处理使用后物品	
20. 整理床单位	取舒适体位	
21. 记录	在吸氧记录单上记录停氧时间并签名	

【注意事项】

1. 严格遵守操作规程，注意用氧安全，切实做好"四防"，即防震、防火、防热、防油。

2. 用氧过程中，应根据患者脉搏、血压、精神状态、皮肤颜色及温度、呼吸方式等有无改善来衡量氧疗效果，同时还可测定动脉血气分析来判断疗效，从而选择适当的用氧浓度。

3. 鼻导管持续用氧者，每日清洁鼻孔2次，并及时清除鼻腔分泌物，防止鼻导管阻塞。

4. 氧气筒内氧气不可用尽，压力表上指针降至$2\sim3$ kg/cm^2 时，即不可再用，以防止灰尘进入筒内，在再次充气时引起爆炸。

5. 对未用或已用过的氧气筒，应分别悬挂"满"或"空"的标志，以便及时调换氧气筒，并避免急用时搬错而影响抢救。

6. 湿化瓶中积水不超过湿化瓶2/3，鼻导管内有积水及时更换。

【前沿进展】 权威性的氧疗指南，可以作为我们规范氧疗的借鉴。这些指南强调的主要内容包括：

1. 把氧气视为药品，应该有规范的处方和科学的临床路径。

2. 氧疗的目的是改善缺氧组织的氧气供应，保证细胞有氧代谢的正常进行。

3. 明确氧疗的指征只适合缺氧患者,而不能解决非缺氧呼吸困难者的治疗问题。

4. 氧疗的处方要包括给氧的链接方式、给氧流量和给氧目标。

5. 根据患者情况制定给氧的目标,也称为"目标氧疗"(target oxygen therapy),是保证疗效和安全性的最佳临床指标。

6. 规定除高碳酸血症呼吸衰竭危险外,所有重症患者氧疗目标达到或接近正常血氧水平,即非高碳酸血症重症患者推荐目标 SaO_2 94%～98%;多数慢性阻塞性肺疾病和有高碳酸血症呼吸衰竭风险患者,如病态肥胖、胸廓畸形或神经肌肉疾病,指导性文件推荐氧疗的目标是 SaO_2 88%～92%,临床上不应该出现 SaO_2 为 100% 这样的数字。

7. 所有进行氧疗场所必须配备血氧监测装置,给氧后要观察 SaO_2 改变情况,根据目标氧及时调整 FiO_2,维持血氧在目标水平。监测是必须的,没有监测就不能确定是否给氧,不能观察是否达到或接近氧疗的目标,也就不能保证氧疗的效果和安全。

参考文献

［1］ Bleetman D, Bleetman A. British Thoracic Society guidelines on emergency oxygen therapy for adults[J]. Journal of Paramedic Practice, 2013, 3(11): 603 - 604.

［2］ Davidson A C, Banham S, Elliott M, et al. BTS/ICS guideline for the ventilatory management of acute hypercapnic respiratory failure in adults[J]. Thorax, 2016, 71(Suppl 2): ii1 - ii35.

［3］ De Graaff A E, Dongelmans D A, Binnekade J M, et al. Clinicians' response to hyperoxia in ventilated patients in a Dutch ICU depends on the level of FiO_2[J]. Intensive Care Med, 2011: 260482. DOI: 10.1155/2011/260482.

［4］ Mach W J, Thimmesch A R, Pierce J T, et al. Consequences of hyperoxia and the toxicity of oxygen in the lung[J]. Nursing Research and Practice, 2011, 2011: 1 - 7.

［5］ Raghu G, Collard H R, Eagn J J, et al. An official ATS/ERS/JRS/ALAT statement: idiopathic pulmonary fibrosis: evidence-based guidelines for diagnosis and management[J]. Am J Respir Crit Care Med, 2011, 183 (6): 788 - 824.

［6］ 曹洁,董丽霞,陈宝元. 规避高压氧危害 规范目标氧疗[J]. 中华结核和呼吸杂志,2015,38(8): 629 - 631.

［7］ 陈宝元. 氧疗,需要规范吗? ——论氧疗中的共识与争议[J]. 中华医学信息导报,2016,31(8): 19.

［8］ Khetan R, Hurley M, Spencer S, et al. Bronchopulmonary dysplasia within and beyond the neonatal unit[J]. Adv Neonatal Care, 2016, 16(1): 17 - 25.

二、无创机械通气上机技术规范

【名词定义】　无创机械通气是指无需建立人工气道(气管插管、气管切开)的正压通气方法,目前无创机械通气主要是指经口/鼻面罩实施的无创正压机械通气。

【适应证】

1. COPD 急性加重期。

2. 稳定期 COPD。

3. 心源性肺水肿。

4. 免疫功能受损合并呼吸衰竭。

5. 支气管哮喘急性严重发作。

6. 辅助早期撤机拔管。

7. 辅助支气管纤维镜检查。

8. 手术后呼吸衰竭。

9. 肺炎。

10. 急性肺损伤/急性呼吸窘迫综合征。

11. 胸壁畸形或神经肌肉疾病。

12. 胸部创伤。

13. 拒绝气管插管的呼吸衰竭。

【禁忌证】

● 绝对禁忌证

1. 心跳或呼吸停止。

2. 自主呼吸微弱、昏迷。

3. 误吸危险性高及不能清除口咽及上呼吸道分泌物、呼吸道保护能力差。

4. 颈部和面部创伤、烧伤及畸形。

5. 上呼吸道梗阻。

● 相对禁忌证

1. 合并其他器官功能衰竭。

2. 未引流的气胸。

3. 近期面部、颈部、口腔、咽腔、食管及胃部手术。

4. 严重感染。

5. 明显不合作或极度紧张。

6. 严重低氧血症($PaO_2 < 45$ mmHg)/严重酸中毒(pH<7.2)。

7. 气道分泌物多或排痰障碍。

【目的】

1. 纠正急性呼吸性酸中毒。

2. 纠正低氧血症。

3. 降低呼吸功耗,缓解呼吸肌疲劳。

4. 防止肺不张。

5. 为安全使用镇静和肌松剂提供通气保障。

6. 无需建立人工气道,避免了人工气道的不良反应和并发症。

【制度与依据】 本规范理论部分和操作部分主要依据:中华医学会呼吸病学分会与重症监护学组发布的《无创正压通气临床应用专家共识》,该共识从总体应用指征、在不同疾病中的应用和在临床实践中动态决策无创正压通气的使用三方面介绍无创正压通气的应用指征及禁忌证,详细介绍无创正压通气实施的基本操作程序、呼吸机及相关配件、通气模式和常用的通气参数设置、感染的控制和设备安全临床应用相关的问题,并较详细阐述了做好无创正压通气必须重视的问题,是份面向临床、对实际工作有很好指导性的专家共识。

【准备】

1. 用物准备:无创呼吸机(自配湿化装置)(以 VIVO40 为例)、呼吸机管路、口/鼻面罩、监护仪、吸氧管、氧气表头、灭菌蒸馏水、医嘱单、血气分析报告单、洗手液,检查用物的有效期,物品处于备用状态。

2. 环境准备:病室安静整洁,光线充足,适宜操作,关闭门窗(或窗帘),请无关人员回避,保护患者隐私。

3. 护士准备:衣帽整洁,洗手戴口罩。

4. 患者准备:患者处于安静状态,配合操作。

【操作流程】

流　　程	说　　明	图　　解
1. 素质准备	服装整洁	
2. 核对解释,评估患者	护士携带医嘱单,核对患者,评估患者意识状态、生命体征、血气分析、睡眠、心理状况等,做好解释工作,取得患者的配合	
3. 洗手戴口罩	七步洗手法正确洗手	

（续表）

流　　程	说　　明	图　解
4. 物品准备	无创呼吸机（自配湿化装置）、呼吸机管路、口/鼻面罩、吸氧管、氧气表头、灭菌蒸馏水、安尔碘消毒液、棉签、洗手液，检查用物的有效期，物品处于备用状态	
5. 再次核对	采用两种身份识别的方法进行患者身份确认（语言法、视觉法）	
6. 体位准备	协助患者取舒适的体位，一般取半坐卧位，必要时协助排痰	
7. 连接电源，开机	呼吸机自检通过	
8. 呼吸机湿化罐内注入湿化液，并安装湿化罐	湿化液为灭菌蒸馏水，湿化液注入量最少不超过下限，最多不超过上限	

（续表）

流　　程	说　　明	图　　解
9. 连接氧源	吸氧管一头连接氧气表头，另一头连接呼吸机湿化罐	
10. 连接呼吸机管路	呼吸机管路连接紧密，无漏气	
11. 佩戴口/鼻面罩	根据患者的面部情况选择合适口/鼻面罩	
12. 将呼吸机管路与口/鼻面罩连接	调整口/鼻面罩固定带的松紧度	
13. 启动呼吸机，选择合适的呼吸机工作参数	遵医嘱选择合适的呼吸机模式和工作参数	
14. 观察病情	观察患者意识、生命体征、呼吸频率变化、皮肤黏膜发绀情况、自主呼吸与呼吸机是否同步、血气报告等，做好无创呼吸机使用的宣教工作	

（续表）

流　　程	说　　明	图　解
15. 整理床单位	取舒适体位,妥善安放呼叫铃	
16. 洗手,记录	准确记录开始时间、呼吸机各参数、患者意识和生命体征等	

【注意事项】

1. 评估患者是否存在无创呼吸机的禁忌证：意识障碍、呼吸微弱或停止、无力排痰、严重的器官功能不全、上消化道出血、血流动力学不稳定等,未经引流的气胸或纵隔气肿,严重腹胀,上气道或颌面部损伤、术后畸形,不能配合无创呼吸机或面罩不适。

2. 多与医生沟通,选择合适的无创呼吸机支持的设备和用物,如无创呼吸机类型、鼻罩还是口鼻面罩、氧气、湿化装置。

3. 告知患者和家属使用无创呼吸机的目的、基本原理,可能出现的不适和配合方法,鼓励主动排痰,指导吐痰,嘱咐患者或家人若患者有不适时及时通知医务人员。

4. 使用呼吸机期间,确保呼吸机报警装置处于开启状态。

5. 安装无创呼吸机通气设备,确保管道结合紧密,避免漏气(特别注意无牙或有胡须的患者)。

6. 监测和记录无创呼吸机通气效果,观察患者胸廓和肺部听诊的变化、动脉血气变化等。

7. 及时发现或避免并发症的发生,有无眼部刺激、皮肤破溃、气道阻塞、呼吸困难、焦虑、幽闭恐惧症、胃胀气、气压伤。

8. 减轻患者不适,调整体位,治疗鼻炎、咽干,确保间歇通气休息时间(每4～6小时休息15～30分钟)。

9. 预防感染,使用一次性呼吸机管道,鼻面罩、呼气阀等专人专用,呼吸机管路有污染时及时更换,每周清洗和更换过滤网。

10. 床边备有紧急抢救设备,无创机械通气效果不佳或治疗后病情加重者,应配合医生紧急气管插管。

11. 定期评估撤机指征,逐渐降低压力支持水平和(或)延长脱机时间,争取早日撤机。

【前沿进展】

1. 湿化装置的选择

（1）加热湿化器：适用于机械通气时，以物理加热的方法为干燥气体提供恰当的温度和充分的湿度。优点：加温加湿效果好，便于控制。缺点：不适温度的不良影响，产生冷凝水。

（2）湿热交换器：是模拟人体上呼吸道解剖制造的替代性道内装置，收集和利用呼出气中的热量和水分，以温化和湿化吸入气体，从而维持了呼吸道黏膜-纤毛系统正常生理功能，保持呼吸恒温和湿度。优点：装置的安装、使用和维修简单，没有电和热的危险，相对的可避免湿化不足或过度的情况。缺点：不额外提供热量和水分，有湿化不充分的可能，呼吸道分泌物黏稠的患者不是理想的装置，气道阻力高的患者不宜使用。

（3）雾化器：利用射流原理（超声波、氧气等）将水滴撞击成微小颗粒，悬浮在吸入气流中一起进入气道而达湿化气道的目的。优点：雾滴均匀（5～10 μm）、无噪声、可调节雾量。缺点：不提供热量，对吸入气体的温化效果差。

2. 湿化液体的选择

（1）生理盐水：用于维持气道黏膜-纤毛正常功能。优点：等渗液体，对气道刺激较小。缺点：对气道的刺激性增强，失水后发生浓缩，钠离子沉积在肺泡支气管形成高渗状态，引起肺水肿，不利于气体交换。

（2）0.45%氯化钠：为低渗溶液，水分蒸发后渗透压接近或达到等渗更符合生理需要，用它持续湿化气道，可使痰液变稀，易被吸出或咳出，缩短了吸痰时低氧血症的持续时间，也大大减少了因反复吸痰而导致气道黏膜损伤的危险。

（3）灭菌蒸馏水：不含杂质，低渗液体，用于气道分泌物黏稠、气道失水多及高热、脱水患者。优点：气管黏膜补充水分，保持黏膜-纤毛系统的正常功能。缺点：若过度湿化，使细小支气管黏膜表面黏液超过气管、减弱肺对液体的清除能力，阻碍气体与呼吸膜的接触可导致氧分压降低。

3. 患者应用无创呼吸机治疗期间，需要长时间佩戴呼吸面罩，呼吸面罩在鼻部固定，易导致鼻部皮肤的压伤溃疡，甚至压疮发生。有研究证实应用水胶体敷料、泡沫敷料、美皮康敷料可降低压疮的发生，对皮肤压疮的防护作用显著。

参考文献
---

[1] 高海燕,朱颖,武良权.无创正压机械通气对慢阻肺合并呼吸衰竭患者动脉血气分析的影响[J].中国医药导刊,2012,14(12)：2088-2089.
[2] 吴萍,赵红梅.安普贴水敷料在预防 ICU 无创呼吸机患者面部压力性损伤中的应用[J].当代护士,2018,25(20)：144-145.
[3] 王同莉,何美燕,张颖洁,等.无创通气治疗慢阻肺急性加重期的临床效果[J].黑龙江医药,2016,29(5)：962-964.
[4] 崔卫正,刘爽,李冰,等.支气管镜联合无创通气治疗慢性阻塞性肺疾病急性发作合并呼吸衰竭的临床疗效观察[J].临床和实验医学杂志,2016,15(22)：2241-2243.
[5] 沈欣.美皮康敷料对无创呼吸机患者预防皮肤压伤的护理[J].中国城乡企业卫生,2013,10(5)：90-91.
[6] 吴迪,张静,杨爱萍,等.美皮康贴膜预防无创正压机械通气患者面部压疮的效果观察[J].现代临床护理,2012,11(3)：36-37.
[7] Mc Kim D A, Road J, Avendano M, et al. Home mechanical ventilation: a Canadian Thoracic Society clinical practice guideline [J]. Can Respir J, 2011, 18(4)：197-215.

三、有创机械通气上机技术规范

【名词定义】 有创机械通气是指应用有创的方法(建立有创人工气道,如气管插管及气管切开套管),通过呼吸机进行辅助呼吸的方法。

【适应证】

1. 通气异常。

(1) 呼吸肌功能障碍或衰竭。

(2) 通气驱动降低。

(3) 气道阻力增加和(或)阻塞。

2. 氧合异常。

(1) 顽固性低氧血症。

(2) 需要呼气末气道正压。

(3) 呼吸功明显增加。

3. 需要使用镇静剂和(或)肌松剂。

4. 需要降低全身或心肌氧耗。

5. 需要适当过度通气降低颅内压。

6. 需要肺复张,防止肺不张。

【禁忌证】 机械通气没有绝对禁忌证,相对禁忌证包括:

有一些特殊疾病,如气胸及纵隔气肿未行引流,肺大疱和肺囊肿,低血容量性休克未补充血容量,严重肺出血,气管食管瘘等。

1. 张力性气胸或气胸。

2. 大咯血或严重误吸引起的窒息性呼吸衰竭。

3. 伴肺大疱的呼吸衰竭。

4. 严重的心力衰竭。

【目的】

● 生理目标

1. 改善或维持动脉氧合。

2. 支持肺泡通气。

3. 维持或增加肺容积。

4. 减少呼吸功。

● 临床目标

1. 纠正低氧血症。

2. 纠正急性呼吸性酸中毒。

3. 缓解呼吸窘迫。

4. 防止或改善肺不张。

5. 防止或改善呼吸肌疲劳。

6. 保证镇静和肌松剂使用的安全性。

7. 减少全身和心肌氧耗。

8. 通过控制性的过度通气,降低颅内压。

9. 促进胸壁的稳定。

【制度与依据】

1. 本规范理论部分主要依据:杨毅、黄英姿主编,由上海科学技术出版社出版的《ICU 监测与治疗技术》。该书是 ICU 专科医师文库,由 30 余位常年在临床一线从事危重患者救治工作的医生共同编著。

2. 本规范操作部分主要依据:唐维新主编,由东南大学出版社出版的《实用临床护理三基》和哈美顿 G5 呼吸机使用说明书。《实用临床护理三基》于 2004 年 3 月出版第 1 版,由江苏省部分护理专家、骨干共同编著。

【准备】

1. 用物准备:呼吸机、消毒好的管路或一次性呼吸回路、湿化罐、湿化灌温度表、灭菌蒸馏水、一次性可吸痰延长管、流量传感器、模拟肺、听诊器、简易呼吸器、护理记录单。

2. 环境准备:病室安静整洁,光线充足,适宜操作,有电源及插座。

3. 护士准备:衣帽整洁,洗手戴口罩。

4. 患者准备:患者已经建立人工气道(维持气囊内压力 25～30 cmH_2O)。

【操作流程】(以哈美顿 G5 呼吸机为例)

流　程	说　明	图　解
1. 素质准备	服装整洁	
2. 评估	1. 患者病情及一般情况,包括年龄、身高、体重、治疗情况、心肺情况、生命体征、血气分析报告、神志及合作程度 2. 人工气道类型、气道通畅程度、气囊压力(25～30 cmH_2O)、肺部情况、痰液性质及量 3. 呼吸机的性能 4. 病室内有无中心供氧和中心压缩空气,氧气及空气管道的接头是否配套。电源及电源插座是否与呼吸机上的电源插头吻合。呼吸机管道接头是否与人工气道接头相吻合	

（续表）

流　　程	说　　明	图　　解
3. 洗手戴口罩	七步洗手法正确洗手	
4. 物品准备	1. 呼吸机、消毒好的管路或一次性呼吸回路、湿化罐、湿化灌温度表、灭菌蒸馏水、一次性可吸痰延长管、流量传感器、模拟肺、一次性针筒、听诊器、简易呼吸器、气囊测压表、负压吸引器、护理记录单、约束带（必要时） 2. 检查物品有效期、包装无破损、无潮湿	
5. 解释核对	采用两种身份识别的方法进行患者身份确认（腕带、床头卡），对清醒患者核对解释，取得合作	
6. 戴手套	严格按照戴无菌手套方法进行操作	
7. 安装呼吸机管路	1. 正确安装呼吸机管路及湿化罐，并连接模拟肺 2. 在湿化罐中加入灭菌水至刻度线	
8. 开机自检	1. 连接电源、气源，打开开关，启动呼吸机，自检完毕 2. 测试与校准：包括管路密闭性、流量传感器、氧电池、二氧化碳传感器（必要时）	

(续表)

流　　程	说　　明	图　解
9. 设置呼吸机参数,并试运行	1. 床位医生/呼吸机治疗师根据病情调节呼吸机模式及参数 2. 连接模拟肺试运行	
10. 患者准备	1. 对清醒患者核对解释,取得合作 2. 再次评估气囊压 3. 再次检查患者的人工气道情况(气囊压力、深度、固定、通畅),必要时吸痰	
11. 连接患者	确认呼吸机正常工作后,脱开模拟肺,将呼吸机管路与人工气道相连,并妥善固定管道	
12. 观察呼吸机运行情况	1. 听诊两肺呼吸音,检查通气效果,监测呼吸机运行参数,病情允许下予半卧位 2. 神志、血压、心率、呼吸频率、血氧饱和度、胸廓起伏、双肺呼吸音、有无人机对抗 3. 调节报警范围	
13. 标记	在呼吸机管路上注明管路使用的开始日期,建议呼吸机管路有可见污染时及时更换呼吸机管路;遵照医院感染管理科要求定期更换呼吸机管路	
14. 记录	记录呼吸机模式、潮气量、呼吸频率、呼气末气道正压、吸氧浓度、气道支持/控制压力等	

（续表）

流　程	说　明	图　解
15. 评价	上机后 30 分钟遵医嘱做血气分析	

【注意事项】

1. 使用呼吸机期间，床边简易呼吸器、吸引器、吸氧装置始终处于备用状态。

2. 颈部舒展，头颈与躯干一直线，管道避免牵拉受压。

3. 保证有效半卧位 $30°\sim45°$。

4. 注意患者有无义齿或牙齿松动。

5. 加强气道护理：定时翻身、拍背、吸痰、湿化。

6. 使用呼吸机期间，严密观察生命体征的变化，保持呼吸道通畅，遵医嘱定时做血气分析，防止机械通气并发症的发生。

7. 及时正确处理呼吸机报警。

8. 加强呼吸机管理：调节呼吸机悬臂（支架）或给患者翻身时，应妥善固定好人工气道，防止因管道牵拉造成人工气道脱出，导致患者窒息；长期使用呼吸机的患者，应每日更换湿化液，每日用消毒湿巾擦拭呼吸机外壳，有可见污染时及时更换呼吸机管路（或遵照医院感染管理科要求定期更换呼吸机管路）；保持集水杯在管道的最低位，及时倾倒集水杯和管道内的冷凝水，按照呼吸机使用频率和呼吸机说明书要求清洗空气过滤网。

【前沿进展】

1. 湿化温湿度设定：有创通气患者进行主动湿化时，建议湿度水平在 $33\sim44\ mgH_2O/L$ 之间，Y 形接头处气体温度在 $34\sim41℃$ 之间，相对湿度达 100%。

2. 湿化器的设定（温度和/或数字键的设定）：人工气道患者进行常规湿化时，加热湿化器（HH）的设定要保证吸入气体在 Y 形接头处的温度 $\geqslant34℃$，但 $<41℃$，并保证水蒸气的最小湿度在 $33\ mgH_2O$ 以上。ISO 认为测量的气体温度误差在 $2℃$ 之内不会对患者的临床情况或安全构成威胁。

3. 湿化器报警参数设置：高温的报警高限应该是不高于 $41℃$（超高温度限制是 $43℃$）。低温报警值应该以不低于 Y 形管接头处温度 $2℃$ 为宜。

4. 有研究报道应用双加热呼吸机管路与自动注水式水罐可延长呼吸机管路的使用时间，减少呼吸机管道护理工作量，降低 VAP 的发生率。

5. 呼吸机质量安全控制：应定期对呼吸机进行计量准确性（包括压力、流速、流量及氧浓度等）及电气安全性检测（包括线电压、接地线电阻、绝缘电阻、设备电流和引线泄漏等）。

6. 呼吸机维护：联合厂家定期进行设备保养，对呼吸机使用时间进行监控，按说明书要求定期更换氧电池。

参考文献

［1］ Restrepo R D，Hirst K R，Wittnebel L，et al. AARC clinical practice guideline：transcutaneous monitoring of carbon dioxide and oxygen：2012［J］. Respir Care，2012，57(11)：1955 - 1962.

［2］ 周丽华,陈伟全.不良事件监测在呼吸机临床使用安全管理中的作用［J］.医疗卫生装备,2017,38(10)：154 - 155.

［3］ 陆建雄,曹扬,邹庆辉,等.有创呼吸机质控管理方案及效果分析［J］.中国医疗设备,2018,33(9)：53 - 55.

［4］ 高祀龙,牟保英,魏明.双加热式呼吸机管路系统［J］.内蒙古中医药,2012,31(21)：39 - 40.

四、转运呼吸机使用技术规范

【名词定义】 转运呼吸机是指在患者转运过程中使用的机械通气辅助装置。

【适应证】

1. 野外抢救。

2. 院前急救。

3. 不能脱离呼吸机患者的院内转运。

【禁忌证】

1. 转运过程中通过简易呼吸器或便携式呼吸机不能维持足够的氧合。

2. 转运中无监测仪对患者的心肺状态进行监测。

3. 转运中不能维持患者气道开放。

4. 无配备专业的转运人员。

5. 患者病情不稳定。

【目的】 保障患者在转运过程中维持足够的氧合。

【制度与依据】

1. 本规范理论部分主要依据：中华医学会重症医学分会 2011 年制定的《中国重症患者转运指南（草案）》和急诊危重症患者院内转运共识专家组于 2017 年制定的《急诊危重症患者转运共识——标准化分级转运方案》，《中国重症患者转运指南（草案）》由中华医学会重症医学分会组织相关专家，依据近年来国内外研究进展和临床实践而制定。

2. 本规范操作部分主要依据：Drager oxylog 3000 plus 转运呼吸机使用说明书。

【准备】

1. 用物准备：氧气瓶、转运呼吸机一台（检查储备电池电源是否充足）、配套的转运呼吸机管路一套、模拟肺、压力采样管、转运箱一个（内置简易呼吸器一套）、转运监护仪一台、听诊器、检查手套、洗手液、护理记录单，检查用物的有效期，物品处于备用状态。

2. 环境准备：病室安静整洁，光线充足，适宜操作，关闭门窗（或窗帘），请无关人员回避，保护患者隐私。

3. 护士准备：衣帽整洁，洗手戴口罩。

4. 患者准备：患者处于安静状态，配合操作。

【操作流程】

流　程	说　明	图　解
1. 素质准备	服装整洁	
2. 评估	1. 患者的年龄、身高、体重、病情、治疗情况、心肺情况、生命体征、血气分析报告 2. 检查气管接口与机器接口是否相匹配 3. 人工气道的种类、插管深度、固定的松紧度、气囊充气情况 4. 是否需要吸痰	
3. 洗手戴口罩	七步洗手法正确洗手	
4. 物品准备	氧气瓶、转运呼吸机一台（检查储备电池电源是否充足）、配套的转运呼吸机管路一套、压力采样管、转运箱一个（内置简易呼吸器一套）、模拟肺、转运监护仪一台、听诊器、检查手套、洗手液、护理记录单，无创通气时检查无创面罩有无破损漏气，检查用物的有效期，物品处于备用状态	
5. 解释核对	采用两种身份识别的方法进行患者身份确认（腕带、床头卡），对清醒患者核对解释，取得合作	
6. 开机检查设备工作状态	1. 检查电源指示灯是否亮 2. 开机按下电源键，检查电池标志是否满格 3. 选择成人重复使用呼吸机管路，设备自检	

（续表）

流　　程	说　　明	图　　解
7. 检查氧气瓶压力	检查氧气压力表显示在 10～15 MPa	
8. 连接气源	将转运呼吸机与氧气瓶相连接	
9. 安装管路和呼吸阀	按说明书正确安装转运呼吸机管路和呼吸阀	
10. 调节模式参数及报警设置	1. 床位医生/呼吸机治疗师调节转运呼吸机模式参数及报警范围 2. 连接模拟肺试运行,正常工作后将呼吸机推至患者床旁	
11. 再次核对	再次核对患者信息,清醒患者解释沟通,必要时吸痰	
12. 连接患者	将患者气道与转运呼吸机管路相连接	
13. 转运前观察	观察呼吸机是否正常运行及患者生命体征,3～5分钟后床位医生确认病情允许转运	

（续表）

流　　程	说　　明	图　　解
14. 记录	在护理记录单上记录时间及患者转运前的生命体征	
15. 转运中	护士站在患者头侧，观察： 1. 患者病情、神志、面色、血氧饱和度、心率、呼吸、胸廓起伏等 2. 机器运行情况，有无机器报警及人机对抗 3. 各管路有无滑脱、阻塞 4. 氧气瓶压力	
16. 到达目的地	1. 转科：协助接收护士妥善安置患者，做好交接班 2. 转运至医技部门：协助医技人员妥善安置患者，观察检查过程中的机器运行情况	
17. 转运后呼吸机终末处理	1. 关闭机器电源及氧源，充电/充气备用 2. 终末处理： （1）对重复使用呼吸机管路根据说明书进行消毒，一次性呼吸回路弃去 （2）呼气阀：根据说明书进行消毒 （3）流量传感器：根据说明书进行消毒 （4）机器表面：无可见污染的用清水抹布擦拭，有可见污染的(患者血液、分泌物等)用 500 mg/L 的含氯制剂进行擦拭	
18. 记录	在护理记录单上记录时间及患者生命体征	

【注意事项】

1. 转运前应将转运的必要性和潜在风险告知患者及家属，获得其知情同意并签字。

2. 所有转运设备都必须能通过转运途中的电梯、门廊等通道，转运人员必须确保所有转运设备正常运转并满足转运要求，所有电子设备都应能电池驱动并保证充足的电量，氧气应能满足转运途中所需并余30分钟以上。

3. 转运前应与接收方及相关人员(电梯工作人员、CT室、接收科等)进行沟通,做好充分准备,以保证转运流程通畅及安全。

4. 天气较冷时外出,注意患者保暖。

5. 转运途中生命体征的监护水平应等同于ICU监护水平,转运途中特别注意对患者呼吸和循环系统的监护,至少包括持续心率、呼吸、血压、氧饱和度监护。

6. 转运途中应将患者各管路妥善固定,防止意外事件的发生,特别注意防止气管插管的移位或脱出、静脉通道的堵塞和滑脱等。

7. 转运途中,若发生氧气压力不足或主机电源不足,应使用简易呼吸器辅助呼吸。

8. 转运途中在充分给氧的情况下,患者出现血氧饱和度下降,伴或不伴痰鸣音,应立即使用注射器连接吸引管予吸痰,以保持气道通畅。

9. 转运过程中患者的情况及医疗行为需全程记录。

【前沿进展】

1. 重症患者转运应由至少2名接受过专业训练,熟悉转运设备,具备重症患者转运能力的医务人员实施,至少有1名具备重症护理资格的护士。

2. 转运前有效沟通包括:① 与患者家属沟通:告知转运风险,获取家属的知情同意及配合;② 与团队内部沟通:明确职责,相互配合;③ 与接受部门沟通:详细告知患者病情及转运时间,做好相应准备工作。

3. 转运前需使患者的通气和血流动力学保持稳定,即在转运前对患者试行替代参数通气,观察患者能否耐受转运呼吸机并维持恰当的通气及氧合[动脉血氧分压(PaO_2)≥60 mmHg,动脉血氧饱和度(SaO_2)≥0.90,1 mmHg=0.133 kPa],血流动力学基本稳定[收缩压(SBP)≥90 mmHg,平均动脉压(MAP)≥65 mmHg]后方可转运。

4. 为确保患者安全,医护人员必须各司其职,在转运过程中持续监测生命体征;患者在床单位移动过程中要注意各种管路连接的有效性,避免牵拉松脱;保证仪器正常工作,力求在最短时间完成转运工作。

5. 为确保医护人员安全,转运仪器须规范放置,防止被仪器砸伤;同时,在转运途中也要特别注意行人,避免不必要的意外事件。

参考文献

[1] 急诊危重症患者院内转运共识专家组.急诊危重症患者院内转运共识——标准化分级转运方案[J].中华急诊学杂志,2017,26(5):512-516.
[2] 牛佳,徐建萍,王乐.国内外危重症患者院内转运指南比较[J].护理研究,2016,30(4):1392-1394.
[3] 谢瑞云,刘晓蓉.急诊科机械通气危重者院内转运的风险及防范[J].中国实用医药,2014,(35):249-251.
[4] 中华医学会重症医学分会.中国重症患者转运指南(2010)(草案)[J].中国危重病急救医学,2010,22(6):328-330.
[5] 闫丽娥,李荔,稽如茹.ICU患者转出过程中存在的问题及对策[J].中日友好医院学报,2004,18(6):372.
[6] 苏硕,于海燕.规范院内护理转运流程在急诊科危重患者转运中的应用[J].中国继续医学教育,2015,(8):161-162.

五、经鼻高流量氧疗上机技术规范

【名词定义】　经鼻高流量吸氧（high-flow nasal cannula oxygen therapy，HFNC）是指一种通过高流量鼻塞，持续为患者提供可以调控并相对恒定吸氧浓度（21％～100％）、温度（31～37℃）和湿度的高流量（8～80 L/min）吸入气体的治疗方式。

【适应证】

1. 轻、中度Ⅰ型呼吸衰竭[100 mmHg≤氧合指数（PaO_2/FiO_2）<300 mmHg]。

2. 轻度呼吸窘迫（呼吸频率>24 次/min）。

3. 人工气道建立前及拔除后应用。

4. 急性心力衰竭。

5. 阻塞性睡眠呼吸暂停综合征（obstructive sleep apnea syndrome，OSAS）。

6. 纤维支气管镜检查。

7. 在急救中的应用。

8. 拒绝建立人工气道，姑息治疗者。

【禁忌证】

● 绝对禁忌证

1. 心跳呼吸骤停，需建立人工气道者。

2. 自主呼吸弱、意识障碍。

3. 极重度Ⅰ型呼吸衰竭（氧合指数<60 mmHg）。

4. 通气功能障碍（pH<7.25）。

● 相对禁忌证

1. 重度Ⅰ型呼吸衰竭（氧合指数<100 mmHg）。

2. 通气功能障碍（pH<7.30）。

3. 反常呼吸。

4. 气道防御能力差，存在误吸高风险。

5. 循环不稳定，需要使用血管活性药。

6. 上呼吸道或面部手术无法佩戴 HFNC。

7. 上气道严重堵塞。

8. 无法耐受 HFNC。

【目的】

1. 增加肺泡通气量，纠正急性呼吸酸中毒。

2. 治疗低氧血症，改善氧合。

3. 降低呼吸做功，缓解呼吸肌疲劳。

4. 利于痰液引流，预防肺不张。

5. 增加患者舒适性。

【相关制度与依据】

本规范理论部分和操作部分主要依据：

1. 王辰、陈昌荣主编，由人民卫生出版社出版的《呼吸支持技术》。该书是集全国 70 名呼吸及危重症专家的智慧和经验撰写而成。

2. 中华医学会呼吸病学分会呼吸危重症医学学组发布的《成人经鼻高流量湿化氧疗临床规范应用专家共识》，该共识从 HFNC 设备的结构特点及作用原理、HFNC 的临床适应证和禁忌证，详细介绍了 HFNC 实施的基本操作、参数设置、感染控制和使用注意事项，是对临床工作有很好指导意义的专家共识。

3. Fisher & Paykel AIRVO2 用户手册。

【准备】

1. 用物准备：高流量氧疗仪（以 Fisher & Paykel AIRVO2 为例）、一次性内置加热管路的呼吸管、与患者连接的鼻塞、灭菌注射用水、医嘱单、血气分析报告单、洗手液，检查用物的有效期，物品处于备用状态。

2. 环境准备：病室安静整洁，光线充足，适宜操作，关闭门窗（或窗帘），请无关人员回避，保护患者隐私。

3. 护士准备：衣帽整洁，洗手戴口罩。

4. 患者准备：患者处于安静状态，配合操作。

【操作流程】

流　程	说　明	图　解
1. 素质准备	服装整洁	
2. 核对解释，评估患者	护士携带医嘱单，核对患者，评估患者意识状态、生命体征、血气分析、心理状况、鼻面部皮肤情况等，做好解释工作，取得患者配合	

（续表）

流　程	说　明	图　解
3. 洗手戴口罩	七步洗手法正确洗手，戴口罩	
4. 物品准备	高流量氧疗仪（以 Fisher & Paykel Healthcare AIRVO2 为例）、一次性内置加热管路的呼吸管、与患者连接的鼻塞、灭菌注射用水、医嘱单、血气分析结果、洗手液，检查用物的有效期，物品处于备用状态	
5. 再次核对	采用两种身份识别方法进行患者身份确认（语言法、视觉法）	
6. 安装湿化罐及转换接头，并注入湿化水	湿化罐连接紧密，无漏气，湿化液为灭菌注射用水	

（续表）

流　　程	说　　明	图　　解
7. 连接呼吸管路	呼吸管路连接紧密无漏气	
8. 连接氧源	高流量氧疗仪的氧源接头与中心供氧相连	
9. 连接电源,开机	高流量氧疗仪自检,预热	
10. 设置合适的高流量氧疗仪参数	遵医嘱选择合适的高流量氧疗仪的参数	

（续表）

流　程	说　明	图　解
11. 体位准备	协助患者取舒适的体位,无禁忌患者采用半坐卧位,必要时协助排痰	
12. 佩戴鼻塞	根据患者的鼻孔情况选择合适的鼻塞	
13. 连接患者	将呼吸管路与鼻塞相连	
14. 观察病情	观察患者意识、生命体征、呼吸频率变化、皮肤黏膜发绀情况、患者咳嗽咳痰能力、痰液性状、血气报告等,做好高流量氧疗仪使用的宣教工作	

(续表)

流　　程	说　　明	图　　解
15. 整理床单位	取舒适体位,妥善安放呼叫铃	
16. 洗手,记录	准确记录开始时间、高流量氧疗仪各参数、患者意识和生命体征等	

【注意事项】

1. 使用前应和患者及家属充分沟通,解释治疗目的、方法和注意事项,同时取得合作,建议床头抬高>20°。

2. 选择适合型号的鼻塞,建议选取的鼻塞外径<鼻孔内径的 50%。

3. 严密监测患者主诉、生命体征、血气分析及呼吸形态的变化,及时调整 HFNC 参数。

4. 张口呼吸者需嘱其闭口呼吸,若无法配合且无 CO_2 潴留者,可将鼻塞更换为鼻/面罩进行氧疗。

5. 舌后坠患者,应先用口咽通气道开放上气道,然后将鼻塞与口咽通气道开口处连通,若效果不佳,可考虑其他呼吸支持方式。

6. 保证充分的湿化效果,密切关注气道分泌物性状的改变,按需吸痰,预防气道堵塞等紧急事件的发生。

7. 患者鼻塞位置高度应高于机器和管路水平,及时倾倒管路冷凝水,避免冷凝水逆流导致患者呛咳及感染。

8. 如若出现气体温度异常升高,应立即停用,避免灼伤气道。

9. 为克服管路阻力,建议最低流量最好≥15 L/min。

10. 注意鼻塞固定带松紧适宜,避免因固定带过紧引起皮肤损伤,必要时可以使用皮肤保护装置。

11. 使用过程中应及时处理报警,若无法处理应记录报错代码以便告知工程师并及时更换备用仪器。

12. 预防感染,一次性呼吸管路、鼻塞等专人专用,呼吸管路如有污染时及时更换,高流量氧疗仪使用后消毒。

13. 床旁备有急救设备,HFNC 效果不佳或治疗后病情加重者应配合医生采用其他呼吸支持方式。

14. 每日评估撤机指征,逐渐降低气体流速(Flow)和氧浓度(FiO_2),争取早日撤机。

【前沿进展】

1. HFNC 参数设置

(1) Ⅰ型呼吸衰竭:Flow 初始设置 $30\sim40$ L/min;滴定 FiO_2 维持脉氧饱和度(SpO_2)在 $92\%\sim96\%$,结合血气分析动态调整;若没有达到氧合目标,可以逐渐增加 Flow 和提高 FiO_2,最高至 100%;温度设置范围为 $31\sim37℃$,依据患者痰液黏稠度及患者的舒适度适当调节。

(2) Ⅱ型呼吸衰竭:Flow 初始设置 $20\sim30$ L/min,根据患者耐受性和依从性调节;如果患者 CO_2 潴留明显,Flow 可设置在 $45\sim55$ L/min 甚至更高,达到患者能耐受的最大流量;滴定 FiO_2,维持 SpO_2 在 $88\%\sim92\%$,结合血气分析结果动态调整;温度设置范围 $31\sim37℃$,依据患者痰液黏稠度及患者的舒适度适当调节。

2. HFNC 撤离标准:原发病控制后逐渐降低 HFNC 参数,如果达到以下标准则可考虑撤离 HFNC:Flow<20 L/min 且 $FiO_2<30\%$。

● HFNC 停用指征

(1) 意识状态恶化。

(2) 循环不稳定。

(3) 呼吸状态无改善甚至恶化(至少满足以下两条)

1) 呼吸频率>40 次/分。

2) 高呼吸负荷无改善。

3) 气道分泌物大量增加。

4) 酸中毒(pH<7.35)。

5) $SpO_2<90\%$,时间$\geqslant5$ min。

● HFNC 维护

(1) HFNC 的表面应用 75%酒精擦拭消毒,使用中性洗涤剂擦洗水罐右侧端口、不加热呼吸管连接端口,水罐左侧端口禁止清洗。

(2) HFNC 仪器内部通过连接仪器自带的消毒回路进行消毒即可。

(3) HFNC 鼻塞、湿化罐及管路为一次性物品,按医疗垃圾丢弃。

(4) HFNC 的空气过滤纸片应定期更换,治疗仪提示更换时更换即可。

参考文献

[1] Ricard J D. High flow nasal oxygen in acute respiratory failure[J]. Minerva Anestesiol, 2012, 78(7): 836 - 841.
[2] 中华医学会呼吸病学分会呼吸危重症医学学组. 成人经鼻高流量湿化氧疗临床规范应用专家共识[J]. 中华结核呼吸杂志, 2019, 42(2): 83 - 91.
[3] 李正东, 詹庆元. 经鼻高流量[J]. 中国临床新医学, 2019, 12(1): 5 - 9.
[4] 魏文举, 张强, 那海顺. 经鼻高流量氧疗在成人患者中的应用进展[J]. 中华护理杂志, 2016, 51(07): 853 - 857.

第二节 气道管理技术规范

一、口咽管置管技术规范

【定义】 口咽管也称口咽通气管（oral-pharyngeal airway，OPA），是一种由弹性橡胶或塑料制成硬质扁管，外形呈 S 状，包括翼缘、牙垫部分和咽弯曲部分，其弯曲度与舌及软腭相似，属于非气管导管性通气管道；从口腔置入后使舌根与咽后壁分隔开，撑起后坠的舌根和咽部的软组织，从而起到开放梗阻的上呼吸道而保持气道通畅的目的。

【适应证】
1. 有自主呼吸而舌后坠致呼吸道梗阻的昏迷患者。
2. 限制舌后坠，维持气道开放。
3. 气道分泌物增多时需行吸引的昏迷患者。
4. 癫痫发作或抽搐时保护舌、齿免受损伤的昏迷患者。
5. 同时有气管插管时，取代牙垫作用。
6. 协助插入口咽部和胃内管道。
7. 头后仰、抬下颏或抬下颌法等其他方式开放气道无效时。

【禁忌证】 OPA 不可用于清醒或半清醒的患者，因其可能因刺激引起恶心和呕吐，甚至喉痉挛，或使 OPA 移位而致气道梗阻。此外，当患者有下列情况时应慎重考虑操作：
1. 浅麻醉患者。
2. 口腔及上、下颌骨创伤。
3. 咽部气道占位性病变。
4. 喉头水肿、气道内异物、哮喘、咽反射亢进患者。
5. 前四颗牙齿具有折断或脱落的高度危险患者。
6. 频繁呕吐患者。

【目的】
1. 解除鼻咽部呼吸道梗阻，限制舌后坠，保持呼吸道通畅。
2. 清除呼吸道分泌物，进行口咽部吸引，改善肺通气。
3. 促进呼吸功能，预防肺不张、坠积性肺炎等肺部感染。
4. 癫痫发作或抽搐时保护舌齿免受损伤。

【制度与规范】
1. 本规范主要部分依据：人民卫生出版社第 3 版《急危重症护理学》。
2. 本规范操作部分主要依据：人民卫生出版社出版《新编 ICU 常用护理操作指南》

《WS387.3-2012临床常用急救操作技术》。

【准备】

1. 用物准备：合适的口咽通气管、一次性无菌手套、手电筒、棉签、听诊器、无菌治疗碗、无菌纱布、弯盘、开口器、压舌板、医疗垃圾袋、生活垃圾袋、一次性吸痰管、负压吸引装置、洗手液，检查用物的有效期，物品处于备用状态。

2. 环境准备：病室安静、整洁、光线充足、空气流通，适宜操作，关闭门窗（或窗帘），请无关人员回避，保护患者隐私。

3. 护士准备：衣帽整洁，洗手戴口罩。

4. 患者准备：评估患者病情、意识状态及气道情况，对患者家属告知放置口咽通气管的目的及方法，取得家属配合。

【操作流程】

流　程	说　明	图　解
1. 素质准备	服装整洁	
2. 评估	评估患者病情、年龄、意识状态、生命体征、缺氧程度、痰液的性状；检查口腔黏膜有无溃疡，有义齿取下放入弯盘，向患者家属解释目的	
3. 洗手戴口罩	七步洗手法正确洗手、戴口罩	
4. 物品准备	1. 选择合适的口咽通气管 【说明】长度相当于从患者门齿到耳垂或下颌角的距离，成人型号包括 80 mm、90 mm、100 mm	

（续表）

流　程	说　明	图　解
4. 物品准备	2. 一次性无菌手套、手电筒、棉签、听诊器、无菌治疗碗、无菌纱布、弯盘、开口器、压舌板、医疗垃圾袋、生活垃圾袋、一次性吸痰管、负压吸引、洗手液、治疗巾	
5. 核对	双人核对患者身份信息	
6. 戴手套	戴无菌手套进行操作	
7. 体位准备	放平床头，协助患者取平卧位，头后仰，使上呼吸道三轴线，口、咽、喉尽量呈一条直线	
8. 患者准备	清除口腔内分泌物，保持呼吸道通畅	

（续表）

流　　程	说　　明	图　　解
9. 拆口咽通气管	拆口咽通气管并仔细检查型号、有效期、包装有无破损	
10. 置管：直接放置法	1. 将口咽通气管的咽弯曲沿舌面顺势送至上咽部，将舌根与口咽后壁分开 【说明】昏迷患者可利用开口器，压舌板从白齿处置入，注意动作轻柔，避免损伤患者	
	2. 置入后，将舌根轻轻向上提拉	

（续表）

流　　程	说　　明	图　　解
11. 置管：反向插入法	1. 把口咽通气道的咽弯曲部分向腭部插入口腔，核对患者,将口咽通气管凹面向上,抵住舌面轻轻放入口腔	
	2. 当内扣接近口咽后壁时(已经通过悬雍垂)即将其旋转 180°,借患者吸气时向下推送,使口咽通气管末端突出切牙(门齿)1～2 cm	
	3. 置入后,将舌根轻轻向上提拉	
	4. 如果操作过程中患者出现剧烈咳嗽,呼吸困难,血氧饱和度下降,心率明显变化,以及患者出现明显躁动时应立即停止操作	
12. 测试	用手掌或棉絮放于口咽通气管外侧,观察是否有气流呼出以测试人工气道是否通畅	

（续表）

流　程	说　明	图　解
13. 观察	观察患者呼吸改善情况和缺氧改善情况,听诊双肺呼吸音	
14. 检查	检查口腔,防止舌或唇夹置于牙和口咽通气管之间,检查口腔黏膜有无损伤	
15. 固定	将口咽通气管固定在上下门齿外,方法:用胶布交叉固定于面颊两侧,或用绷带绕过患者的颈部将口咽通气道系牢,即双"Y"形固定	
16. 用物处理	按垃圾分类处理要求分别处理用物	

（续表）

流　　程	说　　明	图　　解
17. 洗手	脱手套,七步洗手法正确洗手	
18. 整理	整理床单位,合理安置患者体位	
19. 记录	记录放置的情况：放置时间,如需吸痰记录痰液的颜色、性质及量;记录放置后患者呼吸、氧饱和度改善情况	

【注意事项】

1. 严格掌握口咽通气管使用的适应证和禁忌证。

2. 保持呼吸道通畅,及时清理呼吸道分泌物,防止误吸,甚至窒息。注意密切观察有无导管脱出而致阻塞气道的现象。

3. 做好口腔护理,需持续放置时,2～3小时重新更换位置,每日更换一次口咽通气管。

4. 牙齿松动者插入及更换口咽通气管时观察牙齿有无脱落。

5. 加强呼吸道湿化：口咽通气管外口可盖一层生理盐水纱布,既湿化气道,又防止吸入异物和灰尘。

6. 监测生命体征：严密观察病情变化,随时记录,并备好各种抢救物品和器械,必要时配合医生行气管内插管术。

【前沿进展】

1. 口咽通气管的选择

（1）类型包括

1）Guedel 口咽通气管：为椭圆形的空心塑料管，它的内腔在牙齿水平被一坚固的内部塑料管加固。从婴幼儿到成人，有各种不同的型号。成人的口咽通气管常规有大、中、小三种型号。

2）带气囊口咽通气管：带气囊口咽通气管（cuffed oropharyngeal airway，COPA）是在口咽通气管远端加一个气囊，近端加一个与麻醉机相连接的 15 mm 标准接口。COPA 的气囊前端上部有一隆起，目的是在封闭咽部的同时，气囊隆起部分压迫患者的舌后部，以抬高会厌，保证气道通畅，并可进行循环紧闭式通气。COPA 适用于无需气管插管且无误吸危险的短小手术。

（2）选择口咽通气管型号时"宁大勿小，宁长勿短"。口咽通气管必须延伸到舌根部才能开放气道，因此太短不能经过舌，起不到开放气道的作用，所以选择适宜的型号至关重要。

（3）传统口咽通气管不易于固定，可使用新型口咽通气管：新型口咽通气管包括挡片、系带、插入孔、插入管 4 部分，挡片固定在插入管端部，挡片两侧设置用于固定口咽通气管的系带，挡片上设有两个插入孔，分别插入湿化管和氧气管。

（4）Hojjat Pourfathi 等设计了带有内部注射口，可以将麻醉剂局部喷入上呼吸道的口咽通气道，在给困难气道的清醒患者使用时可减少患者置管的痛苦。

（5）Hyun JooKim 等通过对 138 名男性和 160 名女性的研究发现，9 号口咽通气管是最适合男性，8 号通气管是最适合女性的尺寸，在传统的面部测量法存在局限的时候可以按照这个标准选择通气道尺寸。

2. 放置方法：用蘸水的口咽通气管与呼吸道呈反方向（口咽通气道凹向上，轻压舌背）放入，至咽喉处时轻转口咽通气管 180°（使口咽通气管与呼吸道方向一致）即可。此法对患者刺激性小，放置成功率提高，患者易于接受。

参考文献

[1] 张波,桂莉. 危急重症护理学[M]. 3 版. 北京：人民卫生出版社,2012：239 - 240.
[2] 杨辉. 新编 ICU 常用护理操作指南[M]. 北京：人民卫生出版社,2015：112 - 115.
[3] 杜斌. 麻省总医院危重病医学手册[M]. 北京：人民卫生出版社,2009：58.
[4] 贾灵之. 实用 ICU 护理手册[M]. 北京：化学工业出版社,2012：181 - 182.
[5] 王祥瑞,于布为. 重症监测与治疗技术[M]. 北京：人民军医出版社,2011：85 - 87.
[6] 郭彤嘉,杨昭伟. 巧置口咽通气道[J]. 护理学杂志,2007,22(8)：19.
[7] 王靖. 新型口咽通气管的设计与应用[J]. 护理研究,2015,29(23)：2824.
[8] Pourfathi H, Farzin H. An experience：An oropharyngeal airway with an unique feature[J]. J Clin Diagn Res, 2017, 11(6)：UL01.
[9] Kim H J, Kim S H. Determination of the appropriate oropharyngeal airway size in adults：Assessment using ventilation and an endoscopic view[J]. The American Journal of Emergency Medicine, 2017, 35(10)：1430 - 1434.

二、鼻咽管置管技术规范

【定义】 鼻咽管也称为鼻咽通气管（nasopharyngeal tube），是一种简易方便的两端相通的中空性管道，材质较为柔软，内部光滑，是置于声门外的一种非气管导管性通气管道；它在鼻咽部形成一个通道，对塌陷的软组织起到支撑作用，同时使舌根前移，达到解除呼吸道阻塞、吸出痰液、保持气道通畅的目的，其对咽喉部的刺激较口咽通气管小。

【适应证】

1. 缓解清醒、半清醒或浅麻醉患者发生的上呼吸道梗阻。

2. 口咽通气管效果欠佳的患者。

3. 张口困难等不适宜口咽通气管的患者。

4. 牙齿松动或牙齿易受损的患者。

5. 口咽部肿瘤的患者。

6. 牙关紧闭，不能经口吸痰，防止反复经鼻腔吸引引起鼻腔黏膜损伤者。

【禁忌证】

1. 颅底骨折、脑脊液耳鼻漏者。

2. 鼻腔各种疾病，如鼻息肉、鼻腔畸形、鼻外伤、鼻腔炎症等。

3. 鼻腔出血或有出血倾向者。

【目的】

1. 解除患者的上呼吸道梗阻，增加患者的通气量。

2. 作为安置胃管的引导。

3. 解除鼻咽部呼吸道梗阻，限制舌后坠，保持呼吸道通畅。

4. 清除呼吸道分泌物，进行口咽部吸引，改善肺通气。

5. 促进呼吸功能，预防肺不张、坠积性肺炎等肺部感染。

【制度与依据】

1. 本规范理论部分主要依据：人民卫生出版社出版第 3 版《危急重症护理学》。

2. 本规范操作部分主要依据：人民军医出版社出版《重症监测与治疗》《WS387.3－2012 临床常用急救操作技术》。

【准备】

1. 用物准备：鼻咽通气管、一次性无菌手套、水溶性润滑剂、手电筒、棉签、听诊器、无菌治疗碗、无菌纱布、弯盘、医疗垃圾袋、生活垃圾袋、一次性吸痰管、负压吸引装置、洗手液，检查用物的有效期，物品处于备用状态。

2. 环境准备：病室安静、整洁、光线充足、空气流通，适宜操作，关闭门窗（或窗帘），请无关人员回避，保护患者隐私。

3. 护士准备：衣帽整洁，洗手戴口罩。

4. 患者准备：评估患者病情、意识状态及鼻腔情况，对患者家属告知放置鼻咽通气管的目的及方法，取得家属配合。

【操作流程】

流　　程	说　　明	图　　解
1. 素质准备	服装整洁	
2. 评估	评估患者病情、年龄、意识状态、生命体征、缺氧程度、痰液的性状，检查鼻腔有无鼻息肉、鼻腔畸形、鼻外伤等异常，向患者家属解释目的	
3. 洗手戴口罩	七步洗手法正确洗手、戴口罩	
4. 物品准备	1. 选择合适的鼻咽通气管 【说明】长度相当于从患者鼻尖到耳垂的距离，成人型号为 6～9 mm 2. 医嘱单、一次性无菌手套、水溶性润滑剂、手电筒、棉签、听诊器、无菌治疗碗、无菌纱布、弯盘、医疗垃圾袋、生活垃圾袋、一次性吸痰管、负压吸引装置、洗手液、治疗巾	
5. 核对	双人核对患者身份信息	

（续表）

流　　程	说　　明	图　　解
6. 戴手套	戴无菌手套进行操作	
7. 体位准备	患者取平卧位,头后仰,充分开放气道	
8. 患者准备	1. 清除鼻腔内分泌物,保持呼吸道通畅	
	2. 清洁并润滑一侧鼻腔	
9. 再次核对	再次核对患者	
10. 拆鼻咽通气管	拆鼻咽通气管并仔细检查型号、有效期、包装有无破损	

（续表）

流　程	说　明	图　解
11. 润滑	再次测量长度,开放气道,润滑鼻咽通气管	
12. 置管	1. 手持鼻咽通气管上 1/3 处,弯曲面朝上	
	2. 轻轻捻动鼻咽通气管自鼻孔沿鼻中隔向内推送	

（续表）

流　程	说　明	图　解
12. 置管	3. 直到外露边缘紧贴鼻翼为止,如遇阻力不可强行放置,改放另一侧鼻孔,插入深度 13～15 cm。鼻咽通气管插入足够深后如患者咳嗽或抗拒,应将其退后 1～2 cm	
13. 测试	用手掌或棉絮放于鼻咽通气管外侧,观察是否有气流呼出以测试人工气道是否通畅	
14. 观察	观察患者呼吸改善情况和缺氧改善情况,听诊双肺呼吸音	
15. 检查	检查鼻腔黏膜有无损伤,鼻腔有无出血	
16. 固定	用胶布或系带妥善固定于鼻翼部,防止滑脱	

（续表）

流 程	说 明	图 解
17. 用物处理	按垃圾分类处理要求分别处理用物	
18. 洗手	脱手套,七步洗手法正确洗手	
19. 整理	整理床单位,合理安置患者体位	
20. 记录	记录放置的情况:放置时间,如需吸痰记录痰液的颜色、性质及量;记录放置后患者呼吸、氧饱和度改善情况	

【注意事项】

1. 保持鼻咽通气管通畅,每日做好鼻腔护理。鼻孔与鼻咽通气管间涂抹润滑油,及时清除鼻腔分泌物。

2. 做好气道湿化,防止鼻黏膜干燥出血。

3. 防止鼻黏膜压伤,每1～2天更换鼻咽通气管一次并于另一侧鼻孔插入。

4. 保持吸氧管有效吸氧,无痰痂阻塞。

5. 鼻咽通气管使用时要注意评价痰液吸引和氧疗效果。

6. 必要时配合医生行气管内插管行进一步治疗。

【前沿进展】

1. 鼻咽通气管的选择:鼻咽通气管的长度比其管道直径有更重要的意义,目前临床上指导其型号选择的方法主要是依据其长度。

2. 当患者口咽反射正常或不能张口时,鼻咽通气管可作为面罩的辅助方式。

3. 鼻咽通气管可作为安置胃管的引导。

4.《2010 美国心脏学会心肺复苏及心血管急救指南》主张在急救过程中应首先使用声门上通气设备代替气管插管,而鼻咽通气管则是重要的选择之一。

5. 在 Wei-Cheng Tseng 2019 年最新的研究中发现从人中到耳朵耳屏的距离(PTD)是预测鼻咽通气管最佳插入长度的最佳测量方法。

参考文献

[1] 黄玲,黄冰,潘灵辉,等.麻醉后口咽和鼻咽通气管的临床应用及护理[J].护士进修杂志,2003,18(12):1109-1111.
[2] 李春盛,季宪飞.2010 美国心脏学会心肺复苏与心血管急救指南解读[J].心脑血管病防治,2011,11(4):253-256.
[3] 江伟,杨建平,陈星玲.鼻咽通气道的临床应用进展[J].护士进修杂志,2015(1):42-45.
[4] 高颖,张雨洁,张晔,等.鼻咽通气道联合面罩通气在全身麻醉诱导期的应用[J].国际呼吸杂志,2018,38(24):1878-1882.
[5] Tseng W C, Lin W L, et al. Estimation of nares-to-epiglottis distance for selecting an appropriate nasopharyngeal airway[J]. Medicine (Baltimore),2019,98(10):e14832.
[6] 杜斌.麻省总医院危重病医学手册[M].北京:人民卫生出版社,2009:60.
[7] 张波,桂莉.危急重症护理学实践与学习指导[M].3 版.北京:人民卫生出版社,2012:240-241.
[8] 王祥瑞,于布为.重症监测与治疗技术[M].北京:人民军医出版社,2011:87-88.

三、经口气管插管护理配合技术规范

【名词定义】　经口气管插管是将特制的气管内导管经口腔插入声门置入气管内的技术。这一技术能为气道通畅、通气供氧、呼吸道吸引和防止误吸等提供最佳条件。

【适应证】

1. 上呼吸道梗阻。

2. 气道保护性机制受损。

3. 气道分泌物潴留。

4. 实施机械通气。

【禁忌证】

1. 急性咽峡炎。

2. 喉水肿。

3. 气道急性炎症。

4. 气管黏膜下血肿。

【目的】

1. 解除或改善呼吸功能障碍。

2. 为心脏、呼吸骤停者进行人工呼吸。

3. 清除气管及支气管内的分泌物,解除上呼吸道阻塞,改善乏氧症状。

4. 气管切开前,需行气管内插管定位。

【制度与依据】

1. 本规范理论部分主要依据：发表于 2018 年 2 月 BJA 的《2018 年 DAS/ICS/FICM/RCoA：成人重症患者气管插管管理指南》,由英国的"困难气道协会""重症监护协会""重症医学专业学会""皇家麻醉医师协会"等共同发布。本指南针对医院各科的重症患者如何优化氧合、气道管理和气管插管进行全面阐述。

2. 本规范操作部分主要依据：《ICU 监测与治疗技术》和《中国医学生临床技能操作指南》,这两本书均是全国众多相关领域的知名专家将多年积累的临床操作经验不断完善而总结编著的,旨在更好地规范和指导临床医疗工作。

【准备】

1. 用物准备：喉镜、气管导管、导管芯、牙垫、石蜡油、注射器、胶布、寸带、护目镜、听诊器、供氧设备(麻醉面罩、呼吸机、呼吸囊、氧气表、吸氧管)、负压吸引设备(负压吸引装置、吸痰管、吸痰杯)、药品等,检查用物的有效期,各项处于完好备用状态。

2. 环境准备：病室安静整洁,光线充足,适宜操作,关闭门窗(或窗帘),请无关人员回避,保护患者隐私。

3. 护士准备：着装规范,洗手、戴口罩、帽子、手套,必要时穿隔离衣,戴护目镜或防护面罩。

4. 患者准备：监测患者生命体征，评估呼吸、意识状态。与清醒患者沟通，做好解释，告知操作目的及注意事项，取得配合。

【操作流程】

流　　程	说　　明	图　　解
1. 素质准备	服装整洁	
2. 评估准备	医生位于患者床头，护士站立于患者右侧床旁。监测患者生命体征，确认患者供氧条件，评估呼吸状态及困难插管风险	
3. 洗手戴口罩	七步洗手法正确洗手	
4. 物品准备	喉镜、气管导管、导管芯、牙垫、石蜡油、注射器、胶布、寸带、护目镜、听诊器、供氧设备、负压吸引设备、药品等	
5. 检查喉镜	插管前将喉镜片与喉镜手柄相连，确认连接稳定，并检查光源亮度	
6. 检查导管气囊	根据患者性别、年龄、身高等特点选择合适型号的导管，将导管气囊浸入无菌生理盐水中注入气体，检查是否漏气，然后将气体完全抽出	
7. 导管准备	导管芯置入导管内塑形（J形），不超过导管远端开口，导管近端的导管芯翻折固定防止脱落，气管导管远端1/3表面涂石蜡油润滑气管导管	

（续表）

流　程	说　明	图　解
8. 镇痛镇静	根据患者情况遵医嘱充分镇痛镇静,并给予约束带保护性约束	
9. 体位准备	去除床头挡板,将患者的头尽量靠近插管医生,仰卧,肩下垫小枕,头后仰(无颈椎损伤者)	
10. 清理口鼻腔	洗手、戴手套,使用吸引器吸净口腔、鼻腔内分泌物,取出活动义齿,开放气道保持通畅	
11. 预充氧	面罩(EC 法)加压给氧,吸入纯氧 2～3 分钟,频率约 12 次/分或高流量吸氧	
12. 置入喉镜	医生置入喉镜时协助固定患者头部,清理口腔分泌物,插管困难时协助医生压迫患者环状软骨,暴露声门	
13. 监测	插管过程严密监测患者心电图、血压、经皮血氧饱和度、二氧化碳波形图	
14. 置入导管	导管置入气道后,确认气管导管置入深度(男 22～24 cm,女 20～22 cm),一手固定气管导管,同时另一只手拔出导管芯	

（续表）

流　程	说　明	图　解
15. 气囊充气	导管气囊内注入 5～8 ml 气体，不超过 10 ml，触摸气囊弹性似鼻尖，立即连接供氧设备	
16. 退出喉镜	置入牙垫后退出喉镜	
17. 固定导管	使用胶布、寸带双固定，胶布长度不超过下颌角为宜，勿粘住口唇，可使用气管导管固定器固定导管，系带松紧以插入 1～2 指为宜	
18. 确认导管位置	清理气管内分泌物，使用简易呼吸囊接气管导管通气，胸廓抬举并听诊双肺呼吸音对称，可初步确认导管在气道内	
19. 整理床单位	患者头部复位，协助患者取舒适体位，调整导管角度，防止牵拉	
20. 用物处理	清点用物，一次性用物进行无害化分类处理，喉镜及叶片等非一次性用物进行初步清洁处理后送消毒中心消毒，洗手	
21. 观察	观察患者有无口腔、牙齿损伤等相关并发症，严密监测患者生命体征及呼吸状态	

(续表)

流　　程	说　　明	图　　解
22. 记录	在护理记录单上及电子病历中记录置管时间、深度、供氧条件、呼吸状态及相关处置用药情况	

【注意事项】

1. 气管插管操作中需严密监测患者生命体征,如出现心律失常、心搏停止等紧急情况立即给予抢救。

2. 置管操作不成功,暂停气管插管,给予面罩加压通气。

3. 操作时患者不配合,须遵医嘱及时给予镇静剂,妥善进行约束。

4. 妥善固定插管,固定带松紧以伸入 1～2 指为宜,严防管道移位脱出。

5. 合理安置牙垫,防止损伤牙齿和口腔黏膜。

6. 防止牙齿脱落误吸。术前去除义齿和已松动的牙齿,无法去除的松动牙齿可使用缝合线栓系,并将线的末端用胶布固定在面颊,以免牙齿脱落,滑入气道,引起窒息而危及生命,并做好记录和交接,定期检查牙齿松动情况。

7. 插管前检查气囊有无漏气,插管后监测气囊压力维持在 25～30 cmH_2O。

8. 及时与清醒患者沟通,告知插管的目的与注意事项,并指导患者简单的沟通方法,消除因插管带来的不适和紧张情绪。

【前沿进展】

1. 团队合作:插管前评估患者气道条件,预测危重患者插管困难风险。准备好检查清单,所需设备、药物摆放在明显位置。团队负责人保证人员分工明确,操作及应急策略都已知晓,且征询过意见并达成一致。

2. 气管导管的选择:男性一般选用 7.5～8.5 号气管导管,女性一般选用 7.0～8.0 号导管。气管导管内径可通过吸痰管和成人纤维支气管镜,气道阻力小,低堵塞风险。困难气道患者可选择小型号导管(如 6.0 mm 内径)或非专门的气管导管,气道危机解除后,可更换为大号或者特殊型号的气管导管。

3. 体位准备:直视镜最佳体位是寰枕关节屈曲,头部伸展。当患者耐受时,将患者头部抬高或向上倾斜 25°～30°,并将头颈部固定:下颈椎弯曲,上颈椎伸展。疑似颈椎损伤的患者可倾斜整个床头。肥胖患者使用斜坡位确保胸骨切迹和外耳道水平对齐,头部延伸到颈部使脸部呈水平,改善直视镜视野,也改善上呼吸道通畅性,增加功能残气量,并可降低误吸风险。

4. 保证氧合

(1) 预充氧:危重患者插管前均需预充氧。有自主呼吸患者可使用鼻导管高流量氧疗,严重低氧血症患者给予呼吸囊面罩通气(氧流量 8～10 L/min)或呼吸机面罩通气(氧浓度100%),尽可能经皮血氧饱和度在 94% 以上。

(2) 插管过程中的氧合:插管过程中易导致低氧血症,插管期间可持续给予患者 15 L/min

鼻导管高流量氧疗。

5. 喉镜检查：叶片进入口腔为一次喉镜检查。如果一次喉镜检查失败,推荐手法改善喉镜视野,更换喉镜或叶片,后退一点喉镜叶片扩大视野,换人,吸引口腔分泌物,减轻或者放开环状软骨压迫,外部手法调整喉部或者向后、向上、向右的压力改善视野,同时可以纠正体位以利插管并充分麻醉患者。ICU内重症患者插管时可首选视频喉镜辅助,以便更好地提供帮助,使环状软骨压迫做到最好,所有人都可以看到屏幕,进行培训、监督和团队协作。

6. 确认插管位置：一旦气管插管插入成功,必须确认导管的位置,包括直视确认导管在声门口中、双侧胸廓起伏、听诊双肺呼吸音、二氧化碳图、纤维镜检查及相关影像学检查。持续呼气末二氧化碳波形、合适的吸入和呼末二氧化碳数值是确认肺通气的金标准。监测患者二氧化碳浓度-时间曲线上呼气期二氧化碳波形呈现方波可确认导管在气管内,二氧化碳波形消失不能辨认提示导管可能插入食管或气道梗阻,应假设为置管失败并积极排除。听诊和观察胸壁运动均不可靠,特别是重症患者。

7. 监测：标准的监测应包括血氧饱和度、二氧化碳波形图、血压、心率、心电图以及呼末氧浓度。经皮血氧饱和度低于90%(尤其是低于85%时)立即提示医生停止操作,重新辅助呼吸预充氧气。

参考文献

[1] Higgs A, McGrath B A, Goddard C, et al. Guidelines for the management of tracheal intubation in critically ill adults[J]. Br J Anaesth, 2018, 120: 323-352.
[2] 杨毅,黄英姿. ICU监测与治疗技术[M]. 2版. 上海:上海科学技术出版社,2018:7-22.
[3] 陈红. 中国医学生临床技能操作指南[M]. 2版. 北京:人民卫生出版社,2014:165-167.
[4] 王辰,席修明. 危重症医学[M]. 2版. 北京:人民卫生出版社,2017:139-146.
[5] 陈孝平,汪建平,赵继宗. 外科学[M]. 2版. 北京:人民卫生出版社,2018:48-49.

四、经皮气管切开护理配合技术规范

【名词定义】　经皮气管切开技术是利用特殊的引导丝和扩张钳撑开颈段气管前壁,将气管切开套管插入气道内,为气道的通畅、有效引流及机械通气提供条件。该技术是一项先进、低损伤技术,较传统气管切开技术简易、快速,更易在床旁实施,是 ICU 危重患者气管切开技术的首选。

【适应证】

1. 预期或需要较长时间机械通气治疗的患者。

2. 上呼吸道梗阻导致气管插管困难的患者。

3. 气道保护性机制受损的患者。

4. 各种原因造成的严重的通气功能障碍的患者减少死腔通气。

5. 口腔、颌面、咽、喉、头颈部大手术或严重创伤的患者。

6. 高位颈椎损伤的患者。

7. 破伤风患者。

【禁忌证】

1. ICU 中存在高度并发症风险的患者不应进行气管切开术,如潜在的严重并发症包括出血、低氧血症及神经恶化。

2. 已排除有这些并发症风险的患者在下列情况下不应在 ICU 中进行气管切开术:

(1) 血流动力学不稳定。

(2) 颅内压增高(颅内压>15 mmHg)。

(3) 严重低氧血症:$PaO_2/FiO_2<100$ mmHg,伴有呼气末正压>10 cmH$_2$O。

(4) 未经治疗的出血性疾病(血小板<50 000/mm³、INR>1. 5、PTT>2 正常)患者和(或)家属拒绝。

(5) 患者濒临死亡或正在撤回积极治疗。

【目的】

1. 解除各种原因引起的气管切开口上段的呼吸道阻塞。

2. 下呼吸道的分泌物的清除。

3. 降低呼吸道阻力,减轻患者呼吸时的体力负担,减少耗氧量。

4. 减少呼吸道死腔,增加有效气体交换量。

5. 减少或避免咽部分泌物或呕吐物随呼吸进入下呼吸道的可能性。

6. 呼吸骤停时,施行气管切开提供带气囊的气管套管,行正压人工呼吸。

【制度与依据】　本规范主要依据 2018 年 3 月 15 日 Annals of Intensive Care 杂志发表的 *Tracheotomy in the intensive care unit: guidelines from a French expert panel*,该指南由法国重症监护协会、法国麻醉和重症监护医学学会、法国急诊医学协会及法国耳鼻咽喉学会的专家组共同制定而成。16 位专家和 2 位协调员就有关气管切开术及其临床实施的问题达成了一致意见。指南定义了重症监护室内有关气管切开术的 5 个主题内容:适应证和禁忌证,气切技术的选择,气管切开的方法,气切患者的管理,气切套管的拔管。专家组共制定了8项正式指南、10条建议及3项治疗方案。目标是对当前已发表的相关文献数据进行系统分析,根据 GRADE 方法制定成人危重患者气管切开术的使用建议。

【准备】

1. 用物准备:专用扩张钳、经皮气切套装(气管切开套管、导丝、皮肤扩张器、穿刺针、注射器、刀片、寸带)、换药包、孔巾、皮肤消毒剂、传统气管切开包(备用)、操作台/车、无影照明灯、供氧设备、负压吸引设备、纤维支气管镜、超声多普勒、听诊器、约束带、无菌生理盐水、药品等,检查用物的有效期,各项处于完好备用状态。

2. 环境准备:病室安静整洁,光线充足,适宜操作,关闭门窗(或窗帘),请无关人员回避,保护患者隐私。

3. 护士准备:着装规范,洗手、戴口罩、帽子、无菌手套,必要时穿无菌隔离衣,戴护目镜或防护面罩。

4. 患者准备:评估患者生命体征、意识状态。与清醒患者沟通,做好解释,告知操作目的、方法及注意事项,消除紧张情绪。胃内排空,术区备皮、剃须。

【操作流程】

流　程	说　明	图　解
1. 素质准备	服装整洁	
2. 评估准备	护士站立于患者床头,操作医生及协助医生位于患者床旁左、右两侧,评估呼吸状态及气管位置,经气管插管充分吸痰,保持呼吸道通畅	
3. 洗手戴口罩	七步洗手法正确洗手	
4. 物品准备	专用扩张钳、经皮气切套装、换药包、孔巾、皮肤消毒剂、药品等	

（续表）

流　程	说　明	图　解
5. 检查导管气囊	将塑料气切套管气囊浸入无菌生理盐水中注入气体,检查是否漏气,然后将气体完全抽出	
6. 套管准备	使用少量无菌专用润滑剂润滑皮肤扩张器尖端、套管表面及导管芯末端,检查套管芯可以顺利插入和拔出套管	
7. 体位	床体调至适合医生操作的高度,去除床挡,适当约束患者肢体,使患者尽量靠近操作者。仰卧位,头过伸,枕头垫于肩下以延伸颈部,充分暴露气管,固定头部,头颈保持中线位	
8. 消毒	使用3%碘酊及70%酒精或活力碘消毒颈正中及周围皮肤（范围包括切口周围至少15 cm）,铺无菌孔巾	
9. 麻醉	遵医嘱静脉给予患者镇痛、镇静剂,切开过程中保持患者镇痛、镇静水平处于较深状态	
10. 监测	严密监测生命体征,观察患者病情变化,发现异常立即报告操作医生给予相应处理	

（续表）

流　程	说　明	图　解
11. 退出气管插管	充分吸引气管及口、鼻腔内分泌物,放松气囊将气管插管缓慢退至距门齿 18～20 cm 处,并确认导管在气管内后气囊再次充气,固定患者头部于正中位	
12. 置入套管	确认操作医生将套管置入气管内,取出套管管芯及导丝	
13. 气囊充气	经气管套管吸痰,套管气囊内注入 5～8 ml 气体,不超过 10 ml,触摸气囊弹性似鼻尖	
14. 拔气管插管	供氧设备连接气管切开套管,拔除气管插管	
15. 伤口处理	使用无菌敷料覆盖切口	
16. 固定套管	使用寸带固定气管切开套管,避免过紧或过松,松紧以 1 指宽度的活动范围为宜	

（续表）

流　　程	说　　明	图　　解
17. 整理床单位	清洁术区皮肤，整理床单位，协助患者取舒适体位	
18. 用物处理	用物进行无害化分类处理，清点器械，洗手	
19. 观察	观察切口周围有无皮下气肿、气胸、出血等并发症，注意气管切开套管有无移位	
20. 记录	在护理记录单上及电子病历中记录置管时间、供氧条件、呼吸状态及相关处置用药情况	

【注意事项】

1. 严格无菌操作，严禁污染无菌操作区。

2. 通过气管插管吸引气道使用的吸痰管禁止再吸引气管切开切口或通过套管吸引气道。

3. 保持呼吸道通畅，及时给予气道加温加湿。

4. 严密监测患者生命体征，如出现心律失常、心搏停止等紧急情况立即给予抢救。

5. 监测套管气囊压力，气囊压力维持在 $25\sim30\ cmH_2O$。

6. 保证套管在气管内居中位置，颈部粗短者，使用加长型气管套管，妥善固定，防止牵拉移位造成套管脱出。

7. 保持颈部切口敷料清洁，切开 24 小时内严密监测切口渗血情况，适当增加气囊充气量，随时清理呼吸道分泌物，保持呼吸道通畅；遵医嘱给予适度镇静，防止呛咳。

8. 气切口周围皮肤肿胀可达颜面及胸部，按压肿胀处有握雪感和捻发感，提示皮下气肿，应及时报告医生给予处理。

9. 在房间或近距离准备再插管和气管切开术的设备，以防早期意外拔管。

【前沿进展】

1. 纤支镜检查：气管切开术前进行纤维支气管镜检查是有利于定位切开点，并有助于正确定位气管内导管并使其退至声带下。纤维支气管镜检查直接显示操作的所有阶段（切开，置入导丝，置入扩张器等）和气切套管的位置。在进行气管切开术期间必须为专业操作医生准备纤支镜。

2. 颈部超声检查：经皮气管切开术时应尽可能地使用颈部超声检查，超声可观察气管和气管环，从而优化切口点的定位，同时避免对血管和（或）甲状腺的损伤。多普勒超声技术，可以提高气管切开的成功率，并减少其即刻的并发症。

3. 确认气切套管位置：吸痰管插入气管无阻力，监测呼气末二氧化碳分压、气道峰压与气管切开前的值较一致，血流动力学稳定，无心脏节律异常，结合相关影像学检查确认气管套管位置在气管内，管腔末端距隆突 4~6 cm，并且通畅无阻塞。

参考文献

[1] Trouillet J L, Collange O, Belafia F, et al. Tracheotomy in the intensive care unit: guidelines from a French expert panel[J]. Annals of intensive care, 2018, 8(1): 37.

[2] 杨毅,黄英姿. ICU监测与治疗技术[M]. 2版. 上海：上海科学技术出版社,2018：23-35.

[3] 中华医学会呼吸病学分会呼吸治疗学组. 人工气道气囊的管理专家共识（草案）[J]. 中华结核和呼吸杂志,2014,37(11)：816-819.

[4] 王辰,席修明. 危重症医学[M]. 2版. 北京：人民卫生出版社,2017：139-146.

五、气管插管患者口腔护理技术规范

【名词定义】 气管插管患者口腔处于持续性开放状态,容易造成口腔黏膜干燥、唾液减少,使得大量牙菌斑聚集,增加了细菌繁殖和感染的机会。口腔护理是根据患者病情和口腔情况,采用恰当的口腔护理溶液,运用特殊的口腔护理手段,为患者清洁口腔的方法。对于预防感染,保持口腔清洁、舒适具有重要意义。

【适应证】 高热、昏迷、禁食、术后、鼻饲、留置气管插管、口腔疾患、术后及生活不能自理的患者。

【禁忌证】 无明显禁忌证。

【目的】

1. 保持口腔清洁、湿润,确保患者舒适。

2. 预防或减轻口腔异味,预防口腔感染,清除牙菌斑及微生物,预防呼吸机相关性肺炎(VAP)的发生。

3. 评估口腔内变化(如黏膜、舌苔及牙龈等),提供患者病情动态变化的信息。

【制度与依据】

1. 本规范理论部分主要依据:参照美国重症护理协会(American Association of Critical Care Nurses,AACN)2007 年发布的《实践警示》《口腔护理临床实践指南的质量评价及内容分析》《ICU 经口气管插管口腔护理实践指引的制定及临床应用》。结合临床实践及患者需求制定出气管插管口腔护理实践指引;针对危重患者气管插管口腔护理的意义、预防呼吸机相关性肺炎发生的重要性都做了详细的描述。

2. 本规范操作部分主要依据:参照美国重症护理协会(AACN)2007 年发布的《实践警示》;皮红英、王玉玲主编的 2014 版《专科护理技术操作规范与评分标准》;吴惠平、罗伟香主编的 2015 版《护理技术操作并发症预防及处理》。旨在规范气管插管患者口腔护理的临床操作流程,提高气管插管口腔护理的临床效果。

【准备】

1. 用物准备:治疗盘、弯盘、口腔护理包、气囊压力监测仪、口腔护理液、剪刀、20 ml 注射器、牙垫、3M 导管胶布 2 条、寸带、负压吸引装置、吸痰管 3 根、手套 2 副、生理盐水 500 ml、纱布 1 包、换药碗 1 个、手电筒、洗手液,检查用物的有效期,物品处于备用状态。

2. 环境准备:病室安静整洁,光线充足,适宜操作。

3. 护士准备:衣帽整洁,洗手戴口罩。

4. 患者准备:患者处于安静状态,配合操作。

【操作流程】

流　程	说　明	图　解
1. 素质准备	服装整洁	
2. 评估	1. 患者病情、意识状态及口鼻腔情况 2. 气管插管刻度及固定,气囊压力 3. 对清醒患者应当进行解释,取得患者配合	
3. 洗手戴口罩	七步洗手法正确洗手	
4. 物品准备	治疗盘、弯盘、口腔护理包、气囊压力表、口腔护理液、剪刀、20 ml注射器、牙垫、3M导管胶布2条、寸带、负压吸引装置、吸痰管3根、手套2副、生理盐水500 ml、纱布1包、换药碗1个、手电筒、洗手液	
5. 解释核对	采用两种身份识别的方法进行患者身份确认(腕带、反问式)	
6. 体位准备	根据患者病情抬高床头30°～45°	
7. 固定呼吸机管路	采用支架支撑气管插管和呼吸机管路	

（续表）

流　　程	说　　明	图　　解
8. 吸痰	听诊双肺呼吸音,判断有无痰鸣音,按需吸痰。吸引前,给予高浓度吸氧	
9. 气囊充气	适当充气,不超过 35 cmH$_2$O,避免冲洗液进入下呼吸道	
10. 打开口护包	打开口腔护理包,戴手套,治疗巾铺于患者颈下	
11. 浸泡棉球,盛漱口液	将口腔护理包用物依次摆放在治疗盘内,棉球夹在一换药碗(数棉球),倒氯己定漱口液使棉球刚好浸湿,另一换药碗内盛漱口液适量,弯盘置于患者颈部治疗巾	
12. 去除固定装置	检查插管距门齿刻度,在助手协助下拆开气管插管固定胶布(烦躁患者可暂时不拆开胶布),助手左手托住患者下颌,并以此为支点,拇指、示指(食指)固定气管插管和牙垫	
13. 检查口腔	压舌板撑开患者口腔,手电筒仔细观察口腔黏膜及牙齿数目,注意牙齿有无松动,有松动可用手术缝线牵于口腔外	
14. 冲洗	用 20 ml 注射器抽吸氯己定漱口液交于助手,依次由对侧向近侧、上侧向颊部冲洗,边冲洗边抽吸,观察吸引液颜色;注意冲洗和吸引适度,按需吸引口、鼻分泌物	

(续表)

流　程	说　明	图　解
15. 擦洗口腔	助手将气管插管移向操作者近侧,操作者用止血钳夹取棉球,按顺序擦洗对侧口腔;更换牙垫位置(避免牙垫压迫时间过长造成牙龈损伤),牙垫凹面贴紧气管插管,助手将气管插管移向操作者对侧,按顺序擦洗近侧口腔	
16. 再次冲洗	再按上述方法冲洗口腔,边冲洗边抽吸,尽量吸尽咽喉壁液体	
17. 检查插管刻度	用棉球擦洗双侧颊部,查看气管插管距门齿刻度(烦躁患者拆开胶布查看),注意保持操作前后刻度一致	
18. 固定插管	取一根3M导管胶布先固定气管插管,再与牙垫紧紧缠绕2~3圈,再取一根胶布一端固定在患者对侧面部额骨处,然后顺插管方向粘贴在近侧耳垂以下和下颌之间。同法固定另一根胶布,最后用寸带双重固定气管插管,注意保持插管距门齿刻度和位置的居中	
19. 撤弯盘、治疗巾	撤去弯盘,擦拭口角,撤去治疗巾	
20. 听诊双肺	气囊放气至正常水平,听诊双肺呼吸音,与操作前对照,必要时吸痰	
21. 整理床单元	整理床单元,取合适体位,交代清醒患者注意事项	

（续表）

流　程	说　明	图　解
22. 终末处理	整理用物,洗手,记录	

【注意事项】

1. 操作前听诊双肺呼吸音,判断有无痰鸣音,按需吸痰。

2. 操作前后评估气管插管末端距门齿刻度及固定方法,避免导管滑脱、移位。

3. 监测气囊压力(压力不超过 35 cmH$_2$O),避免口腔分泌物流入下呼吸道造成肺部感染及误吸。

4. 至少两名护士同时操作,切记一名护士一定要固定气管插管。

5. 为患者进行口腔冲洗的过程中,要密切观察患者的病情变化,需要特别注意观察患者的呼吸和血氧饱和度的变化情况,发现异常及时进行有效的处理。

6. 边冲洗边吸引,注水速度不可过快,注意观察吸引液的颜色,吸引量应与冲洗量相等或比冲洗量略多。

7. 操作后擦干患者颜面部,更换牙垫,位置适宜,避免压迫、摩擦口腔及口腔黏膜,胶布及系带松紧适宜,有效固定导管。

8. 操作过程中严格执行消毒隔离制度避免交叉感染。

【前沿进展】

1. 口腔评估的研究:大部分护理人员对气管插管患者的口腔评估执行良好。评估的内容一般包括口腔状况(黏膜、异味、舌头、口唇、唾液等)、气管插管深度、气管插管气囊压力、气管插管固定带或胶布对面部皮肤。以患者口腔基本状况依据个性化、针对性选择护理溶液、方法、频率等,可提高护理效果。

2. 口腔护理液的使用:在经口气管插管患者中,常用的口腔护理液有生理盐水、碳酸氢钠、氧化电位水、氯己定等。生理盐水是临床常用的漱口液,曾经被广泛应用于临床。但生理盐水水分蒸发后易导致患者口腔干燥,且不能有效地改善经口气管插管患者的口腔卫生状况,现已不建议使用于经口气管插管患者。氯己定在预防 VAP 中的积极作用还是被广泛认可的,也是近几年来被推荐使用于经口气管插管患者的口腔护理液。我国 2016 年发布的《呼吸机相关性肺炎诊断、预防和治疗指南中》,也推荐使用氯己定。

3. 口腔护理方法的研究:气管插管患者口咽部上皮细胞黏附的呼吸道病原菌和口腔中的牙菌斑误吸进入下呼吸道是导致呼吸机相关性肺炎(VAP)的重要原因。擦拭法是我国使用的口腔护理规范,但由于气管插管的阻碍,口腔的每个部位很难擦拭干净。口腔冲洗可清除口腔深部的污垢,使细菌在口咽部、黏膜和插管壁上的吸附能力下降。单纯使用一种方法进行口腔护理虽然有一定的效果,但是结合两种或两种以上方法进行口腔护理效果更好。

4. 口腔护理频次:目前对气管插管危重症患者的临床口腔护理频率尚无统一标准。研究表明对于经口气管插管行机械通气患者给予每日 4 次口腔护理,能够有效降低患者口腔溃疡和口臭的发生率,有效预防患者口咽部细菌的增加,因此可以有效预防 VAP 的发生。

5. 口腔护理效果评价:以牙菌斑作为评价指标考查口腔护理效果,结果更为客观。牙菌斑是一层附着于牙面的细菌膜,是口腔内细菌存在的主要形式,能为铜绿假单胞菌、耐甲氧西林金黄色葡萄球菌提供较稳定的贮存场所,由于其黏附牢固,较口咽部细菌清洁困难,因此去除菌斑是口腔护理的重点内容,评估牙菌斑量也是评价口腔护理效果最直接的指标。

参考文献

［1］ 皮红英,王玉玲.专科护理技术操作规范与评分标准[M].北京:人民军医出版社,2014,6.
［2］ 吴惠平,罗伟香.护理技术操作并发症预防及处理[M].北京:人民卫生出版社,2015.
［3］ Parsons S, Lee C A, Strickert D, et al. Oral care and ventilator-associated pneumonia: an integrated review of the literature [J]. Dimens Crit Care Nurs, 2013, 32 (3): 138 - 145.
［4］ 温森森,曾铁英,赵梅珍.经口气管插管患者口腔护理的评估及操作现状调查[J].中华护理杂志,2016,51(7):858 - 863.
［5］ 李东倩,刘彩霞,昝红艳,等.经口气管插管患者口腔护理研究进展[J].全科护理,2018(34):4255 - 4256.
［6］ 魏宗婷,王传秀,孙亮,等.2%氯己定口腔护理液预防呼吸机相关性肺炎的效果观察[J].护理研究,2014,28(3B):984 - 985.
［7］ 吕琦.不同口腔护理方法在经口气管插管患者中的对比研究[J].中国医药指南,2017,15(07):196 - 197.
［8］ 候红梅.经口气管插管患者两种口腔护理方法的效果比较[J].当代临床医刊,2016,29(6):2655.
［9］ 唐梦芹,黄杏,胡杨.ICU 气管插管患者的口腔护理[J].世界最新医学信息文摘,2015,15(49):221 - 222.
［10］ Ahmed K, Alotaibi, Mohammed, et al. Does the presence of oral care guidelines affect oral care delivery by intensive care unit nurses? A survey of Saudi intensive care unit nurses[J]. American Journal of Infection Control, 2014, 42(8): 921 - 922.
［11］ 郑窑文,蒋莉莉,胡嘉乐,等.口腔护理临床实践指南的质量评价及内容分析[J].中国护理管理,2018,18(3):345 - 351.
［12］ 徐建宁,冯洁惠.ICU 经口气管插管口腔护理实践指引的制定及临床应用[J].解放军护理杂志,2016,33(7):50 - 53.
［13］ 莫占端,李小莉,柯娟雅,等.呼吸机相关性肺炎的危险因素与口腔护理预防效果分析[J].中华医院感染学杂志,2016,26(3):698 - 699.

六、开放式气管内吸引技术规范

【名词定义】 开放式气管内吸引：是吸痰时将人工气道与呼吸机回路断开，吸痰管直接插入人工气道内吸引，将呼吸道的分泌物吸出，吸痰完毕后再将人工气道与呼吸机回路连接的方法。

【适应证】

1. 需要维持人工气道的通畅。

2. 需要清除气道内积聚的分泌物，有以下指征之一时：

（1）流速-容量呼吸环有锯齿状改变和或气道内明显的大水泡音。

（2）容量控制模式时气道峰压增加或压力控制模式时潮气量减少。

（3）氧合和或血气分析状况恶化。

（4）气道内明显有分泌物。

（5）患者没有有效的自主咳嗽能力。

（6）急性呼吸窘迫。

（7）怀疑胃内容物或上气道分泌物误吸。

3. 需要获取痰液标本进行化验检查时。

【禁忌证】 研究表明：没有绝对禁忌证。

【目的】

1. 清理呼吸道分泌物，解除气道堵塞，保持呼吸道通畅。

2. 保证氧疗有效。

3. 改善患者因气道堵塞导致的缺氧，提高血氧浓度。

4. 减轻或预防肺部感染、肺不张、窒息等。

【制度与依据】

1. 本规范理论部分主要依据：美国呼吸治疗学会（American Association for Respiratory Care，AARC）于 2010 年发布的气道吸引指南。该指南根据从 1990 年 1 月到 2009 年 10 月之间已发表的电子文献和美国医学索引 MEDLINE，CINAHL 和 Cochrane Library databases 医学资料库的数据，并且通过对气管内吸痰总共 114 例的临床跟踪，62 例回顾和 6 例荟萃分析对原有的临床指南做出了更新。

2. 本规范操作部分主要依据：

（1）人民卫生出版社出版的全日制高等院校教材《护理学基础》。

（2）人民军医出版社出版的《临床技术操作规范护理分册》，该书系国家卫生部委托中华护理学会组织全国护理专家集体编写的权威性技术操作规范。卫生部和总后卫生部组织编写的《临床护理实践指南》在吸纳和借鉴国内外临床护理实践的基础上，对各项护理技术进行了系统梳理，对于规范护理技术操作，提高护理质量有重要指导作用。

（3）重庆医科大学附属第一医院护理部根据《三级综合医院评审标准》参照我国高等护理专科教材，编撰的《常见护理操作流程及评分标准》，该书由该院临床一线护理专家经过讨论、修订而成，对于临床护理操作实践具有较强的实用性和指导性。

【准备】

1. 用物准备：中心吸引装置、听诊器；无菌治疗盘内：无菌治疗碗、吸痰管数根、灭菌水、无菌手套、一次性治疗巾、洁净纱布；治疗盘外：口罩、速干洗手液，必要时准备口咽导管、压舌板、开口器、舌钳、护目镜等，检查用物的有效期，处于备用状态。

2. 环境准备：病室安静整洁，光线充足，适宜操作，关闭门窗（或窗帘），请无关人员回避，保护患者隐私。

3. 护士准备：衣帽整洁，洗手戴口罩。

4. 患者准备：患者处于安静状态，配合操作。

【操作流程】

流　　程	说　　明	图　解
1. 素质准备	服装整洁	
2. 评估	评估患者病情、意识、合作程度、检查患者口鼻腔情况、呼吸道分泌物（听诊双肺痰鸣音）、人工气道固定情况、进食情况、体位	
3. 洗手戴口罩	七步洗手法正确洗手	
4. 物品准备	中心吸引装置、听诊器；无菌治疗盘内：无菌治疗碗内装灭菌注射用水、型号适当的吸痰管数根、无菌手套、一次性治疗巾、洁净纱布；无菌治疗盘外：口罩、速干洗手液；另备感染性废物垃圾桶，生活性废物垃圾桶	

（续表）

流　　程	说　　明	图　　解
5. 解释核对	解释吸痰的目的； 进行患者身份确认（姓名、性别、腕带）	
6. 体位准备	平卧位,头偏向操作者一侧,病情允许可以取半卧位,注意舒适和安全	
7. 垫治疗巾	在患者下颌处垫一次性治疗巾	
8. 安装中心吸引装置并检查	将负压表插入中心吸引装置,连接吸引器储液瓶和连接管,打开开关,检查吸引器性能是否完好	
9. 调压	堵塞吸引器连接管开口,根据患者的情况或痰液黏稠度调节负压。 成人：150 mmHg(19.95 kPa) 儿童：80～100 mmHg(10.64～13.3 kPa)	

（续表）

流　　程	说　　明	图　　解
10. 查对	进行患者身份确认（姓名、性别、腕带）	
11. 提高吸氧浓度	吸痰前将呼吸机的氧浓度调至100%，给予患者纯氧约2分钟	
12. 拆吸痰管	拆开吸痰管开口备用	
13. 洗手、戴手套	速干手消毒液搓揉洗手待干 严格按照戴手套方法进行操作	
14. 试吸	一手持吸痰管外包装，另一手按照无菌原则取出吸痰管，连接中心吸引负压管后于治疗碗内试吸少量灭菌水，检查吸痰管通畅性	

（续表）

流　程	说　明	图　解
15. 吸痰	一手持吸痰管末端，另一只手持吸痰管前端，在非负压条件下，将吸痰管前端以无菌的方式将吸痰管沿气管导管送入，遇到阻力或患者咳嗽时向外提 1 cm 左右后行负压吸引，边旋转边向外拉，每次吸痰时间不超过 15 秒，吸痰完毕后分离吸痰管丢弃，灭菌注射水冲洗引器接头后予清洁纱布包裹接头	
16. 观察并再次评估	观察吸引出的分泌物颜色、性状、量，检查吸痰效果，听诊双肺痰鸣音，检查口鼻腔情况，观察患者的面色、呼吸是否改善。吸痰结束后呼吸机给予患者纯氧 2 分钟，待血氧饱和度升至正常水平后再将氧浓度调至原来参数	
17. 核对宣教	进行患者身份确认，交代注意事项，指导患者有效咳嗽咳痰	
18. 整理	取治疗巾，擦拭患者面部分泌物，整理床单位，协助患者取舒适体位，整理分类放置用物，妥善放置呼叫铃	
19. 记录	记录吸引时间，吸痰效果，吸引物的颜色、性状、量，吸痰后的呼吸情况	

【注意事项】

1. 按需吸痰,注意掌握吸痰指针。

2. 严格无菌操作,预防感染。

3. 吸痰动作轻、稳,每次吸引不可持续超过15秒。

4. 注意吸痰管插入是否顺利,遇有阻力时应分析原因,严禁吸痰动作粗暴。

5. 吸痰顺序:先吸气道内分泌物,再吸口鼻腔分泌物。

6. 行机械通气患者吸痰前应将吸氧浓度调至100%,并检查呼吸机管路,倾倒多余冷凝水。

7. 选择型号适宜的吸痰管,吸痰管外径应≤气管插管内径的1/2。

8. 操作过程中注意观察患者生命体征及呼吸机参数变化,如心律、血压、呼吸、血氧饱和度明显改变时,应立即停止吸痰,接呼吸机并纯氧吸入。

【前沿进展】

1. 吸痰方法

(1) 吸引前采用机械震动排痰配合每2小时翻身,能有效清除机械通气患者气道分泌物,预防肺塌陷发生,主张每4小时机械排痰1次。

(2) 对建立人工气道早期痰液量较多患者实施体位转动同时吸痰的策略安全、有效,能延长吸痰间隔时间,减少患者痛苦,提高吸痰效果。

(3) 改良式吸痰法:吸痰管进入气管导管前打开负压,边吸痰边进管,吸引完毕后再负压退管的方式,可降低患者气道黏膜的损伤,同时降低VAP的发生率。

2. 吸痰深度的选择

(1) 深部吸痰是指插入吸痰管直至感觉到阻力,然后在执行负压前将导管回抽1 cm。

(2) 浅部吸痰指将吸痰管插入气管插管或气管切开导管末端,通常是人工气道和转接器的长度。

(3) 对于具备一定咳嗽反射能力或痰液较少的患者,更推荐使用浅层吸痰法。两者在心率、吸痰频次、吸痰间隔时间、通气时间、肺部感染或VAP发生等方面暂未发现差异,但尚需大量高质量的研究作进一步探讨。

3. 吸痰用具的选择

(1) 推荐使用带声门下吸引的气管导管,声门下吸引是指在气管导管气囊上方背侧开一引流孔,通过连接负压装置,将气囊上方的滞留物吸引出来的吸痰方式。经声门下吸引可有效减少呼吸机相关性肺炎发生率。

(2) 建议在任何可能的时候使用直径较小的导管。成人使用的吸痰管的外径小于使用的气管插管、气管切开套管内径的50%,儿童使用的应小于气管内径的50%～66%,婴儿小于70%。

4. 吸痰负压的选择:推荐在充分清除分泌物的基础上用尽可能小的负压。国内外研究均认为150 mmHg是较为安全有效的成人吸痰负压,可供临床作为参考。AARC推荐新生儿的适宜负压值为80～100 mmHg,成人不超过150 mmHg(1 mmHg=0.133 kPa)。我国《护理学基础》教材推荐的成人吸痰负压为40.0～53.3 kPa(300～400 mmHg),儿童<40.0 kPa,差异较大。部分学者主张应根据痰液的黏稠度选择负压大小:Ⅰ度痰液的适宜负压值为

13.3～16.0 kPa(100～120 mmHg),Ⅱ度痰液的适宜负压值为 24.0～26.7 kPa(180～200 mmHg),Ⅲ度痰液的适宜负压值为 33.3 kPa(250 mmHg)。

5. 感染控制

(1) 遵循 CDC 标准防护措施。

(2) 手动通气时,避免污染气道。

(3) 整个吸引过程保持无菌。

(4) 所有设备应进行适当的处置或消毒。

参考文献

[1] American Association for Respiratory Care. AARC clinical practice Guidelines. Endotracheal suctioning of mechanically ventilated patients with artificial airways 2010[J]. Respiratory Care, 2010, 55(6): 758 - 764.

[2] Pedersen C M, Rosendahl-Nielsen M, Hjermind J, et al. Endotracheal suctioning of the adult intubated patient — What is the evidence?[J]. Intensive Crit Care Nurs, 2009, 25(1): 21 - 30.

[3] 王丹进,胡巧苗,李爱丹. ICU 机械通气患者气管内吸痰时插管深度的改进[J]. 解放军护理杂志 2014,31(8): 74 - 76.

[4] 梅彬彬,殷庆梅,王雯婷,等. 不同吸痰深度对建立人工气道的成年患者吸痰效果系统评价[J]. 护理学报,2018,3(25): 36 - 42.

[5] 肖亚茹,黄素芳. 人工气道内吸痰护理的研究进展[J]. CHINESE NURSING RESEARCH 2018, 32(16): 2504 - 2507.

[6] Chen Y C, Wu L F, Mu P F, et al. Using chest vibration nursing intervention to improve expectoration of airway secretion and prevent lung collapse in ventilated ICU patients: a randomized controlled trial[J]. J Chin Med Assoc, 2009, 72(6): 316 - 322.

[7] Richard D, Branson M S. Secretion management in the mechanically ventilated patient[J]. Respir Care, 2007, 52(10): 1328 - 1347.

[8] 张俊丽,张绍敏. 体位转动同时实施人工气道吸痰的效果观察[J]. 护理学杂志,2015,30(3): 25 - 27.

[9] Day T, Wainwright S P, Wilson Barnett J. An evaluation of a teaching intervention to improve the practice of endotracheal suctioning in intensive care units: 2001[J]. Journal of Clinical Nursing, 2001, 10(5): 682 - 696.

[10] Davis M D, Walsh B K, Sittig S E, et al. AARC Clinical Practice Guideline: 2013[J]. Respiratory Care, 2013, 58(10): 1694 - 1703.

[11] Morrow B M, Argent A C. A comprehensive review of pediatric endotracheal auctioning: Effects, indications, and clinical practice[J]. Pediatr Crit Care Med, 2008, 9(5): 465 - 477.

[12] Tan A M, Gomez J M. Closed versus partially ventilated endotracheal suction in extremely preterm neonates: Physiologic consequences[J]. Intensive and Critical Care Nursing, 2005(21): 234 - 242.

[13] 廖浩,谭洁,郑聪,等. 改良吸痰技术在建立人工气道患者吸痰中的应用[J]. 齐鲁护理杂志,2012,18(2): 46 - 47.

七、密闭式气管内吸引技术规范

【名词定义】 密闭式气管内吸引是利用具有外层透明保护薄膜的吸痰管进行气管内吸引，保持吸引过程中气道与外界相对隔离的吸引技术。

【适应证】

1. 呼吸机高依赖性机械通气患者。

2. 氧储备差的非机械通气患者。

3. 呼吸道传染性疾病。

4. 特殊气体吸入。

【禁忌证】 无绝对禁忌证，不适用于留取气道分泌物标本和口腔分泌物的吸引。

【目的】

1. 清除呼吸道分泌物，保持呼吸道通畅，保证有效的通气。

2. 吸痰时使患者气道处于相对密闭状态，保证气管内吸引过程中持续机械通气或供氧。

3. 避免气道内产生的气溶胶排放到气道外污染环境，防止院内交叉感染。

4. 操作简便，减轻护理人员工作量。

【制度与依据】

1. 美国呼吸护理学会 2010 年发布的 *Endotracheal Suctioning of Mechanically Ventilated Patients With Artificial Airways*。该指南对密闭式气管内吸引的操作标准、技术方法、并发症等做了详细的描述。

2. 中华医学会制定的《呼吸机相关性肺炎诊断、预防和治疗指南（2013）》对密闭式吸引装置的使用和更换频率进行了阐述，为临床实践提供了依据。

【准备】

1. 用物准备：PDA、负压吸引装置、密闭式吸痰管一套、输液器一副、无菌生理盐水一袋、听诊器、快速手消毒液、消毒湿巾。

2. 环境准备：病室环境整洁，光线充足，温湿度适宜，安静，安全，检查负压大小，适宜操作。

3. 护士准备：衣帽整洁，洗手，戴口罩。

4. 患者准备：患者处于安静状态，配合操作。取舒适体位（床头抬高 30°～45°），气管插管或气管切开导管固定呈中立位。

【操作流程】

流　　程	说　　明	图　　解
1. 护士准备	服装整洁	

（续表）

流　程	说　明	图　解
2. 环境准备	病室环境整洁,光线充足,温湿度适宜,安静,安全,检查负压大小,适宜操作	
3. 物品准备	PDA、负压吸引装置、听诊器、快速手消毒液、消毒湿巾	
4. 核对身份	用 PDA 扫描患者腕带进行身份识别	
5. 解释	评估患者意识状态,解释操作的目的,以取得患者的配合	
6. 洗手	七步洗手法正确洗手	
7. 吸痰管的连接	将密闭式吸痰管与患者人工气道和呼吸机相连接,无菌生理盐水通过输液器与密闭式吸痰管的冲洗接头相连	

（续表）

流　程	说　明	图　解
8. 体位	抬高床头 30°～45°，半卧位能预防和降低 VAP 发生	
9. 评估	评估患者生命体征、血氧饱和度，气管插管或气管切开导管固定呈中立位	
10. 听诊	在气管、支气管部位听诊，评估痰鸣音情况	
11. 增加氧气浓度	机械通气的患者给予 2 分钟纯氧吸入，吸氧的患者给予高流量吸氧(5～10 L/min)2 分钟，以防止吸痰造成的低氧血症(需要时)	

（续表）

流　程	说　明	图　解
12. 检查	查对冲管输液器及冲管液有效期,检查密闭式吸痰管有无破损	
13. 调节负压	根据痰液的黏稠度选择负压大小 成人:150 mmHg(19.95 kPa) 儿童:80～100 mmHg(10.64～13.3 kPa)	
14. 连接吸痰管	打开吸痰管保护帽,连接负压管	
15. 预冲吸痰管	左手拇、示指(食指)先持续压住密闭式吸痰管负压控制阀打开负压,右手打开冲洗液,冲洗吸痰管以检查负压及吸痰管是否通畅;冲洗完毕后先关闭冲洗液,再松负压控制阀,避免冲洗液进入气道	
16. 插入吸痰管	左手拇指放在负压控制阀上(送管时暂不按压开放负压阀),示指扶住密闭式吸痰管透明三通,环指(无名指)和中指固定气管导管(防止吸痰时气管导管被牵拉移位);右手拇指、示指通过透明薄膜将吸痰管缓慢插入气管插管或气管切开导管内	

（续表）

流　　程	说　　明	图　　解
17. 吸痰	左手拇指持续按住负压阀,右手缓慢向外退出吸痰管,注意在痰多的地方稍作停留,直到吸痰管尖端退到通气管上边缘为止。每次吸痰时间不超过 15 秒,吸痰过程密切关注患者生命体征及痰液性状	
18. 断开吸引	再次冲洗吸痰管。断开负压管道与吸痰管,将负压管道固定于床旁	
19. 氧浓度调节	根据患者情况决定是否再次增加氧气浓度	
20. 评价吸痰效果	再次在气管、支气管部位听诊,评估痰鸣音情况。观察患者吸痰后口唇颜色、血氧饱和度等并告知患者	
21. 整理床单位、洗手	收拾用物,患者取半卧位,保持床单整洁,七步洗手法洗手	
22. 操作后查对	用 PDA 扫描患者腕带识别患者信息	

（续表）

流 程	说 明	图 解
23. 消毒听诊器	用消毒湿巾对听诊器进行擦拭消毒（由耳塞向听筒方向擦拭）	
24. 记录	记录吸引时间、痰液性状及量、有无不良反应等	

【注意事项】

1. 操作前检查气管导管固定情况及深度。

2. 吸引前检查密闭式吸痰管密闭性，有破损及时更换。

3. 吸痰过程中妥善固定好人工气道导管，避免牵拉导致气管导管滑脱或移位。

4. 使用密闭式气管内吸引时，不需要左右旋转吸痰管，痰多的位置稍作停留，吸引时间不超过 15 秒。

5. 进行密闭式气管内吸引时会导致患者恐惧、焦虑、刺激性呛咳的发生，从而可能引起患者心率和氧饱和度的变化，因此应严密观察患者生命体征变化，同时根据患者的配合程度做好心理护理及解释工作。

6. 吸痰后确保吸痰管尖端退到通气管上边缘为止，以免影响患者通气。

【前沿进展】

1. 密闭式气管内吸引在预防 VAP 中的作用：有资料研究结果显示，密闭式气管内吸痰后肺感染的发生率显著低于开放式吸痰术，对呼吸道有传染性疾病的患者使用密闭式气管内吸痰术能够避免交叉感染，防止院内感染的发生，但相关 Meta 分析研究显示密闭式吸痰装置和开放式吸痰装置在机械通气患者的 VAP 发病率、病死率及 ICU 住院时间方面均无明显差异。国外研究结果也表明密闭式吸引方式可以在吸引过程中维持机械通气和氧供，对预防肺泡萎陷和进行高浓度吸氧、使用 PEEP 时有积极作用，但既不增加也不减低 VAP 的发生危险。

2. 浅吸痰与深吸痰

（1）浅吸痰指吸痰时吸痰管插入深度不超过气管导管或仅超出气管导管 1～2 cm。浅吸痰由于吸痰管对气管黏膜的直接接触少,因此黏膜损伤、出血的风险较低。但浅吸痰只能清除气管导管内痰液和部分气管内的痰液,对气管深部的痰液清除效果差,对痰液滞留气管深部的患者来说容易导致气道分泌物滞留,VAP风险增加。有研究表明,对婴儿来说,浅吸痰吸出的分泌物并未少于深部吸痰,而且可以减少深部吸痰引起的并发症,同时浅吸痰过程中对气道黏膜造成的出血和损伤更少,血流动力学波动更小,且可以降低低氧血症的发生。但有许多研究者却不认同上述理论,他们认为浅层吸痰达不到彻底清除痰液的治疗目的,可能会增加吸痰次数,从而导致吸痰操作相关并发症的大量出现。

(2)深吸痰指吸痰时吸痰管插入深度超过气管导管,直至遇到阻力后再回退0.5～1.0 cm进行吸痰。深吸痰能有效清除气道深部分泌物,可以显著降低VAP的发生率,但吸痰管插入较深容易引起刺激性剧烈咳嗽,造成患者颅内压在吸痰瞬间大幅度升高,且增大了气管黏膜损伤和感染的可能。

关于吸痰深度的优缺点和风险的探讨尚未形成共识,有待于进一步的研究。临床上建议根据患者的年龄、病情和对吸痰的不同反应,采用浅吸痰和深吸痰相结合的方式进行气管内吸引。

3. 密闭式吸痰装置的更换频率:除非破损或污染,机械通气患者的密闭式吸痰装置无须每日更换。多项研究指出密闭式吸痰管24小时更换1次、48小时更换1次及72小时更换1次对VAP的发生率无影响,从节约成本角度出发,不推荐每日更换密闭式吸引管。

4. 密闭式气管内吸引技术对周围环境的影响:由于密闭吸痰过程具有密闭的特点,使患者气道与外界相对隔离,避免了分泌物喷出造成的对人、物及环境的污染,加强了医疗护理工作的安全性,减少了不必要的院内交叉感染。

5. 密闭式气管内吸引对护理工作负荷的影响:密闭式气管内吸引操作简单、省时,吸痰更为及时,减轻护理人员的劳动强度,且节省了资源。若病情发生变化时,使用密闭式吸痰管可直接吸痰,提高了危重患者的抢救效率。

———————— 参考文献 ————————

[1] Pauwels A, Decraene A, Blondeau K, et al. Bile acids in sputum and increased airway inflammation in patients with cystic fibrosis[J]. CHEST, 2012,141(6): 1568 - 1574.
[2] 陈瑞芳. 密闭式气管内吸痰术的临床应用效果分析[J]. 黑龙江医药科学,2018,41(6): 60 - 61.
[3] 梁娟. ICU人工气道患者吸痰并发症分析及不同吸痰深度效果比较研究[D]. 第四军医大学学报,2017.
[4] AARC Clinical Practice Guidelines. Endotracheal suctioning of mechanically ventilated patients with artificial airways 2010 [J]. Respir Care, 2010,55(6): 758 - 764.
[5] 中华医学会重症医学分会. 呼吸机相关性肺炎诊断、预防和治疗指南(2013)[J]. 中华内科杂志,2013,(6): 524 - 543.
[6] 马杏云,侯改英,刘春霞,等. 密闭式吸痰管留置时间与呼吸机相关性肺炎发生的临床观察[J]. 中国医药导刊,2010,12(9): 1491 - 1492.
[7] 陆烨华,张爱梅. 不同吸痰深度密闭式吸痰法在外科ICU机械通气患者中的应用效果对比[J]. 实用临床护理学电子杂志,2018,3(49): 78 - 81.
[8] 陈梅,朱劲松,王静,等. 基于不同年龄患儿的气管临床长度对其吸痰深度及效果研究[J]. 黑龙江医药科学,2018,41(6): 29 - 30.
[9] 丁惠芳,张竹仙. 气管内吸痰在肺炎护理的效果评价[J]. 医学信息,2015,28(46): 396 - 397.
[10] 中华医学会呼吸病学分会感染学组. 中国成人医院获得性肺炎与呼吸机相关性肺炎诊断和治疗指南(2018年版)[J]. 中华结核和呼吸杂志,2018,41(4): 255 - 257.
[11] 刘泽芳. 密闭式吸痰在ICU气管插管患者中的应用体会[J]. 中外健康文摘,2013,(37): 242.
[12] 王彧姣,王运平. 开放式与密闭式吸痰方法临床效果文献研究[J]. 中国急救复苏与灾害医学杂志,2012,7(12): 1152 - 1155.

八、声门下吸引技术规范

【名词定义】 声门下吸引又称声门下滞留物吸引（subglottic secretion drainage，SSD），是指应用带有声门下吸引装置的气囊套管，通过负压吸引对声门下、气囊上的滞留物进行持续或间断吸引的护理操作技术。

【适应证】 行气管插管或气管切开的患者。

【禁忌证】

1. 凝血功能异常所致气道黏膜出血患者。

2. 气道重建术后及甲状腺术后患者。

3. 咽部、食管、气管外伤或手术患者。

【目的】 清除气管导管气囊上滞留物，防止滞留物沿气囊周围下行进入下呼吸道，从而预防/减少呼吸机相关性肺炎（ventilator-associated pneumonia，VAP）的发生，延迟 VAP 发生时间，缩短 ICU 住院时间、机械通气时间和总住院时间。

【制度与依据】

1. 目前国外制订的以循证医学为依据的 VAP 防治指南和中华医学会重症医学分会制定的 2006 年机械通气临床应用指南已推荐将 SSD 作为一项常规的预防 VAP 的方法，为临床实践提供了依据。

2. 2013 年中华医学会制定的呼吸机相关性肺炎诊断、预防和治疗指南（2013）中 11 项 RCT 研究的 Meta 分析显示，持续吸引和间断吸引声门下分泌物均可明显降低 VAP 的发病率，指南建议建立人工气道患者应行声门下分泌物引流（1B）。

3. 《中国成人医院获得性肺炎与呼吸机相关性肺炎诊断和治疗指南（2018 年版）》指出气管导管的气囊上方堆积的分泌物是建立人工气道患者误吸物的主要来源，应用装有声门下分泌物吸引管的气管导管，可降低 VAP 的发生率并缩短住 ICU 的时间，因此，推荐在预测有创通气时间超过 48 小时或 72 小时的患者使用（1A）。

【准备】

1. 用物准备：PDA、气囊测压仪、负压吸引装置、一次性痰液收集器、治疗巾、纱布、消毒液、棉签、洗手液、手套，检查物品的有效期，处于备用状态。

2. 环境准备：病室环境整洁，光线充足，适宜操作。

3. 护士准备：衣帽整洁，洗手，戴口罩。

4. 患者准备：核对患者信息、神志及配合度。

【操作流程】 间歇声门下吸引

流　程	说　明	图　解
1. 护士准备	衣帽整洁、洗手、戴口罩	
2. 物品准备	PDA、气囊测压仪、负压吸引装置、一次性痰液收集器、治疗巾、纱布、消毒液、棉签、洗手液、手套	
3. 环境准备	病室环境整洁,光线充足,适宜操作	
4. 核对身份	用PDA扫描患者腕带进行身份识别,清醒患者可用反问方式核对	
5. 解释	评估患者意识状态,解释操作的目的及注意事项,以取得患者的配合	
6. 体位	抬高床头30°～45°,半卧位能预防和降低VAP发生	

（续表）

流　程	说　明	图　解
7. 评估气管导管	评估患者气管导管深度及固定松紧度	
8. 调节气囊压力	使用气囊测压仪监测并调整气囊压力为 25～30 cmH$_2$O	
9. 吸痰	评估患者,按需进行气管内吸痰及清除口咽、鼻咽部分泌物	
10. 放置治疗巾	将治疗巾放置于患者颈侧,声门下吸引管下方	
11. 洗手、戴手套	按照七步洗手并戴手套	
12. 消毒	消毒声门下吸引导管开口处	

（续表）

流　程	说　明	图　解
13. 连接痰液收集器	将声门下吸引导管连接一次性痰液收集器	
14. 调节吸引负压	1. 持续吸引：20～30 mmHg 2. 间断吸引：60～80 mmHg	
15. 吸引	将负压吸引装置连接痰液收集器的另一端进行声门下吸引	
16. 观察	吸引时观察引流液的量及性状；观察患者生命体征，如心率、呼吸、氧饱和度等；并观察是否有引流不畅、血性黏液、呛咳等不良反应，并及时处理	
17. 断开吸引、保护接头	无引流液继续引出后将负压吸引装置与痰液收集器断开，并用纱布包裹保护痰液收集器	

(续表)

流 程	说 明	图 解
18. 手卫生	脱手套,洗手	
19. 调节气囊压力	再次使用气囊测压仪调整气囊压力在 25～30 cmH$_2$O	
20. 查对	用 PDA 扫描患者腕带识别患者信息	
21. 收拾用物,整理床单位	收拾用物,患者取半卧位,整理床单元	
22. 洗手记录	记录声门下吸引时间、引流液量及性状、有无不良反应等	

【注意事项】

1. 检查气管导管:操作前检查气管导管固定情况及深度,确保导管位置正确。

2. 观察生命体征:进行声门下吸引时会导致患者恐惧、焦虑、刺激性呛咳的发生,从而可能引起患者心率和氧饱和度的变化,因此应严密观察患者生命体征变化,同时根据患者的配合程度做好心理护理及解释工作。

3. 保持合适的气囊压力：患者体位改变和吸痰操作等会影响气囊压力,因此应定期监测气囊压力,每4小时使用测压仪监测并调整气囊压力,维持气囊压力在25～30 cmH_2O。气囊压力过高易导致呼吸道黏膜受压缺血坏死,压力过低易使气囊上滞留物通过气囊与气管壁的间隙下行至下呼吸道引起VAP。

4. 保持吸引管通畅：在每次吸引过程中观察和记录引流液颜色、性质和量。如无分泌物吸引出,可向吸引管腔内注入空气2 ml,以检查其通畅性。

5. 预防气道黏膜出血：持续吸引容易引起黏膜干燥,严重者出现出血。吸引负压过大也会出现压力相关性黏膜损伤出血。应根据患者的情况选择间断或持续吸引方式及合适的吸引负压。

6. 遵守无菌原则：严格无菌操作,接触患者前后严格执行手卫生,每日更换痰液收集器,如吸引量多时应及时更换,并在吸引间隙期用纱布包裹接头。

7. 间歇声门下吸引时间间隔：每2小时进行声门下吸引,临床可根据患者声门下引流量及性状适当延长或缩短吸引的间隔时间。

8. 观察并记录声门下吸引物的量及性状。

【前沿进展】

1. 声门下吸引主要包括持续声门下吸引(continuous aspiration of subglottic secretion,CASS)和间歇声门下吸引(intermittent aspiration of subglottic secretion,IASS),有研究显示在临床上持续声门下吸引和间歇声门下吸引均能降低VAP的发生率,使用两种方法患者的VAP发生率无统计学差异。两种方法比较,持续声门下吸引可保证分泌物被及时抽吸出来,防止气囊上方分泌物滞留,但容易导致气道黏膜干燥、易出血、影响局部血供;间歇声门下吸引对气道黏膜刺激小,使气囊上面的黏膜得到充分休息,气道温、湿度变化小,缓解负压对黏膜的损伤作用,但不能保证吸引量,易堵管。相关Meta分析研究显示IASS较CASS可减轻气道黏膜的损伤,CASS分泌物隐血试验阳性率是IASS的3.37倍,国外研究结果也表明CASS可引起不同程度的气道黏膜损伤。临床可根据患者声门下分泌物的量和性状等选择不同的吸引方法,有研究显示根据引流量的多少和黏稠度来决定吸引方式：引流量稀薄且大于50 ml/24 h选择持续吸引;引流量小于50 ml/24 h选用间歇吸引。

2. 关于声门下吸引负压的选择,国外在VAP预防相关指南综述中推荐持续声门下吸引使用20 mmHg的负压,间歇声门下吸引使用100～150 mmHg(1 mmHg＝0.133 kPa)的负压。国内没有相关指南对声门下吸引负压数值进行规范,临床研究中使用的声门下吸引负压范围在20～150 mmHg波动,其中以60～80 mmHg居多。相关研究显示根据分泌物黏稠度选择不同的声门下吸引压力有更好的效果,推荐分泌物Ⅰ度(稀痰)用21～40 mmHg的负压;分泌物Ⅱ度(中度黏痰)和Ⅲ度(重度黏痰)用41～60 mmHg的负压进行持续声门下吸引,可保证有效吸引,有效避免吸引并发症发生,减轻患者痛苦和提高舒适度。声门下吸引负压的选择除了考虑分泌物的量和黏稠度、吸引方式外,同时也要考虑患者的反应和黏膜损伤等情况,最佳负压值的设定未有统一标准,仍需要临床研究来探讨。

3. 对于间歇声门下吸引的间隔时间,尚未形成共识,相关文献报告从1～6小时不等,以2～4小时居多。也有研究认为按需声门下吸引为宜。相关研究方案尚待进一步实施以确定最佳吸引频率,且若得出结论为按需吸引,应制定按需吸引的客观判断标准。

4. 持续声门下吸引和间歇声门下吸引均存在一定不足,国内外学者不断深入研究,探索出声门下冲洗技术,即用注射器将冲洗液定时定量注入声门下吸引导管内,停留数分钟后再抽吸,可在一定程度上稀释细菌的浓度同时防止堵管的发生。研究显示,不同的声门下吸引方式联合声门下冲洗可降低 VAP 发生率,减少堵管的发生,提高吸引效果。冲洗液的选择多为生理盐水、0.02%洗必泰溶液等。

参考文献

[1] Barbier F, Andremont A, Wolff M, et al. Hospital-acquired pneumonia and ventilator-associated pneumonia: recent advances in epidemiology and management[J]. Current Opinion in Pulmonary Medicine, 2013, 19(3): 216 - 228.

[2] Dodek P, Keenan S, Cook D, et al. Evidence-based clinical practice guideline for the prevention of ventilator-associated pneumonia[J]. Annals of Internal Medicine, 2008, 141(4): 305 - 313.

[3] 中华医学会重症医学分会. 机械通气临床应用指南(2006)[J]. 中国危重病急救医学, 2007, 19(2): 65 - 72.

[4] 中华医学会重症医学分会. 呼吸机相关性肺炎诊断、预防和治疗指南(2013)[J]. 中华内科杂志, 2013, 52(6): 524 - 543.

[5] 中华医学会呼吸病学分会感染学组. 中国成人医院获得性肺炎与呼吸机相关性肺炎诊断和治疗指南(2018 年版)[J]. 中华结核和呼吸杂志, 2018, 41(4): 255 - 258.

[6] 中华医学会呼吸病学分会呼吸治疗学组. 人工气道气囊的管理专家共识(草案)[J]. 中华结核和呼吸杂志, 2014, 37(11): 816 - 819.

[7] 贺艳, 沈梅芬. 声门下吸引方法研究现状[J]. 全科护理, 2015, 13(4): 306 - 308.

[8] 姜曼, 敖薪. 人工气道管理标准的研究与应用现状[J]. 中华护理杂志, 2016, 51(12): 1479 - 1482.

[9] 吴晓琴, 宋锦平. 间歇声门下吸引对机械通气患者呼吸机相关性肺炎发生率的影响[J]. 中华医院感染学杂志, 2012, 28(12): 22 - 25.

[10] 江方正, 张靖宜, 叶向红, 等. 机械通气患者声门下吸引的护理进展[J]. 解放军护理杂志, 2017, 34(3): 42 - 46.

[11] Charlotte L, Mary S. Subglottic secretion drainage: A literature review[J]. AACN Advanced Critical Care, 2007, 18(4): 366 - 379.

[12] Muscedere J, Rewa O, Mckechnie K, et al. Subglottic secretion drainage for the prevention of ventilator-associated pneumonia: a systematic review and meta-analysis[J]. Critical Care Medicine, 2011, 39(8): 1985 - 1991.

[13] Dragoumanis C K, Vretzakis G I, Papaioannou V E, et al. Investigating the failure to aspirate subglottic secretions with the Evac endotracheal tube[J]. Anesthesia & Analgesia, 2007, 105(4): 1083 - 1085.

[14] 方娟, 姚金兰, 梁玉莲. 两种声门下吸引预防呼吸机相关性肺炎效果的 Meta 分析[J]. 中国实用护理杂志, 2015, 31(23): 1778 - 1781.

[15] 詹梦梅, 王建宁, 熊丽琼. 声门下吸引预防呼吸机相关性肺炎的研究进展[J]. 护理学杂志, 2018, 33(22): 106 - 109.

[16] 李茵, 田丽. 不同黏稠度分泌物持续声门下吸引负压值的选择[J]. 护理学杂志, 2013, 28(3): 24 - 27.

[17] 吴娟, 李国宏. 声门下吸引不同间隔时间在机械通气患者中的应用研究[J]. 实用临床护理学电子杂志, 2016, 1(3): 67 - 68.

[18] 郑宁宇, 王洁, 陈建萍, 等. 间断声门下灌洗联合声门下持续吸引降低 VAP 发生率的循证实践[J]. 护士进修杂志, 2018, 33(20): 42 - 45.

[19] 王莹, 马洁, 惠彩红, 等. 间断声门下灌洗结合持续声门下吸引在经口气管插管患者预防呼吸机相关性肺炎中的作用[J]. 中华护理杂志, 2013, 48(1): 22 - 24.

九、气囊压力监测技术规范

【名词定义】 气囊压力监测是指在患者机械通气期间,通过人工监测或仪器测定,保持固定气管导管的气囊气压在理想范围内,防止出现气囊压不足或过高引起系列并发症的技术。

【适应证】

1. 气管插管或气管切开、处于机械通气的患者。

2. 气管插管或气管切开、处于机械通气撤机过程的患者。

【禁忌证】 气囊压力监测无绝对禁忌证,相对禁忌证包括:

1. 患者正进行机械吸痰操作或处于咳嗽咳痰。

2. 患者处于紧急抢救时。

【目的】

1. 防止机械通气时气囊漏气,保证有效通气量,避免口腔分泌物、胃内容物反流,误入气道;防止气囊压力过高,避免气道黏膜损伤。

2. 通过对气囊压的监测,可以判断患者气管导管固定情况,减少导管滑脱或非计划性拔管等事件的发生。

3. 基于气囊压监测和管理,可以有效减少呼吸机相关性肺炎、肺通气不足等并发症。

【制度与依据】 本规范理论部分主要依据:中华医学会呼吸病学分会呼吸治疗学组2014年发布的《人工气道气囊的管理专家共识(草案)》。该共识的制定是中华医学会呼吸病学分会呼吸治疗学组结合近年来的国内外进展而进行。其中的推荐意见依据2001年国际感染论坛(ISF)提出的Delphi分级标准(表1),将涉及的文献按照研究方法和结果分成5个层次,推荐意见的推荐级别按照Delphi分级分为A～E级,其中A级为最高。

【准备】

1. 用物准备:治疗盘、气囊压力表、快速手消毒液,检查用物的有效期,物品处于备用状态。

2. 环境准备:病室安静整洁,光线充足,适宜操作。

3. 护士准备:衣帽整洁,洗手戴口罩。

4. 患者准备:患者处于安静状态,配合操作。

【操作流程】

(一) 气囊压力表法测定

1. 评估:患者的病情、意识及合作程度;病房环境;了解患者所用导管的型号、插管深度及气囊充气情况。

2. 操作前准备:向清醒患者解释说明,气囊压力测定的目的及意义。

3. 检查气囊测压表:接一次性测压管连接三通,将三通打至不通状态,挤捏球囊使压力值达$120\,cmH_2O$,保持2～3秒,压力值不降,说明性能完好。测定气囊压力挤捏球囊使压力值调整至$25～30\,cmH_2O$的范围(即压力表绿色区域),将三通打至不通状态,取下气囊压力表。

4. 记录。

【操作流程】

流　　程	说　　明	图　　解
1. 素质准备	服装整洁	
2. 评估、解释	1. 患者的病情、意识及合作程度 2. 了解患者所用导管的型号、插管深度及气囊充气情况 3. 向清醒患者解释说明,气囊压力测定的目的及意义	
3. 洗手戴口罩	七步洗手法正确洗手	
4. 物品准备	1. 治疗盘、气囊压力表、快速手消毒液 2. 检查气囊压力表完好:接一次性三通,将三通打至不通状态,挤捏球囊使压力值达 120 cmH$_2$O,保持 2～3 秒,压力值不降,说明性能完好	
5. 体位准备	仰面平卧位	
6. 第一步	连接三通: 1. 查看气囊压力表减压阀处于关闭状态 2. 气囊压力表三通与气囊连接,气囊接口连接三通阀时关闭阀门	

(续表)

流　　程	说　　明	图　　解
7. 第二步	测量压力：打开三通与气囊连接维持压力 25～30 cmH$_2$O(表盘上绿色区域) 1. 压力不足 25 cmH$_2$O 时挤捏球囊使压力值调整压力至 25～30 cmH$_2$O。 2. 压力大于 30 cmH$_2$O 时打开减压阀值调整压力至 25～30 cmH$_2$O。	
8. 第三步	测量结束： 1. 关闭断开三通与气囊连接，断开三通与气囊连接 2. 断开连接后观察气囊有无漏气	
9. 整理床单位	给予患者取舒适体位,致谢	
10. 记录	在护理记录单记录气囊压力值	

（二）操作要点

1. 将气囊压力监测表连接于气管导管或气切套管气囊充气口处,调整气囊压力在适当范围内。

2. 应用最小闭合容量技术,将听诊器放于气管处,向气囊内少量缓慢充气,直到吸气时听不到漏气声为止。

【注意事项】

1. 定时监测气囊压力,禁忌在患者咳嗽时测量。

2. 避免过多、过快地抽出和充入气囊气体。

3. 患者出现烦躁不安、心率加快、血氧饱和度下降,呼吸机出现低压报警或低潮气量报警时,应重新检查气囊压力。

4. 呼吸机低压报警,在气管插管处可听到漏气或者用注射器从气囊内无限抽出气体时,可能气囊破裂,立即通知值班医师进行处理。

5. 放气前,先吸净气道内及气囊上滞留物。

6. 气囊压力维持在 $25\sim30\ cmH_2O$ 为宜,能有效避免误吸的发生和气管黏膜的损伤。

7. 以最小的气体容积去避免过度的气囊充气。

8. 每班应检查气囊压力 1 次。

9. 8 岁以下患儿一般均用没有气囊 ETT,无需测量。

【注意事项】

1. 气囊的基本作用是防止漏气和误吸;对于气管切开无需机械通气的患者,如果自主气道保护能力好,可将气囊完全放气或更换为无气囊套管。

2. 不能采用根据经验判定充气的指触法给予气囊充气。

3. 应使气囊充气后压力维持在 $25\sim30\ cmH_2O$。可采用自动充气泵维持气囊压;无该装置时每隔 $6\sim8$ 小时重新手动测量气囊压,每次测量时充气压力宜高于理想值 $2\ cmH_2O$;应及时清理测压管内的积水。

4. 不宜常规采用最小闭合技术给予气囊充气,在无法测量气囊压的情况下,可临时采用最小闭合技术充气。

5. 应为患者选择合适型号的人工气道,建立后需仔细判断气囊所在位置。当气囊压足够仍存在漏气时,应考虑改变人工气道位置或更换其他型号的人工气道。

6. 宜采用聚氨酯制成的圆锥形气囊导管防止 VAP,尤其是长期机械通气患者。

7. 当患者的气道压较低或自主呼吸较弱以及吸痰时,宜适当增加气囊压;当患者体位改变后,宜重新测量气囊压。为预防 VAP 发生,应定期清除气囊上滞留物,尤其是气囊放气前。清除气囊上滞留物可采用带声门下吸引的人工气道,宜进行间断吸引。

8. 气管插管拔出前宜采用气囊漏气试验评价上气道通畅度,阳性判断标准为:将气囊充气状态时和气囊放气后的呼气量进行对比,成人患者呼气量差值≤110 ml,或呼气量差值与气囊充气时呼气量的比值≤15%。

参考文献

[1] 吴彦烁,宿桂霞,尹彦玲,等.人工气道气囊工艺与压力监测技术的研究进展[J].护理研究,2018,32(01):18-21.
[2] 董大伟,邢星敏,冯波.2 种目标气囊压力监测下吸痰对气管插管患者的影响[J].护理学报,2017,24(17):62-64.
[3] 吴彦烁,宿桂霞,尹彦玲,等.4 种临床因素对人工气道气囊压力的影响[J].中华护理杂志,2017,52(08):934-937.
[4] 常丽丽,于鲁欣.气管导管气囊压力影响因素的研究进展[J].护士进修杂志,2016,31(22):2042-2045.
[5] 中华医学会呼吸病学分会呼吸治疗学组.人工气道气囊的管理专家共识(草案)[J].中华结核和呼吸杂志,2014,37(11):816-819.

十、呼吸机雾化治疗技术规范

【名词定义】 雾化吸入治疗又称气溶胶吸入疗法。所谓"气溶胶"是指悬浮于空气中微小的液体或固体。雾化吸入治疗即把药物制成气溶胶,经吸入途径直接进入气道而达到治疗目的。

雾化吸入装置是一种将药物转变为气溶胶形态,并经口腔(或鼻腔)吸入的药物输送装置。可用于机械通气患者雾化吸入的装置有定量气雾吸入器(pMDI)、喷射雾化器、超声雾化器以及振动筛孔雾化器。

振动筛孔雾化器是利用孔筛或者多孔板以产生气溶胶的装置,也称电动雾化器。药物溶液或混悬液被驱动通过筛孔产生气雾。装置的特点是能产生含细颗粒比例较高的气雾剂,这相较于传统雾化器能更有效地给药;并且克服了喷射雾化器的增加呼吸回路中气体流速的问题。

【适应证】

1. 上呼吸道、气管、支气管感染。

2. 肺部感染,如支气管肺炎、肺化脓症等。

3. 支气管哮喘。

4. 湿化气道,祛痰。

5. 支气管麻醉;如支气管镜检术前麻醉。

【禁忌证】 自发性气胸及肺大泡患者慎用。

【目的】

1. 稀释痰液、湿化呼吸道,预防和控制呼吸道感染。

2. 改善通气功能,解除支气管痉挛,减轻呼吸道黏膜水肿。

【制度与依据】

1. 本规范理论部分主要依据:中华医学会呼吸病学分会专家组2016年发布的《雾化吸入疗法在呼吸疾病中的应用专家共识》。该共识对雾化吸入的雾化器选择及正确使用,以及雾化吸入的影响因素都做了详细的描述。

2. 本规范操作部分要依据:中华医学会呼吸病学分会及中华医学会呼吸病学分会呼吸治疗学组2014年发布的《机械通气时雾化吸入专家共识》。该专家共识对机械通气时雾化吸入的操作流程及操作技术给予了规范。

【准备】

1. 用物准备:医嘱单、雾化装置、氧流量表、呼气端过滤器、雾化药物、听诊器、吸痰管、负压吸引装置、速干手消毒凝胶,检查用物的有效期,物品处于备用状态。

2. 环境准备:病室安静、整洁,光线充足,适宜操作。

3. 护士准备:衣帽整洁,洗手、戴口罩。

4. 患者准备:患者处于安静状态,配合操作。

【操作流程】

● 呼吸机使用喷射雾化器

流　　程	说　　明	图　　解
1. 素质准备	服装整洁	
2. 评估	评估患者病情、意识状态、配合程度、人工气道是否通畅、呼吸机模式及参数、呼吸机型号(有无自带雾化功能)。了解患者过敏史	
3. 洗手戴口罩	七步洗手法正确洗手、戴口罩	
4. 物品准备	医嘱单、雾化器、呼气端过滤器、氧流量表、雾化药物、10 ml 注射器、听诊器、吸痰管、负压吸引装置、速干手消毒凝胶等	
5. 解释核对	采用两种身份识别的方法进行患者身份确认(腕带、反问式)	
6. 患者准备	半卧位,充分吸出患者气道内及口鼻腔内的分泌物	

（续表）

流　　程	说　　明	图　　解
7. 呼吸机准备	若使用人工鼻（HME）需移除，若使用加热湿化器无需关闭	
8. 配置药物	遵嘱抽取雾化药物，将其置于雾化器中	
9. 连接雾化器，检查雾化器功能正常	若呼吸机自带雾化功能（如 Drager、迈瑞等）： 1. 连接管一端连接雾化器，另一端连接呼吸机雾化出气口 2. 开启呼吸机雾化功能键，观察雾化器出雾量，若出雾量较小，检查雾化器喷嘴是否堵塞 3. 在呼吸机呼气端连接过滤器	

（续表）

流　程	说　明	图　解
9. 连接雾化器,检查雾化器功能正常	若呼吸机（PB840、Simens 等）未配备雾化功能,使用额外压缩气源驱动雾化器: 1. 连接管一端连接雾化器,另一端连接氧流量计或空气压缩泵 2. 调节流量为 6～8 L/min（具体根据雾化器说明书）,观察雾化器出雾量,若出雾量较小,检查雾化器喷嘴是否堵塞 3. 在呼吸机呼气端连接过滤器	
10. 连接雾化器与呼吸机管路	连接雾化器于吸气端管路距 Y 形管 15 cm 处,且放在呼吸机管路温度感受器的前端	
11. 雾化观察	雾化过程中密切观察患者生命体征变化,呼吸机参数变化,及时通知医生调节呼吸机参数	
12. 雾化结束	雾化结束,取下雾化器和整理雾化器连接管,雾化器用无菌蒸馏水冲洗干净,通风处晾干备用	
13. 整理床单位	取舒适体位	
14. 医嘱处理、记录	1. 在相应医嘱单/执行单执行者签名签时间 2. 记录雾化前后生命体征及呼吸机参数的变化（如呼吸频率、潮气量、气道峰压等）	

● 呼吸机使用 pMDI 雾化

流　　程	说　　明	图　　解
1. 素质准备	服装整洁	
2. 评估	评估患者病情、意识状态、配合程度、人工气道是否通畅、呼吸机模式、波形及参数。了解患者过敏史	
3. 洗手戴口罩	七步洗手法正确洗手、戴口罩	
4. 物品准备	医嘱单、pMDI、呼气端过滤器、储雾罐、听诊器、吸痰管、负压吸引装置、速干手消毒凝胶等	
5. 解释核对	采用两种身份识别的方法进行患者身份确认（腕带、反问式）	

（续表）

流　　程	说　　明	图　解
6. 患者准备	半卧位,充分吸出患者气道内及口鼻腔内的分泌物	
7. 呼吸机准备	若使用人工鼻(HME)需移除,若使用加热湿化器无需关闭。呼气端连接过滤器	
8. 连接储物罐,准备 MDI,按压 MDI	1. 将储雾罐连接在吸气端与 Y 形接头之间 2. 摇动并握住 pMDI,使其温度接近体温 3. 在呼吸机送气初撳压 pMDI,两喷之间应间隔至少 15 秒,无需再次摇动 pMDI	
9. 观察患者的情况,注意有无不良反应	观察在按压 pMDI 后呼吸、潮气量、气道峰压变化,需要时协助医生测量呼吸力学的变化	
10. 雾化结束	雾化结束,取下储物罐、pMDI,连接好呼吸机管路	
11. 整理床单位	取舒适体位	
12. 医嘱处理、记录	1. 在相应医嘱单/执行单执行者签名签时间 2. 记录雾化前后生命体征及呼吸机参数的变化(如呼吸频率、潮气量、气道峰压等)	

● 呼吸机使用振动筛孔器雾化（以 GENTEC 的电子雾化器为例）

流　　程	说　　明	图　　解
1. 素质准备	服装整洁	
2. 评估	评估患者病情、意识状态、配合程度、人工气道是否通畅、呼吸机模式、波形及参数。了解患者过敏史	
3. 洗手戴口罩	七步洗手法正确洗手、戴口罩	
4. 物品准备	医嘱单、振动筛孔雾化器、听诊器、吸痰管、负压吸引装置、洗手液、过滤器等	

（续表）

流　程	说　明	图　解
5. 再次核对	采用两种身份识别方法进行患者身份确认（语言法、视觉法）	
6. 体位准备	无禁忌患者取半卧位，充分吸引患者气道及口鼻腔分泌物	
7. 呼吸机准备	若使用人工鼻（HME）需移除，若使用加热湿化器（HH）则无需关闭	
8. 配置药物	遵医嘱抽取雾化药物，将其置于振动筛孔雾化器的储药盒内（注药时去除针头）	

（续表）

流　程	说　明	图　解
9. 连接雾化器	将电源线、主机及喷雾发生器组（药杯盖、密封盖、喷雾发生器主体）和接头组装完毕，连接电源，开机	
10. 检查雾化器功能正常	选择雾化时长，观察雾化器的出雾量（观察完毕暂停）	
11. 连接雾化器与呼吸机管路	将振动筛孔雾化器连接在吸气端与 Y 形接头之间，开始雾化，在呼吸机呼出端安置呼吸机过滤器	
12. 观察患者情况，注意有无不良反应	雾化时专人床旁监护，观察患者呼吸频率、潮气量、气道峰压，必要时协助医生测量呼吸力学指标	
13. 雾化结束	雾化结束，取下雾化器，连接好呼吸管路，取下呼吸机过滤器，关闭振动筛孔雾化器开关，拔除电源	

（续表）

流　程	说　明	图　解
14. 整理床单位	取舒适卧位	
15. 医嘱处理、记录	1. 在相应医嘱单/执行单上签名及时间 2. 记录雾化前后呼吸机参数及患者生命体征的变化（如潮气量、呼吸频率、气道峰压等）	

【注意事项】

● 呼吸机使用喷射雾化器

1. 操作者在治疗前后洗手，严格无菌操作；雾化器专人专用，定期更换，每次使用后使用无菌蒸馏水冲洗干净，置于通风处晾干保存备用。

2. 雾化吸入过程中可出现恶心、胸闷、气促、心悸、呼吸困难、血氧饱和度下降等，应了解患者主观感受，密切监测生命体征变化，评估雾化的效果。

3. 雾化前应充分吸痰，避免影响雾化液的沉降率，雾化结束后需要进行胸部物理治疗，痰液吸引，达到雾化的目的。

4. 雾化吸入前协助患者半卧位，保持体位舒适，若患者剧烈咳嗽，应暂停雾化，若出现发绀、呼吸困难等不良反应，暂停雾化并及时通知医生。

5. 尽量使用单一剂量药物，更换药液前应清洗雾化罐，避免药物混淆。

6. 使用喷射雾化器通过 T 管连接于呼吸机管路中，药杯应处于低位，雾化结束后尽快卸除雾化器，避免积水污染呼吸机管路。

● 振动筛孔雾化器

雾化时，振动筛孔雾化器和患者之间若有人工鼻（HME），必须取下。

1. 勿将主机置入保温箱内。

2. 在每人每次使用完毕后或长时间未使用时，按如下步骤进行清洁工作：

（1）倒掉残留药液。

（2）用灭菌注射用水清洗透明药杯盖、密封盖、喷雾发生器主体和接头。

（3）清洗后，用新的医用纱布及时去除水分，保持干燥。

（4）清洁完成后，置于干燥、清洁的地方保存，以免污染。

3. 保养

（1）每人每次使用完毕后，需将热水（或灭菌注射用水）加入喷雾发生器，进行喷雾清洗，以去除残留在喷头上的药液。加 2～6 ml 热水（或灭菌注射用水）于喷雾发生器内，并开启驱动控制器完全喷雾出。

（2）如喷雾量变小，请按以下方式处理：加 6 ml 热水（建议温度为 90～100℃，接近 100℃ 为佳）入喷雾发生器内，开启控制主机至热水完全喷雾出，重复以上操作至少 3 次。

4. 在每人每次使用完毕后，需消毒喷雾发生器和接头。具体方法如下：将透明药杯盖、密封盖、喷雾发生器主体和接头置于 0.1% 的苯扎氯铵（洁尔灭）（或戊二醛）溶液里浸泡 10 分钟，取出后用灭菌注射用水冲洗干净。

【前沿进展】

● 呼吸机使用喷射雾化器

1. 对机械通气患者雾化时，建议选择配备雾化功能的呼吸机，若呼吸机未配备雾化功能，使用额外气源驱动时，需根据患者情况适当下调呼吸机预设的容量或压力。

2. 对 COPD 患者尽量采用压缩空气驱动，如采用氧气驱动，需适当下调呼吸机预设吸氧浓度。

3. 呼吸机呼气阀及呼吸机内部有很多精细部件，为避免损坏呼吸机部件，在呼气端连接过滤器，雾化后及时取下呼气端过滤器。

4. 机械通气时雾化吸入特有的影响因素：加热湿化、药物剂量、人工气道长短、呼吸机管路的接头和弯头。专家共识建议雾化时不用关闭加热湿化器，适当延长雾化时间；适当增加药量及次数；且雾化吸入时尽量减少呼吸机管路打折或弯折。

5. 呼吸机设置：高流量可产生涡流，使气溶胶无法进入下呼吸道。雾化吸入时配合医生调节呼吸机，宜设置低流量或方波送气，以及延长吸气时间，有利于气溶胶在肺内的沉积。

● 振动筛孔雾化器

1. 振动筛孔雾化器进行雾化吸入对机械通气患者潮气量（VT）影响小，报警次数少，安全性高，药液残留少且等量药量雾化吸入时间更短，提高工作效率，降低院内感染风险。

2. 呼吸机呼气阀及呼吸机内有很多精密部件，为避免呼吸机损坏，请按呼吸机工程师的建议在呼吸机呼气端使用呼吸机过滤器。

3. 雾化时如有流量传感器，须将传感器暂时取下直到雾化完成。

4. 机械通气时雾化吸入特有的影响因素：加热湿化、药物剂量、人工气道长短、呼吸回路的接头和弯头。专家共识建议雾化时不用关闭加热湿化器，适当延长雾化时间；适当增加雾化剂的药量和次数；且雾化时尽量减少呼吸回路打折或弯曲。

5. 呼吸机设置：高流量可产生涡流，使气溶胶无法进入下气道。雾化吸入时配合医生调节呼吸机参数，宜设置低流量或方波送气，延长吸气时间，有利于气溶胶在肺内沉积。

------ 参考文献 ------

[1] 中华医学会呼吸病学分会《雾化吸入疗法在呼吸疾病中的应用专家共识》制定专家组. 雾化吸入疗法在呼吸疾病中的应用专家共识[J]. 中华医学杂志,2016,96(34)：2696－2708.

［2］　中华医学会呼吸病学分会呼吸治疗学组.机械通气时雾化吸入专家共识［J］.中华结核和呼吸杂志,2014,37(11)：812－815.

［3］　王辰.呼吸治疗教程［M］.北京：人民卫生出版社,2010：50－60,244－245.

［4］　中华医学会临床药学分会.雾化吸入疗法合理用药专家共识［J］.医药导报,2019,38(2)：135－146.

［5］　陈华玉,钟晓媛,李梦德,等.重症医学科医护人员对机械通气时雾化吸入相关知识认知情况的调查与分析［J］.国际护理学杂志,2016,35(14)：1912－1961.

［6］　谷红俊,张洁,樊茹,等.振动筛孔雾化器在有创机械通气病人中的应用效果观察［J］.护理,2016,30(35)：4411－4413.

［7］　李凡,张会芝.雾化吸入治疗的应用及效果评价研究进展［J］.护理研究,2018,32(18)：2838－2842.

十一、支气管镜检查配合技术规范

【名词定义】 支气管镜检查是对上呼吸道及部分下呼吸道进行的可视化侵入性检查,可用于诊断和明确气道与肺部的炎性、感染性及恶性病变的位置与范围。由受过培训或训练的医师进行操作,并由受过培训或训练的医疗专业人员进行辅助。

【适应证】

1. 不明原因的慢性咳嗽、咯血或痰中带血、局限性哮鸣音。

2. 痰中发现癌细胞或可疑癌细胞。

3. X 线胸片和(或)CT 检查提示肺部异常改变。

4. 肺或支气管感染性疾病的病因学诊断,如通过气管吸引、保护性标本刷或支气管肺泡灌洗获取标本进行培养等。

5. 机械通气时气道管理。

6. 诊断气管食管瘘、气道狭窄和气管内新生物。

【禁忌证】

1. 严重心、肺功能不全,严重呼吸衰竭,心绞痛或急性心肌梗死,未控制的高血压及心律失常患者。

2. 出凝血机制障碍或者长期应用华法林等抗凝药物者。

3. 哮喘急性发作者。

4. 主动脉瘤有破裂危险者。

注:以上均为相对禁忌证,若情况紧急,须由上级主管医师做出风险-效益评价。

【目的】

1. 解决气管插管或气管切开套管相关问题。引导困难气管插管和调整气管插管位置。

2. 解除可疑分泌物或黏液栓造成叶或段性肺不张。

3. 获取下呼吸道分泌物、肺泡灌洗和活检标本以进行病原学、细胞学和组织学检查。

【制度与依据】

1. 本规范理论部分主要依据:美国呼吸治疗学会 2007 年发布的《AARC 临床操作指南纤支镜辅助- 2007》,2016 年支气管镜在急危重症临床应用专家共识组发表的《支气管镜在急危重症临床应用的专家共识》,中华医学会呼吸病学分会发布的《诊断性可弯曲支气管镜应用指南(2008 年版)》以及《呼吸内镜诊疗技术管理规范(2012 年版)》。参考的指南、共识及规范等对气管镜的辅助、适应证、禁忌证和相关规范做了相关的描述。

2. 本规范操作部分主要依据:参考由王辰主编,人民卫生出版社于 2010 年 7 月出版的《呼吸治疗教程》,该教程对有创机械通气患者气管镜检查的辅助,包括准备、协作、配合及观察等进行了阐述,并规范化了气管镜的操作步骤,为临床工作提供了参考。

【准备】

1. 用物准备:医嘱单、气管镜、光源、负压吸引装置、药物(镇静剂、生理盐水、2%利多卡因和支气管扩张剂等)、三通接头、医用润滑油、无菌中单、无菌手套、无菌治疗碗、无菌纱布、

10 ml注射器、20 ml注射器、痰液收集器等,检查用物的有效期,物品处于备用状态。

2. 环境准备:病室安静、整洁,光线充足,适宜操作,关闭门窗(或窗帘),请无关人员回避,保护患者隐私。

3. 护士准备:衣帽整洁,洗手、戴口罩。

4. 患者准备:向患者和/或家属解释和讲解支气管镜检查的必要性和操作的风险性,签署知情同意书。

【操作流程】

流　　程	说　　明	图　　解
1. 素质准备	服装整洁	
2. 洗手	七步洗手法正确洗手	
3. 物品准备	医嘱单、气管镜、光源、负压吸引装置、药物(镇静剂、生理盐水、2%利多卡因和支气管扩张剂等)、三通接头、医用润滑油、无菌中单、无菌手套、无菌治疗碗、无菌纱布、10 ml注射器、20 ml注射器、痰液收集器等	
4. 解释核对	采用两种身份识别的方法进行患者身份进行确认(腕带、反问式)	

（续表）

流 程	说 明	图 解
5. 操作前准备	经肠内营养患者遵嘱停止管饲，回抽胃液或连接胃肠减压器；检查前15分钟将FiO_2调至1.0；为减少患者的痛苦和并发症，如无禁忌证，可给予镇静剂	
6. 体位及人工气道准备	若无禁忌将患者置于平卧位，撤掉床头床档；充分吸引口腔、鼻腔及气囊上分泌物	
7. 术者准备	操作者和助手戴口罩，穿无菌手术衣、戴无菌手套	
8. 最大无菌屏障	协助操作者铺无菌大单，将无菌物品准备至无菌区域内。抽取利多卡因以备用，治疗碗内倒入生理盐水	
9. 牙垫保护气管插管	气管插管患者，应用材质较硬的牙垫置于上下门牙之间，防止患者咬管，损坏气管镜	

（续表）

流　程	说　明	图　解
10. 消毒三通接头开口处/更换新的三通接头	75％酒精棉签消毒三通接头开口处，如三通接头有分泌物污染，可更换新的三通接头，严格无菌操作	
11. 局部麻醉	遵嘱予以利多卡因气道内注入，进行肺部局部麻醉	
12. 连接气管镜	协助操作者将气管镜与光源连接，连接并打开图像显示系统，连接负压吸引，调节负压－150～－300 mmHg	
13. 调节呼吸机模式及参数	1. 呼吸机模式调为容量控制/压力控制 2. 根据患者病情调节参数： 　将 PEEP 调至 0 cmH$_2$O 　调节气道压力报警限至 40 cmH$_2$O 　适当上调呼吸频率、下调潮气量报警	
14. 气管镜进入气道	助手固定人工气道，润滑气管镜前端，轻柔将气管镜经三通接头开口处进入气道	
15. 协助操作者吸引痰液	气管镜进入气道轻柔迅速，协助操作者留取相关化验，肺泡灌洗等操作，每次操作不宜超过 10 分钟	

（续表）

流　程	说　明	图　解
16. 观察	操作过程中观察患者生命体征变化,呼吸机报警及吸引出的气道分泌物的变化,及时汇报,及时处理	
17. 使用后气管镜处理	操作结束,对气管镜进行处理,包括以下步骤:预处理、测漏、清洗、漂洗、消毒备用;有条件者可送消毒供应中心进行灭菌等处理	
18. 擦拭操作台	用75％酒精纱布擦拭操作台	
19. 调节呼吸机	调节呼吸机至操作前模式,观察潮气量、呼吸频率变化	
20. 整理床单位	无禁忌情况下抬高床头30°,患者肢体处于功能位。固定呼吸机管路	

（续表）

流　　程	说　　明	图　　解
21. 医嘱处理	在相应医嘱单/执行单操作者签名、签执行时间	
22. 标本处理	核对医嘱和检验单条码,对留取的检验标本分类粘贴,马上送检	
23. 记录	记录气管镜检查结果,结合患者影像学,指导临床护理工作	

【注意事项】

1. 经胃管给予肠内营养者,检查前将胃内容物抽吸干净或连接胃肠减压器,以防患者发生呕吐造成误吸。

2. 为减少患者的痛苦和并发症,如无禁忌证,可给予镇静剂,通常静脉使用丙泊酚,表面麻醉使用利多卡因,并时刻监测患者的镇静效果,及时反馈。

3. 严格无菌操作。

4. 检查中动态监测患者生命体征,若发生氧合下降($SpO_2 < 90\%$)、心律失常、心率增快(> 120 次/分或改变 $> 30\%$)、血压升高(> 180 mmHg 或改变 $> 30\%$)或呼吸频率增快(> 30 次/分或改变 $> 30\%$)等,应暂停检查,待患者稳定后再评估是否继续。

5. 操作中给予较高的吸入氧浓度,但需将潮气量和呼气末正压降低,避免压力损伤。

6. 检查后若患者有胸闷症状或持续低氧血症,应立即进行胸部影像学检查,排除气胸发生。

【前沿进展】

1. 辅助人员的要求:气管镜助手应是经过系统的培训医护人员或呼吸治疗师,培训包括气管镜的使用、清洗、消毒及灭菌,相关装备的维护和保养;检验标本的取出和分类;密切监测患者血氧饱和度,心电监护,以及机械通气参数的变化,及时发现患者病情变化。

2. 镇静效果观察:除非存在禁忌证,接受检查患者都应给予适当镇静。

（1）镇静管理可由操作者完成,助手在检查过程应密切观察、动态评估,配合正确给予静脉镇静药或进行局部麻醉。

（2）镇静过程中应使患者能保持自主呼吸和咳嗽能力,血流动力学稳定,最大限度地减少并发症的发生。

3. 术中呼吸机参数的调节及观察：根据患者病情，监测检查过程中呼吸机参数的变化。

（1）停用 PEEP 和提高吸氧浓度：气管镜进入人工气道后气道压力将明显升高，检查时将 PEEP 降为 0 cmH$_2$O，以防气压伤发生。在检查前提高吸氧浓度可增加机体内的氧贮备，在整个检查过程维持纯氧吸入；危重患者在检查后氧分压会一般会下降 30～60 mmHg，故检查后不宜立即恢复原吸氧浓度，应根据监测的 SpO$_2$ 和氧分压的变化进行调节。

（2）呼吸机模式的变化：压力控制模式能够有效防止气压伤的发生；容量控制可以更好地保障患者的通气，但需要设置合理的气道峰压的报警限，根据患者情况调节合适的模式。

4. 并发症的观察与处理：ICU 中在充分准备的情况下气管镜是一项相对安全的检查，但应预防并发症发生，如低氧血症、血压波动、心律失常、出血、发热、恶心呕吐、肺炎、误吸、气胸等。

（1）检查过程中，助手负责持续监测患者情况。气管镜操作刺激气道会造成血压升高、心律失常等；镇静过深可造成血压降低；检查中常见并发症为出血，如发生出血配合操作者进行正确给药进行止血治疗。

（2）检查结束后，在机械通气条件下进行肺活检气胸的发生率可达 10%，在检查后应注意观察是否出现气压伤及出血情况，必要时复查胸片。

参考文献

［1］ Procedure B A. AARC Clinical Practice Guideline Bronchoscopy Assisting — 2007 Revision & Update[J]. Respiratory Care, 2007(1)：74-80.

［2］ 中华人民共和国卫生部. 呼吸内镜诊疗技术管理规范(2012 年版)[J]. 中国医学前沿杂志(电子版),2013,5(3)：70-72.

［3］ 中华医学会呼吸病学分会. 诊断性可弯曲支气管镜应用指南(2008 年版)[S]. 中华结核和呼吸杂志,2008,31(1)：14-17.

［4］ Rodrigues A J, Scordamaglio P R, Palomino A M, et al. Difficult airway intubation with flexible bronchoscope[J]. Revista Brasileira De Anestesiologia, 2013, 63(4)：359-362.

［5］ 郑辛甜,支气管镜在急危重症临床应用专家共识组. 支气管镜在急危重症临床应用的专家共识[J]. 中华急诊医学杂志,2016, 25(5)：568-572.

［6］ Pang L, Feng Y H, Ma H C, et al. Fiberoptic bronchoscopy — assisted endotracheal intubation in a patient with a large tracheal tumor [J]. Int Surg,2015,100(4)：589-592.

［7］ 王辰,梁宗安,詹庆元. 呼吸治疗教程[M]. 北京：人民卫生出版社,2010：227-232,248-249.

［8］ 卫生和计划生育委员会. 软式内镜清洗消毒技术规范 WS 507-2016[J]. 中国感染控制杂志,2017,16(6)：587-592.

［9］ 中国麻醉学指南与专家共识/中华医学会麻醉学分会. (支)气管镜诊疗镇静/麻醉的专家共识(2014)[M]. 北京：人民卫生出版社,2014：161-169.

［10］ 郭环,穆新林. 支气管镜检查时镇静及镇痛药物的应用[J]. 中华结核和呼吸杂志,2015,38(7)：537-540.

［11］ 谭燕. 纤维支气管镜检查的配合及护理效果观察[J]. 现代医药卫生,2015(21)：3329-3330.

［12］ 邓锦迪. 护理配合在纤维支气管镜检查中的应用[J]. 齐鲁护理杂志,2012,18(6)：49-50.

［13］ 何芳. 纤维支气管镜检查前后的护理体会[J]. 中国实用医药,2013,8(24)：220-221.

［14］ Lucena C M, Martinez-Olondris, P, Badia J R, et al. Fiberoptic bronchoscopy in a respiratory intensive care unit[J]. Medicina Intensiva (English Edition), 2012, 36(6)：389-395.

第三节 呼吸监测技术规范

一、动脉血气标本采集技术规范

【名词定义】 动脉血气分析是通过对人体动脉血液中的 pH、氧分压(PO_2)和二氧化碳分压(PCO_2)等指标进行测量，从而对人体的呼吸功能和血液酸碱平衡状态作出评估的一种方法。

【适应证】

1. 各种疾病、创伤、手术所导致的呼吸功能障碍者。

2. 呼吸衰竭的患者，使用机械辅助呼吸治疗时。

3. 抢救心肺复苏后，对患者的继续监测。

【禁忌证】

1. 有出血倾向者，穿刺部位皮肤有炎症或股癣等。

2. 动脉炎或血栓形成者。

3. 有出血倾向，穿刺局部有感染。

4. 桡动脉穿刺前应进行 Allen 试验，阳性者不应做穿刺。

【目的】

1. 可以用来动态判断患者通气和氧合状态。判断有无呼吸衰竭及呼吸衰竭类型的最客观的指标。主要看两项即 PaO_2 和 $PaCO_2$，若仅 $PaO_2 < 60$ mmHg 为 I 型呼吸衰竭，若 $PaO_2 < 60$ mmHg 且 $PaCO_2 > 50$ mmHg 为 II 型呼衰。

2. 了解机体的酸碱平衡情况。动态的动脉血气分析对于判断危重患者的呼吸功能和酸碱失衡类型，指导治疗，判断预后均有重要的作用。

3. 是监测呼吸机治疗效果的重要指标之一。

4. 为制定治疗方案和护理计划提供了依据。

【制度与依据】

1. 本规范理论部分主要依据：美国呼吸治疗学会2013年发布的《血气分析和外周血氧测量临床实践指南》。该临床实践指南的更新基于 237 篇临床试验，54 篇评论，以及 23 项血气分析（BGA）和血氧测定的荟萃分析，对血气分析的适应证、禁忌证、技术方法、危害及并发症都做了详细的描述。

2. 本规范操作部分主要依据：北京护理学会 2017 年 6 月发布的《动脉血气分析临床操作实践标准》，该标准由来自全国 20 余家医院的医疗、护理、检验、呼吸治疗等不同领域的权威专家，参照国内外相关指南、共识及重要文献，经过多次讨论和修改后形成的较全面的动脉血气分析临床操作实践标准。旨在规范动脉血气分析临床操作，提高动脉血气分析前质量及血气报告结果的准确性,降低并发症的发生率,保障采血人员的安全。

【准备】

1. 用物准备:医嘱单、血气分析报告单、无菌治疗盘、血气分析专用套包 1 个、检查手套、安尔碘消毒液、棉签、利器盒、洗手液,检查用物的有效期,物品处于备用状态。

2. 环境准备:病室安静整洁,光线充足,适宜操作,关闭门窗(或窗帘),请无关人员回避,保护患者隐私。

3. 护士准备:衣帽整洁,洗手戴口罩。

4. 患者准备:患者处于安静状态,配合操作。

【操作流程】

流　　程	说　　明	图　解
1. 素质准备	服装整洁	
2. 评估:桡动脉 （Allen 试验）	嘱患者握拳,观察两手指尖,同时压迫桡、尺动脉,然后再放松压迫尺动脉的同时,让患者松拳,观察手指的颜色。如 5 秒内手掌由苍白变红,则表明桡动脉侧支循环良好,Allen 试验阴性,如长于 5 秒手掌颜色仍不变红动脉侧支循环不佳,Allen 试验阳性	 试验阳性　　试验阴性
3. 洗手戴口罩	七步洗手法正确洗手	
4. 物品准备	1. 医嘱单、血气分析报告单 2. 无菌治疗盘、血气分析专用套包 1 个 3. 检查手套、安尔碘消毒液、棉签 4. 利器盒、洗手液	
5. 解释核对	采用两种身份识别的方法进行患者身份确认(腕带、反问式)	

（续表）

流　　程	说　　明	图　　解
6. 体位准备	仰面平卧位	
7. 穿刺肢体放置	护士站在穿刺侧，取站立位，视线保持在采血部位区域内。上肢伸直略外展，腕部背曲30°	
8. 一指定位	距掌纹线2～3 cm，动脉搏动最强处通过"一按一提"，仔细感觉动脉的搏动	
9. 放置治疗巾	手不触及无菌治疗巾内侧	
10. 消毒	以动脉搏动最强点为圆心消毒范围大于5 cm×5 cm 消毒2遍	
11. 戴手套	严格按照戴手套方法进行操作	
12. 拆血气分析专用注射套包	将动脉采血器推至底部再拉至预设位置，除去针头护套	

（续表）

流　　程	说　　明	图　　解
13. 进针	采血者用左手示指固定桡动脉,右手以执笔式的方法把持注射器,手的小鱼际贴在患者的大鱼际处,针头斜面向上,沿示指边缘45°～90°刺入皮肤	
14. 采血	见回血后,固定注射器,血液自动涌入采血器,空气经孔石装置排出,血液液面达到预设位置孔石会自动封闭	
15. 拔针	拔出针头,将动脉采血器针头垂直插入橡皮塞中,如血液未达到预设位置,则将采血器缓缓推动针栓将气泡融入孔石排气	
16. 处理针头	1. 丢弃针头和针塞 2. 螺旋拧上安全针座帽 3. 脱手套	
17. 轻转	1. 轻轻转动注射器 2. 保证血液与抗凝剂完全混合	
18. 观察宣教	1. 穿刺结束后观察穿刺部位有无渗血、肿胀及局部 2. 血液循环障碍并交代注意事项	
19. 整理床单位	1. 取舒适体位 2. 妥善放置呼叫铃	

（续表）

流　　程	说　　明	图　　解
20. 医嘱处理	打铅笔钩,签名、签时间	
21. 记录	在检验申请单上注明采血时间、氧疗方法与浓度、持续时间和体温马上送检	

【注意事项】

1. 告知患者家属采血前应嘱患者平卧或静坐 5 分钟,帮助患者缓解紧张情绪,防止过度通气或屏气;如患者给氧方式发生改变,应在采血前等待至少 20～30 分钟,以达到稳定状态,保证检测结果的准确性。

2. 严格无菌操作,预防感染。

3. 采血后穿刺部位按压 5～10 分钟,如有出血倾向患者则延长按压时间,防止血肿发生。

4. 标本应隔绝空气,避免混入气泡或静脉血。

5. 为避免细胞代谢造成的错误检测结果,采血后应立即送检,并在 30 分钟内完成检测;如进行乳酸检测,须在 15 分钟内完成检测。

6. 标本在运送过程中,应避免使用气动传送装置,避免由于剧烈震荡导致血标本溶血,以及 PO_2 等检测值的不准确。

7. 下肢静脉血栓患者,避免从股动脉及下肢动脉采血。

8. 填写血气分析申请单时注明采血时间、患者体温、吸氧方法及氧浓度及呼吸机各参数等。

【前沿进展】

1. 采血部位的选择：结合美国临床实验室标准协会(CLSI)动脉采血部位选择标准,首选桡动脉。

（1）桡动脉位于手腕部,位置表浅,易于穿刺。患者合作程度高,随时可以观察穿刺部位。

（2）有尺动脉作为侧支循环。

（3）对周围组织损伤程度低。一般不宜选股动脉。股动脉血管虽然相对较粗,但是股动脉周围神经血管比较丰富,而且解剖位置复杂,操作不慎很容易造成周围神经损伤和皮下血肿等并发症。

2. 采血用具的选择：推荐使用一次性动脉血气针,可减轻患者疼痛程度,提高一次穿刺成功率,血气针内含抗凝剂,预设采血,操作简便,结果准确,适合临床广泛应用。

3. 穿刺方法的改进:

(1) 采血时确保针尖斜面朝向患者心脏方向,利于血液进入动脉采血针内。为保证针尖向心,采集患者左上肢时,操作者应站在患者左侧肢体内侧。采集患者右上肢时,操作者应站在患者右侧肢体外侧(简称"左内右外")。

(2) 穿刺点确定:距腕横纹一横指(1~2 cm)、距手臂外侧 0.5~1 cm 处,示指单指定位桡动脉搏动最明显部位为穿刺点。

4. 标本采集后处理:若采血过程引入气泡,应第一时间充分排气,并立即封闭动脉采血器,使血液与抗凝剂充分混匀,避免血液样本凝固或产生微小凝块,影响检测结果。抗凝混匀过程应轻柔,避免发生溶血。

5. 标本运送与接收:采血后应立即送检,并在 30 分钟内完成检测;如进行乳酸检测,须在 15 分钟内完成检测。如果无法在采血后 30 分钟内完成检测,应将血标本在 0~4℃低温保存,且避免标本与冰直接接触,以免导致溶血。在运送过程中,应避免使用气动传送装置,避免由于剧烈震荡导致血标本溶血,以及 PO_2 等检测值的不准确。

参考文献

[1] Day T K. Blood gas analysis[J]. The Veterinary Clinics of North America. Small Animal Practice, 2002, 32 (5): 1031 – 1048.

[2] 田桂芹,向清华,黎淑君,等. 动脉血气分析标本采集中的不规范操作解析[J]. 现代医院,2011,11(11): 84 – 85.

[3] 胥小芳,孙红,李春燕,等.《动脉血气分析临床操作实践标准》要点解读[J]. 中国护理管理,2017,17(9): 1158 – 1161.

[4] 朱汝妃,王静. ICU 患者不同部位动脉采血的效果观察[J]. 护理学报,2012,19(10): 55 – 56.

[5] 周泽和,梁创兴,李玲玉. 影响正确执行床旁血气分析操作流程的因素及对策分析[J]. 临床医学工程,2014,21(3): 386 – 387.

[6] Davis M D, Walsh B K, Sittig S E, et al. AARC clinical practice guideline: blood gas analysis and hemoximetry: 2013[J]. Respiratory Care, 2013, 58(10): 1694 – 1703.

[7] 冯文静,樊蕴莉. 浅谈血气分析[C]//河南省重症医学科护理管理新理念及新业务、新技术研讨班论文集. 2012.

[8] 任成山. 危重患者的动脉血气变化及酸碱平衡紊乱[J]. 中国急救医学,2001,21(9): 551 – 554.

[9] 杨毅,候奕. 水电解质及酸碱平衡紊乱处理体会[J]. 沈阳医学,2002(1): 14 – 15.

[10] Besen B A M P, Gobatto A L N, Melro L M G, et al. Fluid and electrolyte overload in critically ill patients: an overview[J]. World Journal of Critical Care Medicine, 2015, 4(2): 116.

[11] Seifter J L, Chang H Y. Disorders of acid-base balance: new perspectives[J]. Kidney Diseases, 2016, 2(4): 170 – 186.

[12] 柯绪芬,汤宪凤. 动脉采血部位及穿刺方法的研究进展[J]. 中国实用医药,2011,6(33): 247 – 248.

二、床旁动脉血气检测技术规范

【名词定义】 床旁动脉血气检测：是指在患者床旁使用便携式仪器进行检验，并具有操作简便、能快速得到检测结果的检测方式，对人体动脉血液中氧分压（PO_2）、二氧化碳分压（PCO_2）、血氧饱和度，以及测定血液酸碱度（pH）、碳酸氢盐、阴离子间隙等指标进行测量，通过分析判定了解肺的通气与换气功能、呼吸衰竭类型与严重程度，以及各种类型的酸碱失衡状况作出评估的一种手段。

【适应证】

1. 病情危重、急需查看检验结果，应用于急诊急救、重症监护及其相关临床科室。

2. 各种疾病、创伤、手术所导致的呼吸功能障碍者。

3. 呼吸衰竭的患者，使用机械辅助呼吸治疗时。

4. 抢救心肺复苏后，对患者的继续监测。

【禁忌证】

1. 有出血倾向者，穿刺部位皮肤有炎症或股癣等。

2. 动脉炎或血栓形成者。

3. 有出血倾向，穿刺局部有感染。

4. 桡动脉穿刺前应进行 Allen 试验，阳性者不应做穿刺。

【目的】

1. 可以用来动态评估病情，判断患者通气和氧合状态。判断是否存在呼吸衰竭及呼吸衰竭类型的最客观的指标。主要看两项即 PaO_2 和 $PaCO_2$，若仅 $PaO_2 < 60$ mmHg 为 I 型呼吸衰竭，若 $PaO_2 < 60$ mmHg 且 $PaCO_2 > 50$ mmHg 为 II 型呼衰。

2. 了解机体的酸碱平衡失调情况。动态的动脉血气分析对于判断危重患者的呼吸功能和酸碱失衡类型，指导治疗，判断预后均有重要的作用。

3. 了解机体的电解质情况。动态的动脉血气分析对于判断危重患者的电解质失衡类型，指导治疗及用药，判断预后均有重要的作用。

4. 了解机体乳酸含量。动态评估危重患者是否存在微循环障碍，指导治疗、用药及预后效果。

5. 是监测呼吸机治疗效果的重要指标之一。

【制度与依据】

1. 本规范理论部分主要依据：美国呼吸治疗学会 2013 年发布的《血气分析和外周血氧测量临床实践指南》。该临床实践指南的更新基于 237 篇临床试验，54 篇评论，以及 23 项血气分析（BGA）和血氧测定的荟萃分析，对血气分析的适应证、禁忌证、技术方法、危害及并发症都做了详细的描述。

2. 本规范操作部分主要依据：北京护理学会 2017 年 6 月发布的《动脉血气分析临床操作实践标准》，该标准由来自全国 20 余家医院的医疗、护理、检验、呼吸治疗等不同领域的权威专家，参照国内外相关指南、共识及重要文献，经过多次讨论和修改后形成的较全面的动脉血气分析临床操作实践标准。旨在规范动脉血气分析临床操作,提高动脉血气分析前质量及血气报告结果的准确性,降低并发症的发生率,保障采血人员的安全。

3. 应用本操作的相关科室应严格按照操作规程使用,安排专人进行交接班管理。进行检测前输入患者信息,按照操作规程采集动脉血,正确加样运行,减少操作失误,降低试验误差,及时查阅打印报告。

【准备】

1. 用物准备:医嘱、血气条码、动脉血气针、检查手套、安尔碘消毒液、棉签、利器盒、洗手液,检查用物的有效期,物品处于备用状态。

2. 电脑准备:血气分析仪在备用状态。

3. 环境准备:病室安静整洁,光线充足,适宜操作,关闭门窗(或窗帘),请无关人员回避,保护患者隐私。

4. 护士准备:衣帽整洁,洗手戴口罩。

5. 患者准备:患者处于安静状态,配合操作。

【操作流程】

流　　程	说　　明	图　　解
1. 素质准备	服装整洁	
2. 打印血条码	处理医嘱、打印条码	
3. 评估:桡动脉 （Allen试验）	嘱患者握拳,观察两手指尖,同时压迫桡、尺动脉,然后再放松压迫尺动脉的同时,让患者松拳,观察手指的颜色。如5秒内手掌由苍白变红,则表明桡动脉侧支循环良好,Allen试验阴性,如长于5秒手掌颜色仍不变红动脉侧支循环不佳,Allen试验阳性	 阴性　　　阳性
4. 物品准备	医嘱单、无菌治疗盘、血气分析专用套包1个、检查手套、安尔碘消毒液、棉签、利器盒、洗手液	

（续表）

流　程	说　明	图　解
5. 洗手戴口罩	七步洗手法正确洗手	
6. 解释核对	采用两种身份识别的方法进行患者身份确认（腕带、反问式）	
7. 体位准备	仰面平卧位	
8. 穿刺肢体放置	护士站在穿刺侧，取站立位，视线保持在采血部位区域内。上肢伸直，略外展，腕部背曲30°	
9. 一指定位	距掌纹线 2～3 cm，动脉搏动最强处通过"一按一提"，仔细感觉动脉的搏动	
10. 放置治疗巾	手不触及无菌治疗巾内侧	

（续表）

流　程	说　明	图　解
11. 消毒	以动脉搏动最强点为圆心消毒范围大于 5 cm×5 cm 消毒 2 遍	
12. 戴手套	严格按照戴手套方法进行操作	
13. 拆血气分析专用注射套包	将动脉采血器推至底部再拉至预设位置,除去针头护套	
14. 进针	采血者用左手示指固定桡动脉,右手以执笔式的方法把持注射器,手的小鱼际贴在患者的大鱼际处,针头斜面向上,沿食指边缘45°～90°刺入皮肤	
15. 采血	见回血后,固定注射器,血液自动涌入采血器,空气经孔石装置排出,血液液面达到预设位置孔石会自动封闭	
16. 拔针	拔出针头,按压穿刺点至少 5 分钟,盖上防刺伤盖,如血液未达到预设位置,则将采血器缓缓推动针栓将气泡排出	

（续表）

流　　程	说　　明	图　　解
17. 处理针头	分离针头,螺旋拧上针座帽	
18. 轻转	轻轻转动注射器,保证血液与抗凝剂完全混合	
19. 观察宣教	穿刺结束后观察穿刺部位有无渗血、肿胀及局部血液循环障碍并交代注意事项	
20. 信息处理	在电脑桌面点击一般检验,输入自己工号登录,点击信息处理界面,选择已做最后一个样本信息,点击下一样本,扫描条码以录入申请单 ID	
21. 开机,准备采样	在待机状况下,仪器默认标本类型为动脉血,点击开始键	

(续表)

流　程	说　明	图　解
22. 再次混匀血样	操作人员将血液标本抽取到注射器后须将注射器上下翻转至少5次,然后将注射器置于股掌之间揉搓至少5次充分地使其混合	
23. 排出第一滴血	测定前将针座帽取下,排出第一滴血,以防止在注射器的顶端形成小凝块	
24. 吸血样	等吸样针伸出时,手持血气针靠近,使得吸样针插入样本中,点击 OK 键,此时采样器靠近注射器活塞的底部,但是不能有接触	
25. 离开血样垃圾处理	当听到"滴滴滴"声响提示吸样结束,移开样本,作为生物污染垃圾处理	
26. 输入患者参数	点击编排码,扫描条码以录入;手工输入患者体温、吸氧流量参数;点击 OK 键	

（续表）

流　程	说　明	图　解
27. 等候结果	测定完成后,仪器自动显示	
28. 样本接收	在步骤二的信息处理界面中点击数据接收按钮	
29. 打印结果	选定样本,审核并打印	
30. 查看结果	将血气单交于医生查看结果	

【注意事项】

1. 对患者的采血状态做出全面评估,及时调整相关可控因素,使患者静卧 10～15 分钟,机械通气者在调整呼吸参数 30 分钟内尽量不要采血;意识清醒者,告知相对静脉穿刺而言,动脉穿刺的疼痛感更加明显,做好心理疏导,使患者尽量保持稳定的情绪,以免其由于心理状态不稳定而影响检测结果,保证检测结果的准确性。

2. 选择合理的采血部位:血气分析采血部位首选桡动脉作为穿刺血管。而其他股动脉由于位置较深、侧支循环差,易出现误入股静脉的现象,且采血后按压时间较长,一般适用于休克的患者或周围循环衰竭的患者。

3. 严格无菌操作,预防感染。

4. 采血后穿刺部位按压 5～10 分钟,如有出血倾向患者则延长按压时间,防止血肿发生。

5. 标本应隔绝空气,避免混入气泡或静脉血。

6. 由于血气分析的特殊性,标本要求在 10 分钟内进行检测。如遇特殊情况,应放置 0～4℃的冰水混合物中储存,保存时间不超过 30 分钟。

7. 下肢静脉血栓患者,避免从股动脉及下肢动脉采血。

8. 做血气分析过程中要输入患者体温、吸氧方法及氧浓度及呼吸机各参数等。

9. 床旁血气分析仪接受的样本是全血,标本中可能存在凝血血丝或凝血小块,要求充分混匀样本,发现血凝块,进行校准,如校准后仍然阻塞,联系专业人员进行检测。

【前沿进展】

参见"一、动脉血气标本采集技术规范"。

参考文献

［1］ 罗炎杰,冯玉麟.简明临床血气分析[M].北京:人民卫生出版社,2009.
［2］ 潘柏申,尚红.POCT 临床应用建议[J].中华检验医学杂志,2012,35(1):10-16.
［3］ Day T K. Blood gas analysis[J]. The Veterinary clinics of North America. Small Animal Practice, 2002, 32(5):1031-1048.
［4］ 田桂芹,向清华,黎淑君,等.动脉血气分析标本采集中的不规范操作解析[J].现代医院,2011,11(11):84-85.
［5］ 胥小芳,孙红,李春燕,等.《动脉血气分析临床操作实践标准》要点解读[J].中国护理管理,2017,17(9):1158-1161.
［6］ 朱汝妃,王静.ICU 患者不同部位动脉采血的效果观察[J].护理学报,2012,19(10):55-56.
［7］ 周泽和,梁创兴,李玲玉.影响正确执行床旁血气分析操作流程的因素及对策分析[J].临床医学工程,2014,21(3):386-387.
［8］ Davis M D, Walsh B K, Sittig S E, et al. AARC clinical practice guideline: blood gas analysis and hemoximetry: 2013[J]. Respiratory Care, 2013, 58(10):1694-1703.
［9］ 冯文静,樊蕴莉.浅谈血气分析[C]//河南省重症医学科护理管理新理念及新业务、新技术研讨班论文集. 2012.
［10］ 任成山.危重患者的动脉血气变化及酸碱平衡紊乱[J].中国急救医学,2001,21(9):551-554.
［11］ 杨毅,候奕.水电解质及酸碱平衡紊乱处理体会[J].沈阳医学,2002(1):14-15.
［12］ Besen B A M P, Gobatto A L N, Melro L M G, et al. Fluidandelectrolyteoverload incriticallyillpatients: an overview[J]. World Journal of Critical Care Medicine, 2015, 4(2):116.
［13］ Seifter J L, Chang H Y. Disorders of acid-base balance: new perspectives[J]. Kidney Diseases, 2016, 2(4):170-186.
［14］ 柯绪芬,汤宪凤.动脉采血部位及穿刺方法的研究进展[J].中国实用医药,2011,6(33):247-248.

三、呼末二氧化碳监测技术规范

【名词定义】　呼末二氧化碳监测（end-tidal carbon dioxide，ETCO$_2$）指呼气终末期呼出的混合肺泡气含有的二氧化碳分压或二氧化碳浓度，可反映肺通气，还可反映肺血流。在无明显心肺疾患且 V/Q 比值正常时，ETCO$_2$ 可反映 PaCO$_2$（动脉血二氧化碳），正常 ETCO$_2$ 为 5％，相当于 5 kPa（38 mmHg）。

【适应证】

1. 证实人工气道位置。

2. 心肺复苏术。

3. 程序性镇静和镇痛。

4. 肺疾病（阻塞性肺疾病、肺栓塞）。

5. 心力衰竭。

6. 代谢紊乱（糖尿病酮症酸中毒、胃肠炎）。

7. 休克。

8. 改善创伤的分级。

【禁忌证】　如果监测所获得的数据是用于评估并考虑到患者的临床状况，患者应用呼末二氧化碳监测并无绝对禁忌证。

【目的】

1. 可以用来反映肺的气体交换状况、通气血流分布情况及循环状态等指标。

2. 临床上通过测定 PetCO$_2$ 反映 PaCO$_2$ 的变化，以监测患者的通气功能。

【制度与依据】

本规范理论及操作主要依据：美国呼吸治疗协会 2011 年发布的《二氧化碳描记图在机械通气中应用的临床指南》。该临床实践指南的更新基于 234 篇关于机械通气时二氧化碳描记图/二氧化碳监测仪的临床研究和系统评价文章、19 篇综述以及 2010 年美国心脏协会心肺复苏及心血管急救指南的建议，对其监测程序、适应证、禁忌证、危险性或并发症都做了详细的描述。

【准备】

1. 用物准备：描记仪或监测仪主机及配件（如气道适配器、采样管，视仪器而定）。仪器应按照操作手册的建议进行校准。

2. 环境准备：病室安静整洁，光线充足，适宜操作，关闭门窗。

3. 护士准备：衣帽整洁，洗手戴口罩。

4. 患者准备：患者处于安静状态，配合操作。

【操作流程】　测量方法有两种：主流和旁流/微流。

1. 主流式：直接将 CO$_2$ 传感器放置在患者呼吸管路导管中，直接对呼吸气体中的 CO$_2$ 进行浓度转换，然后将电信号送入监护仪进行分析处理得到 CO$_2$ 值。

2. 旁流/微流式：配置一个泵，通过采样管将患者的呼出气体抽出来由内置的监护仪内

的 CO_2 传感器及 CO_2 模块对其进行分析与测量。既能用于插管患者也能用于非插管患者。

流　程	说　明	图　解
1. 用物准备(旁流式)	泵、采样管、人工鼻	
2. 泵与采样管连接		
3. 将泵接入模块		
4. 人工鼻与采样管连接		
5. 人工鼻连接患者		

（续表）

流　　程	说　　明	图　　解
6. 读取参数		

【注意事项】

1. CO_2 传感器预热到工作温度方可进行测量,否则测量的准确度会有轻微的降低。

2. 为保证测量的准确性,消除测量过程中基线漂移对结果的影响需进行校零。在主流式测量过程中,当更换适配器或传感器重新与 CO_2 模块连接时需要对传感器进行校零,注意要先将传感器与患者管路断开。

3. 对于旁流/微流 CO_2 模块一般不需要进行日常校验,但每年或测量数值偏差较大时必须进行校验。

4. 采用旁流方式测量 CO_2 时,应定期检查水槽,防止因水滴或水槽中过滤材料的失效而引起管路堵塞,最好一个月更换一次水槽。

【前沿进展】

1. 测量技术发展:微型化、低功耗、高可靠是呼末二氧化碳测量技术的发展趋势。最新测量系统在测量的精确度、响应速度和采样管路改进都取得了革新。

（1）精确度:CO_2 光谱探测技术;耗材包括过滤器及集水器以保证测量不受到其他气体的影响(O_2,N_2O,氦气及其他麻醉气体)。

（2）响应速度:快速进入连续监测以适用于急诊及突发状况;无需组装的集成式耗材;单次使用无需归零及标定。

（3）采样管路改进:多种耗材类型选择;张口呼吸也能采样;微内径、低采样量、低死腔。

2. 监测应用:《中国麻醉学指南与专家共识》中多次提到应积极主动地将呼末二氧化碳监测广泛应用于器官插管或喉罩全身麻醉以外的麻醉/深度镇静患者,提高口鼻式采样呼末二氧化碳监测技术和设备在中心手术室外麻醉场所的应用,如无痛胃肠镜室、无痛人流室、介入室。

参考文献

[1] Hamed A, Saiad S, Alieh Z K, et al. Applications of End-Tidal Carbon Dioxide (ETCO₂) Monitoring in Emergency Department: a Narrative Review[J]. Emerg(Tehran), 2018, 6(1): e5.

[2] Ruben D R, Brian K W, David N C, et al. AARC Clinical Practice Guideline: Capnography/Capnometry During Mechanical Ventilation: 2011[J]. Respiratory Care, 2011, 56(4): 503-509.

[3] 刘群. 监护仪 CO₂ 参数的测量原理及校准方法[J]. 医疗卫生装备, 2011, 32(10): 154.

[4] 刘春生, 朱彩兵, 宋艳涛, 等. 医用二氧化碳监测方法与应用研究进展[J]. 中国医学物理学杂志, 2012, 29(5): 3672-3711.

[5] 叶继伦, 周慧玲, 武志刚, 等. 呼吸 CO₂ 监测设备的有效性验证[J]. 中国医疗器械信息, 2007, 13(8): 31-33.

四、自主呼吸试验技术规范

【名词定义】 自主呼吸试验(spontaneous breathing trial，SBT)是指接受有创机械通气的患者，通过连接 T 形管或实施低水平压力支持通气(如 5 cmH$_2$O 的 CPAP 或 PSV)等手段使患者进行自主呼吸，通过短时间(0.5～2 小时)的动态观察，评价患者是否具备独立自主呼吸的能力并观察心肺功能的耐受情况，由此预测撤机成功的可能性。

【适应条件】 机械通气超过 24 小时，筛查符合进行自主呼吸试验的条件：

1. 导致呼吸衰竭和机械通气的病因好转或去除。

2. 患者氧合状态良好(PaO$_2$/FiO$_2$＞150～200，PEEP≤5～8 cmH$_2$O，FiO$_2$≤0.4～0.5，pH≥7.25；COPD 患者：pH≥7.30，PaO$_2$＞50 mmHg，FiO$_2$＜0.35)。

3. 血流动力学稳定[无心肌缺血动态变化，无显著低血压，不需要血管活性药物治疗或只需要少量血管活性药物如多巴胺或多巴酚丁胺维持，＜5～10 μg/(kg·min)]。

4. 具有自主呼吸能力。

此外，尚有一些监测指标有利于撤机成功率的预测，其中包括：VT＞5 ml/kg，最大吸气负压≥25 cmH$_2$O；呼吸浅快指数(f/VT)＜105 次/(min·L)；VD/VT ＜0.6 等。

【目的】 为了评判患者的自主呼吸能力是否已经达到撤离呼吸机的水平。

【制度与依据】

1. 本规范理论部分主要依据：美国胸科医师协会-美国危重病医学会-美国呼吸治疗协会发布的循证撤机指南及中华医学会重症医学分会执行的《机械通气与脱机指南(草案)》(2012 版)。

2. 本规范操作部分主要依据：人民卫生出版社于 2013 年出版的《机械通气手册》关于机械通气撤离方案中自主呼吸试验章节及第 3 版《机械通气精要》第 16 章"呼吸机撤离"，旨在规范临床实践中机械通气的操作和使用。

【试验方法】

1. T 形管撤机法以 T 形管连接人工气道，使患者完全处于自主呼吸状态，利用加温湿化装置吸入气体，并维持恒定的吸入氧浓度。该方法仅适用于接受短期机械通气患者的撤机。

2. SIMV 撤离法在 SIMV 通气模式的基础上，通过逐渐下调呼吸频率而减少呼吸机支持力度，呼吸频率从 12 次/分逐渐减少至 4 次/分可停用机械通气。

3. PSV 撤离法在 PSV 通气模式的基础上，逐渐下调压力支持水平，当压力支持小于 5 cmH$_2$O 时可停用机械通气。

第一步：3 分钟自主呼吸试验，试验期间医生应在患者床旁密切观察患者的氧合情况、呼吸频率、潮气量等指标。

第二步：3 分钟自主呼吸通过后，继续自主呼吸 30～120 min，重点观察患者心肺功能的代偿和耐受能力，如患者能够耐受可以确定脱机成功，准备拔除气管插管。

以上两步任何一步出现不能耐受情况，应立即终止试验，转为机械通气，同时寻找呼吸试验失败的原因并给予相应的处理,待条件成熟后再行 SBT,两次 SBT 的间隔至少应大于 24 小时。

【SBT 成功标准】 $FiO_2 \leqslant 0.4$ 时,$PaO_2 \geqslant 50 \sim 60$ mmHg,$SpO_2 \geqslant 85\% \sim 90\%$,pH> 7.32,心率<120~140 次/分或改变<20 次/分,收缩压<90~180 mmHg 或改变<20%,呼吸频率<35 次/分或改变<50%,无感觉不适,无发汗,无辅助呼吸肌参与呼吸。

【SBT 失败的指标】

1. 呼吸频率>35 次/分。

2. 使用辅助肌肉。

3. 呼吸困难。

4. 反常呼吸。

5. SpO_2<90%。

6. 心率>140 次/分或增加超过 20%。

7. 收缩压>180 mmHg,舒张压>90 mmHg。

8. 焦虑。

9. 出汗。

【拔管可行性的评估】 通过 SBT 的患者在撤机前进行拔管可行性的评估,包括以下两方面:

1. 气道通畅程度的评价:机械通气时,通过气囊漏气试验把气管插管的气囊放气以检查有无气体泄漏,可以用来评估上气道的开放程度。

2. 气道保护能力的评价:通过吸痰时的咳嗽力度、气道分泌物的量及吸痰频率等评估患者是否具有气道的保护能力。

撤离呼吸机时应注意:① 撤机过程应在上午医护人员较多时进行,安排充分时间和人员严密观察患者的呼吸、循环及生命体征变化情况;② 撤机前应停用所有镇静、镇痛药和肌松药,避免药物的残留作用影响患者呼吸;③ 撤离呼吸机后应继续吸氧并持续监测。

【准备】

1. 用物准备:选择 T 形管试验者需准备 T 形管。

2. 环境准备:病室安静整洁,光线充足,适宜操作。

3. 护士准备:衣帽整洁,做好手卫生。

4. 患者准备:患者机械通气超过 24 小时,处于安静状态,配合操作。

【操作流程图】

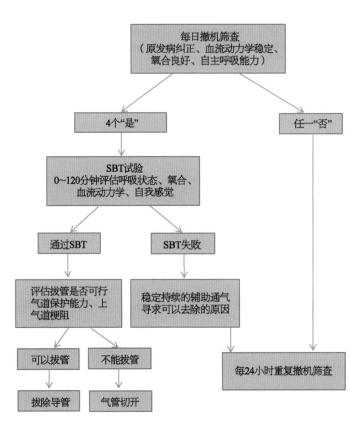

【操作流程】 以 SIMV 撤离法为例：

流 程	说 明	图 解
1. 选择需要进行自主呼吸试验的患者	机械通气超过 24 小时	
2. 自主呼吸试验前筛查	1. 原发病纠正 2. 血流动力学稳定 3. 氧合良好 4. 自主呼吸能力恢复 以上 4 点需全部满足	

（续表）

流　　程	说　　明	图　　解
3. SIMV 通气模式下进行 3 分钟自主呼吸试验	1. 也可选择 T 管试验或 PSV 撤离法 2. 医生密切观察患者的氧合情况、呼吸频率、潮气量等指标	
4. 继续 30 分钟自主呼吸，逐渐下调呼吸频率	每 5～10 分钟下调 4 次呼吸频率	
5. 复查动脉血气	呼吸频率下调至 4 次后仍需观察 10 分钟	
6. 通过自主呼吸试验	患者无感觉不适，无发汗，无辅助呼吸肌参与呼吸	
7. 拔除气管插管		

【前沿进展】《2016 ATS/ACCP临床实践指南：机械通气脱机》中建议：对急性住院,机械通气超过24小时患者,我们建议进行初始SBT,应用吸气压力增加(5~8 cmH$_2$O),而不是没有吸气压力增加(T管或CPAP)(有条件建议,中等质量证据)。

本建议涉及如何进行初始SBT,但没有告知失败的SBT患者如何给予机械通气。价值和优先权：这项建议对减少机械通气的持续时间具有很高的价值和成功拔管率。

参考文献

［1］ 张宪芬,张殿宝,李海朝,等.不同自主呼吸试验方式在昏迷患者撤机中的作用[J].中国老年学杂志,2016,8(36)：3757-3756.
［2］ 苏学会,赵萍,胡江涛,等.自主呼吸试验联合无创通气在有创通气撤离中的临床应用[J].医学综述,2012,18(24)：4281-4282.
［3］ 童朝晖,罗祖金.自主呼吸试验在有创通气撤离过程中的应用[J].中华结核和呼吸杂志,2010,33(3)：165-167.
［4］ Daniel R O, Sheena P, Timothy D G, et al. Liberation from Mechanical Ventilation: An Official American College of Chest Physicians/American Thoracic Society Clinical Practice Guideline: 2016[J]. Chest, 2016, 151(1)：166-180.
［5］ 中华医学会重症医学分会.机械通气临床应用指南[S].2006.
［6］ 邱海波,管向东.重症医学高级教程[M].北京：人民军医出版社,2013.

第二章

循环监测与支持技术规范

第一节 循环支持技术规范

一、桡动脉置管技术规范

【名词定义】 桡动脉置管技术：动脉留置针由不锈钢的针芯，软的外套管组成，穿刺时将外套管和针芯刺入动脉血管中，当套管送入血管后，抽出针芯，将柔软的套管留在血管中进行的操作。

【适应证】

1. 重度休克、复杂重大手术患者需要持续监测血压变化患者。

2. 血流动力学不稳定，应用血管活性药物，指导药物使用的患者。

3. 需要反复抽取动脉血标本的患者。

4. 严重创伤及多器官功能衰竭的患者。

5. 监测无创血压不准确或不能行无创测压者。

6. 危重及大手术术后血流动力学不稳定需要进行动脉压监测者。

7. 需行低温和控制性降压的手术。

【禁忌证】

1. 有出血倾向者或凝血功能异常。

2. 穿刺部位皮肤有炎症、感染、伤口等。

3. 动脉炎或血栓形成者。

4. 桡动脉穿刺前应进行改良 Allen 试验，阴性者不应做穿刺（2017 年 Allen 改良试验更改了阳性体征标准）。

5. 该动脉是某侧肢体或部位唯一血供来源。

【目的】

1. 连续直接的血压监测、及时、准确反映患者血压变化情况。

2. 通过动脉置管处采集标本或者进行药物输注。

3. 避免频繁动脉穿刺给患者带来疼痛及血管壁损伤。

4. 为制定治疗方案和护理计划提供了临床循证依据，提高护理质量。

【制度与依据】 本规范理论及操作部分主要依据：2017 版《中国麻醉学指南与专家共识》桡动脉置管操作与压力监测专家共识。

【准备】

1. 用物准备：医嘱单、移动医护信息系统（PDA）、专用动脉留置针（成人选用 18～20 G）、安尔碘消毒液、棉签、利器盒、洗手液，污物桶、透明敷料、纱布卷、无菌巾、一次性注射器、250 ml

生理盐水、换能器、数据线、物品符合无菌原则、处于备用状态。

　　2. 环境准备：病室安静整洁,光线充足,适宜操作,请无关人员回避,保护患者隐私。

　　3. 护士准备：衣帽整洁,洗手戴口罩。

　　4. 患者准备：患者处于安静状态,配合操作。

【操作流程】　桡动脉是最常用的动脉穿刺部位,通常选用左侧桡动脉。腕部桡动脉在桡侧屈腕肌腱和桡骨下端之间纵沟中,桡骨茎突上下均可摸到桡动脉搏动。由于此动脉位置浅表、相对固定,因此穿刺置管比较容易。

流　　程	说　　明	图　　解
1. 素质准备	服装整洁,仪表符合要求	
2. 用物准备	医嘱单、PDA、无菌治疗盘、专用动脉留置针,检查手套、安尔碘消毒液、棉签、利器盒、洗手液、无菌巾、纱布卷、一次性注射器、加压袋、换能器等	
3. 核对告知	自我介绍,采用两种身份识别的方法进行患者身份确认,告知操作目的,告知配合事项,取得合作	
4. 评估桡动脉及 Allen 试验	1. 评估患者身体情况、年龄、病情、治疗情况、置管史 2. 嘱患者握拳,观察两手指尖,同时压迫桡、尺动脉,然后再放松压迫尺动脉的同时,让患者松拳,观察手指的颜色。如5秒内手掌由苍白变红,则表明桡动脉侧支循环良好,Allen试验阴性,如长于5秒手掌颜色仍不变红动脉侧支循环不佳,Allen试验阳性。提示该侧尺动脉不足以保障该手部血供,该侧桡动脉不宜进行穿刺或置管 3. 评估穿刺部位皮肤情况及肢体活动度	

（续表）

流　程	说　明	图　解
5. 穿刺肢体放置	护士站在穿刺侧,取站立位,视线保持在采血部位区域内。上肢外展于托手架上,患者手臂平伸外展 20°～30°角,手掌朝上,手指指向穿刺者,将纱布卷放置患者腕部下方,使腕关节抬高 5～8 cm,并且保持腕关节处于轻度过伸状态	
6. 洗手戴口罩	七步洗手法,正确洗手	
7. 定位法	穿刺时将穿刺者左手的示指、中指、环指自穿刺部位轻放于患者桡动脉搏动最强处,食指为穿刺的"靶点"。穿刺点一般选择在桡骨茎突近端 0.5 cm 即第二腕横纹处	
8. 放置治疗巾	手不触及无菌治疗巾内侧	
9. 消毒	1. 以动脉搏动最强点为圆心 2. 消毒范围大于 8 cm×8 cm 消毒 2 遍	
10. 戴手套	遵循无菌原则进行操作	
11. 拆专用动脉留置针	将动脉留置针取出,除去针头护套	

（续表）

流　　程	说　　明	图　　解
12. 穿刺	确定动脉的搏动部位和走向,选好进针点,针尖指向与血流方向相反,一般为 30°～45°角,缓慢进针,当发现针芯有回血时,压低穿刺针并再向前推进 2～3 mm,针芯见回血涌出,可向前推送外套管,随后撤出针芯,此时套管尾部应向外搏动性涌出血液,说明穿刺置管成功	
13. 拔针芯	一只手压迫穿刺点前方动脉,另一只手拔出针芯,弃去	
14. 连接换能器	操作成功后正确连接换能器,保持通畅,无气泡,无血栓,并将加压袋压力调节至 300 mmHg(可以达到 3～5 ml/h 自动冲洗的效果)	
15. 固定	以穿刺点为中心,单手无张力持透明敷料固定,并标示留置日期、时间、操作者姓名	
16. 校正零点	将换能器固定于患者心脏水平,(腋中线第四肋间位置)转动换能器上三通,关闭患者端,按"校零",等待机器归零,屏幕显示"0"时,转动换能器上三通,使换能器与动脉相通	
17. 整理床单位	取舒适体位	
18. 记录	准确无误记录	

【注意事项】

1. 严防动脉内血栓形成：注意观察，及时发现血管痉挛、血栓、巨大血肿等并发症。一旦发现血栓形成和远端肢体缺血时，必须立即拔除导管。

2. 严格无菌操作：预防感染。穿刺部位每 24 小时更换敷料一次，测压管内及导管接头处不可有血迹，测压管路保持无菌及密闭性。

3. 保持测压管路通畅，妥善固定：防止直上直下固定，应将导管从拇指绕一下再固定。

4. 防止气栓：调节零点及采血等操作时防止空气进入。

【并发症及处理】

1. 远端肢体缺血：密切观察手指颜色及温度，如发现有皮肤发白、发凉、发绀、等异常变化，及时通知医生，必要时给予拔除。

2. 局部出血、血肿：穿刺部位出现血肿时应立即拔出留置针，有效压迫止血，并局部加压包扎 30 min。

3. 感染：置管时间一般不超过 7 天，一旦发生感染迹象应立即拔除。

【前沿进展】

1. 有创血压监测在心肺复苏中的应用：2017 年《救治指南》提到心肺复苏的有效指征为患者口唇及甲床转红，瞳孔回缩，眼球活动等，目前国内外没有如何提高及时反映心肺复苏的客观操作指标，对于提高 CPR 质量，有创血压监测有临床应用意义。

2. 生理盐水持续冲洗应用效果高于肝素稀释盐水：在避免肝素潜在危险及可能出现的不良反应同时，还能减轻护理人员工作量，降低家庭经济负担，避免了使用肝素的禁忌证及与其他药物的配伍禁忌。

3. 改良穿刺技术提高穿刺成功率，降低并发症：在桡骨茎突内侧搏动最明显处，再沿桡动脉向心方向走约 2 cm 处动脉搏动点穿刺，此处动脉血管虽然被肱桡肌覆盖，位置较深，但是与传统桡骨茎内侧搏动最明显处相比，该处动脉血管更平直，穿刺成功率更高，渗血与肿胀等并发症更低，该处动脉导管不易随着者腕部活动而发生移位，血压波形更稳定。

4. 超声引导下进行动脉穿刺置管能够提高穿刺成功率，降低置管并发症的发生率，效果明显：《2016 年安全血管通路指南》如果动脉插管有困难时应尽早考虑使用超声，超声波可用于评估血管尺寸及是否通畅，超声引导具有绝对的优势。

参考文献

[1] 农绍刚. 心肺复苏中胸外按压循环周期与效果观察[J]. 临床合理用药杂志,2013,6(3)：85-86.
[2] 江倩华,刘书雁. 有创动脉血压监测在心肺复苏中的应用[J]. 深圳中西医结合杂志,2018,28[18].
[3] 杨笑敏,李晓金. 生理盐水与肝素稀释液盐水持续冲洗应用于持续有创动脉血压监测的效果分析[J]. 中外医学研究,2017,34：58-60.
[4] 余艳艳. 改良桡动脉穿刺在全麻手术患者有创血压监测动脉置管中的应用[J]. 护理实践与研究,2018,10(53)：1672-1676.
[5] 张素兰,王雅琴,刘鑫,等. 两种冲洗液在持续有创动脉血压监测中的临床研究[J]. 中国实用护理杂志,2017,33(4)：299-302.
[6] 刘莉,李金波,钟就娣,等. 不同加压方法应用于中心静脉置管穿刺点止血的效果观察[J]. 中华现代护理杂志,2010,16(9)：1093-1095.
[7] 熊秋菊,程波,闵苏,等. 超声引导的动脉穿刺置管在麻醉学本科生实习教学中的应用[J]. 中华医学教育探索杂志,2016,15(3)：283-286.

二、主动脉球囊反搏穿刺护理配合技术规范

【名词定义】　主动脉球囊反搏技术是通过穿刺股动脉在降主动脉左锁骨下动脉开口的远端处放置一个体积约 40 ml 的长球囊。主动脉瓣关闭后,球囊被触发充盈,导致主动脉内压力增高,使心输出量和舒张期冠脉的灌注增加。在收缩期前球囊被排空,使左室的后负荷降低,心脏做功降低,心肌耗氧量降低。

【适应证】

1. 心泵衰竭:如急性心梗并发心源性休克,心脏术后难以纠正的心源性休克,病毒性心肌炎、心脏挫伤、围手术期并发急性心梗。

2. 急性心肌梗死的机械并发症:如梗死后室间隔缺损、急性二尖瓣关闭不全、大室壁瘤、乳头肌断裂等。

3. 内科治疗无效的顽固性不稳定型心绞痛。

4. 缺血相关性顽固室性心律失常。

5. 高危非心脏外科手术的心脏支持。

6. 高危患者行冠脉血管造影、血管成形术的循环支持。

7. 心脏移植前后的辅助治疗、人工心脏的过渡治疗。

【禁忌证】

1. 严重的主动脉瓣关闭不全。

2. 腹主动脉瘤或胸主动脉瘤。

3. 严重髂主动脉钙化或外周血管疾病。

4. 脑出血或不可逆的脑损害。

5. 心脏病或其他疾病的终末期。

6. 严重的凝血机制障碍。

【目的】

1. 降低左心室负荷,在心脏收缩期 IABP 气囊内气体迅速排空,主动脉压力瞬间下降,心脏射血阻力降低,心脏后负荷下降,心脏排血量增加,心肌耗氧量减少。

2. 改善冠脉灌注,在心脏舒张期,主动脉瓣关闭同时气囊迅速充盈向主动脉远、近侧驱血,使主动脉根部舒张压增高,增加冠状动脉血流和心肌氧供。

3. 改善心肌氧供/氧需比率的同时伴有外周灌注的增加。

4. 是临床应用广泛和有效的一种机械循环辅助方式之一。

【制度与依据】

1. 本规范理论部分主要依据:《危重病护理科学与实践》,该实践是将危重病护理临床实践的知识和要点与相关的理论相结合,指引护士提高临床专业能力。其主动脉球囊反搏部分对 IABP 的适应证、禁忌证、工作原理均做了详细的描述。

2. 本规范操作部分主要依据:《危重症护理监护技术》《ICU 临床护理思维与实践》该实践针对 IABP 操作过程中的护理配合、护士掌握的要点及注意事项做了详尽的描述,重点突出

了技术的新颖性和可操作性。

【准备】

1. 用物准备：医嘱单、无菌治疗盘、主动脉气囊反搏导管套包1个、压力监测装置（专用的换能器、软包装生理盐水）无菌手术衣、无菌手套、安尔碘消毒液、利器盒、洗手液，检查用物的有效期，物品处于备用状态。

2. 环境准备：病室安静整洁，光线充足，适宜操作，关闭门窗（或窗帘），请无关人员回避，保护患者隐私。

3. 护士准备：衣帽整洁，洗手戴口罩。评价患者股动脉和足背动脉搏动，双下肢皮肤颜色、温度。

4. 患者准备：患者处于安静状态，配合操作。

【操作流程】

流　　程	说　　明	图　　解
1. 素质准备	服装整洁	
2. 评估：股动脉和足背动脉	协助医生评价患者股动脉和足背动脉，判断搏动是否正常；观察双下肢皮肤颜色、温度	
3. 洗手戴口罩	七步洗手法正确洗手	

（续表）

流　　程	说　　明	图　　解
4. 物品准备	医嘱单、无菌治疗盘、主动脉气囊反搏导管套包1个、无菌手术衣、无菌手套、安尔碘消毒液、利器盒、洗手液	
5. 解释核对	采用至少两种身份识别的方法进行患者身份确认（腕带、反问式、PDA）	
6. 体位准备	仰面平卧位	
7. 穿刺肢体放置	双下肢外展伸直位	
8. 备皮	穿刺部位备皮	
9. 消毒	1. 协助医生局部消毒 2. 以动脉搏动最强点为圆心 3. 消毒范围大于 5 cm×5 cm 消毒 2 遍	
10. 戴手套	提醒医生严格无菌操作戴手套	

（续表）

流　　程	说　　明	图　　解
11. 拆主动脉气囊反搏导管套包	协助医生拆主动脉气囊反搏导管套包，提醒医生检查套囊是否漏气	
12. 插管过程监护	密切观察、测量、记录患者血压、心率、心律、尿量，双下肢温度、颜色、动脉搏动，关注患者的疼痛反应	
13. 插管后判定	协助拍摄床旁胸片，明确主动脉气囊反搏导管的位置	
14. 插管固定	协助医生用无菌敷料包扎插管位置，并将主动脉球囊反搏导管固定在患者大腿上，防止脱位	
15. 观察宣教	每15～60分钟评估血流动力学状态及IABP支持治疗的反应。观察穿刺侧肢体足背动脉搏动、皮肤颜色、温度、感觉、肢体运动等	
16. 整理床单位	患者绝对卧床，插管侧大腿弯曲不超过30°，床头抬高不超过30°，防范导管打折扭曲。妥善放置呼叫铃	

（续表）

流　　程	说　　明	图　　解
17. 处理医嘱、记录	在护理记录中记录患者穿刺时间、位置、生命体征、IABP 参数、患者穿刺侧肢体状态，在检验申请单上注明采血时间、氧疗方法与浓度、持续时间和体温，马上送检	

【注意事项】

1. 置管侧肢体应保持伸直状态，如需翻身应呈轴状，以防导管打折。

2. 定时冲洗反搏导管的动脉端，肝素 50 mg 生理盐水 500 ml 每次 1～2 ml，1～2 小时冲洗一次，如动脉波形有衰减趋势，则应随时冲洗。

3. 换能器应保持与心脏同一水平。

4. 最佳触发方式为心电图触发，当有些操作干扰心电图时，要提前转为血压触发。

5. 注意观察下肢血运情况，注意穿刺侧肢体皮肤的颜色、温度及足背动脉搏动情况，定期测量双侧肢体的周径。

6. 注意氦气管及动脉延长管勿折。

7. 患者回病房后记录导管外端的长度，搬动患者后要及时检查外管的长度。

8. 注意穿刺部位有无渗血等情况。

【前沿进展】

1. 体外膜肺氧合（ECMO）与主动脉球囊反搏（IABP）联合辅助在心血管外科术后心源性休克（PCS）患者中的救治经验，经过 ECMO 和 IABP 联合辅助的 PCS 患者有良好的远期结局，尤其是行心脏移植术的患者。

2. 体外膜肺氧合联合主动脉球囊反搏救治重症患者院内转运护理，构建专业的转运团队并做好转运前的病情评估及预处理是成功转运的前提，转运路径的通畅及转运中的同质化管理是安全转运的护理重点，转运后的有效交接是转运后护理工作继续的有效保障。

参考文献

[1] Hillis L D, Smith P K, Anderson J L, et al. 2011 ACCF/AHA Gui-deline for coronary artery bypass graft surgery: executive sum-mary: a report of the American College of Cardiology Founda-tion/American Heart Association Task Force on Practice Guide-lines[J]. Circulation, 2011, 124 (23): 2610 - 2642.

[2] 胡盛寿, 高润霖, 杨跃进, 等. 中国冠状动脉血运重建适宜性标准的建议（试行）[J]. 中国循环杂志, 2016, 31(4): 313 - 317.

[3] 胡盛寿. 中国心血管外科的技术发展现状和医疗质量控制[J]. 中华胸心血管外科杂志, 2013, 29(12): 3 - 7.

三、体外膜肺氧合护理配合技术规范

【名词定义】 体外膜肺氧合(extracorporeal membrane oxygenation，ECMO)是以体外循环系统为基本设备,采用体外循环技术进行操作和管理的一种辅助治疗手段。体外膜肺氧合是将静脉血从体内引流到体外,经模式氧合器氧合后再用血泵将血液灌入体内。临床上主要用于呼吸功能不全和心脏功能不全的支持,体外膜肺氧合能够使心脏和肺脏得到充分休息,为心肺功能恢复赢得了时间。体外膜肺氧合有静脉-动脉(V-A)和静脉-静脉(V-V)两种辅助模式。

【适应证】
- V-V模式
1. 新生儿肺部疾患引起的呼吸衰竭。
2. 呼吸窘迫综合征：各种原因(外伤性、感染性、手术后、肺移植前后)导致的、内科治疗无效的严重ARDS。
- V-A模式
1. 心脏术后心源性休克。
2. 各种原因引起的心搏骤停或心源性休克：如急性心肌梗死、爆发性心肌炎、心脏介入治疗突发事件、等待心脏移植、长期慢性充血性心力衰竭患者急性失代偿等。

【禁忌证】
- V-V模式
1. 不可恢复性中枢神经系统损伤。
2. 严重慢性肺疾患。
3. 伴有重度预后不良性疾患(如终末期癌症)。
4. 免疫抑制性疾患。
5. 多器官功能衰竭。
6. 由于肝素涂层管理的运用。
7. 颅内出血＞Ⅱ级。
- V-A模式
1. 慢性器官功能不全。
2. 肝衰竭：门脉高压、肝硬化为绝对禁忌证。
3. 年龄＞70岁为相对禁忌证。
4. 介入时机：决定时机(第1次试图脱离体外循环机到开始ECMO循环辅助)超过6小时生存率降低：由44%降低为14%。

【目的】
1. 保障组织灌注：体外膜肺氧合可以通过机械的血液灌注,使正性肌力药物或血管活性药物的用量明显减少,微循环收缩得以改善,从而使组织灌注得以保障。
2. 等待心肺功能恢复：对重症呼吸衰竭的患者,体外膜肺氧合支持时呼吸机的参数可调节到较低的范围,已达到肺保护性通气的目的;对重症心力衰竭的患者,体外膜肺氧合支持时可有效地降低心脏的前负荷、后负荷,并减少正性肌力药物或血管活性药物的应用,进而使心肌氧耗减少,氧供增多。

3. 等待心肺移植:对重症慢性肺功能衰竭和心功能衰竭不能维持正常新陈代谢的患者,体外膜肺氧合的支持可维持充分的组织灌注和内环境稳定,阻断病理生理的恶性循环,并使肺或心脏的移植术后使其功能得到尽快恢复。

4. 供体捐献:体外膜肺氧合支持可提高移植供体的质量,并在移植术后使被移植的器官功能得到尽快恢复。

【制度与依据】

1. 本规范理论部分主要依据:国际体外生命支持组织(ELSO)2017年出版的《体外生命支持:ELSO红皮书,第5版》。该书围绕体外膜氧合治疗期间的管理及患者的护理,包括了基于证据的指南。体外膜氧合指南的背景、理论依据和参考文献均来自本书。对体外膜氧合的适应证、禁忌证、并发症、技术方法及团队建设都做了详细的描述。

2. 本规范操作部分主要依据:中国医师协会体外生命支持专业委员会2018年5月发布的《成人体外膜氧合循环辅助专家共识》,该标准由来自全国20余家医院的医疗、护理、呼吸治疗等不同领域的权威专家,参照国内外相关指南、共识及重要文献,经过多次讨论和修改后形成的较全面的体外膜氧合临床操作实践标准。旨在规范体外膜氧合临床操作,提高体外膜肺氧合期间的技术和患者安全。

【准备】

1. 患者准备

(1) 病情评估:制定ECMO支持方案前,评估患者的心肺功能,并明确行ECMO的治疗模式。

(2) 体位摆放:取平卧位,穿刺部位下方铺清洁垫巾。

(3) 手术部位:常规选择右侧颈内静脉和右股静脉置管,予以穿刺部位备皮。

(4) 皮肤保护:保护骶尾部位和骨突处皮肤,以免形成压疮。

(5) 静脉通路:患者常规避开置管穿刺部位,在对侧肢体开通静脉通道,便于术中给药。

(6) 有效监测:进行有效心电监护,有创动脉血压监测,利于术中连续动态监测血压。

(7) 抗凝准备:插管前5分钟给患者肝素,ACT>300秒。

2. 用物准备:ECMO主机完好、手动离心泵、UPS电源性能良好、水箱完好、彩色多普勒(超声)、ACT机、预充套包、0.9%氯化钠注射液1000 ml、无菌管钳、穿刺针、鞘管、导丝、微创扩张引流套件、动静脉导管、手术衣、无菌铺巾包、血管切开包、换药包、缝合包、缝线、75%乙醇、络合碘、耦合剂、手电筒、监护记录单等。

3. 护士准备:着装整洁,洗手,戴口罩。

【操作流程】

流　　　程	说　　　明	图　　解
1. 病情评估	制定 ECMO 支持方案前,评估患者的心肺功能,并明确行 ECMO 的治疗模式	
2. 物品准备	ECMO 主机完好、手动离心泵、UPS 电源性能良好、水箱完好、彩色多普勒(超声)、ACT 机、预充套包、0.9%氯化钠注射液 1 000 ml、无菌管钳、穿刺针、鞘管、导丝、微创扩张引流套件、动静脉导管、手术衣、无菌铺巾包、血管切开包、换药包、缝合包、缝线、75%乙醇、络合碘、耦合剂、手电筒、监护记录单等	
3. 核对患者	采用两种身份识别的方法进行患者身份确认(腕带、反问式)	
4. 体位准备	取平卧位,穿刺部位下方铺清洁垫巾,予以穿刺部位备皮	
5. 皮肤准备	保护骶尾部位和骨突处皮肤	
6. 静脉通路	常规避开置管穿刺部位,在对侧肢体开通静脉通道	
7. 有效监护	进行有效心电监护,有创动脉血压监测	

（续表）

流　程	说　明	图　解
8. 抗凝准备	插管前 5 min 给予肝素，ACT>300 s	
9. 洗手戴手套	七步洗手法 严格按照戴无菌手套方法进行操作	
10. 消毒穿刺部位	用酒精脱脂后络合碘大面积消毒（范围在 15 cm 以上），铺无菌巾	
11. 协助医生穿刺	由医生在超声引导下穿刺置管，护士协助准备用物，遵医嘱应用药物等	
12. ECMO 预充	1. 打开 ECMO 套包，检查各部分是否完好，在有效期内，整理管道确保各接口、密封帽、三通连接紧密，去除保护帽将导管和泵头连接紧密，并用扎带双固定，在氧合器前后连接三通或单腔输液接头	
	2. 0.9%氯化钠注射液 1 000 ml 接连接管并排气，将连接管接在管路泵头前第一个三通处，第二个三通接排气管后与 0.9%氯化钠注射液 1 000 ml 另一接口相连，两个三通之间管路用管钳夹闭	
	3. 将氧合器固定在专用卡座上，去除排气孔上密封帽，将氧气管一端与氧合器进气口相连，另一端连接空氧混合器上，打开第一个三通使 0.9%氯化钠注射液随重力流入管道内，保证泵头内不能有气泡	

（续表）

流　程	说　明	图　解
12. ECMO 预充	4. 连接气源,连接 ECMO 电源,打开主开关,调节模式,按下管钳夹闭标识,旋转转速调节至 0 转/分,需"0"键 3 秒归零,按报警消音键	
	5. 涂抹耦合剂,将泵头安全卡在驱动泵上,关闭保护盖,调节转速 1 000 转/分,0.9%氯化钠注射液到达第二个三通时将排气孔关闭,使 0.9%氯化钠注射液回流至液袋内。排出管钳前后管路内气体,再次查看氧合器和管路,确保无气泡(轻轻拍打氧合器和管路)	
	6. 将两个三通管道端关闭,松开管钳,调节转速 3 000 转/分、气流量 3～5 L/min、氧浓度 100%运行 3 分钟,再次确认管道和氧合器内无气泡,密封帽密封排气孔。撤去预充 0.9%氯化钠注射液,三通处接肝素帽。将转速调至 1 000 转/分以下,用管钳在氧合器前、后分别夹闭管路。连接水箱,调整合适温度(35～37℃)	
13. 连接管路	1. 置管成功后将管路无菌包装盒打开,使用无菌管钳夹闭管道动静脉两端,使用无菌剪刀剪断管路并分别与动静脉管路连接,确保无气泡进入	
	2. 医生松开管路动静脉端管钳后,护士缓慢松开氧合器前、后管钳,同时缓慢调节转速,血流量达到 1.5～2.0 L/min,密切监测心率、血压,无异常后逐渐调节转速将血流量升至目标量〔新生儿:150 ml/(kg·min);儿童:70～100 ml/(kg·min);成人:50～75 ml/(kg·min)〕	
	3. 接口处用扎带进行双固定,确保管路连接紧密	

（续表）

流　程	说　明	图　解
14. 处置用物	按照医疗废物进行分类处理	
15. 整理床单位	整理床单位,取半卧位	
16. 洗手、记录	洗手并做好记录	
17. 撤离 ECMO	1. 核对患者腕带信息	
	2. 由医生评估患者血管内有无血栓形成	
	3. 缓慢调节转速至 1 000 转/分以下,血氧饱和度、血压无明显变化后夹闭氧合器前、后管道	
	4. 拔除导管,按压 30 分钟后弹力绷带加压包扎,观察穿刺部位出血情况	

（续表）

流　　程	说　　明	图　　解
18. 处置用物	按照医疗废物分类处理，擦拭机器存放仪器间备用	
19. 整理床单位	整理床单位，取舒适卧位	
20. 洗手、记录	洗手并做好记录	

【注意事项】

1. ECMO 上机前的注意事项

（1）用物准备齐全。

（2）做好患者穿刺部位、血管评估和家属解释工作。

（3）75％乙醇清洁局部皮肤，清除皮肤角质层和汗渍，络合碘消毒，范围在 15 cm 以上。

（4）医护配合默契，严格无菌操作。

2. 预充管道注意事项

（1）检查管道有效期和包装，严格无菌操作，双扎带固定，连接紧密。

（2）确保管道内无气泡。

（3）ECMO 主机 UPS 电源性能良好，确保转运或检查过程中电量充足。

（4）手摇驱动泵性能良好，位置合适，固定牢固。

（5）空氧混合器、水箱性能良好，各物品摆放合理。

【前沿进展】

1. "清醒"ECMO 及早期活动的意义

（1）应用"清醒"体外膜肺氧合策略，减少镇静和机械通气相关并发症。

（2）早期活动改善患者生理状态，促进康复，改善预后。

（3）"清醒"ECMO 及早期活动能够增加患者的自主性，改善其心理状态。

2. 体外膜肺氧合（ECMO）院间转运的管理：国外不少医学中心已开展 ECMO 院间转运，单程转运距离可达上万千米，转运人群覆盖了新生儿、儿童、成人，积累了较多的 ECMO 转运经验。但目前我国尚未建立完善的 ECMO 协作网络和转运流程，ECMO 院间转运还处于起步及探索阶段，国内相关报道文献并不多。

3. 体外膜肺氧合（ECMO）团队建设及人员规范化培训：英国于 2017 年发布了《英国成人静脉-静脉体外膜氧合治疗住院患者物理疗法的专家共识》中提出团队成员应该包括：重症监护医生/ECMO 会诊医生、ECMO 协调员、ECMO 培训的专科护士、体外循环治疗师/灌注师、高级主管护士、高级 ICU 专科物理治疗师。但目前国内体外膜肺氧合（ECMO）团队还未真正做到多学科的团队合作以及团队人员的培训模式和培训计划并未完善。

参考文献

［1］ Short B L，Willams L. 体外膜肺氧合治疗专家培训手册［M］. 赵举，金振晓译. 北京：人民卫生出版社，2015.

［2］ 龙村. ECMO：体外膜肺氧合［M］. 人民卫生出版社，2016.

［3］ Shekar K，Mullany D V，Thomson B，et al. Extracorporeal life support devices and strategies for management of acute cardiorespiratory failure in adult patients：a comprehensive review［J］. Critical Care，2014，18(2).

［4］ Thompson A F，Jiali L，Al A M M，et al. Pediatric extracorporeal membrane oxygenation (ECMO)：a guide for radiologists ［J］. Pediatric Radiology，2018.

［5］ Chen Y S，Lin J W，Yu H Y，et al. Cardiopulmonary resuscitation with assisted extracorporeal life-support versus conventional cardiopulmonary resuscitation in adults with in-hospital cardiac arrest：an observational study and propensity analysis［J］. Lancet，2008，372(9638)：554－561.

［6］ Park S J，Kim J B，Jung S H，et al. Outcomes of extracorporeal life support for low cardiac output syndrome after major cardiac surgery［J］. J Thorac Cardiovasc Surg，2014，147(1)：283－289.

［7］ Turner D A，Cheifetz I M. Extracorporeal membrane oxygenation for adult respiratory failure［J］. Respir Care，2013，58(6)：1038－1052.

［8］ Bréchot N，Luyt C E，Schmidt M，et al. Venoarterial extracorporeal membrane oxygenation support for refractory cardiovascular dysfunction during severe bacterial septic shock［J］. Critical Care Medicine，2013，41(7)：1616－1626.

［9］ GJ，Elbourne，Mugford，et al. Randomised controlled trial and parallel economic evaluation of conventional ventilatory support versus extracorporeal membrane oxygenation for severe adult respiratory failure (CESAR)［J］. Health Technology Assessment，2010，14(35)：1－46.

［10］ Gray B W，Haft J W，Hirsch J C，et al. Extracorporeal life support：experience with 2000 patients［J］. ASAIO J，2015，61：2－7.

［11］ Thiele H，Zeymer U，Neumann F J，et al. Intra-aortic balloon counterpulsation in acute myocardial infarction complicated by cardiogenic shock (IABP－SHOCK Ⅱ)：final 12 month results of a randomised，open-label trial［J］. Lancet，2013，382：1638－1645.

［12］ Biscotti M，Gannon W D，Agerstrand C，et al. Awake extracorporeal membrane oxygenation as bridge to lung transplantation：A 9-year experience［J］. The Annals of Thoracic Surgery，2017：S0003497516317775.

［13］ Sheu J J，Tsai T H，Lee F Y，et al. Early extracorporeal membrane oxygenator-assistedprimary percutaneous coronary intervention improved 30-day clinical outcomes in patients with ST-segment elevation myocardial infarction complicated with profound cardiogenic shock［J］. Crit Care Med，2010，38：1810－1817.

［14］ 杨峰，王粮山. 成人体外膜氧合循环辅助专家共识［J］. 中华重症医学电子杂志（网络版），2018(2).

［15］ Olsson K M，Simon A，Strueber M，et al. Extracorporeal membrane oxygenation in nonintubated patients as bridge to lung transplantation［J］. Am J Transplant，2010，10(9)：2173－2178.

［16］ Skendrovic A，Kraljevic A，Javor D. Physiotherapy in patients connected to support extracorporeal membrane oxygenation (ECMO)［J］. Eur J Cardiovasc Nurs，2015，14：58.

［17］ Yeo H J，Cho W H，Park J M，et al. Interhospitaltransport system for critically ill patients：mobileextracorporeal membrane oxygenation without a ventilator［J］. The Korean Journal of Thoracic and Cardiovascular Surgery，2017，50(1)：8－13.

［18］ Raspe C，Ruckert F，Metz D，et al. Interhospitaltransfer of ECMO-assisted patients with a portable miniaturized ECMO device：4 years of experience［J］. Perfusion，2015，30(1)：52－59.

［19］ Starck C，Hasenclever P，Falk V，et al. Interhospital transfer of seriously sick ARDS patients using veno-venous extracorporeal membrane oxygenation (ECMO)：concept of an ECMO transport team［J］. International Journal of Critical Illness and Injury Science，2013，3(1)：46.

［20］ Eden A，Purkiss C，Cork G，et al. In-patient physiotherapy for adults on veno-venous extracorporeal membrane oxygenation — United Kingdom ECMO Physiotherapy Network：A consensus agreement for best practice［J］. Journal of the Intensive Care Society，2017，18(3)：212－220.

四、心室辅助系统护理技术规范

【名词定义】 左心室辅助装置泵缆护理技术是指对装置泵缆出口部位的皮肤进行评估、清洁消毒及泵缆固定,从而预防和控制泵缆出口部位的感染。

【适应证】 短期应用左心室辅助装置的患者。

【目的】

1. 评估泵缆出口部位皮肤生长情况。

2. 保持泵缆出口部位清洁,预防泵缆出口部位感染。

3. 定期更换泵缆锚固装置,预防泵缆出口部位损伤。

【制度与依据】 本规范部分主要依据:国际心肺移植协会和国际循环辅助临床医师联合会 2015 年发布的《持续性机械循环支持感染的控制、预防及管理措施的专家共识》,该共识主要针对持续性机械循环支持感染的流行病学和微生物学、围术期和抗感染预防策略、术后驱动系统管理等问题进行了详细的描述。

【准备】

1. 用物准备:无菌治疗盘、消毒液(75%酒精、0.5%活力碘)、一次性消毒套包各 1 个、检查手套、洗手液,检查用物的有效期,物品处于备用状态。

2. 环境准备:病室安静整洁,光线充足,适宜操作,关闭门窗(或窗帘),请无关人员回避,保护患者隐私。

3. 护士准备:衣帽整洁,洗手戴口罩。

4. 患者准备:取半卧位或坐位。

【操作流程】

流　　程	说　　明	图　　解
1. 物品准备	无菌治疗盘、消毒液(75%酒精、0.5%活力碘)、一次性消毒套包各 1 个、检查手套	
2. 洗手戴口罩	七步洗手法正确洗手	
3. 体位准备	取半卧位或坐位,暴露泵缆区域	

（续表）

流　　程	说　　明	图　　解
4. 撕除纱布/敷料	由出口远侧到近侧，缓慢地撕下纱布/敷料，以免泵缆被拉扯	
5. 皮肤观察	1. 观察敷料附着的出血量、渗出液量 2. 观察泵缆出口部位皮肤有无感染表现 （1）气味、分泌物、肉芽组织状态 （2）询问患者是否疼痛、发痒 3. 拍照记录	
6. 周围皮肤消毒	1. 抬起泵缆，以泵缆出口处为中心由内向外消毒，消毒半径 10 cm，重点是 7～8 点钟方向的皮肤 2. 消毒 3 次：顺时针 1 次，逆时针 1 次，顺时针 1 次 3. 待干	
7. 泵缆消毒	1. 轻柔、反复擦拭泵缆出口皮肤污物 2. 由近端至远端反复擦拭出口部位泵缆 （1）出口 2 cm 以内为近端清洁部 （2）出口 2～10 cm 为远端准清洁部 3. 待干	
8. 泵缆固定	1. 体型肥胖者：以"过背式"向 7～8 点钟方向倾斜 45°，从背后穿过的方式固定泵缆 2. 体型显瘦者：以"Pig Tail 式"绕 1 圈固定 3. 选用导管固定装置进行固定	

（续表）

流　程	说　明	图　解
9. 粘贴敷料	以泵缆出口处为中心粘贴敷料，并进行健康宣教	
10. 处理记录	分类处理用物 1. 记录敷料附着的出血量、渗出液量 2. 记录泵缆出口部位皮肤有无感染表现 　（1）气味、分泌物、肉芽组织状态 　（2）患者是否疼痛、发痒	

【注意事项】

1. 严格无菌操作，预防泵缆出口处感染。

2. 告知患者家属

（1）泵缆出口处出现红肿、疼痛、分泌物增加时须及时就医，请医务人员处理伤口。

（2）泵缆是生命线，须要妥善固定。固定不当可能会对泵缆出口部位皮肤过度施压，可能会造成泵缆出口处皮肤问题。

【前沿进展】

1. 根据泵缆出口处伤口情况选用不同的敷料

（1）渗液较多时，可选用银离子敷料覆盖，保护泵缆出口部位，避免感染。

（2）为避免泵缆出口处周围皮肤破损，胶布粘贴处皮肤可选用液体敷料。

2. 淋浴前需要在泵缆出口部位粘贴防水敷贴，预防伤口敷料污染。

───── **参考文献** ─────

柴军武，李志龙，王勇强. 2017ISHLT 共识：机械循环支持感染的预防和管理策略[J]. 实用器官移植电子杂志，2018，6（3）：163 - 169.

五、临时起搏器使用技术规范

【名词定义】　临时起搏器是采用经皮股静脉或锁骨下静脉穿刺的方法,在床旁或 X 线透视下,将临时起搏电极导管置入右心室心尖部,脉冲发生器在体外与置入体内的临时心脏起搏电极相连,通过事先设置好一定能量电脉刺激心脏,使之激动收缩起到治疗或诊断的一项技术。应用时间通常在 2 周以内(最长不超过 4 周)。

【适应证】

1. 起搏适应证:考虑行永久性心脏起搏治疗的缓慢性心律失常、持续性心动过缓、间歇性(经证实的)心动过缓、疑似(未证实的)心动过缓。

2. 心脏再同步治疗适应证:适合行心脏再同步治疗的心力衰竭、窦性心律患者、心房颤动患者、有心力衰竭和植入常规起搏器适应证的患者、有心脏再同步治疗适应证患者的备用植入型心律转复除颤器治疗。

3. 特殊条件下的起搏适应证:急性心肌梗死起搏、心脏手术、经导管主动脉瓣植入术和心脏移植后起搏、儿童和先天性心脏病的起搏与心脏再同步治疗、肥厚型心肌病的起搏、罕见疾病的起搏、妊娠期间起搏、Ⅰ度房室传导阻滞的起搏(血流动力学)、起搏和心脏在同步治疗植入并发症。

【禁忌证】　一般无明确禁忌证,除非病情不是十分紧急且患者及其家属不同意安装者可作为禁忌证。

【目的】　维持心脏泵血,满足机体需要。

【制度与依据】

1. 本规范理论部分主要依据:国际循证指南共识(EHRA/ESC)心脏起搏器和心脏再同步治疗指南解读 2013 出版的。2013 年指南是自 2007 年以来的第一次修订,有 70 名临床医生参与,包括 18 名专门从事心脏起搏与再同步的心脏病专家组成的专家小组,还有 26 名该领域专家审阅文件,整个过程都在 ESC 实践指南(CPG)委员会的监督下进行。指南探讨了心律失常患者的起搏适应证、心力衰竭患者的心脏再同步化治疗适应证、包括特定条件下的起搏适应证,如急性心肌梗死、心脏手术后起搏、TAVI 和心脏移植、儿童和先天性心脏疾病患者的起搏。

2. 本规范操作部分主要依据:欧洲心脏协会 2013 年 6 月出版的《2013 年 ESC 袖珍指南:心脏起搏(中文版)》。该标准在不同国家大数据和循证医学的基础上,指出每项内容的推荐类别和证据水平,分别从起搏适应证、心脏再同步治疗适应证、特殊条件下的起搏适应证、起搏和心脏再同步治疗植入并发症和患者管理注意事项等方面进行详细描述。旨在规范起搏器的治疗和临床操作,提高起搏器使用和管理,确保患者安全。

【准备】

1. 环境准备:病室安静整洁,光线充足,适宜操作,关闭门窗(或窗帘),请无关人员回避,保护患者隐私。

2. 护士准备:衣帽整洁,洗手戴口罩。

3. 患者及床单元的准备：患者平卧位，腹股沟或腋下备皮，锁定床轮。

4. 物品准备：临时起搏器电极、临时起搏器及其连接线、静脉鞘管（常规 6F）、穿刺针（16G 或 18G）、消毒液、棉签、5 ml 注射器 1 个、10 ml 注射器 1 个、透明敷料、无菌手套、无菌纱布、无菌治疗单、电极片、弹性胶布、口罩、帽子、砂轮等。

5. 药物准备：阿托品 0.5 mg×2 支、多巴胺 20 mg×1 支＋0.9％氯化钠 18 ml，异丙肾上腺素 1 mg×1 支＋0.9％氯化钠 500 ml 等。

6. 仪器准备：心电图机，除颤仪。

【操作流程】

流　　程	说　　明	图　　解
1. 素质准备	服装整洁	
2. 评估：患者皮肤及临时起搏器性能	查看患者穿刺口皮肤有无红肿破损（腹股沟或腋下）。检查起搏器外观是否完整，连接线有无破损、老化，开机→查看电池电量、旋转各调节按钮，看其是否可以正常使用→连接起搏器连接线，看其是否配套	
3. 洗手戴口罩	七步洗手法规范洗手	
4. 物品准备	临时起搏器电极、临时起搏器及其连接线、静脉鞘管（常规 6F）、穿刺针（16G 或 18G）、消毒液、棉签、5 ml 注射器 1 个、10 ml 注射器 1 个、透明敷料、无菌手套、无菌纱布、无菌治疗单、电极片、弹性胶布、口罩、帽子，砂轮等	

（续表）

流　　程	说　　明	图　　解
5. 解释核对	采用两种身份识别的方法进行患者身份确认（腕带、反问式），告知使用临时起搏器的目的	
6. 体位准备	患者取平卧位	
7. 协助医生消毒穿刺	以穿刺口为中心，由内向外依次消毒，消毒范围大于 10 cm×10 cm，消毒 2 遍	
8. 打开临时起搏器，连接导联线备用	开机，感知灯点亮，无低电量指示灯闪烁，仪器处于备用状态，连接临时起搏器导联线	5318 控制面板
9. 电极置入完毕	连接临时起搏器电极（注意避开无菌区域），准备调测各项数据，观察心电图波形调整电极位置，确认安装成功	使用病人电缆连接
10. 测试阻抗、阈值	调节临时起搏器频率 70 次/分，输出电压 5 V，看心电监护是否有起搏信号，正常起搏后进行测试。a. 阻抗：按临时起搏器 measure 键（屏幕弹出阻抗数值，400～600 Ω 较好，报告术者）b. 起搏阈值：缓慢旋转起搏器输出电压按钮，逐渐下调其数值，直至不能出现起搏信号后迅速上调至前一数值（此处需反应敏捷），观察心电图起搏良好即为起搏阈值（阈值以小于 0.5 V 较好）	5318 临时起搏特点

（续表）

流　程	说　明	图　解
11. 测试完成，设置起搏参数	测试完成，各参数达标，设置起搏频率 60～80 次/分，输出电压 3～5 V 感知 2.0 mV（常规设置），进行起搏治疗，锁定起搏器屏幕	
12. 固定临时起搏电极	用透明敷贴及胶带牢固固定临时起搏电极，谨防移位，影响起搏	
13. 临时起搏器放置位置得当	根据穿刺位置选择放置头端或床尾，使其保证与连接的临时电极松紧度适宜	
14. 约束起搏器置入侧肢体	告知患者穿刺侧肢体不要上举、外展和大幅度活动，给予适当保护性约束，以防电极脱位	
15. 协助患者取舒适卧位	通常取半卧位，以防电极受到牵拉	
16. 观察宣教	1. 注意观察穿刺部位 2. 有无渗血、肿胀并交代注意事项	

（续表）

流　　程	说　　明	图　　解
17. 记录	详细书写护理记录单,记录各参数数值	

【注意事项】

1. 患者可取半卧位(床头抬高 30°),约束临时电极放置侧肢体;临时起搏器应固定在床上或患者身上,减少牵拉;防止活动幅度过大,导致电极移位,影响正常起搏。

2. 尤其穿刺当天或应用抗凝药物的患者,注意观察穿刺口情况,有无血肿发生和出血,如有出血倾向可以给予沙袋压迫止血。

3. 交接班及当班者均需严密观察起搏器工作情况,核对起搏器设置参数。一旦出现心率小于起搏器设置频率、或无起搏心率出现时,应及时查看电极刻度是否与置入时刻度一致、临时起搏器电极线与起搏器导联线有无松脱、电池电量是否正常,并及时报告医生,针对性进行处理。

4. 注意临时起搏器电极的插头应避免接触任何金属或液体。

5. 床旁常规备好抢救药品和器材,如阿托品、多巴胺、利多卡因、异丙肾上腺素、除颤仪等,以防起搏器失灵,保证及时进行抢救。

6. 若为床旁紧急置入临时起搏器,置入完毕后,需行床旁胸片确定电极位置。

7. 观察患者有无打嗝或腹肌抽动现象。

8. 严密观察血钾变化,维持在 4.0~4.5 mmol/L,保持内环境稳定,以免血钾过低引起室颤,血钾过高引起心脏骤停。

9. 备好备用电池,注意临时起搏器的低电压报警,及时更换。

10. 穿刺部位定时更换敷料,注意观察有无渗血、血肿、皮肤红肿和渗液等情况。

11. 经股静脉放置导管者需要肢体制动,注意预防下肢静脉血栓。

12. 严格执行无菌操作,减少感染机会,定时更换心电电极部位,防止发生电极过敏引起皮肤感染。

13. 经静脉临时起搏的使用应仅限于以下情况:高度房室传导阻滞(无逸搏心律)、危及生命的缓慢性心律失常,如在介入手术(经皮冠状动脉介入治疗等)过程中发生的心动过缓,或偶尔用于急性心肌梗死、药物中毒或合并全身性感染等急症情况下。

14. 如确定有永久性起搏的适应证,则应尽一切努力尽快植入永久性起搏器。

【前沿进展】

1. 出院随访:研究表明心脏起搏器术后随访时间直接影响起搏器使用安全,随着随访时间的延长,不良反应发生率降低。心脏起搏器出院后随访分为 3 个阶段:① 早期:植入后 4~12 周内,其目的是评价器械治疗效果及患者症状改善情况,确定有无并发症。② 中期:依据患者临床情况和心脏起搏器功能类型,每 3～12 个月进行 1 次诊室随访或远程监测,保持植入器械以最优状态工作。③ 后期:当心脏起搏器接近择期更换适应证时,应该考虑增加诊室或远程监测次数(每次间隔 1～3 个月)。建议患者应在植入起搏器后 1～3 个月内随访 1 次,然后每 6～12 个月内随访 1 次。接近担保期时,每 3～6 个月随访 1 次。

2. 未来心脏起搏器的发展方向:随着各项技术的发展,目前的起搏器基本实现了小、轻、薄、多功能和高可靠性等要求。在传统基础上,做出以下改进:① 研究新型电源,延长起搏器使用年限。② 研究无导线起搏器。③ 研究微型起搏器。

参考文献

[1] 程友琴,刘宏伟. 心内科重症监护临床手册[M]. 北京:人民军医出版社. 2010:36 - 37.
[2] 李宜富,董少红. CCU 临床与护理[M]. 上海:同济大学出版社. 2005:197 - 209.
[3] 陶庆梅,孙星河,高乐,等. 植入式心脏起搏器主要不良反应发生率的 Meta 分析[J/OL]. 中国全科学,2019(11):1334 - 1340[2019 - 04 - 01].
[4] 江锦洲,陈月明,叶继伦. 心脏起搏器技术的研究进展综述[J]. 中国医疗设备,2019.34(03):160 - 163.
[5] 张澍,陈柯萍,黄德嘉,等. 心血管植入型电子器械术后随访的专家共识[J]. 中华心律失常学杂志,2012,16(5).
[6] 孙玉杰,张海澄. 2013 EHRA/ESC 心脏起搏器和心脏再同步治疗指南解读[J]. 中国医学前沿杂志,5(11).
[7] Brignole M, Auricchio A, Baron-Esquivias G, et al. 2013 ESC Guidelines on cardiac pacing and cardiac resynchronization therapy: the Task Force on cardiac pacing and resynchronization therapy of the European Society of Cardiology (ESC). Developed in collaboration with the European Heart Rhythm Association (EHRA)[J]. Eur Heart J, 2013, 34 (29):2281 - 2329.
[8] 张澍,华伟,黄德嘉,等. 植入性心脏起搏器治疗——目前认识和建议(2010 年修订版)[J]. 中华心律失常学杂志,2010(4):245 - 259.

第二节　循环监测技术规范

一、心电监护仪使用技术规范

【名词定义】　心电监护是通过 24 小时连续观察监测心脏电活动情况的一种,是一种无创的监测方法,可提供客观、有效的生命体征数据。因此对于有心电活动异常的患者能及时发现、识别并指导实时处理,如急性心肌梗塞、各种心律失常等有重要使用价值,在临床监测和抢救中具有重要作用。

【适应证】

1. 各种心血管疾病者。

2. 其他脏器疾病导致急性循环衰竭者。

3. 手术前后的保护性应用。

【禁忌证】　无明显禁忌证。

【目的】

1. 及时发现、识别和诊断各种心律失常及其先兆。

2. 指导临床抗心律失常治疗。

3. 指导其他可能影响心电活动的治疗。

4. 监测和处理电解质紊乱。

5. 协助涉及临床心电活动的研究工作。

6. 手术监护。

【制度与依据】

1. 本规范理论部分主要依据:参照卫生部于 2011 年制定的《临床护理实践指南(2011版)》以及由郭淑明、贾爱芹主编 2013 版的《临床护理操作培训手册》。《临床护理实践指南》和《临床护理操作培训手册》中都对心电监护的目的、适应证、方法及注意事项都做了详细的描述。

2. 本规范操作部分主要依据:参照卫生部于 2011 年制定的《临床护理实践指南(2011版)》以及由赵佛容、温贤秀等主编的 2015 版的《临床护理技术操作难点及对策》。《临床护理实践指南》和《临床护理技术操作难点及对策》中对心电监护的操作流程、操作规范及操作中易出现的干扰现象及准确性都做了详细的描述。旨在规范心电监护的临床操作,提高心电监护数据的准确性及监测质量,排除并避免各种干扰的发生。

【准备】

1. 用物准备:医嘱单、完好备用的监护仪一台、电极片、生理盐水棉球、治疗碗、镊子、弯盘、护理记录单。检查用物的有效期，物品处于备用状态。

2. 环境准备：病室安静整洁，光线充足，适宜操作，无电磁波干扰，拉窗帘（或屏风遮挡），请无关人员回避，保护患者隐私。

3. 护士准备：衣帽整洁，洗手戴口罩。

4. 患者准备：患者处于安静状态，配合操作。

【操作流程】

流　程	说　明	图　解
1. 素质准备	服装整洁	
2. 评估：患者情况	患者病情、意识状态；患者胸部皮肤状况、指甲有无异常、双上肢有无偏瘫、骨折等疾患；情绪反应、合作程度、患者需求	
3. 洗手戴口罩	七步洗手法正确洗手	
4. 物品准备	用物准备：医嘱单、完好备用的监护仪一台、电极片、生理盐水棉球、治疗碗、镊子、弯盘、护理记录单。检查用物的有效期，物品处于备用状态	
5. 解释核对	采用两种身份识别的方法进行患者身份确认（腕带、反问式）	

（续表）

流　程	说　明	图　解
6. 体位准备	平卧位或半卧位	
7. 连接电源	连接监护仪电源并启动,检查监护仪性能,连接电极片	
8. 进入主菜单	输入患者一般信息,根据病情设置相应通道	
9. 暴露胸部皮肤	生理盐水棉球擦拭患者胸部贴电极处皮肤,避开伤口,避开电除颤部位	
10. 粘贴电极片	电极片粘贴正确位置:右上(RA):右锁骨中线第一肋间;左上(LA):左锁骨中线第一肋间;右下(RL):右锁骨中线平剑突水平处;左下(LL):左锁骨中线平剑突水平处;中间(C):胸骨左缘第四肋间	
11. 连接血压袖带	右手持袖带,左手示指、中指触摸肱动脉并定位(肘窝上两横指)。松紧度以容纳一指为宜。启动血压按钮,测量即时血压	
12. 连接 SPO₂ 传感器	取血氧连线,将探头固定于对侧手指	
13. 监护仪设置	进入心电子菜单选择 II 导联,调节波幅,监测波形清晰,无干扰;进入血压子菜单选择测量方式、间隔时间;报警处于"ON"位置,并设置报警上下线	

（续表）

流　　程	说　　明	图　　解
14. 识别心电图	正确读取监护参数,并正确识别心电图	
15. 观察宣教	避免牵拉导联线;避免在监护仪旁使用手机等磁性工具;不可随意调节监护仪按钮	
16. 整理床单位	取舒适体位,妥善放置呼叫铃,感谢患者配合	
17. 终末处理	收拾整理用物,垃圾分类处置	
18. 医嘱处理	签名、签时间	
19. 洗手记录	详细记录患者各项监测指标于护理记录单上	

【注意事项】

1. 心电监护时的注意事项

（1）放置电极片时,应避开伤口、瘢痕、中心静脉插管、起搏器及电除颤时电极板放置的部位。

(2) 电极片长期应用易脱落,影响准确性及监测质量。要定期更换电极片及粘贴部位,并注意皮肤的清洁。

(3) 密切监测患者异常心电波形,排除各种干扰和电极脱落,及时通知医生处理;带有起搏器的患者要区别正常心律与起搏心律。

(4) 躁动者适当约束或应用镇静药。

2. 血氧饱和度(SPO_2)监护时的注意事项

(1) 把传感器安放在患者手指的适当位置上,探头线应该置于手背。

(2) 要求患者指甲不能过长,不能有任何染色物、污垢或是灰指甲。

(3) 在连续监测中每 4 h 更换一次 SPO_2 传感器位置,每 2 h 评估一次患者皮肤的完整性。

(4) 血氧探头放置位置应与测血压手臂分开,因为在测血压时,阻断血流,而此时测不出血氧或测出的血氧不准确。

3. 血压监护时的注意事项

(1) 根据患者肢体情况选择尺寸适当的袖带,保证记号 φ 正好位于适当的动脉之上。袖带松紧适宜,在肢体和袖带之间可以插入一个手指,确保袖带缠绕肢体不是太紧,否则可能引起肢体远端变色甚至缺血。

(2) 测量部位应与心脏(右心房)保持水平并外展 45°。

(3) 对于连续监测者应定时更换测量部位,避免引起疼痛、上臂瘀点和瘀斑、上肢水肿、静脉淤血等并发症。

(4) 患者处于严重休克或体温过低时,测压将不准确,因为流向外周的血流减少会导致动脉搏动的降低。最好监测动脉血压,避免误差。严重高血压患者因测量时间较长甚至测不出,应选择动脉血压监测。

(5) 禁止在静脉输液或有动脉置管的肢体端测量血压,在袖带充气期间,可能导致导管周围的组织损伤。

(6) 偏瘫、肢体外伤或手术的患者应选择健侧肢体。

【前沿进展】

1. 改善心电监护信号质量

(1) 皮肤准备:电极片-皮肤接触和电阻抗与心电信号质量之间的关系已经得到公认。事实上,很多的干扰是由死皮细胞引起的;皮肤准备能够降低皮肤阻抗而降低皮肤阻抗而降低干扰。目前推荐使用的皮肤准备包括:生理盐水或肥皂水清洁、毛巾或纱布擦拭贴电极片处皮肤,不推荐酒精擦拭,因为酒精会使皮肤干燥。

(2) 每天更换电极片:更换电极片可能有助于降低报警量,研究表明,患者每天更换 1 次电极片,可使每天每床位的平均报警量下降 46%。

2. 影响无创血压测量因素

(1) 监护仪的无创血压监测设置要准确:无创血压测量要选择不同的患者类型,分为成人(Adult)、儿童(Pedi)和新生儿(Neo)3 种,如果选择错误,就会影响测量准确性,甚至无法测量。

(2) 袖带要选择合理:袖带的大小与被测对象的手臂直径有关,气囊宽度应该至少为手臂周围的 40％，气囊长度应该至少为手臂周长的 80％。一般袖带分为成人和小儿两类，使用太小的袖带将会获得高的测量结果。

（3）袖带漏气以及袖带和外管路摆放要合理：袖带漏气或接头连接处松动，则会造成无创血压无法测量。无创血压测量时，袖带要缠绕在患者上臂与心脏同一水平处，袖带相对于心脏的位置对测量结果有很大影响，袖带高于心脏，血压偏低，袖带低于心脏，血压偏高。外部气管在手臂之上，平整地展开，不能打折或受到挤压，测压管路扭曲受压会导致气压传感波动加剧，甚至阻断压力传感。

（4）患者躁动因素。患者因躁动在测量时不能安静，常会造成无创血压测量数据的不准确或监护仪显示无法测量的错误信息。

3. 影响血氧饱和度监测因素：在监测过程当中经常因患者移动情况以及手指指甲较长而出现监测探头位置发生异常，当红光与红外光光束通过手指放置部位的边缘时，就会影响监测值，减少监测信号，从而导致脉搏血氧饱和度监测值低于正常监测值。因此在脉搏血氧饱和度监测过程当中，应指导患者对指甲进行修剪，当监测仪器探头位置发生移动时，需及时进行复位，对于无法自主配合监测的患者，可采取将一次性橡胶手套拇指部位进行剪切用来固定脉搏血氧饱和度监测仪器的探头，该种固定方式不仅操作简单，患者舒适度也较高，用来防止出现移动，性价比也相对较高。

参考文献

［1］ 郭淑明，贾爱芹. 护理操作培训手册［M］. 北京：人民军医出版社，2013.
［2］ 冷冬升. 心电监护仪工作原理及维修探讨［J］. 医疗装备，2014，27（10）：87.
［3］ 王军. 心电监护仪监测急性心肌梗死患者心律失常的护理要点分析［J］. 中国医疗器械信息，2016，22（2）：123-124.
［4］ ECRI Institute. The Hazards of Alarm Overload: Keeping Excessive Physiological Monitoring Alarms from Impeding Care［J］. Health Devices，2007，36（3）：73-83.
［5］ Cvach M M，Biggs M，Rothwell K J，et al. Daily electrode change and effect on cardiac monitor alarms: An evidence-based practice approach［J］. J Nurs Care Qual，2013，28（3）：265-271.
［6］ 赵海侠，王薇. 医护人员对心电监护仪报警疲劳的研究进展［J］. 护理学报，2015，22（17）：26-29.
［7］ 陈稚林. 多功能心电监护仪的规范使用与管理［J］. 护理研究，2017，31（21）：2674-2676.
［8］ 佟晓艳. 心电监护仪的常见问题及护理研究［J］. 医疗装备，2016，29（23）：202-203.
［9］ 龙烁，薛娟. 监护仪无创血压监测与影响因素［J］. 医疗装备，2014，26（7）：102-103.
［10］ 潘杰锋，吕剑杰，方剑俊，等. 脉搏血氧饱和度监测在院内心搏骤停心肺脑复苏中的应用［J］. 中华危重病急救医学，2016，28（7）：637-639.
［11］ 陈建国，林乐泓. 脉搏肢端血氧饱和度监测过程中的影响因素的分析［J］. 现代医学与健康研究电子杂志，2018，2（8）：141-143.
［12］ 辛菊香. 规范心电监护医德使用与管理方法在住院患者中的应用［J］. 护理实践，2018，31（17）：177-179.
［13］ 赵佛容，温贤秀. 临床护理技术操作难点以对策［M］. 北京：人民卫生出版社，2015.

二、中心静脉压监测技术规范

【名词定义】 中心静脉压(central venous pressure，CVP)是指右心房或靠近右心房的上下腔静脉的压力，主要用于评估血容量、前负荷和右心功能，一般通过中心静脉穿刺插管来测量。

【适应证】

1. 急性循环衰竭患者，监测中心静脉压借以鉴别是否血容量不足或心功能不全。

2. 需要大量补液、输血时，借以监测血容量的变化，防止发生循环负荷超重的危险。

3. 拟行大手术的危重患者借以监测血容量维持在最适水平，更好地耐受手术。

4. 血压正常而伴少尿或无尿时，借以鉴别少尿为肾前性因素(脱水)或肾性因素(肾功能衰竭)。

【禁忌证】 相对禁忌证：可以进行测 CVP 用中心静脉穿刺的部位疑有感染或者已经有感染，有血栓形成、凝血功能障碍等。

【目的】

1. 可以预测有效循环血容量和心功能：CVP 是临床观察血流动力学的主要指标之一，它受心功能、循环血容量及血管张力三个因素影响。

2. 可以知道临床治疗：CVP 正常值为 $5\sim12$ cmH$_2$O，如 CVP 呈明显升高态势或由低值升至明显高值，提示循环容量有可能已经补足且心功能处于代偿状态，应停止或暂缓输液(输血)。尽管已输注大量液体，CVP 仍然处于正常值时，则提示输入的液体并不过量。CVP 变化一般较动脉脉压变化早。

【准备】

1. 用物准备：治疗车、无菌治疗巾、酒精、安尔碘、棉签、5 ml 注射器、10 ml 生理盐水、250 ml 生理盐水、输液卡、加压装置，压力传感器、压力监测模块及导线。

2. 环境准备：病室安静整洁，光线充足，适宜操作，关闭门窗(或窗帘)，请无关人员回避，保护患者隐私。

3. 护士准备：衣帽整洁，洗手戴口罩。

4. 清醒患者在操作前需向患者解释监测中心静脉压的必要性、体位及操作过程，以取得患者配合，消除恐惧，并协助患者平卧位。

【操作流程】

流　　程	说　　明	图　　解
1. 素质准备	服装整洁	

（续表）

流　　程	说　　明	图　　解
2. 物品准备	治疗车、无菌治疗巾、酒精、安尔碘、棉签、5 ml 注射器、10 ml 生理盐水、250 ml 生理盐水、输液卡、加压装置、压力传感器、压力监测模块及导线	
3. 洗手戴口罩	七步洗手法正确洗手	
4. 解释核对	采用两种身份识别的方法进行患者身份确认（腕带、反问式）	
5. 管路连接	1. 深静脉置管外露部分下垫无菌治疗巾，正确封管防止管路回血及血栓 2. 将测压管道系统与加压装置相连接并加压（压力为 300 mmHg） 3. 将测压管道与深静脉主腔连接紧密，同时连接压力监测导线	
6. 判断管路通畅	方波试验	

（续表）

流　　程	说　　明	图　　解
7. 体位准备	仰面平卧位	
8. 调整传感器位置	将压力传感器置于与心房同一水平	
9. 旋转三通	三通"off"指向压力传感器相反方向	
10. 打开三通帽	拧开三通上的三通帽,使得三通与大气相通	
11. 对零	另一人协助校准压力零点	
12. 旋转三通	旋转三通至起始位置	
13. 读数	1. 呼气末读数 2. 正常 CVP 波形	

（续表）

流　程	说　明	图　解
14. 记录	记录数值	
15. 整理床单位	1. 取舒适体位 2. 妥善放置呼叫铃	

【注意事项】

1. 保持管路系统连接正确、通畅，维持输液加压袋 300 mmHg 的压力，使压力传感器内的液体以 3～5 ml/h 的速度持续冲洗导管。

2. 间断测量 CVP 时则需在每次测量前后按照深静脉置管规范要求进行冲封管。

3. 测量管路选择：管路系统长度适宜，管腔内无气泡，避免不必要的三通开关，以最大限度减少管路对测量的影响；选择与中心静脉导管尖端开口相连接的腔进行测量；连接时注意不可选择血管活性药物所在管路，避免因测量影响给药。

4. 传感器位置：一般将平卧位时第四肋间与腋中线交点定为零点，此定位要求在每次测量中心静脉压时均应使患者仰卧，床头摇平，并将压力传感器置于与零点同一水平处；也可定位于胸骨角垂直向下 5 cm 处，此定位在半卧位（60°）时同样适用。

5. 判断管道通畅程度：每次测量前均应判断管道通畅程度；测量前进行方波试验，出现正确的衰减波形则表示导管通畅；测量时，观察是否出现正确的 CVP 波形；如波形不满意，可先检查导管回血情况，并用生理盐水进行脉冲式冲洗后再次测量。

6. 数值读取选择：应选择患者平静时测量，躁动患者应待其平静 10～15 分钟后再次测量；在平静呼气末进行读数，因呼气末时呼吸肌松弛且胸腔内压稳定于静息水平，CVP（胸腔内的大血管内压力）等于跨膜压，测量结果更为准确。

【前沿进展】

1. 测量部位选择：一般选择颈内静脉（首选）或锁骨下静脉置管测量 CVP；股静脉置管由

于受腹腔内压影响较大,不推荐作为测量途径;目前证据显示通过与 PICC 导管的前端开口相连接,可测量 CVP。

2. 正确解读 CVP:当患者的 PEEP 在 5～8 cmH$_2$O 时对 CVP 的影响较小,而心肺疾病,如张力性气胸、心脏压塞等因素,以及腹腔高压等,均会影响 CVP 反映右心充盈压的准确性,因此应动态评估 CVP 的变化,并将测得结果结合患者实际情况进行分析。可将 CVP 波形结合心电图 QRS 波群进行识别和读取。

3. 测压过程注意预防中心静脉导管相关感染

(1)保持管路密闭、无菌,如出现漏液或怀疑管路污染应立即更换;测量过程中保持管路密闭,测量前后进行冲/封管、连接/更换管路系统等导致管路连续性中断的操作时应严格执行无菌技术操作,断开的各接头应用安尔碘严密消毒,不得污染。

(2)测压前后严格执行手卫生;测压管道与中心静脉连接处应用无菌巾覆盖,每日更换无菌巾;管路冲洗液建议每 24 小时更换,压力监测装置应 96 小时更换。

(3)测压过程中正确旋转三通开关,避免回血;测压结束后,冲洗管道,避免血液残留;冲洗管道时严防气体进入体内造成气栓。

参考文献

[1] 刘大为. 重症医学[M]. 北京:人民卫生出版社. 2017.

[2] Michael P, Tanya R. Rutherford's Vascular Surgery and Endovascular Therapy: Postoperative Management, Hemodynamic and Pressure Monitoring[M]. Elsevier. 2019.

[3] Sanfilippo F, Noto A, Martucci G, et al. Central Venous Pressure Monitoring via peripherally or centrally inserted central catheters: A Systematic Review and Meta-analysis[J]. Journal of Vascular Access, 2017, 18(4): 273 - 278.

[4] 黄锦芳. 加压输液袋用于有创血压动脉置管的维护[J]. 护理学杂志, 2012. 27(18): 10.

[5] Sheldon M. Central Venous Pressure: A Useful But Not So Simple Measurement [J]. Critical Care Medicine. 2006, 34(8): 2224 - 2227.

[6] 罗红波、何怀武, 郭海凌, 等. 重症患者呼气末读取中心静脉压与监护仪直接示数的比较分析[J]. 中国护理管理, 2017, 17(7): 995 - 998.

[7] 吴欣娟. 孙红等. 北京协和医院重症医学科护理工作指南. 人民卫生出版社. 2016.07

三、有创动脉压监测技术规范

【名词定义】 有创血压监测（invasive blood pressure monitoring，IBPM），是将穿刺管直接插入动脉内，通过测压管连接换能器，利用监护仪进行直接测压的监测方法。能连续，准确地提供动脉收缩压、舒张压以及平均动脉压的数据，是危重患者监测的重要方法。

【适应证】

1. 存在或者潜在血流动力学不稳定患者。

2. 重症患者、复杂大手术的术中和术后监测。

3. 需低温或控制性降压时。

4. 需反复取动脉血样的患者。

5. 需用血管活性药进行调控的患者。

6. 特殊治疗需要开放动脉通路。

【禁忌证】

1. 相对禁忌证为严重凝血功能障碍和穿刺部位血管病变。

2. 动脉炎或动脉血栓形成者。

3. 穿刺局部有感染。

4. 桡动脉穿刺前应进行 Allen 试验，阳性者不应做穿刺。

【目的】

1. 实时监测血压变化。直接动脉压力监测为持续的动态变化过程，不受人工加压、袖带宽度及松紧度影响，准确可靠，随时取值。可以精确调整血管活性药物剂量。

2. 通过动脉压力波形的变化来评估心肌收缩力、预测液体反应性等。

3. 用于采集动脉血标本，避免反复动脉穿刺，减少患者痛苦。

【准备】

1. 用物准备：治疗车、穿刺针、无菌治疗巾、安尔碘、棉签、250 ml 生理盐水、输液卡、加压装置，压力传感器、压力监测模块及导线。

2. 环境准备：病室安静整洁，光线充足，适宜操作，关闭门窗（或窗帘），请无关人员回避，保护患者隐私。

3. 护士准备：衣帽整洁，洗手戴口罩。

4. 清醒患者在操作前需向患者解释监测动脉血压的必要性、体位及操作过程，以取得患者配合，消除恐惧，并协助患者平卧位。

【操作流程】

流　程	说　明	图　解
1. 素质准备	服装整洁	
2. 评估：桡动脉（Allen 试验）	嘱患者握拳，观察两手指尖，同时压迫桡、尺动脉，然后再放松压迫尺动脉的同时，让患者松拳，观察手指的颜色。如 5 秒内手掌由苍白变红，则表明桡动脉侧支循环良好，Allen 试验阴性，如长于 5 秒手掌颜色仍不变红，动脉侧支循环不佳，Allen 试验阳性	
3. 物品准备	治疗车、穿刺针、无菌治疗巾、安尔碘、棉签、250 ml 生理盐水、输液卡、加压装置，压力传感器、压力监测模块及导线	
4. 洗手戴口罩	七步洗手法正确洗手	
5. 解释核对	采用两种身份识别的方法进行患者身份确认（腕带、反问式）	

（续表）

流　　程	说　　明	图　　解
6. 管路连接	将测压管道系统与加压装置相连接并加压（压力为300 mmHg）；将测压管道与动脉穿刺导管连接压力监测导线	
7. 体位准备	仰面平卧位	
8. 穿刺肢体放置	护士站在穿刺侧，取站立位，视线保持在采血部位区域内。上肢伸直略外展，腕部背曲30°	
9. 放置治疗巾	将治疗巾平铺于操作肢体下方位置	
10. 消毒	以动脉搏动最强点为圆心，消毒范围大于10 cm×10 cm消毒2遍	
11. 拆开穿刺针外包装	打开穿刺针包装备用	
12. 戴手套	严格按照戴无菌手套方法进行操作	
13. 进针	采血者用左手示指固定桡动脉，右手以执笔式的方法把持注射器，手的小鱼际贴在患者的大鱼际处，针头斜面向上，沿示指边缘45°～90°刺入皮肤	

（续表）

流　　程	说　　明	图　　解
14. 置管	见回血后,将针再往前移动 2 mm,固定住针芯,讲穿刺针完全放入,后拔出针芯	
15. 锁定动脉穿刺针	将穿刺针锁住	
16. 冲洗穿刺针管腔体	另一人协助取测压管道系统,挤压冲洗阀,冲洗穿刺针管腔	
17. 连接管道与穿刺针	将测压管道系统与穿刺针相连	
18. 贴膜固定	将穿刺针用贴膜保护,并且予以固定	
19. 调整传感器位置	将压力传感器置于与心房同一水平	

（续表）

流　　程	说　　明	图　　解
20. 旋转三通	三通 off 指向压力传感器相反方向	
21. 打开三通帽	拧开三通上的三通帽,使得三通与大气相通	
22. 对零	另一人协助校准压力零点	
23. 旋转三通	旋转三通至起始位置	
24. 读数	1. 呼气末读数 2. 正常 ABP 波形	
25. 记录	记录数值	

（续表）

流　　程	说　　明	图　　解
26. 整理床单位	取舒适体位 妥善放置呼叫铃	

【注意事项】

1. 保持管路系统连接正确、紧密、通畅，妥善固定管道与穿刺侧肢体，避免受压/打折扭曲。

2. 监测时注意压力及波形变化，发现异常及时排查干扰因素，正确判断患者病情变化，及时报告医生进行处理并记录。

3. 管路系统长度适宜，管腔内无气泡，避免增加不必要的三通开关，以最大限度减少管路对测量的影响。

4. 传感器位置与有创血压测量的准确度密切相关，因此，应随测量需要和体位变换而调整。测量外周动脉血压时，仰卧位时传感器固定于第四肋腋中线水平或胸骨角垂直向下 5 cm 平面处；侧卧位时应固定于胸骨中段水平。

5. 当怀疑管道通畅有问题时，采用方波试验来进行判断。

6. 传感器位置改变、管道连续性断开、重新连接监护导线等情况，或任何情况下质疑测量准确性时，均应将传感器重新调零。

7. 拔管护理：拔除动脉插管后，应按压穿刺点 5 分钟，有出血倾向的患者适当延长按压时间，如遇出血应继续按压或加压包扎。

【前沿进展】

1. 置管部位的选择：首选桡动脉，其次为足背动脉。桡动脉穿刺前需在穿刺侧上肢行 Allen 试验，试验阳性者则禁止在该侧穿刺。

（1）桡动脉位于手腕部，位置表浅，易于穿刺。患者合作程度高，随时可以观察穿刺部位。有尺动脉作为侧支循环。对周围组织损伤程度低。

（2）一般不宜选股动脉。股动脉血管虽然相对较粗，但是股动脉周围神经血管比较丰富，而且解剖位置复杂，操作不慎很容易造成周围神经损伤和皮下血肿等并发症。

2. 预防导管感染

（1）保持管路密闭、无菌，如出现漏液或怀疑管路污染应立即更换，进行动脉穿刺、动脉采血、连接/更换管路系统等导致管路连续性中断的操作时应严格执行无菌操作，断开的各接头应用安尔碘严密消毒，不得污染。

（2）保持穿刺点周围清洁、干燥：穿刺点采用无菌透明敷料覆盖；观察穿刺处皮肤情况，有无红肿、瘀斑、渗血；每 5～7 天更换敷料一次（如有潮湿、松动、渗血应立即更换，使用纱布敷料覆盖或纱球加压覆盖时每日更换），换药时先用酒精擦拭三遍，待干后用安尔碘擦拭三遍，每次擦拭后需充分待干（消毒面积大于敷料面积），透明贴膜平铺，穿刺点位于贴膜中心，使贴膜充分粘贴于皮肤上，如有污染、潮湿、贴膜脱落，穿刺点渗血应及时更换。更换贴膜时，注意不要将导管带出体外。如有明显渗血，应用无菌纱球覆盖穿刺点后给予无纺布或纱布敷料加压包扎，24小时后更换。

（3）开关处及测压管内应避免血液残留，每次操作后必须冲洗干净。

（4）管路冲洗液建议采用生理盐水，每24小时更换，压力监测装置应96小时更换，置管时间≤7天（股动脉导管的留置应≤5天），注意体温变化，按需要留取穿刺管道培养。

（5）每日评估导管留置的必要性，尽早拔除导管。

3. 并发症监测

（1）观察肢端血供情况：建议将血氧饱和度探头置于穿刺侧肢体，密切注意置管侧肢体末梢感觉及皮温，当发现有缺血征象如肤色苍白、发凉及有疼痛感等异常变化，应及时拔管。

（2）预防动脉内血栓形成：保持加压袋300 mmHg的压力，使压力传感器内的液体以3～6 ml/h的速度持续冲洗导管；观察动脉波形变化，及时发现管道通畅度变化。

（3）避免回血和空气栓塞：操作过程中正确旋转三通开关，避免回血；冲洗管道时严防气体进入体内造成气栓。

（4）穿刺处并发症：观察穿刺点有无渗血，轻微渗血可使用无菌纱球加压固定，严重者应拔除导管，并更换部位重新置管；穿刺针与测压管均应妥善固定，必要时进行约束，或对置管侧肢体、关节进行适当固定，尤其是患者躁动时，以免自行拔管或因躁动导致管道滑脱。

------------------------------ 参考文献 ------------------------------

［1］ 刘大为. 重症医学［M］. 北京：人民卫生出版社，2017：11.
［2］ Gu W J, Wu X D, Wang F, et al. Ultrasound guidance facilitates radial artery catheterization: A meta-analysis with trial sequential analysis of randomized controlled trials［J］. Chest, 2016: 149: 166.
［3］ Thiele R H, Durieux M E. Arterial waveform analysis for the anesthesiologist: past, present, and future concepts［J］. Anesth Analg, 2011, 113: 766.
［4］ Rohrbaugh M, Kentor M L, Orebaugh S L, et al. Outcomes of shoulder surgery in the sitting position with interscalene nerve block: a single-center series［J］. Reg Anesth Pain Med, 2013, 38: 28.
［5］ Imperial-Perez F, McRae M. Arterial Pressure Monitoring［J］. Critical Care Nurse, 2002, 22: 70.
［6］ 吴欣娟，孙红. 北京协和医院重症医学科护理工作指南［J］. 北京：人民卫生出版社，2016，07.
［7］ Gillies D, O'Riordan L, Wallen M, et al. Optimal Timing for intravenous administration set replacement［J］. Cochrane Database Syst Rev, 2005.
［8］ Raad I, Umphrey J, Khan A, et al. The duration of placement as a predictor of peripheral and pulmonary arterial catheter infections［J］. Journal of hospital infection, 1993, 23(1): 17.
［9］ O'Grady Np, Alexander M, Burns L A, et al. Guidelines for the prevention of intravascular catheter-related infections［J］. Am J Infect Control, 2011, 39: S1 - S4.
［10］ Infusion Nurse's Society. Infusion therapy standards of practice 2016［J］. Journal of Infusion Nursing, 2016.
［11］ 黄锦芳. 加压输液袋用于有创血压动脉置管的维护［J］. 护理学杂志，2012，27(18)：10.
［12］ Sultana U, Khan M, Failsal R, et al. Efficacy of nitrates and calcium channel blocker in prevention of radial artery spasm during coronary angiographies［J］. Pak J Med Res, 2018, 57: 110.
［13］ Gillies D, O'Riordan L, Wallen M, et al. Optimal timing for intravenous administration set replacement［J］. Cochrane Database Syst Rev, 2005, CD003588.

四、脉搏容积心排血量监测技术规范

【名词定义】　脉波指示剂连续心排血量监测（pulse indicator continuous cardiac output，PICCO），是经肺热稀释技术和脉搏波型轮廓分析技术的综合，通过置入中心静脉导管和带温度感知器的特制动脉导管，实现床边连续监测心排血量、外周阻力、心搏量变化，并用单次温度稀释法测量心排血量、胸内血容量和血管外肺水等容量指标，从而反映机体容量状态，指导临床容量管理。

【适应证】

1. 各种血流动力学不稳定，需要监测心功能和循环容量的患者。

2. 各种原因引起血管外肺水增加，如 ARDS、心衰、水中毒、严重感染等。

3. 高风险外科手术患者的围手术期监护。

【禁忌证】　PICCO 没有绝对的禁忌证。由于测量方式是有创的，因此只要是有出血风险及中心静脉、动脉置管部位不合适的患者均属于相对禁忌，如：

1. 出血性疾病者。

2. 肢体有栓塞史者。

3. 接受主动脉内球囊反搏治疗（IABP）的患者不能使用脉搏轮廓分析方式进行监测。

4. 热稀释参数在以下患者身上可能不准确：瓣膜反流、室间隔缺损、主动脉瘤、肺切除患者、巨大肺栓塞、心腔肿瘤、心内分流者、体外循环期间、严重心率紊乱、严重气胸。

【目的】

1. 对心血管状况、前负荷、后负荷、心肌收缩力进行检测，利用决策树对血液动力学和容量进行监护管理。

2. 对心、肺、肝功能进行评价。

3. 指导临床治疗，判断治疗效果。

【制度与依据】

1. 本规范理论部分主要依据：中国老年医学学会烧创伤分会 2018 年发布的《脉搏轮廓心排血量监测技术在严重烧伤治疗中应用的全国专家共识（2018 版）》。该专家共识 37 篇临床试验、综述报告和系统评价，对 PICCO 的原理、适用症与使用方法、禁忌证及注意事项等做了详细描述。

2. 本规范操作部分主要依据：中华医学会 2009 年 3 月发布的《临床技术操作规范》，该标准由来自全国 30 余家医院的权威专家，参照国内外相关指南、共识及重要文献，经过多次讨论和修改后形成的较全面的临床操作实践标准。旨在规范 PICCO 临床操作，提高采集数据的准确性，为临床提供准确信息，保障对病情的正确评估、分析及处理。

【准备】

1. 用物准备：医嘱单、上腔中心静脉通路、PICCO 热稀释动脉导管通路、治疗车、PICCO 监测仪（温度电缆线、注射液温度电缆线、电源线）、PULSION 压力传感器套装（压力线、PULSION 一次性压力传感器、水温探头固定仓）、热敏打印纸、一次性 20 ml 注射器、合适温度注射液(<8℃或24℃)、注射用生理盐水250 ml 一袋、加压袋、记录单、无菌手套、酒精棉片、锐器盒、洗手液,物品有效期,处于备用状态。

    2. 环境准备:病室安静整洁,光线充足。

    3. 护士准备:衣帽整洁,洗手戴口罩。

    4. 患者准备:患者处于安静状态,配合操作。

【操作流程】

流　　程	说　　明	图　解
1. 素质准备	着装整洁,热情大方,符合护士形象	
2. 洗手戴口罩	七步洗手法正确洗手	
3. 物品准备	医嘱单、PICCO 热稀释动脉导管通路、治疗车、PICCO 监测仪(温度电缆线、注射液温度电缆线、电源线)、PULSION 压力传感器套装(压力线、PULSION 一次性压力传感器、水温探头固定仓)、热敏打印纸、一次性 20 ml 注射器、合适温度注射液、注射用生理盐水 250 ml 一袋、加压袋、记录单、无菌手套、酒精棉片、洗手液,锐器盒	
4. 解释核对	采用两种身份识别的方法进行患者身份确认(PDA 扫描、反问式);解释操作目的、方法、配合事项	
5. 评估	评估患者病情、意识状态及合作程度;中心静脉导管及动脉热稀释导管,并确认管路通畅,检查动脉留置侧肢体的动脉搏动、皮温、肢体颜色,询问身高体重
确认导管功能 |

（续表）

流　程	说　明	图　解
6. PICCO 开机自检	PICCO 监测仪接地线和电源线，开机自检	
7. 参数设定	输入患者参数（住院号、身高、体重） 输入注射液量、CVP、注射液温度；设置连续心输出量和动脉压显示、报警范围	
8. 温度探头与中心静脉导管连接	手消毒，戴无菌手套，酒精棉片消毒上腔中心深静脉接口 15 秒，无菌溶液充满"注射水温度探头固定仓"并与中心静脉导管远端连接	
9. 连接动脉压力电线	注射用生理盐水置入加压袋，压力 300 mmHg，连接一次性压力传感器，排气，酒精棉片消毒动脉接口 15 秒，连接动脉端；血温电缆线与动脉热稀释导管探头连接	
10. 换能器调零	将换能器参考点置于患者腋中线第 4 肋心房水平，进行血压调零，显示血压数值及波形	
11. 热稀释法测量	切换到"热稀释"显示页，按"开始测量"键，等待，直到基线稳定（开始注射），从中心静脉导管快速、匀速注入合适温度、合适容量的溶液，时间＜5 秒，直到屏幕上显示"完成或开始注射"为止，重复进行 3 次热稀释测量，取平均值	
12. 脉搏轮廓测量法	热稀释测量方法结束，屏幕自动切换到脉搏轮廓测量法的显示页，进行连续脉搏、心排血量监测	

（续表）

流　程	说　明	图　解
13. 观察记录	观察监测数值及患者的反应,检查打印盒的打印纸,按打印键,记录测量结果(心排血量、全心舒张末期容积、外周血管阻力及胸内血容量、血管外肺水等),必要时按无菌原则对插管部位进行敷料更换及固定	
14. 安置患者做好宣教	整理床单位,取合适体位,必要时适当约束肢体	
15. 用物处置	规范处理用物;洗手	

【注意事项】

1. 正确输入身高、体重、类型和性别,对于所显示参数和参数指数的准确性是非常必要的。

2. 置管和留管过程中注意无菌操作。

3. 保持管路通畅,合理固定,避免滑出。

4. 换能器压力“调零”,并将换能器参考点置于腋中线第 4 肋间心房水平,一般每 6～8 小时进行一次“调零”。

5. 在血流动力学改变的情况下,如:容量变化、药物改变,推荐进行重新校正。

6. 注意选择合适的注射液温度和容积,注射液体容量必须与心输出量仪器预设液体容积一致,注射时间在 5 秒以内。根据体重和 ELWI 使用注射量,最大不超过 20 ml。

7. 动脉导管留置一般不超过 10 天,如出现导管相关性感染征象,应及时将导管拔出并且留取血标本进行培养。

8. 长时间动脉留管,注意肢体局部缺血和栓塞。

9. 有主动脉瘤存在时,ITBVI/GEDVI 数值不准确。

10. 接受主动脉内球囊反搏治疗的患者,脉搏指示分析法不能准确监测各项指标。

【前沿进展】

1. 静脉导管:当中心静脉导管置于股静脉时,因热稀释时间延长,参与热稀释测量的液体量将增加,从而导致 PICCO 监测参数实测结果偏高。PICCO 监测仪制造商在 3.1 版本的软件中亦新增了中心静脉置管位置选项(股静脉或颈内/锁骨下静脉),从而保证了经股静脉留置中心静脉导管时 GEDVI 监测的准确性。

2. 动脉导管:PICCO 监测的动脉端可置于股动脉、腋动脉和肱动脉。当股动脉导管和股静脉导管位于身体同侧时,动脉导管前端的热敏电阻能感受到来自股静脉导管带来的局部温度变化,使热稀释曲线发生异常变化,称为"cross-talk phenomenon"。

3. 体位:监测 PICCO 时应将换能器置于右心房水平(腋中线第四肋间)。俯卧位对 EVLWI、GEDVI 与未定标脉搏轮廓分析测得的心排血量监测结果产生影响。

4. 机械通气对 PICCO 的影响:机械通气患者实施 PICCO 监测时,应考虑和评估 PEEP 对 EVLWI 的影响和潮气量对 SVV、脉压变异量影响。

5. CRRT 对机械 PICCO 的影响:CRRT 患者实施 PICCO 监测时,应注意选择正确的置管部位。为避免 CRRT 对 PICCO 监测的影响,宜在 CRRT 启动前或 CRRT 停止后且待血温恢复稳定,再行 PICCO 监测。

6. 影响 PICCO 准确性的情况

(1)存在心脏内从左向右反流、严重瓣膜反流患者。反流使得冷生理盐水传输时间延长,从而获得平坦、延长的热稀释曲线,导致 GEDV 和 EVLW 的测量值高于实际值。

(2)存在主动脉瘤、主动脉狭窄、巨大肺栓塞或肺叶切除术后患者。

(3)接受主动脉内球囊反搏治疗的患者,其经动脉脉搏轮廓分析技术获得的参数失效,但 TPTD 获得的参数仍有效。

参考文献

[1] Schmidt S, Westhoff T H, Hofmann C, et al. Effect of the venous catheter site on transpulmonary thermodilution measurement variables[J]. Crit Care Med, 2007, 35(3): 783-786.
[2] Saugel B, Umgelter A, Schuster T, et al. Transpulmonary thermodilution using femoral indicator injection: a prospective trial in patients with a femoral and a jugular central venous catheter[J]. Crit Care, 2010, 14(3): R95.
[3] Orme R M, Pigott D W, Mihm F G. Measurement of cardiac output by transpulmonary arterial thermodilution using a long radial artery catheter. A comparison with intermittent pulmonary artery thermodilution[J]. Anaesthesia, 2004, 59(6): 590-594
[4] Segal E, Katzenelson R, Berkenstadt H, et al. Transpulmonary thermodilution cardiac output measurement using the axillary artery in critically ill patients[J]. J Clin Anesth, 2002, 14(3): 210-213.
[5] Michard F. Looking at transpulmonary thermodilution curves: the cross-talk phenomenon[J]. Chest, 2004, 126(2): 656-657.
[6] Lemson J, Eijk R J, van der Hoeven J G. The "cross-talk phenomenon" in transpulmonary thermodilution is flow dependent[J]. Intensive Care Med, 2006, 32(7): 1092.
[7] 中国老年医学学会烧创伤分会.脉搏轮廓心排血量监测技术在严重烧伤治疗中应用的全国专家共识(2018 版)[J/CD].中华损伤与修复杂志(电子版),2018,13(6):416-420.
[8] 中华医学会.临床技术操作规范·重症医学分册[M].北京:人民军医出版社,2009:3.

五、心电图检测技术规范

【名词定义】 心电图检测技术：是指心脏机械收缩前，先产生电活动，心房和心室的电活动可以经过人体组织传到体表，利用心电图机从体表记录心脏每一心动周期所产生的电活动变化的图形技术。

【适应证】

1. 证实患有心血管疾病或心功能不全者。

2. 疑似心血管疾病或心功能不全者。

3. 无心血管疾病及心功能不全者。

【禁忌证】 心电图检查无创、操作方便、价格低廉、可重复性高，因此无绝对禁忌证，是临床上最常用的检查之一。以下情况除外：

1. 大面积的皮肤Ⅲ度烧伤。

2. 某些严重的全身性皮肤疾病。

【目的】

1. 分析鉴别各种心律失常。

2. 确诊心肌梗死及急性冠状动脉供血不足。

3. 协助诊断慢性冠状动脉供血不足、心肌炎、心肌病；判断有无心房、心室肥大。

4. 协助判断心包疾病。

5. 协助判断某些电解质紊乱（血钾、血钙过高或过低）。

【制度与依据】

1. 本规范理论部分主要依据：常规心电图检查操作指南编写专家组 2017 年发布的《常规心电图检查操作指南》。该临床实践指南对心电图检查的适应证、禁忌证、环境要求、技术方法等操作都做了详细的描述。

2. 本规范操作部分主要依据：常规心电图检查操作指南编写专家组 2017 年 2 月发布的《常规心电图检查操作指南》，该标准由来自全国 20 余家医院的医疗、心电图室、老年学会等不同领域的权威专家，参照国内外相关指南、共识及重要文献，经过多次讨论和修改后形成的较全面的心电图临床检查操作标准。旨在规范心电图临床操作，提高心电图检查质量及结果的准确性，辅助临床诊断，为某些心脏疾病提供重要的证据。

【准备】

1. 用物准备：心电图机、心电图纸、酒精（有过敏者用生理盐水）、小药杯、纱布两块、医疗垃圾桶、医嘱单、洗手液，检查用物的有效期，物品处于备用状态。

2. 环境准备：病室安静整洁，光线适宜、无电磁波干扰，关闭门窗（或窗帘），屏风遮挡，保护患者隐私。

3. 护士准备：衣帽整洁，洗手戴口罩。

4. 患者准备：患者处于安静状态，配合操作。

【操作流程】

流　　程	说　　明	图　　解
1. 物品准备	医嘱单、心电图机及心电图纸 酒精或生理盐水、纱布、药杯、黄色垃圾桶、洗手液	
2. 评估： 　　**皮肤、病情**	评估患者病情、皮肤情况、有无酒精过敏史，情绪是否平静	
3. 洗手戴口罩	七步洗手法正确洗手	
4. 核对患者信息	核对床号、姓名（核对床头卡或者腕带）	
5. 解释并取得患者配合	解释征求患者同意	
6. 开机	洗手，检查心电图机性能 开启电源开关，录入患者信息	
7. 准备酒精纱布	检查酒精的有效期，打开并标明开瓶日期。将酒精倒入小药杯，纱布蘸取酒精	

（续表）

流　　程	说　　明	图　　解
8. 擦拭皮肤	解开衣扣,暴露操作部位皮肤,用酒精纱布擦拭皮肤	 纱布蘸取酒精擦拭皮肤
9. 正确连接导联电极	肢体导联:红色—右腕,黄色—左腕,绿色—左内踝,黑色—右内踝 胸导联:V1—胸骨右缘第四肋间 　　　　V2—胸骨左缘第四肋间 　　　　V3—V2 与 V4 连接中点 　　　　V4—左锁骨中线第五肋间 　　　　V5—左腋前线平 V4 水平 　　　　V6—左腋中线平 V4 水平	 连接导联
10. 再次核对导联位置	检查各导联连接是否有误,是否紧密、无松动	 连接肢体导联
11. 嘱患者安静平卧	定准电压,走纸速度和振幅,打开抗干扰键	 按开始键
12. 正确描记各导联心电图	按开始键,观察心电图机屏幕上的心电图(基线是否平稳、心率是否正常)→(基线、心率、波形正常、无干扰)	 波形平稳后按停止键
13. 停止,关机	观察病情,待图完毕后按停止(遵医嘱需要加做右室或后壁心电图的则继续做图)停止心电图,关闭心电图机	 关机
14. 整理床单位	取下导联,为患者擦拭皮肤,协助患者穿好衣服。取舒适体位,妥善放置呼叫铃	 摘除导联,整理用物

（续表）

流　程	说　明	图　解
15. 交代注意事项	心电图已为您做好，医生会及时为您进行诊治。请您好好休息，如您出现心慌、胸痛等不适请按呼叫器，以便我们为您做心电图，我们也会经常巡视病房	
16. 整理用物	处理各种垃圾，将心电图机擦拭消毒	
17. 医嘱处理及记录	标识心电图患者姓名、年龄及做图时间。医嘱打铅笔钩，签名、签时间	

【注意事项】

1. 心电图检查应在宽敞明亮的环境，远离大型电器设备。

2. 心电图机避免过冷或者过热，特别要避免寒冷所致的肌电干扰。

3. 心电图机使用完毕后及时整理和消毒，心电图定时充电，定时检测。

4. 操作前检查心电图机各条线缆的连接是否正确，包括导线、电源线等，导线应保持顺畅无缠绕。

5. 操作者事先告知检查者稍事休息，保持平静，避免紧张，对于重症患者应避免一切刺激性的操作，比如吸痰等。

6. 放置电极部位的皮肤如有污垢，应先进行皮肤清洁。

7. 分析心电图时，一定要结合患者的症状、体征、用药史、实验室检查及临床诊断，以便做出正确的心电图诊断。

8. 当心电图与患者病情特征不相符合时，应选择其他方法来帮助诊断。

【前沿进展】

1. 正确描记导联

（1）单通道电图机，描记顺序为Ⅰ、Ⅱ、Ⅲ、aVR、aVL、aVF、V1、V2、V3、V4、V5、V6。描记18导时除上面外后面加上 V3R、V4R、V5R。

（2）12导同步打印心电图，自上而下的导联顺序是Ⅰ、Ⅱ、Ⅲ、aVR、aVL、aVF、V1、V2、V3、V4、V5、V6。

（3）疑有急性心肌梗死、首次做心电图检查者，应予18导心电图，胸导各部位应做好标记，以备复查定位。

2. 心电图结果分析

（1）由于心电图的波形改变受生理性、病理性或解剖学变异等诸多因素的影响，不能单凭心电图做出超出其许可范围的诊断结论。

（2）如发现胸壁导联有无法解释的异常 T 波或者 U 波时，应检查电极是否松动脱落。

（3）如发现Ⅲ和（或）aVF 导联的 Q 波较深，应重复描记这些导联的心电图。若此时的 Q 波明显变浅或者消失，则可考虑膈肌抬高所致，反之不能排除外下壁心肌梗死。

3. 心电图危急值：心电图危急值是指危及生命的心电图表现，可导致严重的血流动力学异常甚至威胁患者生命，如果能及时识别诊断，迅速给予患者有效的干预措施或治疗，就可能挽救患者生命。

4. 心电图危急值

（1）疑似急性冠脉综合征：首次发现疑似急性心肌梗死或再发的急性心肌梗死、首次发现疑似急性心肌缺血的心电图改变。

（2）严重快速心律失常：室扑、室颤、室性心动过速、尖端扭转型室性心动过速、多型性室性心动过速、双向性室性心动过速、各种室上性心动过速、心房颤动伴心室预激。

（3）严重缓慢型心律失常：严重心动过缓、高度及三度房室阻滞。

（4）与电解质相关的急症：严重低钾（QT 显著延迟、出现快速心律失常）高钾、疑似急性肺栓塞心电图表现等。

5. 中国心电图危急值报告流程建议

（1）充分重视，不能怠慢。心电图医生及护理人员都要十分熟悉心电图危及值，并熟知危急值可能带来的病情变化。

（2）及时报告，充分落实。遵循"谁诊断、谁记录、谁报告"的原则。

（3）核准医疗一线已采取措施。危急值上报后还应主动了解和落实医疗一线医师对患者是否已经采取有效措施。

参考文献

［1］ 常规心电图检查操作指南编写专家组.常规心电图检查操作指南［J］.实用心电学杂志，2019，28（1）：1-6.
［2］ Bhatia R S, Bouck Z, Ivers N M, et al. Electrocardiograms in low-risk patients under going an annual health examination［J］. JAMA Intern Med, 2017, 177（9）：1326-1333.
［3］ 中国心电学会危急值专家工作组.心电图危急值 2017 中国专家共识［J］.临床心电学杂志，2017，28（6）：401-403.
［4］ 陈漠水，张忆雪.常见心电图危急值的识别与诊断［J］.海南医学，2014，25（6）：781-784.
［5］ 毕春晓，张琳，李世峰，等.心电图系列讲座（二十五）-心电图危急值识别［J］.中国全科医学，2014，17（25）：3034-3038.
［6］ 张芳芳，聂连涛，申继红，等.心电图学系列讲座（二十六）-心电学相关检查［J］.中国全科医学，2014，17（26）：3157-3162.
［7］ US Preventive Services Task Force. Screening for cardiovascular disease risk with electrocardiography［J］. JAMA, 2018, 319（22）：2308-2314.

六、双注射泵更换去甲肾上腺素技术规范

【名词定义】　双注射泵更换去甲肾上腺素技术是指在更换泵入药的整个过程中及更换后保持血流动力学稳定的一种技术。临床更换去甲肾上腺素泵入药操作时,常会引起患者血压波动,可能会导致持续的,甚至是致命性的心律失常;增加手术伤口出血及脑血管意外的危险;还可能引起一过性的灌注不在,增加脑缺氧及脑梗的发生,对患者的生命造成了威胁。

【适应证】　双注射泵更换去甲肾上腺素技术可应用于循环稳定性极差且对血管活性药物依赖性较强的患者。

【目的】　双注射泵更换去甲肾上腺素的方法极大地避免了因为操作导致的医源性血流动力学不稳定的情况,保证了患者的临床安全。

【准备】

1. 用物准备:医嘱单、微量注射泵两个、泵入药物、治疗车(无菌治疗盘、安尔碘消毒液、棉签、洗手液、锐器盒、生活垃圾桶、医用垃圾桶)。

2. 环境准备:病室安静整洁,光线充足,适宜操作,关闭门窗(或窗帘),请无关人员回避,保护患者隐私。

3. 护士准备:衣帽整洁,洗手戴口罩。

4. 患者准备:患者处于安静状态,配合操作。

【操作流程】

流　　程	说　　明	图　　解
1. 素质准备	服装整洁	
2. 洗手戴口罩	七步洗手法正确洗手	

（续表）

流　　程	说　　明	图　　解
3. 药品准备	遵医嘱双人核对后抽吸相同浓度的注射泵,写清配置时间,贴好标识	
4. 物品准备	推治疗车: 医嘱单、治疗盘、泵入药物、安尔碘消毒液、棉签、洗手液、锐器盒、医用垃圾桶、生活垃圾桶	
5. 解释核对	采用两种身份识别的方法进行患者身份确认(腕带、反问式)	
6. 体位准备	舒适体位	
7. 更换方法	1. 在即将开启的注射泵上安装好抽吸好泵入药物的泵针,调节至应泵入剂量	

（续表）

流　　程	说　　明	图　　解
7. 更换方法	2. 开启注射泵,运行8分钟	
	3. 检查生命体征平稳,血压无波动	
	4. 关闭泵入去甲肾上腺素药物的三通	
	5. 取下新泵针针头并消毒待干	
	6. 断开原本运行的泵针与泵管,消毒泵管接口并待干	
	7. 泵管连接新泵针	

（续表）

流 程	说 明	图 解
7. 更换方法	8. 泵管连接后立即打开三通	
8. 处理用物	丢弃针头和已换下的注射泵针，注意垃圾分类	
9. 严密观察	1. 去甲肾上腺素更换完毕后，严密监测动脉血压有无波动 2. 清醒患者予健康宣教	
10. 手卫生	七步洗手法洗手	

（续表）

流　程	说　明	图　解
11. 特护记录	记录特护记录	

【注意事项】

1. 严格执行无菌操作，预防导管相关性感染。

2. 即将开启的注射泵按原药物剂量先持续泵入 8 分钟后再按双泵更换药物。

3. 更换过程中迅速并严密观察血压的变化。

4. 更换完毕后严密观察，待血压平稳后方可离开。

5. 根据药物泵入剂量医护双方沟通后可调整药物浓度，并在第一次更改浓度的泵针上明显标识"浓度改变"，防止引起差错。

6. 常规泵管 24 小时更换一次，若有血渍及时更换。

7. 根据患者目标血压及时调整去甲肾上腺素的药量，调整时需小剂量增加或减量，防止引起血压波动。

8. 停止泵入去甲肾上腺素药物时，要逐渐减量，不宜骤停。

【前沿进展】

1. 可使用具有自动换泵功能的注射泵系统来预防因泵速改变导致的血流动力学改变。

2. 对新注射器进行正确排气并在更换注射器时确保三通关闭，预防气泡进入泵管导致运行注射泵后出现一段时间的药物中断。

3. 调整较高浓度的血管活性药物剂量（>0.5 mg/ml）时，以泵速 0.1 ml/h 为单位微量增减；使用有蓄电功能的注射泵，避免停电或电源插头脱落时导致的注射泵关机。

4. 患者使用较大剂量的血管活性药物时应适当增加药物浓度，以减少换泵次数，避免因频繁换泵导致的血压波动；在患者出现不明原因的血压大幅波动或病情稳定使用较小剂量血管活性药物时应适当降低药物浓度，降低患者对血管活性药物及换泵的敏感程度。

5. 常规检查输注通路是否通畅完好，有无打折、堵塞、渗漏、连接松动、三通开关方向不正确以及注射泵运行状态是否正常；尽可能减少各种原因导致的瞬时推注，导致短时间内高于常规剂量的血管活性药物进入人体，造成患者的血流动力学剧烈波动。

参考文献
---

［1］　刘金榜，周润爽，孙建华.去甲肾上腺素两种换泵方式对感染性休克患者血压的影响[J].护理学杂志,2016,31(11)：54-56.
［2］　朱敏.ICU应用去甲肾上腺素危重患者采用双泵更换方法的护理效果[J].系统医学,2017(10).
［3］　王金阁，郭海凌.介绍一种新的双注射泵更换血管活性药的方法[J].中华现代护理杂志,2009,15(6)：583-583.
［4］　陈红菊.双泵更换法对心内直视术后患者血流动力学的影响[J].中国医学工程,2015(11)：157-158.

［5］ 王蕾,关欣.血管活性药物续泵方法的现状与思考[J].中国实用护理杂志,2018,34(15)：1125－1129.

［6］ 孟彦苓,余昆容.血管活性药物泵针更换方法的研究进展[J].中华现代护理杂志,2012,18(10)：1236－1238.

［7］ 王倩,李亚男,郝楠.双泵续泵并行法在体外循环术后持续输注血管活性药物中的应用效果[J].护士进修杂志,2017,32(8)：747－749.

［8］ 方锦玲,黄苏平,曾妙弟,等.ICU危重患者使用血管活性药物更换药液方法的比较[J].广东医学,2014(11)：1801－1802.

［9］ Cour M，Bénet，Thomas，Hernu R，et al. Predictors of haemodynamic instability during the changeover of norepinephrine infusion pumps[J]. Annals of Intensive Care，2016，6(1)：38.

［10］ Barbieri I D，Frigo A C，Zampieron A. Quick change versus double pump while changing the infusion of inotropes：an experimental study[J]. Nursing in Critical Care，2009，14(4)：200－206.

［11］ Hefley G，Anand K S，Belote C . Methods of Changing Vasoactive Infusion Lines：Quick Switch or Double Pump? ［J］. Journal of Pediatric Nursing，2005，20(3)：229－229.

［12］ Argaud L，Cour M，Martin O，et al. Changeovers of vasoactive drug infusion pumps：impact of a quality improvement program[J]. Critical Care，2007，11(6).

七、输液泵使用技术规范

【名词定义】 输液泵是一种能够准确控制输液滴速,保证药物能够速度均匀、药量准确并且安全进入患者体内发挥作用的一种仪器,同时是一种智能化的输液装置,使输液准确可靠。

【适应证】 常用于需要严格控制输液量和药量的情况,如应用血管活性、静脉输液或静脉麻醉等。

【目的】

重症患者需要严格控制入量、保证血管活性药匀速泵入以避免患者血压波动、血液净化治疗中严格每小时入量等,有助于降低临床护理工作量,保证输注的准确性、安全性及护理质量。

【相关制度与依据】

1. 本规范理论部分主要依据:输液泵系统主要由微机系统、泵装置、监测装置、报警装置和输入及显示装置组成。其中,泵装置是输送液体的动力源。医用输液泵一般采用指状蠕动泵作为动力源,利用滚轮转动,使输液泵管路一定部位受到挤压,进而产生蠕动,从而推动液体向前流动。此外,微机系统对整个系统进行智能控制和管理,因此,此两者正常运转有助于保证液体精确、微量、均匀且持续地泵入患者体内。

2. 本规范操作部分主要依据

(1) 医务工作者的手传播病菌所致感染占医院感染发生率的30%。医护人员每天坚持高质量的洗手消毒可使医院感染发生率降低25%~50%。手卫生是预防、控制和降低医院感染最简单和最有效的方案。世界卫生组织提出手卫生的五个时刻,分别是:① 接触患者前,主要包括直接接触患者前、接触不同患者之间、接触易感患者前;② 进行无菌操作前,主要包括处理清洁、无菌物品前;③ 体液暴露后,主要包括接触患者周围环境后、接触患者黏膜、破损皮肤或伤口前后,以及接触患者的血液、体液、分泌物、排泄物及伤口敷料后;④ 接触患者后,主要包括直接接触患者后、接触不同患者之间、从同一患者身体的污染部位到清洁部位时;⑤ 接触患者周围环境后,主要包括当离开患者周围前仅接触到任何物品或家具,但并未接触患者。

(2) 查对制度是保证安全用药、防止发生医疗差错的重要措施,其主要包括三查:治疗前、治疗中、治疗后查;八对:床号、姓名(性别、年龄)、药名、规格(浓度)、剂量(数量)、用法、时间、有效期(批号);一注意:注意用药后的反应。

【准备】

1. 用物准备:医嘱单、输液泵、治疗车(无菌治疗盘、安尔碘消毒液、棉签、利器盒、快速手消剂)。

2. 环境准备:病室安静整洁,光线充足,适宜操作,关闭门窗(或窗帘),请无关人员回避,保护患者隐私。

3. 护士准备:衣帽整洁,洗手戴口罩。

4. 患者准备:患者处于安静状态,配合操作。

【操作流程】

流　　　程	说　　　明	图　　　解
1. 素质准备	服装整洁	
2. 洗手戴口罩	七步洗手法正确洗手	
3. 药品准备	遵医嘱双人核对液体与药物,配置完毕写清配置时间并双签名	
4. 物品准备	推治疗车:医嘱单、治疗盘、安尔碘消毒液、棉签利器盒、快速手消剂	
5. 解释核对	采用两种身份识别的方法进行患者身份确认(腕带、反问式)	

(续表)

流 程	说 明	图 解
6. 体位准备	舒适体位	
7. 使用方法	1. 先打开电源	
	2. 打开输液泵门,将输液泵管按方向嵌入泵内关闭泵门	
	3. 设置输液泵入速度	
	4. 设置输液总量	
	5. 上次累计量清零	

（续表）

流　　程	说　　明	图　　解
7. 使用方法	6. 回车键至输液泵速界面	
	7. 静脉导管消毒待干后连接开始运行	
8. 严密观察	连接血管活性药的带泵液体更换后床旁严密监测动脉血压有无波动	
9. 观察宣教	清醒患者予健康宣教	
10. 洗手	七步洗手法洗手	
11. 特护记录	在特护单内相应时间点记录	

【注意事项】

1. 严格无菌操作,预防感染。

2. 每次更换液体应重新设置输液总量,避免液体走空。

3. 解除报警方法

(1) 气泡报警,先关闭静脉通道,打开输液泵门,排尽气泡,放妥导管,关闭泵门,开放静脉通道,启动输液泵门。

(2) 完成报警:再设置用量,应用血管活性药时不按输液泵暂停键。

(3) 阻塞报警:常因回血、管道扭曲、过滤器堵塞、调节器未打开,去除阻塞原因。

(4) 泵门未关:关闭泵门。

(5) 电池耗尽:换新电池或持续连接固定电源。

4. 连接血管活性药时更换完毕后严密观察,待血压平稳后方可离开。

5. 泵管:24 小时常规更换一次,若有血渍或疑有污染立即更换。

6. 建议使用与输液泵相匹配的输液泵管,以保证流速稳定。流速精度出现误差时,会直接导致临床上过量给药引起中毒或过慢给药耽误治疗和抢救时机等医疗风险。

7. 夹管时间:长时间输液时,尤其是压力比较大的情况下,管身容易挤压变形,弹性和稳定性均会下降,影响到精度及安全问题,建议每 6~8 小时更换夹管位置。

8. 输液器的茂菲滴管与输液泵门上方入口处的距离需大于 10 cm,避免过长或过短。

【前沿进展】

2019 年 10 月 18 日,国家卫生健康委员会发布《医疗机构消防安全管理》等 8 项卫生行业标准,其中涉及医用输液泵和医用注射泵的安全管理。该标准规定了医疗机构配置使用的医用输液泵和注射泵在临床使用前及使用期间的使用安全性及性能测试等管理要求。其中,强调了管理制度:应建立健全医用输液泵和注射泵安全管理制度,并公布执行;医用输液泵和注射泵安全管理制度应包括巡视检查制度、维修保养制度、故障报告制度、应急预案(紧急调配)制度以及培训考核制度。首先,巡视检查制度应明确规定巡视检查人员职责、检查周期、检查的内容要求、记录要求以及对违规行为的处置措施。其次,应安排维护保养负责人,制订保养周期与要求,以及隐患和故障处理程序与要求,并妥善管理维护保养档案。再者,对于故障报告制度,应包括故障报告程序、处置程序、故障报告、故障原因和处理记录。此外,重视应急预案制度,明确应急预案的责任人职责、紧急情况的处置程序,并注意应急用输注设备的日常维护。最后,应具备培训考核制度,制订培训内容、方案、时间、目标、计划以及考核方案,并对新上岗员工进行岗前培训与考核。

参考文献

[1] Organization W H, Safety W P. WHO guidelines on hand hygiene in health care[J]. Geneva World Health Organization, 2009.

[2] 国家卫生健康委员会. 医疗机构消防安全管理[EB/OL]. http://www.nhc.gov.cn/fzs/s7852d/201911/9841e17b4c334d55b6-ef3e0fb5fc36fd.shtml. 2019-10-18/2019-12-28.

[3] 陕西省护理学会. 医用注射泵/输液泵临床使用规范[EB/OL]. http://www.ttbz.org.cn/Pdfs/Index/?ftype=st&pms=25285. 2018-11-30/2019-12-28.

第三章

神经系统监测与支持技术规范

一、疼痛、躁动、谵妄、镇静评估技术规范

【名词定义】 疼痛：是因躯体损伤或炎症刺激，或因情感痛苦而产生的一种不适的躯体感觉及精神体验。

躁动：是一种伴有不停动作的易激惹状态，或是一种伴随着挣扎动作的极度焦虑状态。

谵妄：是多种原因引起的一过性的意识混乱状态伴有认知功能障碍。

【目的】

1. 对患者定时进行疼痛评估，有助于进行恰当的镇痛治疗，并可以减少镇痛药物的使用剂量。降低患者疼痛发生率及疼痛程度。进行常规疼痛评估有助于缩短 ICU 住院时间、机械通气时间、降低呼吸机相关肺炎的发生。

2. 连续评估镇静深度，指导镇静治疗，避免过度使用镇静药物，减少镇静药物相关并发症。

3. SAS 与 RASS 评分有助于对谵妄的筛查与评估，且相关性良好。

4. 对具有谵妄相关危险因素的 ICU 患者进行常规谵妄监测，达到早期预警、早期防治的效果。

【制度与依据】 本规范主要依据：2018 版中国成人 ICU 镇痛和镇静治疗指南。该临床实践指南的更新基于 310 篇国内及国外临床研究及评论，对早期干预镇痛和镇静、谵妄治疗的必要性、影响因素、评估工具、评估方法和临床药物的选择及实施评估的流程做出了详细的阐述，对于指导临床镇痛和镇静、谵妄的评估，提高患者舒适度、减少疾病并发症、促进患者预后有重大意义。

疼　　痛

【疼痛评估原则】 护理人员应当尊重患者有得到合适的疼痛评价和止痛的权利，应遵循患者的主诉是诊断患者有无疼痛及疼痛程度的主要依据，全面、动态的评估患者疼痛的发作、治疗效果及转归，并进行实时记录。

1. 应选择合适的评估工具进行简易评估。

2. 根据患者疼痛程度、镇痛措施实施情况，进行综合评估。

3. 评估应贯穿治疗的全过程。

【疼痛评估工具的选择】 评估工具分为疼痛程度自评工具和疼痛程度他评工具。自评工具推荐使用数字评分（NRS）、口述分级（VRS）、改良面部表情疼痛评估（FPS-R）、视觉模拟评分法（VAS）；他评工具推荐使用成人疼痛行为评估量表或小儿疼痛行为评估量表。

1. 疼痛程度评估首选自评工具

（1）NRS（数字疼痛分级法）：适用于理解数字并能表达疼痛的患者。将疼痛程度从 0～10 共 11 个数字表示，0 表示无痛，10 表示最剧烈的疼痛；0～10 之间，数字越大，疼痛程度越重。由患者根据其疼痛程度选择相应的数字。NRS 简单实用，易于记录，在临床和科研中使用较为广泛（见下图）。

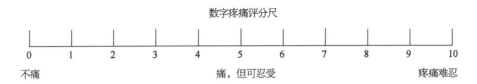

（2）VRS（口述分级评分法）：适用于理解文字并能表达疼痛的患者，根据患者对疼痛的表达，将疼痛程度分为无痛、轻度疼痛、中度疼痛、重度疼痛。轻度疼痛：有疼痛但可忍受，生活正常，不影响睡眠；中度疼痛：疼痛明显，不能忍受，要求服用镇痛药物，影响睡眠；重度疼痛：疼痛剧烈，不能忍受，需用镇痛药物，严重影响睡眠（见下图）。

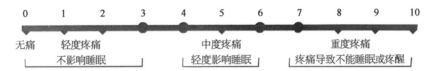

（3）FPS‐R（面部表情图画评分法）：适用于不能理解数字和文字的患者，儿童和老年患者的疼痛评估中使用较为广泛，也适用于能交流的 ICU 患者的疼痛评估。评估时由患者选择一张最能表达其疼痛的面部表情，以代表其疼痛程度（见下图）。

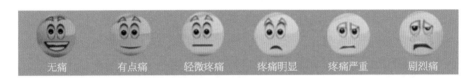

（4）VAS（视觉模拟评分法）：适用于理解文字并能表达疼痛的患者。是使用一条长约 10 cm 的游动标尺，一面标有 10 个刻度，两端分别"0"分端和"10"分端，"0"分表示无痛，"10"分代表难以忍受的最剧烈的疼痛，临床使用时将有刻度的一面背向患者，让患者在直尺上标出能代表自己疼痛程度的相应位置，护士根据患者标出的位置看后面的数字为其评出分数（见下图）。

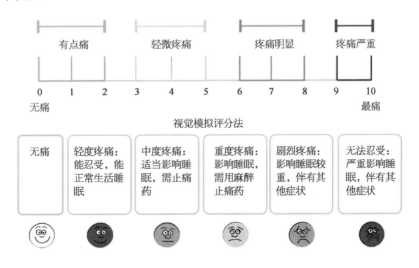

2. 对不能使用自评工具评估疼痛程度的患者,选择疼痛程度他评工具

(1) 行为疼痛量表(BPS):适用于不能表达,但具有躯体运动功能,行为可以观察的患者。BPS可从面部表情、上肢活动及机械通气顺应性3个疼痛相关行为指标方面进行评估。BPS包括3个条目,每个条目根据患者的反应情况分别赋予1~4分,将3个条目的得分相加,总分为3~12分,总分越高,说明患者的疼痛程度越高(见下表)。

行为疼痛量表(BPS)

项 目	1分	2分	3分	4分
面部表情	放松	部分紧张	完全紧张	扭曲
上肢运动	无活动	部分弯曲	手指、上肢完全弯曲	完全回缩
通气依从性(插管)	完全能耐受	呛咳、大部分时间能耐受	对抗呼吸机	不能控制通气
发声(非插管)	无疼痛相关发声	呻吟≤3次/分且每次持续时间≤3秒	呻吟≥3次/分且每次持续时间≥3秒	咆哮或用"哦""哎呦"语言抱怨或屏住呼吸

(2) 重症监护患者疼痛观察工具(critical-care pain observation tool,CPOT):适用于无法交流的ICU患者。该评分表包括面部表情、身体活动、呼吸机顺应性(气管插管患者)、发声(拔除气管插管患者)和肌肉紧张度4个条目。每个条目分别为0~2分,根据患者实际情况评分,最终将4个条目得分相加,总分越高则患者疼痛程度越高(见下表)。

CPOT疼痛评估表

项 目	描 述	分 值
面部表情	无明显面部肌肉紧张 皱眉、眉头降低、眼眶紧绷、提上睑肌收缩 以上所有面部动作加上眼睑紧闭	0 1 2
肢体运动	无运动(并不意味没有疼痛) 缓慢、谨慎移动,触碰痛处,通过运动寻求关注 拔管、试图坐起、挥臂、不听从指令、反抗、试图爬行	0 1 2
肌肉紧张度(上肢的被动屈伸和伸展)	被动运动无抵抗 被动运动有抵抗 被动运动强烈抵抗,无法完成	0 1 2
插管患者的依从性	通气正常,无警报 警报自发终止 异步:通气中断,频繁报警	0 1 2
拔管患者的发生情况	交谈正常,语调正常,或不出声 叹息、呻吟 尖叫、哭泣	0 1 2

【疼痛评估时机】 疼痛评估分定时评估、实时评估

1. 定时评估：入院时或转入时；轻度疼痛（1～3 分）每日评估 1 次；中、重度疼痛（≥4 分）：每 4 小时评估 1 次至＜4 分。

2. 实时评估：当患者报告疼痛，或出现新的疼痛时进行评估；镇痛治疗方案更改后；给予疼痛干预治疗后，追踪评估。如：非消化道途径给予镇痛药物后 30 分钟（皮下 30 分钟）；消化道给予镇痛药物后 1 小时；贴剂：4 小时（或遵说明书）。如果疼痛评估结果理想，恢复常规评估。遵循"评估-干预-再评估"循环，直至达到疼痛评分＜4 分；当患者正常入睡时，不需要进行疼痛评估，记录"入睡"。

【疼痛评估的内容】

1. 疼痛程度分级：0 分为无痛，1～3 分为轻度疼痛，4～6 分为中度疼痛，7～10 分为重度疼痛。

2. 疼痛部位：评估疼痛发生的主要部位和发生放射性疼痛的部位。

（1）让患者确定自己疼痛的部位。

（2）可能的情况下，让患者指出自己疼痛的位置。

（3）让患者在人体图中画出疼痛的位置。

（4）用图片形式方便患者指出疼痛的位置。

（5）询问患者疼痛是否辐射到周围，若有则让患者指出自身疼痛辐射的位置。

记录：根据患者指出疼痛部位，采用文字描述（医学术语）的方式或在人形图上做标记的方式记录。如果患者身体多处发生疼痛，可以分别用不同的字母，如 A、B、C 在人形图的不同部位上标出。

3. 疼痛性质：评估有助于判断疼痛的病因及确定治疗方案。

（1）请患者描述疼痛性质。

（2）如果患者不能够描述疼痛性质，护士可以列举一些词语以给患者启发，如：① 刀割样痛；② 绞痛；③ 烧灼样痛；④ 刺痛；⑤ 压痛；⑥ 胀痛；⑦ 钝痛；⑧ 其他：如搏动性痛、枪击样痛、刺痛、锐痛、抽筋样痛、咬痛、热辣辣的痛、酸痛、一触即痛、爆裂样痛、跳痛、坠痛、钻顶样痛、撕裂样痛、牵拉样痛、压榨样痛、放电样痛、电击样痛、麻木样痛、束带样痛、轻触痛等。

4. 疼痛持续时间

（1）评估疼痛开始发生和持续的时间。判断是间断性疼痛、间歇性疼痛或持续性疼痛。

（2）持续性疼痛指连续发作时间超过 30 秒，阵发性疼痛指连续发作时间不到 30 秒，间歇性疼痛指疼痛与不疼痛交替出现。

（3）评估间断性疼痛发生的频度。

5. 其他

（1）疼痛的加重及缓解因素。

（2）疼痛对睡眠、休息、活动等功能状态的影响。

（3）疼痛引起的生理行为反应如心率快、出汗、烦躁不安等。

（4）患者对疼痛的认知反应如焦虑、恐惧、疼痛危害性、自我应对方法等。

（5）疼痛治疗相关并发症。

（6）患者对疼痛治疗的反应。

【疼痛评估注意事项】

1. 生理和行为不是反映疼痛的最敏感或特定指标。

2. 不能交流的患者,采用客观疼痛评估法。

3. 具备交流能力的患者,采用主观疼痛评估法。

4. 整个住院过程中,对同一位患者应使用同一种主观或客观疼痛评估工具。

【记录】

1. 不同评估工具间记录方法的转换:采用 VAS 及 NRS 时,直接记录对应的数字;采用描述性评估标尺时,分别用"0、2、4、6、8、10"六个数字对应六个描述疼痛强度的词语;采用脸谱标尺时,分别用"0、2、4、6、8、10"六个数字对应 6 张脸谱。

2. 将评估的分值记录于体温单相应时间点的疼痛栏内,同时详细记录于"疼痛评估单"。

【疼痛管理目标】

1. 患者疼痛评分≤3 分。

2. 24 小时内爆发性疼痛频率≤3 次。

3. 24 小时内需要药物解救频率≤3 次。

躁　动

【镇静评估工具】 危重症患者处于最舒适和安全的镇静状态是 ICU 镇静治疗的重要目标之一,需要定时评估患者的镇静程度以便于调整镇静药物及其剂量以达到预期目标。目前临床常用的镇静评估工具:Richmond 躁动-镇静评分(richmond agitation-sedation scale,RASS)、Ramsay 评分(the Ramsay Sedation Scale,RSS)、Riker 镇静-躁动评分(sedation-agitation scale,SAS)。

1. RASS:此表适用于 ICU 镇静镇痛患者,机械通气及危重患者。该量表共分为 10 个镇静等级,从+4 分～−5 分,代表患者从"有攻击性"到"昏迷"的程度,每个分值对应一种意识状态,其中−3～0 级为轻度镇静水平,是临床上所期望的镇静水平;−4～−5 级为过度镇静;1～4 级为镇静不足。RASS 评分登记划分较详细,医护人员只需要通过简单的观察、交流和刺激就能准确地评估出患者的镇静状态,结果客观(见下表)。

RASS 镇静躁动评估表

分　值	分　级	描　述
+4	有攻击性	有暴力行为
+3	非常躁动	试图拔除呼吸管、胃管或静脉点滴
+2	焦虑躁动	身体剧烈移动,无法配合呼吸机
+1	不安焦虑	身体紧张,但身体只有轻微的移动
0	清醒平静	清醒自然状态
−1	昏昏欲睡	没有完全清醒,但可以保持清醒超过十秒
−2	轻度镇静	无法维持清醒超过十秒

分　值	分　级	描　　述
－3	中度镇静	对声音有反应
－4	重度镇静	对身体刺激有反应
－5	昏迷	对声音及身体刺激都无反应

2. SAS：此表适用于躁动患者，机械通气及危重症患者，但不适用于有听力障碍、神经损伤，使用麻醉药物或肌松剂的患者。该评分表共分为 7 个等级，根据患者 7 项不同的行为对其意识和躁动程度进行评分，医护人员通过言语和对患者身体的刺激评估患者的镇静等级，并调节镇静药物的用量达到理想的镇静效果。SAS 评分难以准确描述患者的镇静深度，无刺激时患者表现为镇静或者非常镇静状态，但轻微的刺激患者即可表现出强烈的反应。无法连续对患者的镇静深度进行监测，医护人员主观因素影响大（见下表）。

镇静-躁动评分（SAS 评分）

分值	分　级	描　　述
7	危险躁动	拉拽气管内插管，试图拔除各种导管，翻越窗栏，攻击医护人员，在床上辗转挣扎
6	非常躁动	需要保护性束缚并反复语言提示劝阻，咬气管插管
5	躁动	焦虑或身体躁动，经语言提示劝阻可安静
4	安静合作	容易唤醒，服从指令
3	镇静	嗜睡，语言刺激或轻轻摇动可唤醒并能服从指令，但又迅速入睡
2	非常镇静	对躯体刺激有反应，不能交流及服从指令，由自主运动
1	不能唤醒	对恶性刺激无或仅有轻微反应，不能交流及服从指令

3. Ramsay 评分：此表适用于躁动患者，机械通气及危重症患者。对于听力损伤，神经损伤或使用麻醉药物的患者不适用。该评分表分为 6 个与神志有关的等级，分别反映 3 个层次的清醒状态和 3 个层次的睡眠状态。1～6 分对应患者从躁动到嗜睡的状态，其中 1 分为镇静不足，2～4 分为镇静满意，5～6 分为镇静过度。该评估方法受观察者主观因素的影响较大，不能及时准确地反应患者动态镇静程度，缺乏特征性指标以区分不同水平的镇静程度（见下表）。

Ramsay 镇静评分

分　值	表　　现
1	烦躁不安
2	清醒，安静合作。
3	嗜睡，对指令反应敏捷
4	浅睡眠状态，可迅速唤醒
5	入睡，对呼叫反应迟钝
6	深睡，对呼叫无反应

谵　妄

【谵妄评估工具】　目前临床常用的谵妄评估工具：ICU 患者意识模糊评估法（confusion assessment method for the ICU，CAM－ICU）、重症监护谵妄筛查清单（ICDSC），护理谵妄筛查量表（Nu－DESC）等，其中 CMA－ICU 具有较高的敏感度和特异度，是 ICU 医护人员使用最为广泛的谵妄评估工具。

1. CAM－ICU：该量表可应用于 ICU 内气管插管等原因而不能说话的患者，从意识状态、注意缺损、思维紊乱和意识清晰度 4 个方面对谵妄进行评估：① 意识状态的波动性：与基线状态相比，患者的意识状态是否发生急性改变或者在过去的 24 小时内是否有波动；② 注意缺损：字母法如出现≥10 次错误则评估为阳性，而图片法如得分＜8 分为阳性；③ 思维紊乱：常用的评估方法有提问法和指示法两种，用来观察患者是否存在思维紊乱；④ 意识清晰度：测试 RASS 水平。如同时出现 1 和 2，再出现 3 和（或）4 即可诊断为谵妄（见下表）。

CAM－ICU 谵妄评分表

临床特征	评 价 指 标
1. 精神状态突然改变或波动	任一问题回答"是"，该特征为阳性 与基础水平相比患者的精神状态是否有突然变化 患者的精神状态（如 RASS、GCS 评分或以往的谵妄评估）在过去的 24 小时内有无起伏波动
2. 注意力不集中	注意力筛查试验，错误≥3 个该特征为阳性 数字测验："0 个数字，你听到 1 时就握我的手""8.1.7.5.1.4.1.1.3.6，"患者在读"1"时未握手或读"1"以外的数字时握手
3. 意识水平变化	完全清醒以外的任何意识状态（即 RASS≠0），该特征为阳性 正常——对周围环境完全知道，并且有适当的互动 警惕——过度的警戒状态 嗜睡 昏睡 昏迷
4. 思维无序	错误回答≥2 个，该特征为阳性 A 组问题：　　　　　　　　　　　　B 组问题： (1) 石头会飘在水面吗？　　　　　(1) 树叶会飘在水面吗？ (2) 海里有鱼吗？　　　　　　　　(2) 海里有大象吗？ (3) 1 斤比 2 斤重吗？　　　　　　(3) 2 斤比 1 斤重吗？ (4) 你能用锤子砸钉子吗？　　　　(4) 你能用锤子砍木头吗？ (5) 指令：对患者说"举起这么多手指"（在患者面前举起 2 个手指），"现在用另一只手作同样的事"（不重复手指的数目） 如果患者不能移动手臂，要求患者"比这个多举一个手指"
诊断	1＋2＋3 或 4 时，可诊断患者存在谵妄

2. ICDSC：适用于评估不同类型的谵妄患者，其评估内容包括 8 项：① 意识变化；② 定向障碍；③ 幻觉妄想精神障碍；④ 注意力障碍；⑤ 精神运动障碍；⑥ 不恰当的言语和情绪；

⑦ 睡眠-觉醒周期紊乱;⑧ 症状波动。每个症状阳性记为 1 分,阴性记为 0 分,然后计算总分,总分≥4 分提示存在谵妄。此量表缺点是特异度相对较低,评估过程中主观性较强,对气管插管或机械通气患者具有一定的局限性。

3. Nu - DESC:该量表从 5 个方面对谵妄进行评估:① 定向力改变;② 错觉或幻觉;③ 沟通障碍;④ 行为异常;⑤ 精神-运动性改变。每个症状阳性记为 1 分,阴性记为 0 分,总分>1 分提示存在谵妄。

【CAM - ICU 评估流程】

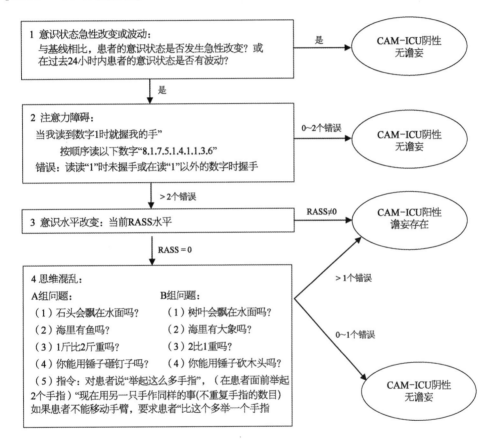

【镇痛镇静评估流程】 程序化镇静即在镇痛的基础上,建立针对每例患者的镇静治疗目标,进行规律的镇静治疗评估,并根据评估结果及时调整药物剂量、长期镇静者停药前逐渐减量及建立以指南为基础的镇静策略。程序化镇静镇痛治疗可以缓解患者痛苦,使其机体强烈应激状态得到减轻,从而达到加快患者身心康复速度的效果。护士主导的医护合作策略:在程序化镇静镇痛中,护理人员是参与者、管理者和设计者,以护士为主导的镇静方案管理中,护士参与镇静方案的制定,医护共同决策治疗、监护,护理人员按照安全目标和实施流程共同决策治疗及监护方法,包括采用药物或非药物镇静,用药方式、剂量、效果评估和调整方法,唤醒及停药计划,根据“3C”安全目标原则:包括患者安静(calm)、舒适(comfort)及合作(collaborative)实施流程图。

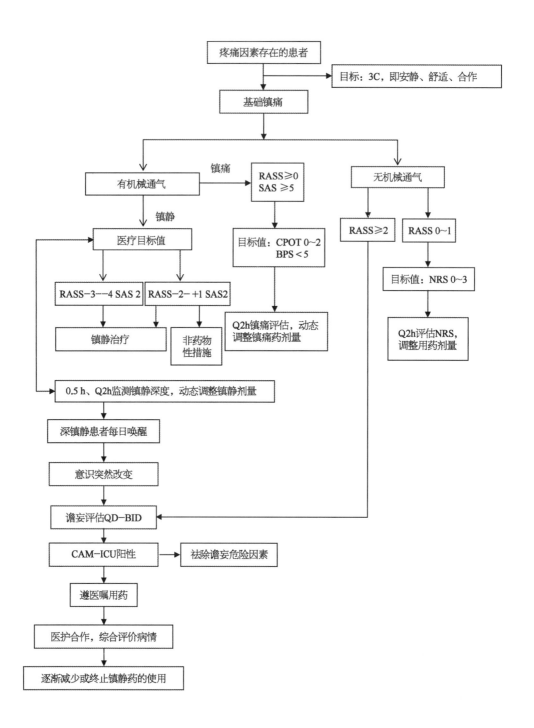

------------------------------ 参考文献 ------------------------------

[1] Amanda C, de C, Williams, Kenneth D. Craig[J]. Pain, 2016, 157：2420 - 2423.
[2] 汤铂,王小亭. 重症患者谵妄管理专家共识[J]. 中华内科杂志,2019,58.
[3] 谢伟萍,金三丽. 外科重症监护病房术后行机械通气患者的疼痛强度评估方法研究[J]. 护理研究,2011,11.
[4] Gélinas C, Fillion L, Puntillo K A, et al. Validation of the critical care pain observation tool in adult patients [J]. Am J Crit Care, 2006, 15 (4)：420 - 427.
[5] 朱明明,刘芳,王冉. 躁动镇静评分在重症患者中应用的研究进展[J]. 中华护理志,2018,53(2)：247 - 250.

［6］ Dawson R，von Fintel N，Nairn S. Sedation assessment using the Ramsay scale[J]. Emerg Nurse，2010，18(3)：18 - 20.

［7］ Ryder-Lewis M C，Nelson K M. Reliability of the Sedation — Agitation Scale between nurses and doctors[J]. Intensive Crit Care Nurs，2008,24(4)：211 - 217.

［8］ 郭孙升,乔田田. 重症患者镇静治疗护理相关评估工具的研究进展[J]. 护理学杂志,2016,31(13)：98 - 101.

［9］ 张雪艳,邵换璋,董鑫等. ICU谵妄评估工具的研究进展[J]. 中华危重病急救医学,2018,30(4)：381 - 384.

［10］ 陶然,陈利群. 标准化镇静给药方案的制定及在 ICU 患者镇静治疗中的应用[J]. 护理学杂志,2013.

［11］ 冯洁惠,徐建宁. 医护合作策略在 ICU 镇痛和镇静安全管理中的应用[J]. 中华护理杂志,2014,1.

二、亚低温治疗技术规范

【名词定义】 亚低温治疗是一种以物理方法将患者的体温降低到预期水平而达到治疗疾病目的的方法，又称冬眠疗法或人工冬眠，具体方法为降温毯＋肌松冬眠合剂＋呼吸机辅助呼吸，为目前国内外临床最常用的降温方法。一般将轻、中度低温（28～35℃）称为亚低温，研究表明，脑细胞损伤后早期实施亚低温治疗可以通过多种机制减轻神经元的损伤、降低脑组织氧耗量，减少脑组织乳酸堆积；保护血脑屏障，减轻脑水肿，改善预后。

【适应证】

1. 颅脑创伤。

2. 脑缺血、脑出血。

3. 蛛网膜下隙出血。

4. 心肺复苏后。

5. 中枢性高热、惊厥。

【禁忌证】

1. 高龄。

2. 严重心律失常。

3. 休克。

4. 颅内大出血。

5. 凝血功能异常等。

6. 入院时中心体温低于30℃。

7. 对血管活性药物或支持治疗无效的休克。

8. 明确脑死亡患者。

【目的】

1. 降低脑代谢。

2. 抑制细胞死亡。

3. 影响离子泵和抑制兴奋性神经毒性。

4. 抑制免疫反应和炎症反应。

5. 减轻氧化应激损伤。

6. 保护血脑屏障和减轻脑水肿。

7. 改善细胞内外酸中毒和细胞代谢。

【制度与依据】 本规范理论部分主要依据：中国医师协会急诊医师分会，中国医药教育协会急诊医学专业委员会，成人急危重症脑损伤患者目标温度管理临床实践专家共识组2019年发布的《成人急危重症脑损伤患者目标温度管理临床实践专家共识》。该共识的制定是结合近年来的国内外进展而进行。其中共识意见的证据和推荐级别依照GRADE标准。证据级别分为高、中、低和极低4级。

【准备】

1. 用物准备：医嘱单、亚低温治疗仪、治疗盘、电源及插线板、洗手液，检查用物的有效期，物品处于备用状态。

2. 环境准备：病室安静整洁，光线充足，适宜操作，关闭门窗（或窗帘），请无关人员回避，保护患者隐私。

3. 护士准备：衣帽整洁，洗手戴口罩。

4. 患者准备：患者处于安静状态，不影响操作。

【操作流程】

1. 加水：检查水位计水位。水位应达理想水位线。水位线应位于亚低温治疗仪标识的红线处不能低于绿线处，可用上水管将侧板的任意一个接头，通过上水管与水源接好，其余管接头用密封堵盖堵死，缓慢加水（建议使用软化水）。

2. 机器的安放：将机器安放在床边或其他方便的地方，四个侧面应与墙壁或其他物体至少保持 10 cm 以上，保证通风良好。

3. 电源的连接：机器的电源线应插在有保护接地的三孔插座中，接地线不可接到自来水、电话等的地线否则有触电的危险。

4. 放置毯面：将毯面平铺于患者身下（肩部到臀部），用连接管将主机管接头与毯面相应部位连接好。

5. 置传感器：将温度传感器插头端插入主机侧板的传感器插口，并将传感器的另一端置于患者腋下。

6. 校对：打开主机待循环稳定后，将体温计测得的体温与传感器测得的体温通过体温微调按钮校对。

【操作流程】

流　　　程	说　　　明	图　　　解
1. 素质准备	服装整洁	
2. 评估解释	1. 了解患者病情，合作程度 2. 解释操作目的及方法，取得合作 3. 评估接触毯面部位的皮肤情况	

(续表)

流　　程	说　　明	图　　解
3. 洗手戴口罩	七步洗手法正确洗手	
4. 物品准备	医嘱单、亚低温治疗仪、治疗盘、电源及插板、洗手液,检查用物的有效期,物品处于备用状态	
5. 核对	采用两种身份识别的方法进行患者身份确认:(床头卡、腕带、清醒可沟通患者用反问式)	
6. 体位准备	仰面平卧位	
7. 检查水位计水位	水位应达红线处不能低于绿线处,可用上水管将侧板的任意一个接头,通过上水管与水源接好,其余管接头用密封堵盖堵死,缓慢加水。(建议使用软化水)	
8. 机器的安放	将机器安放在床边或其他方便的地方,四个侧面应与墙壁或其他物体至少保持 10 cm 以上,保证通风良好	

（续表）

流　　程	说　　明	图　　解
9. 电源、冰毯、温度传感器的连接	将冰毯及温度传感器与主机连接,接通电源开机通过自检	
10. 设定模式	1. 设定低温仪水温 2. 设定患者所需体温	
11. 放置毯面	1. 将毯面平铺于患者身下(肩部到臀部) 2. 毯面放置大单,避免毯面与患者直接接触	
12. 放置传感器	将传感器的另一端置于患者腋下或肛门	
13. 启动及观低温仪运转情况	1. 按下启动键使低温仪开始工作 2. 观察低温仪的显示参数是否正常 3. 检查整理所有连接管(线)有无打折或脱落	
14. 宣教整理	1. 告知使用低温仪的注意事项 2. 取舒适体位,整理床单位 3. 再次核对,致谢	

（续表）

流　　程	说　　明	图　　解
15. 记录	1. 整理用物、洗手、记录 2. 经常巡视观察治疗效果	

【注意事项】

1. 不论是否是心源性心脏骤停，心脏骤停患者如果经过心肺复苏恢复自主循环后仍昏迷，均应尽早进行目标温度管理。

2. 目标温度管理时低温脑和全身性保护的可能机制包括降低脑代谢、保护血脑屏障等多方面。

3. 目标温度管理没有绝对禁忌证。严重的感染以及感染性休克、难以控制的出血、顽固性休克均是相对禁忌证。

4. 目标温度管理的根本是温度控制，国内外常应用体表降温和血管内低温温度管理系统。

5. 心脏骤停后目标温度管理专家共识要点之一：让目标温度管理常规化。

6. 对于心脏骤停后进行的经过心肺复苏恢复自主循环后，核心温度应控制在 32～36℃ 之间一个恒定的目标温度。

7. 目标温度的持续时间应至少 24 小时。

8. 复温速度应该控制在每小时 0.25～0.5℃，复温后也应该把核心体温控制在 37.5℃ 以下，至少维持到复苏后 72 小时。

9. 关注目标温度管理诱导期、维持期、复温期各时间段目标控制管理的方法，以及可能出现并发症风险等。

10. 在进行目标温度管理时应对患者进行严密监护和积极的对症处理，尽可能避免或减少并发症和不良反应的发生。

11. 使用前检查水箱是否漏水，水箱内水量适宜，水箱内水应现用现加，检查冰毯是否漏水。正确连接电源、导水管及传感器，导水管外用不导电的塑胶管包裹，以保护安全。

12. 使用时冰毯铺于患者肩部到臀部，不要触及颈部，以免因副交感神经兴奋而引起心跳过缓。毯上不铺任何隔热用物，以免影响效果，可用单层吸水性强的床单，及时吸除因温差存在产生的水分，床单一旦浸湿，要及时更换，以免引起患者的不适。及时擦干冰毯周围凝聚的水珠，以免影响机器的正常运转，防止漏电发生。

13. 同时使用冰帽时，双耳及后颈部应垫上干毛巾或棉布，以免发生冻伤。清醒患者足部置热水袋，减轻脑组织充血，促进散热，增加舒适感。使用冰毯降温时应密切监测患者体温、心率、呼吸、血压变化，每半小时测量一次。定时翻身擦背，以每小时翻身 1 次为宜，避免低温下皮肤受压，血流循环速度减慢，局部循环不良，产生压疮。

14. 每 1/2 小时检查所测腋温或肛温,按照体温下降的速度及效果机体反应,调节毯温。

15. 皮肤的观察护理:冰毯控温时,背部尤其骶尾部皮肤因用冰毯而发红,当皮肤发生青紫时,显示局部血液循环受阻,应暂停机。由于温差大,大量冷凝水产生,引起床单衣物潮湿时应及时更换,每 1 小时检查局部皮肤并翻身,翻身时枕头应置于冰毯下,以免减少控温毯接触皮肤面积而影响控温效果。极度消瘦,头部制动患者极易发生压疮,应及时处理。

16. 使用期间维护机器正常运转,体温波动明显时,应检查肛温探头位置是否正常。当降温效果不良时,应检查管道是否松脱,水槽水量是否足够。

17. 当患者不需持续降温时,应及时撤去冰毯,防止患者皮肤受损。

【前沿进展】

1. 亚低温治疗对心肌梗死的影响:超速诱导亚低温、院前以及院内的新的冷却策略将对AMI 患者带来莫大的益处。在实验模型中,治疗性低温在减少梗死面积、减少无复流、改善心脏功能方面有着强大而普遍认识的功效;但在 AMI 患者中仍缺乏强有力的临床实验研究。这些实验和临床的差异很大程度上取决于冷却的速度、时间、方法以及可能全身冷却行为缓慢,目标温度未及时达到,或者根本没有达到相当数量的患者。

2. 亚低温治疗对 ARDS 的影响:最新关于 ARDS 机械通气国外指南提供了包括低潮气量和吸气压力通气,俯卧位,高频振荡通气,较高的呼气相对较低的呼气末正压,肺复张操作和体外膜氧合 6 项干预措施相关的基于证据的建议。管理的基石仍然是机械通气,目标是尽量减少呼吸机引起的肺损伤。此外,护理对亚低温治疗预后起着积极作用,亚低温的应用从最初的治疗颅脑外伤患者,到心肺脑复苏患者的高级生命支持方式,已有实验及临床数据支持亚低温在一定程度上能缓解急性呼吸窘迫、有效提高患者氧合、降低病死率。主要机制与改善肺毛细血管通透性、降低新陈代谢速率及糖正负平衡、降低炎症细胞和炎症因子的表达、调控细胞凋亡等有关。

3. 亚低温治疗对脑卒中的影响:亚低温作为神经重症领域的重要干预措施,病理生理学上通过多个环节对出血性脑卒中的原发性和继发性损伤有保护作用,临床研究亦显示亚低温具有减轻出血性脑卒中患者脑水肿、降低颅内压的作用,可见亚低温对出血性脑卒中具有积极的治疗作用。但仍应看到,亚低温有可能引起全身各器官系统的并发症,因此应用亚低温治疗期间,应严格把握亚低温治疗的适应证,预防并发症。由于亚低温简便、易于推广,并且在脑损伤相关领域治疗效果突出,因而有必要在出血性脑卒中领域投入更多的研究以更好地运用这项技术,从而造福患者。

参考文献

[1] 中国医师协会急诊医师分会中国医药教育协会急诊医学专业委员会,成人急危重症脑损伤患者目标温度管理临床实践专家共识组. 成人急危重症脑损伤患者目标温度管理临床实践专家共识[J]. 中华急诊医学杂志,2019,28(3):282-291.

[2] Knoop B, Naguib D, Dannenberg L, et al. Cardioprotection by very mild hypothermia in mice[J]. Cardiovasc Diagn Ther, 2019, 9(1): 64-67.

[3] Szota A, Araszkiewicz A. The risk factors, frequency and diagnosis of atypical antipsychotic drug-induced hypothermia: practical advice for doctors[J]. Anesth. Analg, 2019, 34(1): 1-8.

[4] Liu X, Wen S, Zhao S, et al. Mild Therapeutic Hypothermia Protects the Brain from Ischemia/Reperfusion Injury through Upregulation of iASPP[J]. Aging Dis, 2018, 9(3): 401-411.

[5] Zhao J, Mao Q, Qian Z, et al. Effect of mild hypothermia on expression of inflammatory factors in surrounding tissue after minimally invasive hematoma evacuation in the treatment of hypertensive intracerebral hemorrhage[J]. Exp Ther Med, 2018, 15(6): 4906-4910.

［6］ Dash R，Mitsutake Y，Pyun W，et al. Dose-Dependent Cardioprotection of Moderate（32℃）Versus Mild（35℃）Therapeutic Hypothermia in Porcine Acute Myocardial Infarction［J］. JACC Cardiovasc Interv，2018，11(2)：195－205.

［7］ 马兰兰，汤展宏. 亚低温治疗对急性呼吸窘迫综合征影响的新进展［J］. 实用医学杂志，2018，34(17)：2823－2825.

［8］ 孙友桃，傅秀霞. 亚低温治疗导致的呼吸系统并发症及护理进展［J］. 当代护士（中旬刊），2016(12)：6－8.

［9］ Wyckoff M，Aziz K，Escobedo M，et al. Part 13：Neonatal Resuscitation：2015 American Heart Association Guidelines Update for Cardiopulmonary Resuscitation and Emergency Cardiovascular Care［J］. Circulation，2015.

［10］ Perkins G，Jacobs I，Nadkarni V，et al. Cardiac Arrest and Cardiopulmonary Resuscitation Outcome Reports：Update of the Utstein Resuscitation Registry Templates for Out-of-Hospital Cardiac Arrest：A Statement for Healthcare Professionals From a Task Force of the International Liaison Committee on Resuscitation（American Heart Association，European Resuscitation Council，Australian and New Zealand Council on Resuscitation，Heart and Stroke Foundation of Canada，InterAmerican Heart Foundation，Resuscitation Council of Southern Africa，Resuscitation Council of Asia）；and the American Heart Association Emergency Cardiovascular Care Committee and the Council on Cardiopulmonary，Critical Care，Perioperative and Resuscitation［J］. Resuscitation，2015，96(undefined)：328－340.

［11］ Kim F，Nichol G，Maynard C，et al. Effect of prehospital induction of mild hypothermia on survival and neurological status among adults with cardiac arrest：a randomized clinical trial［J］. JAMA，2014，311(1)：45－52.

［12］ Martín-Hernández H，López-Messa J，Pérez-Vela J，et al. Managing the post-cardiac arrest syndrome. Directing Committee of the National Cardiopulmonary Resuscitation Plan（PNRCP）of the Spanish Society for Intensive Medicine，Critical Care and Coronary Units（SEMICYUC）［J］. Med Intensiva，2010，34(2)：107－126.

［13］ M C，T S，S R，et al. Scandinavian clinical practice guidelines for therapeutic hypothermia and post-resuscitation care after cardiac arrest［J］. Acta Anaesthesiol Scand，2009，53(3)：280－288.

［14］ 黄东胜，杨向红. 危重症急救技术规范和实践［M］. 北京：浙江大学出版社，2016：182－190.

三、复温治疗技术规范

【名词定义】 复温治疗是指通过机体自身产生的热量或从体外提供热源使患者体温得以恢复和保持正常体温,分为被动复温和主动复温。

【适应证】

1. 治疗围手术期患者低体温。

2. 创伤失血性休克患者防止凝血功能障碍。

3. CRRT 低体温患者的保暖。

4. 体温调节受损所致的低体温。

5. 微循环灌注不良、凝血功能紊乱。

【禁忌证】

1. 对局部缺血的肢体加热、可能会导致烫伤。

2. 急性炎症、血栓性静脉炎、外周血管疾病。

3. 失去分辨冷热的能力者。

【目的】

1. 对围手术期患者进行,可降低术后并发症,对改善患者预后和提高术后生活质量十分重要。

2. 可改善患者的凝血功能。

3. 复温并可减少外周血管阻力,减少心肌做功和耗氧,以免引起心肌缺血,减少心律失常的发生。

4. 提高药物代谢,更好发挥药物疗效。

【制度与依据】

1. 本规范理论部分主要依据:国家麻醉专业质量控制中心学会 2017 年发布的《围手术期患者低体温防治专家共识》。该临床实践指南的更新基于大量文献,对围手术期低温的影响、不良后果及低温治疗防治都做了详细的描述。

2. 本规范操作部分主要依据:复温治疗技术规范根据《ICU 目标体温管理指南》,经过多次讨论和修改后形成的较全面的临床操作标准。旨在规范温毯机的临床操作,提高复温效果,辅助临床治疗。

【准备】

1. 用物准备:温毯机及温毯被、医嘱单、洗手液。

2. 环境准备:病室安静整洁,光线充足,适宜操作,注意保护患者隐私。

3. 护士准备:衣帽整洁,洗手戴口罩。

4. 患者准备:患者处于安静状态,配合操作。

【操作流程】

流　　程	说　　明	图　　解
1. 物品准备	医嘱单、温毯机及温毯被 洗手液、纱布 1 块	
2. 评估：皮肤、体温	评估患者病情、体温及末梢温度情况	
3. 洗手戴口罩	七步洗手法正确洗手	
4. 携用物至患者床旁	确认温毯机性能，携用物至患者床旁	
5. 解释核对	核对床号、姓名（核对床头卡或者腕带）	 核对患者信息
6. 盖温毯被	洗手，将温毯被盖与患者躯干及四肢	 温毯被盖于躯干及四肢

（续表）

流　　程	说　　明	图　　解
7. 把温毯被与主机相连	把温毯机的连接管与温毯被相连接	连接温毯被及主机
8. 开机	插入电源、开机,选择合适的温度挡,再次确认性能良好 复温首选档：42~46℃ 末梢循环复温首选档：36~40℃	开机,选择合适的温度
9. 确认温毯被状态	再次确认温毯被处于充气状态,性能良好	温毯被充气,性能良好
10. 观察复温效果	密切观察患者的体温及其他生命体征变化	观察体温变化
11. 整理患者床单位	整理患者床单位,放好呼叫铃	复温成功,整理用物
12. 整理用物,记录	核对医嘱签字	签名并记录

（续表）

流　　程	说　　明	图　　解
13. 撤机指征	患者体温正常,四肢末梢循环好	
14. 温毯机撤机	复温成功,给予撤去温毯被及温毯机,整理患者床单位,擦拭温毯机并备用	

【注意事项】

1. 升温毯仅供单个患者使用,不能重复使用。

2. 对儿童患者进行治疗时必须有人看管。

3. 只有在温毯机安稳地放置在硬质表面上或安全固定之后才能开始复温治疗,否则可能会造成伤害。

4. 触电危险,不得拆卸温度管理仪。

5. 清洁时不得将机箱或软管浸泡在液体中,水分会损坏组件,从而导致患者热损伤。

6. 不得使用湿透的抹布清洁机箱,水分可能渗入电气触电并损坏组件。

7. 不得使用酒精或其他溶剂清洗机箱,溶剂可能会损坏标签和其他塑料件。

【前沿进展】

1. 围手术期由于各种原因导致机体核心体温<36℃称为体温过低。随着医疗技术的发展,越来越多危重患者急救手术和复杂手术在临床开展,围手术期低体温发生越来越高。

2. 围手术期发生低体温的原因分析

（1）麻醉因素:手术时全身麻醉或椎管内麻醉通过中枢和外周作用降低了机体的体温调节功能。麻醉抑制了血管收缩、寒战和非寒战产热机制。

（2）手术室和ICU温度:正常温度应该在22～25℃,相对湿度在50%～60%。如果空调温度设定低于22℃,再加上空气对流速度过快,往往会引起体温过低。老年人及婴幼儿更多见。

（3）集体散热因素:挥发性消毒液消毒;手术时间较长、体表暴露面积大;输液输血因素;年龄因素。

3. 低体温诊断标准:人体通过体温调节系统使产热和散热保持动态平衡,从而维持中心体温在(37±0.4℃),手术期体温<36℃称为体温过低即低体温。低体温:中心温度<36℃,轻度低体温32～36℃;中度低体温:28～32℃;重度低体温:18～28℃,极重低体温:<18℃。

4. 目标体温管理：是为实现某种治疗目的，期望机体达到的最佳体温值。对人体设定目标体温，目的是在于将体内环境维持在一个相对稳定的状态，以促进机体康复。

5. 关于心脏骤停后体温管理

（1）对于院外心脏骤停的患者，如果初始心律为可除颤心律，在自主循环恢复后仍然昏迷时，推荐使用目标性体温管理。

（2）对于院外心脏骤停的患者，如果初始心律为非可除颤心律，在自主循环恢复后仍然昏迷时，建议使用目标体温管理治疗。

（3）对于院内心脏骤停的患者，不论何种初始心律类型，在自主循环恢复后仍然昏迷时，建议使用目标体温管理治疗。

（4）采用目标性体温管理时，推荐维持稳定的目标值为 32～36℃（强烈推荐，中等质量证据）。某些特定的人群是从较低（32～34℃）还是从较高（36℃）的目标体温中获益还不清楚，有待进一步的研究阐明。

（5）对于院外心脏骤停的患者，反对院前常规采用在恢复自主循环后立即快速、大量静脉内输注冰液体的降温方式。

（6）采用目标性体温管理时，建议持续的时间至少为 24 小时（弱推荐，极低质量证据）。

参考文献

---

［1］ 国家麻醉专业质量控制中心.围手术期患者低体温防治专家共识(2017)［J］.协和医学杂志,2017,11：352-358.
［2］ Yi J, Xiang Z, Deng X, et al. Incidence of inadvertent intraoperative hypothermia and its risk factors in Patients undergoing general anesthmia in Beijing：a prospective regional survey［J］. PLoS One, 2015, 10：e0136136.
［3］ 夏海禄,易杰.主动充气式保温系统预防大手术患者术中低体温的效果［J］.中国医学科学院院报,2017,37：718-722.
［4］ 梁小霞.充气式升温毯在经皮肾镜取石术中预防患者寒战的效果评价［J］.实用临床护理学杂志,2017,2：70-71.
［5］ 李小寒,尚少梅.基础护理学［M］.4版.北京：人民卫生出版社,2012：146-148.
［6］ 胡玲,谢红珍,杨翠凤,等.保温对全麻唤醒手术患者寒战躁动及术中苏醒的影响［J］.护理学杂志,2015,30(14)：50-52.
［7］ 董薪,陈秀梅,金莉,等.低体温干预在机器人手术患者围术期的应用效果［J］.中华医院感染学杂志,2018,28(20)：3156-3159.
［8］ 吴冠虹,郑翠红,李华萍.脑卒中发热患者目标体温管理的研究进展［J］.护理学杂志,2017,32(9)：473-474.
［9］ Yi J, Zhan L, Lei Y, et al. Establishment and validation of a prediction equation to estimate risk of intraoperative hypothermia in patients receiving general anesthesia［J］. Scientific Report(accepted in press)，2017.
［10］ 蒋守银,张茂.国际复苏联合会和美国心脏学会关于心脏骤停后体温管理的建议［J］.中华急诊医学杂志,2016,25(01)：27.

四、血管内热交换降温技术规范

【名词定义】 血管内热交换降温技术是亚低温治疗的一种新型降温技术,通过具有降温冷却作用的体外机及能插入机体下腔静脉的热交换导管,直接降低患者核心温度至 32～35℃,达到低温治疗效果。

【适应证】

1. 心搏骤停后的治疗性低温。

2. 神经及外科 ICU 病房中的发烧控制。

3. 脑创伤及卒中后的低温治疗。

4. 急性肝衰竭。

5. 恶性高热。

6. 中暑。

7. 脊柱损伤。

【原理】 CoolGard 3000 由热交换控制器、血管内温度控制导管系统及启动套件三部分组成。导管系统通过一次性使用的启动套件与 CoolGard 3000 热交换控制器相连接,CoolGard 控制器在闭路循环中将温控盐水输入导管系统,使之通过导管系统的球囊表面与患者血液进行热交换,从而达到为中枢系统高危患者或低体温患者进行核心体温调节的目的。

采用介入方法将温度控制导管插入人体血管内,直接对血液进行降温/复温,如 CoolGard 系统,这一系统包括具有降温冷却作用的体外机、把冷却液灌注到导管的泵以及能插入患者下腔静脉的具有热交换作用的导管。Icy 导管是一个三腔血管内导管,外径 85F,长度 38 cm,其根部有 3 个腔,其中 2 个用于注入和流出冷却盐水进行热交换,另 1 个是标准的导丝管,可用于静脉输注液体。导管通过股静脉置于心脏下方的下腔静脉中,冷却盐水通过 CoolGard 系统被泵入导管的流入道,再进入导管末端外面的 3 个腔内,与下腔静脉中的血液充分接触进行热交换,然后再经导管的流出道回到 CoolGard 系统中。CoolGard 温度控制系统和导管构成了一个封闭的循环系统,冷却盐水不会进入到患者的循环血液中。

【特点】 直接与循环系统接触,降温速度快、维持温度准、波动性小以及复温速度容易控制。

【准备】

1. 用物准备:Alsius 导管、洗手液,检查用物的有效期,物品处于备用状态。

2. 环境准备:病室安静整洁,光线充足,适宜操作,关闭门窗(或窗帘),请无关人员回避,保护患者隐私。

3. 护士准备:衣帽整洁,洗手戴口罩。

4. 患者准备:患者处于安静状态,配合操作。

【操作流程】

● 系统设置

1. 检查冷却槽中冷却剂的液面水平,必要时添加液体至标记线。

2. 连接电源线并打开电源开关。

3. 在下列屏幕显示中进行选择

（1）System Pre‐Cool（系统预冷）：选择 YES(是)并按一下旋钮，开始对冷却槽中的液体进行冷却(推荐选项)。

注：如果不希望进行预冷，可选择 NO(否)并按旋钮。

（2）Select Catheter (Pump Rate)［选择导管(泵速)］：根据所使用的导管规格选择相应的泵速。

（3）Override Secondary Temperature Probe (T2)［忽略后备温度探头(T2)］：如果您准备使用后备温度探头，选择 NO(否)并按一下旋钮。屏幕将显示警告信息。选择 Continue(继续)并按一下旋钮。如果您使用一个独立的医院患者温度监视器，选择 YES(是)并按一下旋钮。屏幕显示警告信息。选择 Continue(继续)并按一下旋钮。

重要提示：如果患者并未连接至一个医院患者温度监视器，您必须为患者连接后备探头。

（4）Set Target Temp(设置目标温度)：转动旋钮选择目标温度值并按一下旋钮。

（5）Max Power、Controlled Rate or Fever（最大功率、设定速率或发烧控制）：转动旋钮选择所需功率并按下旋钮确认。当使用 Cool Line 导管时请勿选择"设定速率"设置。当选定"设定速率"后，可设置期望的降温/升温速率。对于亚低温治疗，请务必选择 MAX POWER，而在复温过程中应选择设定速率，以保证以缓慢可控的速度将患者体温恢复正常。FEVER 功能仅用于发烧控制，没有复温功能。

4. 安装启动套件管路系统。请参阅"装配启动套件"的详细内容。

5. 现在 CoolGard 3000 设置完成待用。有关将 CoolGard 3000 与患者连接的说明请参阅下面章节。

● 装配启动套件

1. 将热交换线圈插入冷却槽，并将冷却槽顶盖盖紧。

2. 将防气阀插入座孔。

3. 将 500 ml 无菌盐水袋挂在挂钩上。

4. 打开泵的顶盖，将泵管盘绕在泵的周围，再将顶盖盖回。

5. 使用无菌技术，用穿刺针连接软管至盐水袋。

6. 将防气阀从座孔中取出倒握。

7. 持续按住 PRIME 灌注开关，几秒钟后泵将开始缓慢转动并至正常速度。按住开关直至盐水注满防气阀及整个管路，轻弹防气阀以排除残余气泡。当排气完成之后，方可松开 PRIME 灌注开关。

8. 翻转充满盐水的防气阀放回座孔。

9. 将绝缘套罩在盐水袋上。

10. 整理好所有管路，将机器顶盖盖好。

● 与患者连接

1. 将 CoolGard 3000 移至患者床边，以便温度探头的连线及管路可以方便地与患者连接。锁住脚轮。

2. 为患者置入温度探头。

将监测探头的连接接头插入机器前面的 T1 接口。

如果选用后备探头，请将连接接头插入 T2 接口。

3. 为患者置入 Alsius 导管（仅可由经过培训的医生进行操作）。

4. 输入及反流的管路接头与导管彼此连接。使用无菌技术，断开接头的连接。

5. 连接管路的凸头至导管的凹头。

6. 连接管路的凹头至导管的凸头。

7. 绕好管路以防止缠绕、受阻、或因患者移动而脱落。

8. 现在机器已准备就绪，可以开始治疗：按下 Standby/Run 键启动 CoolGard 3000 至运行状态。

● 临时断开与患者的连接

1. 按 Standby/Run 键将 CoolGard 3000 置于待机状态。

2. 将温度探头与连线断开。探头可留在患者体内。

3. 使用无菌技术，将盐水管路与 Alsius 导管断开，并盖上所有接头或将其相互连接。

● 临时断开后的再连接

1. 使用无菌技术，将盐水管路重新连接至 Alsius 导管。

2. 重新连接温度探头。

3. 按下 Standby/Run 键重新启动机器。

● 结束治疗

1. 按下 Standby/Run 键，机器暂停，屏幕显示待机。

2. 使用无菌技术，断开管路与导管的连接。

3. 将温度探头的连线断开（如需要，此时可将 Alsius 导管及温度探头一并从患者体内取出）。

4. 按一下旋钮，显示菜单，选择 End Procedure(结束手术)并按一下旋钮。

5. 如果需要下载患者资料至电脑，可选择 Download Now(现在下载)并按一下旋钮。下载步骤见 CoolGard 3000 操作手册。

下载完成后，关闭电源。

6. 如此时不需要下载患者资料，选择 Download Later(以后下载)，关闭电源。当下一次 CoolGard 3000 开机时会提示用户下载患者资料。

如果您需要删除患者资料，选择 Delete(删除)并按一下旋钮。数据将被删除，关闭电源。

【前沿进展】 从目前国内外的研究和临床经验看，血管降温治疗是一种安全、有效、可行的方法。无论从降温速度、控温确切、安全可靠等方面都较传统的体表降温方式具有明显的优势。

参考文献
---

[1] 崔君霞，金奕，于华. 35 例重型颅脑损伤患者血管内低温治疗的分期护理[J]. 中华护理杂志，2012,47(7)：613 - 615.

[2] 胡仲元，孙晓云，任雅丽. 亚低温治疗——血管内降温的临床应用[J]. 工企医刊，2014,27(2)：703 - 704.

［3］ 马莉,沈晓菲,谢蕊.血管内热交换技术的临床应用研究进展[J].护理研究,2016,30(35):4360-4364.
［4］ 曹闻亚,张鑫,王蕊,等.重症脑损伤患者行血管内热交换低温治疗中寒战的监测、干预及护理[J].现代临床护理,2016,15(2):58-62.
［5］ 刘芳,杨倩倩,杨莘,等.重症脑缺血患者行血管内热交换低温治疗护理实践与依据[J].中国护理管理,2014,(9):974-977,978.
［6］ 黄焱.血管内降温在重型颅脑损伤治疗中的应用研究进展[J].中国民康医学,2018,30(10):65-66,90.

五、颅内压监测技术规范

【名词定义】 颅内压是指颅腔内的脑组织、脑脊液、血液对颅腔壁所产生的压力,正常颅内压保持在 5.0~15 mmHg(1 mmHg=0.133 kPa),若持续>15 mmHg 时,为颅内压增高,颅内压增高不仅是患者病情恶化的重要原因,又是神经外科常见的综合病症,主要表现为脑膨出、脑移位、脑血流量减少,严重时可以导致库欣反应综合征、脑疝等,影响治疗和护理,危及患者的生命安全。

颅内压监测是诊断颅内高压最迅速、客观和准确的方法,也是观察患者病情变化、早期诊断、判断手术时间、指导临床药物治疗,判断和改善预后的重要手段。颅内压监测是将导管或微型压力感受器探头安置于颅腔内,另一端与颅内压监护仪连接、将颅内压压力变化动态转变为电信号,显示于示波屏或数字仪上,并用记录器连续描记压力曲线。脑室压测定因操作较简便、测压准确,被称为 ICP 测量的"金标准"。目前,置入导管通过光导纤维进行脑室内 ICP 监测在临床应用较广泛。

【适应证】

1. 中重型颅脑外伤、脑出血患者,GCS8 分以下。

2. 头颅 CT 检查阳性,如脑挫裂伤、颅内出血等。

3. 多脏器损伤伴意识障碍。

4. 颅内占位性病灶清除术后。

5. 头颅 CT 检查阴性,但年龄>40 岁、收缩压<90 mmHg、GCS<12 分,有去皮质或去大脑强直状态 4 项不利因素中的 3 项者。降颅压治疗结束后 48~72 小时,颅内压保持正常者可以停止监护。

【禁忌证】

1. 清醒患者,GCS 评分>12 分,一般不需要 ICP 监护而直接观察神经系统体征。

2. 凝血功能异常。

【目的】

1. 早期报警,早期诊断,早期处理。

2. 准确了解颅内压变化,合理应用降颅压措施,减少治疗的盲目性。

3. 辅助判断手术时间、指导临床药物治疗。

4. 判断预后,ICP 的高低与患者预后密切相关,有助于对疾病预后估计。

5. 辅助诊断有无脑疝。

【制度与依据】

1. 本规范理论部分主要依据

(1)《神经外科重症管理专家共识(2013 版)》推荐:① 重型颅脑损伤:GCS 3~8 分,CT 异常有抢救机会均应行颅内压监测(Ⅱ级推荐);② 重型颅脑损伤 GCS 3~8 分,CT 正常,但入院时以下 3 个条件有 2 个或 2 个以上条件符合,则亦有指征行颅内压监测:年龄>40 岁;单侧或双侧去脑去皮层状态;收缩压<90 mmHg(Ⅲ级推荐)。

（2）中华医学会神经病学分会神经重症协作组、中国医师协会神经内科医师分会神经重症专业委员会在 2018 年 3 月 23 日推出《难治性颅内压增高监测与治疗中国专家共识》推荐：急性重症脑损伤伴颅内压增高临床征象，影像学检查证实存在严重颅内病变和显著颅内压增高征象时，可考虑颅内压监测，以评估病情、指导治疗（专家共识，A 级推荐）。

2. 本规范操作部分主要依据

（1）ICP 测量首先由德国人 Leydene 于 1866 年阐述，1951 年 Guillaume 和 Janny 开始在实验中对脑室的脑脊液压力进行连续监测，1960 年以后由 Lundberg 等应用于临床。颅内压的持续监测已有 60 年的历史，是现代创伤性颅脑损伤的里程碑式标记，近二三十年在重型颅脑损伤中得到日益广泛的应用。

（2）2016 年 12 月由美国脑创伤基金会（Brain Trauma Foundation，BTF）发布的第四版《重型颅脑创伤救治指南》中文版第十二章《颅内压监护》中提到通过脑内放置相关设备检测 ICP 目前已经成为现实，该技术也让临床医生可以通过 ICP 监测仪提供的客观信息为依据，而调整患者的治疗方案。

（3）2013 年由中华医学会神经外科分会汇集学科内多名专家进行研讨，同时邀请重症医学科、神经内科、急诊医学等专业的国内专家作为顾问，共同制定《神经外科重症管理专家共识》。本共识适用成人神经外科重症患者。

【准备】

1. 用物准备：医嘱单、ICP 监测仪 1 台、无菌治疗盘、检查手套、利器盒、洗手液，检查用物的有效期，物品处于备用状态。

2. 环境准备：病室安静整洁，光线充足，适宜操作，关闭门窗（或窗帘），请无关人员回避，保护患者隐私。

3. 护士准备：衣帽整洁，洗手戴口罩。

4. 患者准备：患者处于安静状态，配合操作。

【操作流程】

流　　程	说　　明	图　　解
手术室部分		
1. 剃头、卧位	患者取去枕平卧位，头下垫无菌治疗巾，暴露手术区域，光线充足，协助医生定位	
2. 物品准备	物品放置合理，保持手术区域的无菌	

（续表）

流　　程	说　　明	图　　解
3. 传感器较零	协助医生进行传感器较零并记录零参考值	
4. 置入导管	医生置入引流管、传感器及导管至侧脑室预期深度时，管内可有脑脊液流出，观察颅内压检测仪上压力波形及数值。此过程中应严密观察患者意识、生命体征等变化	
5. 固定导管	协助医生取出导管针心，调节外露（隧道式）导管，导管夹固定并缝于头皮，包扎伤口	
病房内容		
6. 素质准备	服装整洁	
7. 洗手戴口罩	七步洗手法正确洗手	
8. 物品准备	医嘱单、ICP监测仪1台、无菌治疗盘、检查手套、利器盒、洗手液，检查用物的有效期，物品处于备用状态	

（续表）

流　程	说　明	图　解
9. 解释核对	采用两种身份识别的方法进行患者身份确认（腕带、反问式）	
10. ICP 监测仪开机	开机	
11. 正确连接监测装置	监测前协助医生对监护仪进行性能测试，使各部件工作正常，无机械性误差	
12. 传感器较零	监护前协助医生调整记录仪与传感器的零点，传感器应与耳屏在同一水平，使用水平仪及激光装置以保证"0"点衡量准确	
13. 体位准备	患者一般取平卧位，头部抬高 15°～30°，保持头轴位，有利于颅内静脉回流，降低颅内压	

（续表）

流　程	说　明	图　解
14. 监测器放置	妥善放置监测器，导线不得缠绕	
15. 调节报警限	遵医嘱调节颅内压报警限	
16. 监测 ICP	记录颅内压值及引流情况。观察生命体征、保持呼吸道通畅、给氧	
17. 固定导管	导线长度适宜，不得缠绕弯曲、妥善固定	
18. 妥善安置患者	提供安全、舒适的环境，头侧向健侧，翻身时禁止压迫骨窗部位。躁动患者必要时予以约束、镇静、镇痛治疗	
19. 舒适体位	取舒适位，妥善放置呼叫铃，告知患者注意事项，做好宣教	

（续表）

流 程	说 明	图 解
20. 医嘱处理	电脑审核记录	
21. 记录	持续床旁颅内压监测按常规每小时记录一次,护理记录方式:脑室内颅内压×mmHg	

【注意事项】

1. 光导纤维的使用:不可牵拉传感器,以免造成断裂;在较零时应避开强光源;传感器不能接触有机溶剂或消毒剂(包括酒精),会导致颅内压监测不准确。

2. 引流装置的使用:引流管为硅树脂材质,切勿拉伸、切割等;导管易带有静电,应避开棉毛、颗粒物等污染以免增加感染风险;保持患者头部清洁,加强专科护理,保持导管密闭性并无菌操作,妥善固定引流管,保持引流管通畅,防止脱落、折曲、受压或倒置。避免导管污染引起颅内感染。

3. 监测过程中注意排除干扰(颅内压波形及数值易受吸痰、翻身、患者躁动等因素影响,应待患者平静 5 分钟后再记录),颅内压(成人正常值为 5～15 mmHg,16～20 mmHg 为轻度增高,21～40 mmHg 为中度增高,＞40 mmHg 为重度增高;儿童正常值为 3.5～7.0 mmHg)异常时应及时报告医生,并遵医嘱给予对症处理。

4. 颅内压监测一般 3～5 天,最多不超过 7 天(Codman 引流管最长可 10 天),时间过长将增加感染风险。拔管前先遵医嘱试夹闭 24～48 小时,待病情允许后再由医生拔除引流管。

【前沿进展】

1. 中华医学会神经病学分会神经重症协作组、中国医师协会神经内科医师分会神经重症专业委员会在 2018 年 3 月 23 日推出《难治性颅内压增高监测与治疗中国专家共识》推荐:颅内压监测技术分为有创性颅内压监测和无创性颅内压监测。有创 ICP 监测优选顺序为脑室内、脑实质、硬膜下、硬膜外(2～3 级证据,B 级推荐)。颅脑外伤(TBI)首选脑室内 ICP 监测,脑出血(ICH)首选同侧脑室内 ICP 监测,大脑半球大面积脑梗死(LHI)可选对侧脑室内或同侧脑实质 ICP 监测(2～3 级证据,B 级推荐)。无创性颅内压监测可选择眼压计测量眼内压(2级证据,C 级推荐)或眼部超声测量视神经鞘直径(1 级证据,B 级推荐)分析 ICP,也可试用经颅多普勒超声(TCD)、体感诱发电位(SEP)、闪光视觉诱发电位(FVEP)和脑电图(EEG)技术分析 ICP(2～3 级证据,B 级推荐),但准确性有待监测与分析技术改进,可靠性尚需更多研究证实。

2. 无创颅内压监测技术原理是通过各种检测仪器来测定颅内压的一种非创伤性的检测方法,由于其创伤较小、价格低廉、并发症少等特点,较适合颅内脑功能损伤的患者应用。可分为:

(1)脑电监护:持续脑电监护可观察到病变阶段的不正常现象,适时指导正确的干预,有助于早期的诊断和治疗危险的、不稳定的脑缺血,包括脑梗死和蛛网膜下腔出血后的脑痉挛,对昏迷患者可助诊断和判断预后,对急性严重脑外伤患者的针对性治疗有指导作用。

(2)闪光视觉诱发电位:神经元及纤维兴奋与传导需不断从血液循环得到能源。颅内压升高引起神经元及其纤维缺血、缺氧以及代谢障碍,神经传导就会发生阻滞,电信号在脑内传播速度减慢。

(3)经颅多普勒(TCD):经颅多普勒是用超声多普勒效应来检测颅内脑底主要动脉的血流动力学及血流生理参数的一项无创性的脑血管疾病检查方法,主要以血流速度的高低来评定血流状况,由于在同等情况下大脑动脉血管的内径相对来说几乎固定不变,根据脑血流速度的降低或增高就可以推测局部脑血流量的相应改变。TCD 作为一种无创伤性检查手段,现已广泛应用于各种血管性疾病的检查。

参考文献

[1] Paldor I, Rosenthal G, Cohen J E, et al. Intracranial pressure monitoring following decompressive hemicraniectomy for malignant cerebral infarction [J]. Clin Neurosei, 2015, 22(1): 79 - 82.

[2] Perez, Barcenaj, Llompart, et al. Intracranial pressure monitoring and management of intracranial hypertension[J]. Crit Care Clin,2014,30(4): 735 - 750.

[3] 陆佳,罗庆莲. 对行颅内压监测的重型颅脑损伤患者实施优质护理的效果分析[J]. 当代医药论丛,2016,14(1): 59 - 60.

[4] 余果,王尔松,姚慧斌,等. 脑脊液和血清降钙素原对颅内压监测脑室导管留置时间的指导价值[J]. 中国综合临床,2017,33 (2): 101 - 104.

[5] 廖兰,易汉娥. 急性颅内压升高患者术后持续颅内压监测及护理[J]. 中华现代护理杂志,2014,20(8): 951 - 953.

[6] 孙小明,顾军. 有创颅内压监测在颅脑疾病中的应用[J]. 中国实用医药,2017,12(36): 45 - 46.

[7] 惠培泉,王增武,秦时强,等. 神经外科术后持续颅内压监测的临床应用[J]. 中华神经创伤外科电子杂志,2015,1(4): 4 - 7.

[8] 周良辅,郎黎薇. 神经外科亚专科护理[M]. 上海: 复旦大学出版社,2016,8: 16.

[9] 张波. 急危重症护理学[M]. 北京: 人民卫生出版社,2017,5: 242.

[10] 杨赞,王健,李长清. 无创颅内压监测的现状[J]. 中华神经外科杂志. 2015,1,31(1): 104 - 106.

六、脑电双频指数监测技术规范

【名词定义】　脑电双频指数监测是通过脑电双频指数测量仪对患者原始脑电图信号进行采集，并经过分频（功率与频率）处理与复杂的计算而生成的一个 0～100 的无量纲数值，称为 Bispectral Index 或 BIS，来探测脑部活跃程度。它与患者被催眠的程度相关，用来测量大脑的意识状态。

【适应证】

1. 各种需要镇静的患者。

2. 心肺复苏后脑功能的恢复评价。

3. 脑损伤程度及预后的评价。

【禁忌证】　额头皮肤有皮疹或者其他不正常的状态。

【目的】

1. 连续无创的监测患者的镇静深度，是目前较为直观和可靠的手段，可以实时对患者的镇静状态作出正确的判断，对合理调整镇静药物的种类和剂量，具有重要意义。

2. 脑电双频指数的变化与大脑皮质细胞的氧耗程度、脑细胞损伤程度有相关性，对于脑损伤程度和心肺复苏后脑功能恢复评价，判断预后均有一定的指导意义。

3. 为制定治疗方案和护理计划提供了依据。

【制度与依据】

1. 本规范理论部分主要依据：麻醉与复苏新论。

2. 本规范操作部分主要依据：国家食品药品监督管理局批准的脑电双频指数测量仪操作手册。

【准备】

1. 用物准备：医嘱单、脑电双频指数测量仪 1 台、传感器 1 片、酒精、棉签，检查用物的有效期，物品处于备用状态。

2. 环境准备：病室安静整洁，光线充足，适宜操作。

3. 护士准备：衣帽整洁，洗手戴口罩。

4. 患者准备：患者处于安静状态，配合操作。

【操作流程】

流　　程	说　　明	图　解
1. 素质准备	服装整洁	
2. 观察额头	检查患者额头皮肤是否完好,有无皮疹或者其他不正常的状态	
3. 洗手戴口罩	七步洗手法正确洗手	
4. 物品准备	医嘱单、脑电双频指数测量仪1台、传感器1片、酒精、棉签	
5. 解释核对	采用两种身份识别的方法进行患者身份确认(腕带、反问式),并告知患者接下来将采取的监测措施	
6. 体位准备	仰面平卧位或侧卧位均可	

（续表）

流　程	说　明	图　解
7. 设备开机待用	确保所有线缆都连接到位后,接通电源线,按下设备右下角的电源按钮启动设备,待其开机自检后屏幕显示"Connect sensor or cable"提示信息	
8. 清洁皮肤	用酒精擦拭额部皮肤并晾干	
9. 拆开包装取出传感器	检查效期,撕开包装,把传感器从塑料内衬上取下	
10. 传感器粘贴	将传感器斜贴于额部：将 1 号探头贴在额部中央鼻根上方约 5 cm 处;4 号探头位于眉梢上方;3 号探头贴在眼角和发际线中间位置的太阳穴处	
11. 按压传感器第一步	按压传感器每个探头的周围确保已经粘牢	
12. 按压传感器第二步	分别按压 1、2、3、4 号探头各 5 秒,确保探头与皮肤接触良好	

（续表）

流　　程	说　　明	图　解
13. 连接传感器	将传感器插进 PIC 线缆的连接头中，直到听到"咔嗒"声表示连接完成，连接时注意传感器插头的正反面，不要接反	
14. 传感器自检	连接完成后屏幕会出现提示信息"Sensor Check in Progress"并开始传感器检查，通过测试后会显示主屏幕开始监控	
15. 监测	传感器通过测试后会显示主屏幕开始监测，约 3 秒钟后脑电双频指数值会显示出来	
16. 医嘱处理	签名签时间，记录下开始监测的时间、监测值	
17. 监测结束断开传感器连接	按下 PIC 患者电缆与传感器连接端的连接释放按钮断开传感器的连接	
18. 取下传感器	缓慢从患者额头撕下传感器并将之丢弃	

（续表）

流　　程	说　　明	图　　解
19. 关机	如果是当日的最后一次操作,则按住电源键 2 秒钟然后释放,使 BIS 进入待机模式,并拔掉电源线	
20. 观察宣教	观察额部皮肤有无异常	
21. 整理床单位	取舒适体位 妥善放置呼叫铃	
22. 记录	记录结束时间	
23. 设备清洁	用无绒毛巾沾上少量清洁剂和水擦拭设备和线缆上的异物,后再用酒精擦拭并使其完全干燥	

【注意事项】

1. 传感器探头在干燥的情况下不宜使用,为了避免干燥应在使用之前再打开包装。

2. 传感器与皮肤密切接触,所以重复使用可能会导致感染。

3. 病例完成后按下 PIC 患者电缆与传感器连接端的连接释放按钮断开传感器的连接,禁止拉住电线的方式拉出传感器。

4. 设备首次开机时应把时间设置正确以便以后的数据查找。

5. 开始监测后严禁反复插拔传感器以免导致其失效无法再进行监测。

6. 如果在监测过程中患者额部皮肤出现不正常症状应该立即停止使用。

7. 所有传感器电极都通过测试后，屏幕会显示 PASS 标签，并开始监测。如未通过则按照屏幕提示按压住相应的传感器探头直至显示通过为止。

8. 传感器贴于患者额部的时间一次不宜超过 24 小时。

9. 为了减少传感器和电缆结合处的扭曲，可以考虑用胶布固定或者拉紧电缆。

【前沿进展】

1. 监测高危手术期间脑缺血的发生。

2. 心搏骤停患者的预后判断。

3. 发现严重昏迷患者的脑死亡状态。

――――――― 参考文献 ―――――――

［1］ 俞卫锋. 麻醉与复苏新论［M］. 上海：第二军医大学出版社，2001：1.

［2］ 王欣然. 护士规范操作指南丛书重症医学科护士规范操作指南［M］. 北京：中国医药科技出版社，2016：152 - 153.

［3］ Toyama S，Sakai H，Ito S，et al. Cerebral hypoperfusion during pediatric cardiac surgery detected by combined bispectral index monitoring and transcranialdoppler ultrasonography［J］. Journal of Clinical Anesthesia，2011，23(6)：501.

［4］ Estruch-Pérez M J，Barberá-Alacreu M，Ausina-Aguilar A，et al. Bispectral index variations in patients with neurological deficits during awake carotid endarterectomy［J］. European Journal of Anaesthesiology，2010，27(4)：359.

［5］ Goodman P G，Mehta A R，Castresana M R. Predicting ischemic brain injury after intraoperative cardiac arrest during cardiac surgery using the BIS monitor［J］. Journal of Clinical Anesthesia，2009，21(8)：612.

［6］ Seder D，Riker R，Fraser G，et al. Bispectral index and suppression ratio are very early predictors of neurological outcome during therapeutic hypothermia after cardiac arrest［J］. Critical Care，2007，11(2 Supplement).

第四章

消化系统监测与支持技术规范

一、鼻肠管盲插置管技术规范

【名词定义】 鼻肠管置管,是将鼻肠管经鼻腔置入到胃内,通过不同的方法将其前端置入十二指肠或空肠内的技术,用来注入流质饮食、水分和药物,满足患者的治疗和营养需求。置管方法主要有床旁盲插、X线引导、胃镜引导、超声引导及电磁定位导航法等,鼻肠管盲插置管技术是在床边不利用其他仪器设备,单纯凭手法将鼻肠管间接或直接送入十二指肠或空肠上段,该方法侵袭性小,经济方便。

【适应证】 胃排空障碍导致的高残余胃容量、胃内喂养不耐受、食管瘘、胃瘘或者胃肠道严重反流导致高误吸风险、重型急性胰腺炎、重型颅脑损伤。

【禁忌证】

1. 食管静脉曲张。

2. 食管出血。

3. 肠梗阻。

4. 肠衰竭。

5. 急腹症。

【目的】 维护胃肠道结构和功能,促进肠蠕动,保护肠道生物和免疫屏障,减少肠道细菌易位,通过肠道给予机体所需营养物质、水分、药物,满足患者的治疗和营养需求。

【制度与依据】 《2016年 SCCM/ASPEN 重症患者营养指南》、2017年欧洲危重病学会《重症患者早期肠内营养:ESICM临床实践指南》《2018年 ESPEN 临床重症营养指南》均推荐危重患者若消化系统无特殊异常,应在入住 ICU 24～48小时内首选给予肠内营养支持,对于不能经口进食的患者进行早期管饲营养,经胃喂养不耐受且促动力药物无效,或被认为有误吸高风险患者,应进行幽门后喂养,主要为空肠喂养。

【准备】

1. 用物准备:医嘱单、洗手液、治疗盘、鼻肠管(长度＞110 cm)、生理盐水、盛温开水的治疗碗、棉签、50 ml 注射器、手套、听诊器、固定贴、标识贴,检查用物的有效期,物品处于备用状态。

2. 环境准备:病室安静整洁,光线充足,适宜操作。

3. 护士准备:衣帽整洁,洗手戴口罩。

4. 患者准备:患者处于安静状态,配合操作,无法配合的患者,请助手协助。

【操作流程】

流　　程	说　　明	图　　解
1. 素质准备	服装整洁	

（续表）

流　程	说　明	图　解
2. 身份核查解释	采用两种身份识别的方法进行患者身份确认（腕带、反问式），清醒患者应充分沟通，取得配合	
3. 评估	患者意识状态、生命体征、鼻腔及腹部情况	
4. 洗手	七步洗手法正确洗手	
5. 注射胃动力药物	空腹 4～6 小时，置管前 10 分钟为患者静推或肌注甲氧氯普胺 10 mg	
6. 物品准备	医嘱单、洗手液、治疗盘、生理盐水、盛温开水的治疗碗、棉签、50 ml 注射器、手套、听诊器、固定贴、标识贴	
7. 体位准备	根据患者病情取合适体位，清醒患者取半坐位，昏迷患者取去枕仰卧位	

（续表）

流　　程	说　　明	图　解
8. 清洁鼻腔	铺治疗巾,清洁鼻腔	
9. 润滑鼻肠管,戴手套	检查并打开鼻肠管包装,无菌生理盐水润滑,打开 50 ml 注射器,戴手套,取出鼻肠管试通畅	
10. 测量长度	测量置入胃内所需长度,发际至剑突或耳垂至鼻尖再至剑突	
11. 置管至胃	置管于胃内,清晰患者嘱其做吞咽动作,昏迷患者请助手协助将患者下颌贴近胸骨	
12. 判断位置,确立胃内	三种方法判断是否在胃内:放在盛温水的治疗碗内看有无气泡溢出、抽胃液、听气过水声	
13. 胃内注气	用 50 ml 注射器向胃内注入 5～10 ml/kg 空气	
14. 右侧卧位	注气 5 分钟后,协助患者取右侧卧位	

（续表）

流　　程	说　　明	图　　解
15. 缓慢进管	距鼻孔 4～6 cm 处持鼻肠管保持轻柔的推进力，以不使着力点至鼻孔一段管体明显弯曲为度，随患者每次呼吸，边缓慢旋转鼻肠管边分次进管（每次进管 2～4 cm，旋转 45°），直至插至 95～110 cm 处	
16. 抽取肠液	抽取金黄色肠液，回抽困难，可注入 20 ml 温开水诱导	
17. 测量肠液 pH 值	用 pH 试纸比对，若肠液 pH＞8，则鼻肠管末端在幽门后，十二指肠或空肠内	
18. 腹部平片	腹部 X 线片是判断鼻肠管末端位置是否在的金标准	
19. 固定、标识	确定在肠内，鼻贴妥善固定，贴标识贴	
20. 记录	整理用物，洗手，记录置管时间、深度、位置、通畅	

【注意事项】

1. 置管过程中,注意观察患者生命体征,操作动作轻柔,避免反复插管,损伤鼻黏膜。

2. 置管后妥善固定,标识明显,肠内营养液输注前后、管饲口服药前后均要用 30 ml 温水脉冲式冲管,持续肠内营养过程中,每 2~4 小时脉冲式冲管,保证管路通畅。

3. 根据鼻肠管材质按时更换管路。

4. 鼻肠管管饲应用肠内营养泵持续输注。

【前沿进展】

1. APSEN 推荐存在高误吸风险的患者定义为:呼吸道防御下降、机械通气、年龄＞70岁,意识水平下降,口腔护理不佳,不充分的护理:患者比例、仰卧位、神经系统受损、胃肠反流、转运出 ICU、使用间歇注入式间断 EN。高误吸风险的患者建议鼻肠管幽门后喂养。

2. APSEN 推荐经胃喂养不耐受的危重症患者,静脉给予红霉素作为一线促动力治疗;或者静脉给予甲氧氯普胺(胃复安)或胃复安和红霉素的组合作为促动力治疗,可减少死亡率减少感染。应用促胃动力药物有助于提高鼻肠管盲插技术的成功率。

参考文献

［1］ 江淑敏,褚梁梁,张淑香.鼻肠管盲插置管方法研究进展[J].齐鲁护理杂志,2014,(9):52-53.

［2］ Taylor B E,McClave S A,Martindale R G,et al. Guidelines for the provision and assessment of nutrition support therapy in the adult critically ill patient:Society of Critical Care Medicine (SCCM) and American Society for Parenteral and Enteral Nutrition (ASPEN)[J]. Critical care medicine,2016,44(2):390-438.

［3］ Blaser A R,Starkopf J,Alhazzani W,et al. Early enteral nutrition in critically ill patients:ESICM Clinical Practice Guidelines [J]. Intensive Care Med,2017,43(3):380-398.

［4］ Singer P,Blaser A R,Berger M M,et al. ESPEN guideline on clinical nutrition in the intensive care unit[J]. Clinical Nutrition,2018,1-32.

［5］ 黄其密,吕金莎,刘唯佳,等.床旁跨幽门螺旋型鼻肠管盲插方法的改良及应用效果评价[J].中华现代护理杂志,2018,24(33):4054-4057.

［6］ 中华医学会肠外肠内营养学分会神经疾病营养支持学组.神经系统疾病营养支持适应证共识(2011 版)[J].中华神经科学杂志,2011,44(11):785-794.

［7］ 王庭槐,朱大年.生理学[M].北京:人民卫生出版社,2018.

［8］ 高学金,章黎,田锋,等.床边电磁导航下放置鼻肠管在胃肠外科重症患者中的应用[J].肠外与肠内营养,2018,25(5):277-280.

［9］ 李小寒,尚小梅.基础护理学[M].北京:人民卫生出版社,2017.

二、超声引导的鼻肠管置管技术规范

【名词定义】 超声引导的鼻肠管置管术是指在超声引导下将鼻肠管经鼻腔置入十二指肠或空肠上端的一种方法。

【适应证】

1. 各种经胃喂养禁忌的患者：胃瘫、急性胰腺炎等。

2. 有反流或高误吸风险的患者：俯卧位等。

【禁忌证】

1. 近期消化道手术者。

2. 气管食管瘘者。

3. 颅底骨折者。

4. 消化道出血者或有出血倾向者。

5. 肠道吸收障碍者。

6. 肠梗阻者。

7. 急腹症者。

8. 其他胃肠道结构改变者等。

【目的】

1. 超声引导下的鼻肠管置管可以在可视下观察鼻肠管导管头端的位置，提高置管成功率。

2. 为不能进行胃喂养的患者提供营养支持，减少喂养不耐受引起的喂养中断。

3. 床旁超声的应用，可避免危重患者外出置管的风险，减少射线损伤。

【制度与依据】

1. 本规范理论部分主要依据：欧洲肠外肠内营养学会（ESPEN）2018 年对《危重症营养支持治疗指南》进行了更新。该指南对于肠内营养的途径选择提出明确标准，为临床喂养途径的选择提供了依据。

2. 本规范操作部分主要依据：2017 年 2 月出版的《重症超声》，该书由来自全国 16 余家医院的重症超声领域的权威专家，参照国内外相关指南、共识及重要文献，经过多次讨论和修改后形成的重症超声指导用书，第一次规范了超声引导下的鼻肠管置管操作方法，提高了置管成功率。中国重症超声研究组发布的 2018 版《重症超声临床应用技术规范》，将胃肠超声的标准操作切面做出了规范，并将超声引导下鼻肠管纳入培训体系课程。

【准备】

1. 用物准备：医嘱单、鼻空肠营养管 1 根、超声机、耦合剂、听诊器、负压吸引器备用、50 ml 空针 1 个、500 ml 灭菌注射用水 1 瓶、无菌手套、胶布、导管标签、洗手液、手电筒，检查用物的有效期，物品处于备用状态。

2. 环境准备：病室安静整洁，光线充足，适宜操作，关闭门窗（或窗帘），请无关人员回避，保护患者隐私。

3. 医生准备：负责床旁超声检查，医护共同确认超声征象变化。

4. 护士准备：衣帽整洁，洗手戴口罩，负责放置鼻肠管。

5. 患者准备：患者处于安静状态，配合操作，必要时给予镇静。

【操作流程】

流　　程	说　　明	图　　解
1. 素质准备	医护配合，医生负责床旁超声引导，护士负责置管，衣帽整洁	
2. 评估	检查患者鼻腔，有无鼻腔置管禁忌	
3. 洗手戴口罩	七步洗手法正确洗手，戴帽子口罩	
4. 物品准备	医嘱单、鼻空肠营养管1根、超声机、耦合剂、手电筒、听诊器、负压吸引器备用、50 ml空针1个、500 ml灭菌注射用水1瓶、无菌手套、胶布、导管标签、洗手液	
5. 解释核对	采用两种身份识别的方法进行患者身份确认（腕带、反问式）	
6. 胃肠道准备	无禁忌置管前15分钟遵医嘱给予甲氧氯普胺10 ml肌内注射	

（续表）

流　　程	说　　明	图　　解
7. 体位准备	病情允许取协助患者取右侧卧位,(30°～45°),有胃管者行胃肠减压,减少胃肠胀气	
8. 清洁鼻腔	用棉签蘸水清洁双侧鼻腔,选定置管侧鼻腔	
9. 润滑鼻肠管	戴无菌手套,灭菌用水润滑导管	
10. 食管超声	医生应用高频线振超声探头在患者颈部甲状腺水平横切显示食管图像,食管、气管、颈动脉三者呈倒三角形	
11. 鼻肠管置食管	鼻肠管弧形插入患者鼻腔,缓慢插入。鼻肠管下至 15～20 cm 时嘱患者做吞咽动作,意识不清者可刺激咽部,患者吞咽时迅速将导管置入食管。鼻肠管下至 20～25 cm 时注入 10 ml 空气,食管动态超声可见食道充气征,静态图像可见双轨征	
12. 胃窦横切面	凸振探头纵向置于剑突下的正中线,探头标记点指向头部,超声探查胃窦,获取胃窦横切面图像	
13. 胃窦纵切面	探头逆时针旋转 90°以获取胃窦纵切面图像,观察胃窦充盈情况	

（续表）

流　程	说　明	图　解
14. 胃窦渐进式注水试验	鼻肠管下至 50～60 cm 时,注入 20 ml 空气,听诊有气过水声,确认进入胃腔。胃体超声检查可见双轨征,注水试验可见云雾征。鼻肠管注入 60～70 cm 时,导管末端位置靠近胃窦,缓慢推进,鼻肠管每推进 5 cm,可注水 10 ml,判断鼻肠管走向,在胃窦纵切面观察云雾征的位置、大小、方向、延时情况	
15. 鼻肠管至幽门	云雾征在患者左侧出现并向右扩散时,超声提示鼻肠管尖端到达胃窦,缓慢匀速推送鼻肠管(1～2 cm 每次),感知阻力的大小,云雾征在患者右侧出现并向左侧扩散,提示导管通过幽门	
16. 鼻肠管至十二指肠	鼻肠管下至 80～90 cm 时,云雾征出现时间比注射时间延迟,云雾征逐渐减少或消失,提示鼻肠管置入十二指肠,导管深度 110 cm 时可到达空肠	
17. 拍 X 线片	1. 胶布初步固定,防止导管脱出 2. 床旁拍 X 线片确定鼻肠管尖端位置	
18. 撤导丝	注入 20 ml 灭菌用水后缓慢撤离导丝后脱手套。双重固定鼻导管,导管标识标记置管时间及深度	
19. 观察宣教	告知患者鼻肠管的重要性,交代注意事项,妥善安置患者	
20. 医嘱处理	打钩,签名、签时间	

（续表）

流　　程	说　　明	图　　解
21. 记录	在护理记录单上记录鼻肠管留置时间、深度、患者反应	

【注意事项】

1. 护士置管应动作熟练、轻柔，遇阻力分析原因，避免暴力置管。

2. 置管过程中患者出现呛咳、紫绀立即拔出，休息片刻再行置管。

3. 置管过程中观察生命体征变化，关注患者主诉。

4. 置管过程中多次注气、注水，易引起者腹胀，注水大于 200 ml 时给予胃肠减压。

5. 超声引导医生必须通过中国重症超声研究组规范化培训并取得合格证书。

6. X 线检查是判断鼻肠管位置的金标准，导管尖端置入十二指肠升部或空场，提示置管成功。

7. 鼻肠管给予双重固定，防止脱管。

【前沿进展】

1. 欧洲肠外肠内营养学会（ESPEN）2018 年版《危重症营养支持治疗指南》提出鼻胃管应作为初始肠内营养支持治疗的标准途径，但是对于不能耐受经鼻胃管喂养，且应用促胃肠动力药物无效的患者，建议行幽门后喂养；对于存在高误吸风险的患者，可考虑行幽门后喂养，多采用空肠置管。

2. 鼻肠管的选择：推荐带导丝的亲水材料导管，灭菌用水浸润后可减少与鼻腔的摩擦，减轻患者痛苦。

3. 促进胃肠蠕动：无禁忌置管前 15 分钟，给予甲氧氯普胺 10 mg 肌内注射。

4. 国内相关文献报道：渐进式胃窦注水法有助于动态引导鼻肠管置入，为重症患者早期施行肠内营养提供途径；改良式胃内注气可增加鼻肠管留置成功率；十二指肠球部超声解剖定位可快速判断鼻肠管尖端位置。

5. 超声引导下的鼻肠管置管医护配合完成，目前国内文献报道为医生负责床旁超声检查，护士负责置管，医护共同分析超声图像。

6. 中国重症超声研究组规范化超声培训体系日趋完善，床旁超声引导下置鼻肠管在医护培训板块均设有培训课程。

参考文献

［1］ 尹万红,王小亭,刘大为,等. 重症超声临床应用技术规范［J］. 中华内科杂志,2018,57(6)：397-417.
［2］ 刘大为,王小亭,等. 重症超声［M］. 北京：人民卫生出版社,2017：428-432.
［3］ 孙建华,刘大为,王小亭,等. 超声技术在重症护理领域中的应用进展［J］. 中华护理杂志,2016,51(6)：729-732.
［4］ 孙建华,王小亭,张青,等. 超声引导联合胃窦渐进式注水法在鼻肠管放置中的应用［J］. 中华护理杂志,2017,52(12)：1418-1421.
［5］ 叶瑞忠,范小明,孙仁华,等. 十二指肠球部超声定位法对重症患者鼻肠管幽门后置管的快速判断价值［J］. 中华医学杂志,2017,97(17)：1312-1315.
［6］ 封秀琴,金静芬,黄晓霞,等. 超声定位改良胃内注气法留置鼻肠管在创伤患者中的应用［J］. 中华急诊医学杂志,2014,23(10)：1169-1171.

三、三腔二囊管安置技术规范

【名词定义】　三腔二囊管压迫止血术是指通过鼻腔、食管向胃内置入三腔二囊管,利用食管囊和胃囊的压力,直接压在出血的食管、胃底曲张静脉上,以达到止血的目的。此技术是药物难以控制的大出血的急救措施,为内镜或介入手术止血创造条件。

【适应证】　适用于门静脉高压引起的食管、胃底静脉曲张破裂大出血。

【禁忌证】　胃穿孔、食管狭窄梗阻;严重心脏病、高血压、心功能不全者慎用。

【目的】　门脉高压症引起食管下段静脉及胃底静脉曲张破裂大出血,应用三腔二囊管分别压迫胃底及食管下段破裂的静脉,以达到止血的目的。

【制度与依据】　2015 年英国肝硬化静脉曲张出血防治指南指出,如果出血难以控制,可使用三腔二囊管压迫止血,直至内镜治疗、TIPSS 或者手术治疗。

急性上消化道出血急诊诊治流程专家共识指出,三腔二囊管安置技术可有效控制出血,但复发率高,有吸入性肺炎、气管阻塞等并发症,是药物难以控制的大出血的急救措施,为内镜或介入手术止血创造条件。

【准备】

1. 用物准备:治疗盘、一次性换药碗包、生理盐水、液体石蜡油、纱布、治疗巾、弯盘、棉签、三腔二囊管、标签贴、50 ml 注射器 1 个、手套、胶布、血管钳 2 把;手动负压吸引器;气囊压力表(或血压计)、听诊器、绷带、牵引架、牵引物(0.5 kg)、PDA。

2. 环境准备:病室安静、整洁,光线充足,适宜操作。关闭门窗(或窗帘),请无关人员回避,保护患者隐私。

3. 护士准备:衣帽整洁,洗手,戴口罩。

4. 患者准备:患者取舒适体位,向清醒患者解释安置管道的目的,操作过程等相关知识,取得配合。

【操作流程】

流　　程	说　　明	图　　解
1. 护士准备	衣帽整洁,洗手,戴口罩	

（续表）

流　程	说　明	图　解
2. 用物准备	治疗盘、一次性换药碗包、生理盐水、液体石蜡油、纱布、治疗巾、弯盘、棉签、三腔二囊管、标签贴、50 ml 注射器 1 个、手套、胶布、血管钳 2 把；手动负压吸引器；气囊压力表（或血压计）、听诊器、绷带、牵引架、牵引物(0.5 kg)、PDA	
3. 环境准备	病室安静整洁，光线充足，适宜操作。关闭门窗（或窗帘），请无关人员回避，保护患者隐私	
4. 查对解释	核对医嘱、患者腕带、床头牌信息，向患者解释安置双囊三腔的目的及重要性，告知患者操作中可能存在的不适及注意事项，取得其配合	
5. 检查三腔二囊管	区分胃囊、食管囊、胃管并做好标记。用 50 ml 注射器分别向胃囊、食道囊注一定量空气，把气囊放入盛生理盐水无菌盘看有无漏气，检查无误后抽尽气体备用	
6. 润滑管道	用液体石蜡油润滑备用	
7. 清洁鼻腔	查看鼻腔有无疾患、异物，清除血痂	

（续表）

流　程	说　明	图　解
8. 穿戴手套	操作人员佩戴一次性手套	
9. 测量长度	测量前额发际至胸骨剑突处，或耳垂经鼻尖到胸骨剑突处的距离，在此距离的基础上增加 10 cm 作为置管深度，一般为 60～65 cm，做好标记	
10. 置管	嘱患者头部稍向后仰，左手持纱布托住三腔二囊管，右手持镊子夹管，将管道轻柔缓慢地垂直插入约 15 cm，通过喉咽部时，指导患者做吞咽动作，昏迷患者可将患者头部尽量向前屈曲，再缓慢插入至合适深度	
11. 回抽	回抽出胃液或血液，必要时用生理盐水洗胃。用胶布暂时固定管道	
12. 胃囊注气	先向胃囊注气 150～200 ml，用气囊压力表（或血压计）测压，约为 50 mmHg，用止血钳夹闭注气管口，缓缓向外牵引管道，使胃囊压迫胃底曲张静脉	
13. 牵引	三腔二囊管外端用绷带连接 0.5 kg 重物，经过牵引架牵引管道，使牵引角度呈 45°，牵引物距离地面 30 cm	
14. 食管囊注气	如仍有出血，向食管囊注气 100 ml，用气囊压力表（或血压计）测压，约为 40 mmHg，用止血钳夹闭注气管口，使气囊压迫食管下段的曲张静脉。如无出血，则不必再向食管囊注气	

(续表)

流 程	说 明	图 解
15. 手卫生	脱去手套并丢弃,按七步洗手法进行手卫生	
16. 操作后查对及整理用物	再次查对;协助患者取舒适体位,整理床单位,整理用物;向患者进行健康指导	
17. 记录	准确记录管道留置时间,胃囊、食管囊注气的量、压力、时间	

【注意事项】

1. 置管及注气过程中,严密观察患者表情、神志、呼吸、血压、心率等变化。

2. 注气时,胃囊压力一般约 50 mmHg,食道囊压力一般 40 mmHg。考虑在连接测压和撤离血压计时常常会有漏气,为保证压力可在撤走血压计后再补 5 ml 气体。

3. 置管期间,定时测量气囊内压力,以防压力不足达不到止血目的,或压力过高引起组织坏死。气囊充气 12～24 小时后应放松牵引,放气 15～30 分钟,以免食管胃底黏膜受压时间过长而发生糜烂、坏死。放气时先放食管囊,再放胃囊。如出血未止,再注气加压。

4. 当胃囊充气不足或破裂时,食管囊和胃囊可向上移位,阻塞于喉部而引起窒息,一旦发生应立即抽出囊内气体,拔出管道。对昏迷患者尤应密切观察有无突然发生的呼吸困难或窒息表现。对烦躁或神志不清的患者,必要时约束患者双手,以防患者试图拔管而发生窒息等意外。

5. 出血停止后,放松牵引,放出囊内气体,保留管道继续观察 24 小时,未再出血可考虑拔管。对昏迷患者可继续保留管道用于注入流质食物和药液。拔管前口服液体石蜡油 20～30 ml,润滑黏膜及管、囊的外壁,抽尽囊内气体,以缓慢、轻巧的动作拔管。气囊压迫一般以 3～4 天为限,继续出血者可适当延长压迫时间。

【前沿发展】

1. 止血方法:2015 年英国肝硬化静脉曲张出血防治指南中提出,严重急性上消化道出血、病情不稳定的患者,应在复苏后立即行内镜治疗。如果出血难以控制,可使用三腔二囊管压迫止血,直至内镜治疗、TIPSS 或手术治疗。

2. 置管方法改良

(1)利用胃囊胶皮头端的可塑性通过胃囊注气 50 ml 后一边抽气一边向上向后抚平胶皮再沿着管心包裹,利用锥形原理使之形成头小体粗的形状。经过改良式的置管方法所需的时间短,插管畅顺,患者痛苦小,一次性置管成功率高,食管黏膜损伤小。

(2)盐酸利多卡因凝胶为临床常用的局麻药,具有起效快作用显著特性。凝胶成分黏附在管壁的作用优于石蜡油,在良好的局麻和充分润滑双重作用下,有利于导管顺利通过食管的生理狭窄,也有利于提高插管成功率。研究报道,2%利多卡因凝胶是控制鼻胃管置入疼痛与不适的表面麻醉用药的最佳选择。

(3)利用导丝的灵活弯曲性,同时其具有一定引导性,在导丝引导下插管,可避免传统三腔二囊管过软不易插入的可能,可提高患者一次性插管成功率。

3. 固定方法:改良乒乓球固定,直接将鼻腔外三腔二囊管连接于乒乓球上,在鼻腔外口进行牵引固定,充分利用乒乓球牵引性和弹性获得固定效果,相对滑轮固定显著简化固定流程,且加强固定效果,患者在不同体位下均能获得良好固定效果。

───── 参考文献 ─────

[1] 孙桂华,杨丽丽,何晓娜. 52 例急性上消化道出血患者急救与护理体会[J].中国实用医药,2014,9(3):231-232.
[2] 徐丽.浅析三腔二囊管压迫止血术的临床护理[J].现代医学与健康研究电子杂志,2018,2(11):106.
[3] 黄汝明,黄春景,黄秋菊.三腔二囊管的置管方法探讨[J].齐齐哈尔医学院学报,2015,36(21):3182-3183.
[4] 徐英苗.改良三腔二囊管固定法在急救车转运中的效果观察[J].中国实用医药,2017,12(14):68-69.
[5] 严健芬,谭庆红,魏道儒,等.改良乒乓球法固定三腔二囊管临床应用效果观察[J].护理研究,2015,29(25):3145-3146.
[6] 邓晗,祁兴顺,郭晓钟.《2015 年英国肝硬化静脉曲张出血防治指南》摘译[J].临床肝胆病杂志,2015,31(6):852-854.
[7] 李小寒,尚少梅.基础护理学[M].6 版.北京:人民卫生出版社,2017:315-318.
[8] 尤黎明,吴瑛.内科护理学[M].6 版.北京:人民卫生出版社,2017:348-351.

四、肠内营养输注技术规范

【名词定义】 肠内营养（enteral nutrition，EN）是经胃肠道提供代谢需要的营养物质及其他各种营养素的营养支持方式。

【适应证】

1. 意识障碍、昏迷和某些神经系统疾病：如脑外伤、脑血管疾病、脑肿瘤、脑炎等所致的昏迷患者，老年痴呆不能经口进食或精神失常、严重抑郁症、神经性厌食者等。

2. 吞咽困难和失去咀嚼能力：如咽下困难、口咽部外伤及手术后、重症肌无力者等。

3. 上消化管梗阻或手术：如食管炎症、化学性损伤等造成咀嚼困难或吞咽困难、食管狭窄梗阻、食管癌、幽门梗阻、吻合口水肿狭窄、胃瘫等。

4. 高代谢状态：如严重创伤、大面积烧伤、严重感染等所致机体高代谢、负氮平衡者。

5. 消化管瘘：通常适用于低流量瘘或瘘的后期，如食管瘘、胃瘘、肠瘘、胆瘘、胰瘘等。对低位小肠瘘、结肠瘘及空肠喂养的胃十二指肠瘘效果最好。

6. 术前准备和术后营养不良：如术前肠管准备期间、术中有额外营养素丢失者等。

7. 炎性肠管疾病：如溃疡性结肠炎、Crohn 病等。

8. 短肠综合征：短肠综合征肠代偿阶段。

9. 胰腺疾病：急性胰腺炎肠功能恢复后、慢性胰腺功能不全者。注意喂养管应插入近端空肠 10 cm 以上，营养制剂只能选用小分子低脂不需要消化即可吸收的要素膳，如维沃、爱伦多、大元素等。

10. 慢性营养不足：如恶性肿瘤、放疗、化疗患者及免疫缺陷疾病者等。

11. 器官功能不全：如肝、肾、肺功能不全或多脏器功能衰竭者。

12. 某些特殊疾病：急性放射病，各种脏器移植者，包括肾移植、肝移植、小肠移植、心脏移植、骨髓移植等。

13. 肠外营养治疗不能满足要求时的补充或过渡。

【禁忌证】

1. 完全性机械性肠梗阻、胃肠出血、严重腹腔感染。

2. 严重应激状态早期、休克状态、持续麻痹性肠梗阻。

3. 短肠综合征早期。

4. 高流量空肠瘘。

5. 持续严重呕吐、顽固性腹泻、严重小肠炎、严重结肠炎。

6. 胃肠功能障碍，或某些要求胃肠休息的情况。

7. 急性胰腺炎初期。

8. 3 个月以内婴儿、严重糖类或氨基酸代谢异常者，不宜使用要素膳。

【目的】

1. 供给细胞代谢所需要的能量与营养底物。

2. 维持组织器官结构与功能。

3. 通过营养素的药理作用调理代谢紊乱。

4. 调节免疫功能,增强机体抗病能力。

【制度与依据】

1. 开展肠内营养时机的依据:2017 年 2 月,欧洲危重病医学会(ESICM)发布了危重患者早期肠内营养指南,指南主要目的是比较早期肠内营养,早期肠外营养和延迟肠内营养在危重患者的临床应用。共形成 17 条推荐意见赞成开始早期肠内营养,7 条推荐意见支持延迟肠内营养。对如何准确评估肠内营养开始时间与延迟肠内营养的原因做了具体的表述。

2. 肠内营养实施中的质控依据:重症患者早期实施肠内营养(EEN)的重要性已经被重症医学工作者认可,但在具体实施过程中仍面临应用时机选择、启动方式、途径选择及耐受性监测等诸多问题。为此,来自全国各地的 20 余位专家根据证据推荐等级评估(GRADE)系统的原则,讨论并制定了《重症患者早期肠内营养临床实践专家共识》,最终形成了 24 条推荐意见,必将为重症医学工作者规范开展 EEN 支持治疗带来切实有效的帮助。

【准备】

1. 用物准备:治疗单、一次性无菌治疗巾、一次性 20 ml 注射器、无菌纱布、营养液、温开水、橡皮筋、别针、加温器、营养泵、鼻饲警示牌,检查用物的有效期,物品处于备用状态。

2. 环境准备:病室安静整洁,光线充足,适宜操作。

3. 护士准备:衣帽整洁,洗手戴口罩。

4. 患者准备:患者处于安静状态,配合操作。

【操作流程】

流　　程	说　　明	图　　解
1. 素质准备	服装整洁	
2. 评估	1. 评估患者的病情及配合程度 2. 评估患者腹部情况:腹胀、腹痛、腹泻 3. 评估胃管在位情况(胃部听"气过水声")	用听气过水声的方式确定胃管是否在位
3. 洗手戴口罩	七步洗手法正确洗手	洗手

(续表)

流　程	说　明	图　解
4. 准备用物	治疗单、一次性无菌治疗巾、一次性 20 ml 注射器、无菌纱布、营养液、温开水、橡皮筋、别针、加温器、营养泵、鼻饲警示牌	
5. 解释核对	采用两种身份识别的方法进行患者身份确认（腕带、反问式）	
6. 体位准备	1. 根据患者病情给予半卧位 2. 可有效地防止反流，误吸的发生	
7. 放置营养泵	1. 护士将肠内营养泵置于床头输液架上	
8. 开启营养泵	1. 连接肠内营养泵电源线 2. 打开营养泵	
9. 悬挂营养液	1. 进行患者信息核对 2. 将肠内营养液挂置输液架上	
10. 安装管路	将管路安装于肠内营养泵凹槽内	
11. 排气	进行机器内排气	

（续表）

流　　程	说　　明	图　　解
12. 悬挂警示牌	警示牌与营养液悬挂在同一个挂钩上	挂鼻饲警示牌
13. 放置治疗巾	手不触及无菌治疗巾内侧	铺治疗巾
14. 打开接头纱布	打开橡皮筋,暴露胃管接头处	打开包裹纱布
15. 放置无菌纱布	打开无菌纱布放置于无菌治疗巾内	
16. 抽吸温开水	抽吸温开水进行冲洗胃管	抽吸温水
17. 冲洗胃管	温开水脉冲式冲洗胃管	温开水冲洗胃管
18. 连接管路	将肠内营养泵管与胃管连接	将肠内营养管路与胃管连接
19. 固定	肠内营养泵管与胃管管路接口处用无菌纱布包裹,并用橡皮筋固定,使用别针将管路固定予床单位上	将胃管给予有效的固定
20. 调节速度	根据患者的病情及胃肠道功能调节适当的速度	调节合适的喂养速度

（续表）

流　程	说　明	图　解
21. 开启泵管	确定输注速度,开启营养泵进行喂养	开启机器开始喂养
22. 核对、宣教	操作完成进行第三次核对 开始喂养注意观察患者的反应 告知喂养期间的相关注意点	再次进行核对
23. 洗手、记录	记录喂养时间、速度	

【注意事项】

1. 选择恰当：正确估算患者营养需要量,选择合适的肠内营养设备、喂养途径及给予方式。

2. 细心观察：对老人、儿童和体弱患者,滴注时要注意胃肠是否通畅,是否有胃潴留,以免引起食物反流,导致吸入性肺炎。

3. 适当体位：胃内喂养应采取坐位、半坐位或床头抬高 30°仰卧位以防反流或误吸,输注结束后应维持此体位 30 分钟。

4. 管道通畅：每次管饲结束后,均需用温开水冲洗管道,同时用手指轻揉管壁,以便彻底清洗,保持管道通畅。保证营养液合适温度,夏季室温下直接输入,冬季可用热水袋置于管周,以提高液体的温度。

5. 加强护理：准确记录出入水量,观测皮肤弹性、口渴情况、脉搏、血压等症状及体征。

6. 温度适宜：营养液温度为 37～42℃,过冷或过热均会引起患者不适,以接近体温为宜。

7. 渐增浓度：营养液浓度应从低浓度逐渐增至所需浓度,以防止腹胀、腹泻等消化系统症状出现;浓度可从 5％开始,逐渐增加至 25％,最高可达 30％。

8. 注意速度：注意营养液输注速度,滴速应逐渐增加,使消化管有个适应过程。危重患者或老年患者宜选用蠕动泵控制速度,速度最好控制在 120～150 ml/h 。不要均匀持续输入,应有间歇时间,给胃肠以休息;夜间患者入睡时最好停用。病情许可,可用重力滴注或注射器推注,推注每次以不超过 250 ml 为宜。推注时不宜过猛,以防反胃误吸或呕吐。

9. 安全卫生：配制营养液时要保证卫生,输注前应检查营养液是否变质。配好的营养液应放在 4℃冰箱中保存,保存期不超过 24 小时。

10. 防止便秘：长期使用不含食物纤维的营养制剂，很容易发生便秘。可选用含食物纤维营养制剂，增加粪便体积，或是给予短链脂肪酸，以增强结肠的运动功能。

【前沿进展】 临床实施肠内营养时应建立指标体系框架，包括影响肠内营养护理质量的护理结构指标，如人员的培训、制度流程的建立等，以及环节指标，重点是肠内营养前、中进行全面的评估和专业的护理，如对患者营养状态、病情的评估，喂养体位的安置，营养液的输注速度、浓度，以及每日输注量的调控，肠内营养管的护理，出现并发症的处理等，以有效预防和减少肠内营养并发症的发生，提高肠内营养效果。美国肠内肠外营养学会（ASPEN）临床指南也证实，营养评定是营养干预的基础，临床技能、资源的配置、可用性决定了实施临床营养的具体方法。此外，建立的肠内营养护理终末质量指标也十分关键，包括肠内营养并发症发生率、健康教育知晓率和肠内营养的效果。有效的指标监测体系能帮助临床护士更规范的管理肠内营养的实施，并且方便护士评价实施肠内营养护理后，患者所得到的综合护理效果，并能从患者角度来评价所得到的护理服务的结果质量。

参考文献

[1] 刘莎娜，李云霞. 肠内营养液间歇泵入对颅脑创伤患者胃肠功能及喂养耐受性的影响[J]. 护理实践与研究，2017，14(22).
[2] Shang E，Griger N，Sturm JW，et al. Pump — assisted versus gravity-controlled enteral nutrition in long-term percutaneous endoscopic gastrostomy patients：a prospective controlled trial[J]. JPEN，2003，27：216 - 219.
[3] Dwolatzky T，Berezovski S，Friedmann R，et al. A prospective comparison of the use of nasogastric and percutaneous endoscopic gastrostomy tubes for long term enteral feeding in older people[J]. Clinical Nutrition，2001，20(6)：535，540.
[4] Nancy Toedter Williams. Medication Administration Through Enteral Feeding Tubes[J]. Am J Health Syst Pharm，2009，65(24)：2347 - 2357.
[5] 中华医学会. 肠外肠内营养临床指南(2006版)[M].北京：人民卫生出版社，2007.
[6] 李冬梅，钱火红，朱建英. 医院 PICC 护理质量评价指标体系的管理，2013，13(10)：48 - 51.
[7] 郭春萍，杨丽丽，王晓飞. 护理干预对 ICU 患者肠内营养耐受性影响的探讨[J]. 现代养生，2015(6)：158.
[8] 谢民民. 危重症患者早期肠内营养耐受性分析[J]. 肠外与肠内营养，2011，18(3).
[9] Mehta N M，Skillman H E，Irving S Y，et al. Guidelines for the Provision and Assessment of Nutrition Support Therapy in the Pediatric Critically Ill Patient：Society of Critical Care Medicine and American Society for Parenteral and Enteral Nutrition[J]. Journal of Parenteral and Enteral Nutrition，2017：014860711771138.
[10] 葛世伟，刘云，何先弟，等. 危重症患者肠内营养耐受性评估方法的研究进展[J]. 护理研究，2013，27(20)：2057 - 2059.
[11] Doig G S，Heighes P T，Simpson F，et al. Early enteral nutrition reduces mortality in trauma patients requiring intensive care：A meta-analysis of randomised controlled trials[J]. Injury，2011，42(1)：50 - 56.
[12] 王婷，朱丽娜. 严重创伤患者肠内营养喂养不耐受影响因素的研究进展[J]. 肠外与肠内营养，2016，23(1).
[13] 倪元红，司婷，彭南海. 危重症患者肠内营养支持治疗并发症的护理[J]. 肠外与肠内营养，2013，20(5)：316 - 317.
[14] 张宝民，秦伟，陈冬，等. 肠内营养支持治疗在危重症机械通气患者中的临床应用[J]. 肠外与肠内营养，2013，20(5)：270 - 273.
[15] Doig G S，Simpson F . Early parenteral nutrition in critically ill patients with short-term relative contraindications to early enteral nutrition：a full economic analysis of a multicenter randomized controlled trial based on US costs[J]. Jama，2013，2013(default)：2130 - 2138.
[16] Reintam Blaser A，Starkopf J，Alhazzani W，et al. Early enteral nutrition in critically ill patients：ESICM clinical practice guidelines[J]. Intensive Care Medicine，2017，43(3)：380 - 398.

五、胃残余量监测技术规范

【名词定义】　胃残余量是危重症患者早期肠内营养阶段及疾病进展过程中胃肠功能障碍的替代参数,通过对胃残余量的监测,可鉴别患者是否出现胃排空障碍,以便尽早采取干预措施,降低并发症发生率。

【适应证】　所有留置鼻胃肠管并进行肠内营养的患者。

【禁忌证】　禁食、胃肠减压患者。

【目的】

1. 胃残余量提供了监测胃肠道功能障碍的最简单的方法。

2. 动态监测可以更早的判断胃肠道排空的延迟,并能更早的采取措施来减少胃肠道功能障碍导致的临床并发症。

3. 胃残余量监测能反应胃肠道排空的延迟,预防胃肠道功能障碍的高发及不良后果,特别是高风险患者(手术、脓毒症、创伤)。

【制度与依据】　2013年德国营养学会推荐:重症监护室的患者在保证安全的情况下可不监测胃残余量,应根据呕吐的情况来调整肠内营养。美国肠外肠内营养学会推荐,监测GRV的标准是为了避免患者因不必要的停止喂养而导致营养不足。目前在国内,监测GRV仍是肠内营养时评估胃肠道运动功能的主要方法,为患者的安全考虑,若要完全不监测GRV,还需要更多的临床证据,可在开始肠内营养时监测GRV,若在顺利喂养48~72小时后,GRV为持续低水平,可减少或停止监测;同时,临床医护人员不能仅凭监测GRV来评估。

【准备】

1. 用物准备:医嘱单、无菌治疗盘、一次性60 ml空针、一次性换药碗、一次性无菌治疗巾、一次洗无菌纱布、温开水、橡皮筋、别针、听诊器、治疗单,检查用物的有效期,物品处于备用状态。

2. 环境准备:病室安静整洁,光线充足,适宜操作,请无关人员回避,保护患者隐私。

3. 护士准备:衣帽整洁,洗手戴口罩。

4. 患者准备:患者处于安静状态,配合操作。

【操作流程】

方法一: 空针抽吸法

流　程	说　明	图　解
1. 素质准备	服装整洁	

（续表）

流　程	说　明	图　解
2. 评估	1. 评估患者的病情、意识状态、自理和合作程度等。 2. 评估患者胃管在位（2种方法）情况 3. 评估前一时间段测量时的体位、时间等	 直接抽吸胃液 胃部"气过水声"
3. 洗手/戴口罩	七步洗手法正确洗手	
4. 解释/核对	采用两种身份识别的方法进行患者身份确认（腕带、反问式）	
5. 体位准备	仰面平卧位	
6. 铺无菌治疗巾	手不触及无菌治疗巾内侧	

（续表）

流　　程	说　　明	图　解
7. 放置无菌纱布	注意无菌原则	
8. 断连接	1. 取下别针 2. 将胃管与肠内营养泵管断开	
9. 抽吸胃内容物	注意无菌操作 （因操作后进行回输）	
10. 观察	1. 观察抽吸胃液的色、质、量 2. 在抽吸过程中观察患者反应	
11. 回输	将抽吸胃内容物进行回输	

（续表）

流　　程	说　　明	图　　解
12. 冲管/连接	1. 回输结束后,温开水冲管 2. 连接输注泵管接口 3. 接口处予无菌纱布包裹固定	
13. 固定/整理记录	1. 妥善固定胃管 2. 整理床单位 3. 洗手、记录	

方法二：超声判断胃残余量

流　　程	说　　明	图　　解
1. 素质准备	服装整洁	
2. 洗手/戴口罩	七步洗手法正确洗手	
3. 解释/核对	采用两种身份识别的方法进行患者身份确认（腕带、反问式）	

（续表）

流　程	说　明	图　解
4. 体位准备	右侧卧位	
5. 连电开机	连接电源，开启超声仪	
6. 选择超声探头	根据探测部位选择适当探头	
7. 技术参数设置	1. 设置超声技术参数 2. 设置适当的增益效果 3. 设置深度(一般腹部设置范围在 5～10 cm)	
8. 涂抹导电胶	均匀涂抹导电胶	

(续表)

流　　程	说　　明	图　　解
9. 定位	探头置于右上腹斜向扫查	
10. 测量	确定图像并冻结，进行面积测量	

根据超声胃窦面积及患者年龄在表格内查找胃残余量

右侧位测量（cm²）	年龄（yr）						
	20	30	40	50	60	70	80
3	45	32	20	7	0	0	0
5	74	62	49	36	23	10	0
7	103	91	78	65	52	40	27
9	133	120	107	94	82	69	56
11	162	149	136	123	111	98	85
13	191	178	165	153	140	127	114
15	220	207	194	182	169	156	143
17	249	236	224	211	198	185	173
19	278	266	253	240	227	214	202
21	307	295	282	269	256	244	231
23	337	324	311	298	285	273	260
25	366	353	340	327	315	302	289
27	395	382	369	357	344	331	318
29	424	411	398	386	373	360	347

【注意事项】

1. 减少人为误差：应进行相关知识培训考核，规范操作流程，准确掌握测量方法。

2. 专人动态监测：测量结果与病情不符时，排除影响因素重复测量 2～3 次去平均值。

3. 胃内容物小于设置速率时增加滴入速度；大于等于设置速率时维持原来滴入速度；小

于设置速率 2 倍时减慢鼻饲速度,或出现呕吐、反流、腹胀等并发症时暂停肠内喂养,观察 2 小时后再回抽,将监测的结果汇报于医生并建议使用胃动力药物。

4. 严格无菌操作。

【前沿进展】　目前在临床上监测胃残余量(GRV)一般采用 50 ml 或 60 ml 注射器连接胃管来测定。调查研究显示:胃残余量大于 150 ml 即暗示胃肠道排空障碍的缓慢和有呕吐发生的风险;2 次以上胃残余量大于 200 ml 或一次大于 250 ml 即为误吸发生的独立因素;胃残余量监测联合呕吐的发生、临床胃肠道功能症状的表现,增加了肺病并发症发生的可能。但是注射器回抽的方法一直未被标准化,其影响因素较多。胃管管径的大小、开口位置、胃管所在的位置、注射器的规格、患者的体位及医务人员的操作都影响 GRV 测定的真实结果。Metheny 等对 75 例危重患者的研究表明,通过直径较大的胃管测定 GRV 比直径较小胃管多出 1.5 倍。模拟实验研究显示:GRV 监测准确性受抽吸技术、喂养管理的性质、液体黏稠度及放管位置等。还可以应用于临床监测 GRV 方法有超声监测、胃阻抗监测、胃排空闪烁扫描技术、对乙酰氨基酚吸收试验等。由于仪器设备、检查地点的限制,导致目前监测 GRV 手段还较单一,护理人员对测量方法了解和掌握存在一定的差距。张荣丽等应用超声检测胃动力指导危重患者肠内营养,其肠内营养最大喂养速度提前并且患者发生并发症概率小,说明超声监测 GRV 可以作为发展趋势。

──────────── 参考文献 ────────────

[1] Reintam B A, Starkopf J, Kirsimagi U, et al. Definition, prevalence, and outcome of feeding intolerance in intensive care: a syetematic review and meta-analysis[J]. Acta Anaesthesiol Scand, 2014, 58(8): 914 - 922.

[2] Reintam B A, Mallbrain M L, Starkopf J, et al. Gastrointestinal function in intensive care patients: terminology, definitions and management. Recommendations of the ESICM Working Group on Abdominal Problems[J]. Intensive Care Med, 2012, 38(3): 384 - 394.

[3] Metheny N A, Schallom, L, Oliver, et al. Gastric residual volume and aspiration in critically ill patients receiving gastric feedings[J]. American journal of critical care, 2008, 17(6): 512 - 519.

[4] Metheny NA, Stewart J, Nuetzel G, et al. Effect of feeding-tube properties on residual volume measurements in tube-fed patients[J]. JPEN J Parenter Enteral Nutr. 2005; 29: 192 - 197.

[5] Bartlett Ellis RJ, Fuehne J. Examination of accuracy in the assessment of gastric residual volume: a simulated, controlled study [published online February 21, 2014]. JPEN J Parenter Enteral Nutr.

[6] 张丽荣,何伟,李彤,等. 超声监测胃动力指导危重患者肠内营养的应用[J]. 肠内与肠外营养,2011,18(6): 341 - 347.

六、腹内压(膀胱压监测)监测技术规范

【名词定义】 腹内压(intra-abdominal pressure，IAP)：为密闭的腹腔内的压力，腹内压可随呼吸变化，正常腹内压大约 5 mmHg。

【适应证】

1. 脓毒症：如：急性重症胰腺炎、腹膜炎、肠梗阻、肠系膜缺血/坏死、脓毒症且应用 6 L 以上的晶体或胶体/24 小时，或 8 小时输血制品>4 U。

2. 内脏受压：如：大量腹腔积液/腹膜透析；腹膜后/腹壁出血；巨大腹腔肿瘤；腹部手术应用张力缝线后；腹裂脐膨出。

3. 外科手术：如：术中液体平衡大于 6 L；腹主动脉瘤修补术；巨大切口疝修复。

4. 严重创伤：如：休克液体复苏后；损伤控制剖腹术；腹部或非腹部的多发伤液体复苏需 6 L 以上的晶体或胶体，或 8 小时输血制品>4 U；大面积烧伤。

【禁忌证】

1. 尿路梗阻或断裂。

2. 严重泌尿系统感染。

3. 膀胱外伤、挛缩。

4. 神经性膀胱炎。

【目的】

1. 可将腹内压监测数值作为重症护理常规监测指标。动态监测观察患者的腹内压的变化，及时发现异常并处理，减少 ACS 发生率及相关并发症。

2. 监测腹内压为临床医生诊断和治疗提供可靠的依据。

【制度与依据】 最新 2016 年 ASPEN 肠内营养指南提出早期肠内营养评估标准，其中提到肠内营养不耐受患者因加强耐受性评估，并且将腹内压监测作为重要的手段。2018 年欧洲肠外肠内营养学会重症营养治疗指南提到对腹腔压力高的重症患者应延迟肠内营养。由此可见腹腔压力的监测在重症临床应用广泛，指导重症患者肠内营养的实践，对监测重症患者肠内营养耐受性起到至关重要的作用。

【准备】

1. 用物准备：无菌治疗盘、一次性 20 ml 空针、生理盐水 20 ml、无菌手套、一次性无菌尿液引流袋、一次性无菌治疗巾、安尔碘消毒液、棉签、橡皮筋、别针、卷尺、治疗单，检查用物的有效期，物品处于备用状态。

2. 环境准备：病室安静整洁，光线充足，适宜操作，请无关人员回避，保护患者隐私。

3. 护士准备：衣帽整洁，洗手戴口罩。

4. 患者准备：患者处于安静状态，配合操作。

【操作流程】

● 方法一：经尿道膀胱手工测量法

流　　程	说　　明	图　　解
1. 素质准备	服装整洁	
2. 评估	1. 评估患者的病情、意识状态、自理和合作程度 2. 评估患者尿管或膀胱造瘘管置管及排空情况 3. 评估有无影响 UBP 值测量的其他干扰因素，如烦躁不安、机械通气、使用胸腹带、棉被过重等	
3. 洗手/戴口罩	七步洗手法正确洗手	
4. 物品准备	无菌治疗盘、一次性 20 ml 空针、生理盐水 20 ml、无菌手套、一次性无菌尿液引流袋、一次性无菌治疗巾、安尔碘消毒液、棉签、橡皮筋、别针、卷尺、治疗单	
5. 解释/核对	采用两种身份识别的方法进行患者身份确认（腕带、反问式）	
6. 体位准备	仰面平卧位	

（续表）

流　　程	说　　明	图　　解
7. 铺无菌治疗巾	将治疗巾放置于患者暴露的尿管下	
8. 夹闭尿管	使用止血钳夹闭尿管	
9. 戴手套	1. 按照戴手套要求佩戴 2. 未戴手套的手不可接触到手套外面	
10. 断连接	断开尿管与引流袋	
11. 洗手	七步洗手法正确洗手	
12. 消毒	安尔碘消毒尿管口	

（续表）

流　　程	说　　明	图　　解
13. 更换引流袋	将引流袋与尿管连接 （注意无菌操作）	
14. 注入生理盐水	夹闭引流端，消毒尿管穿刺部位注入 25 ml 生理盐水	
15. 测量	断开注射器端通大气压，打开引流端，定位耻骨联合，提高引流管，于呼气末，视线平时刻度线读出数值	
16. 固定	1. 在距腹股沟 15～20 cm 处贴一透明贴膜 2. 在透明贴上贴剪切好的固定贴，将气切带穿插剪空处 3. 将导尿管用气切带固定，打活结，方便每次护理操作使用	
17. 整理/记录	1. 整理床单位 2. 协助患者取舒适卧位 3. 洗手、记录	

● 方法二：经尿道膀胱压力套装测量法

流　程	说　明	图　解
1. 素质准备	服装整洁	
2. 评估	1. 评估患者的病情、意识状态、自理和合作程度 2. 评估患者尿管或膀胱造瘘管置管及排空情况 3. 评估有无影响 UBP 值测量的其他干扰因素，如烦躁不安、机械通气、使用胸腹带、棉被过重等	
3. 洗手/戴口罩	七步洗手法正确洗手	
4. 物品准备	压力测量模块、压力检测套装、一次性无菌尿液引流袋(2 个)、一次性输血器、一次性无菌手套、一次性无菌治疗巾、无菌剪刀、安尔碘消毒液、棉签、一次性 20 ml 空针、三通接头、模块连接导线、生理盐水 20 ml、导管标识牌	
5. 解释/核对	采用两种身份识别的方法进行患者身份确认(腕带、反问式)	
6. 体位准备	仰面平卧位	

（续表）

流　　程	说　　明	图　　解
7. 制作"测压尿袋装置"	1. 建立无菌区,将三通、输血器、无菌剪刀等无菌物品置入无菌区 2. 戴无菌手套在无菌区内操作:剪取下输血器接头,在距尿袋接头处 5~10 cm 处剪取连接接头,呈"一"字形连接测压器、三通、输血器口及尿袋口,第二个三通一侧端口连接尿管,一侧端口连接引流袋	
8. 抽吸生理盐水	抽吸 25 ml 生理盐水备用	
9. 铺无菌治疗巾断连接	充分暴露患者尿管,并在尿管与尿袋连接处铺无菌治疗巾,夹闭尿管,放下床栏。分离原有尿管和尿袋接口	
10. 消毒/连接	1. 用安尔碘棉签消毒尿管接口(消毒 2 遍,注意消毒横切面和外围) 2. 连接"测压尿袋装置",并悬挂于床边,打开尿管	
11. 连接模块装置	1. 将压力监测模块置入监护仪内 2. 连接压力传感器测压模块导线及测压装置 3. 保证测压系统连接正确、紧密,排气,备用	
12. 注入生理盐水	再次核对患者身份信息,关闭尿液引流端,通过三通向膀胱内匀速缓慢注入生理盐水,等待时间约 1 分钟	

（续表）

流　程	说　明	图　解
13. 定位/调节零点	1. 测压定位：使压力换能器零点置于腋中线，保证测压管路通畅，无扭曲打折 2. 调节零点：将传感器通大气，然后按监护仪上的调零按钮	
14. 读数	校准零点正确后，在平卧静息状态下，使腹肌无收缩情况下，排除干扰因素后观察监护仪上曲线变化，待稳定后读数，在呼气末读数，mmHg 为单位	
15. 引流	读数结束后，关闭测压端，打开引流端进行尿液引流	
16. 整理/记录	整理床单位 协助患者取舒适卧位 洗手、记录	

- 方法三：尿动力监控仪测量法

流　程	说　明	图　解
1. 素质准备	服装整洁	

（续表）

流　　程	说　　明	图　　解
2. 评估	1. 评估患者的病情、意识状态、自理和合作程度 2. 评估患者尿管或膀胱造瘘管置管及排空情况 3. 评估有无影响 UBP 值测量的其他干扰因素，如烦躁不安、机械通气、使用胸腹带、棉被过重等	
3. 洗手/戴口罩	七步洗手法正确洗手	
4. 物品准备	一次性使用压力传感（膀胱压）套装、一次性无菌治疗巾、检查手套、安尔碘消毒液、棉签、三通配件	
5. 解释/核对	采用两种身份识别的方法进行患者身份确认（腕带、反问式）	
6. 体位准备	仰面平卧位	

（续表）

流　　程	说　　明	图　　解
7. 铺无菌治疗巾	将治疗巾放置于患者暴露的尿管下	
8. 夹闭尿管	使用止血钳夹闭尿管	
9. 戴手套	按照戴手套要求佩戴 未戴手套的手不可接触到手套外面	
10. 消毒	分离集尿袋,安尔碘消毒尿管口	
11. 连接管路	将一次性使用压力传感器(膀胱压力)套装与尿管连接	

（续表）

流　程	说　明	图　解
12. 测压定位	于患者平卧位,固定测压传感器于腋中线水平位	
13. 安装测压装置	一次性使用压力传感器(膀胱压力)套装插入监控仪左侧卡槽 尿袋标记刻度一侧朝外挂在监控仪挂钩下	
14. 开机自检	1. 长按监控仪面板开关机键3秒 2. 设备开机,开机完成自检 3. 出现患者类型选择提示框,选择新患者	
15. 进入归零界面	进入尿量、膀胱压力、直肠压力归零界面,提示正在归零,按"OK"键,弹出"归零完成"提示框,归零完成	
16. 模式选择	按监控仪前面板的 🏠 键,常显面与主菜单切换,进入模式选择界面,六种模式,选择畅通模式,进行排尿	

（续表）

流　程	说　明	图　解
17. 测压模式选择	按监控仪前面板的 🏠 键,切换至主菜单,选择模式选择定时模式	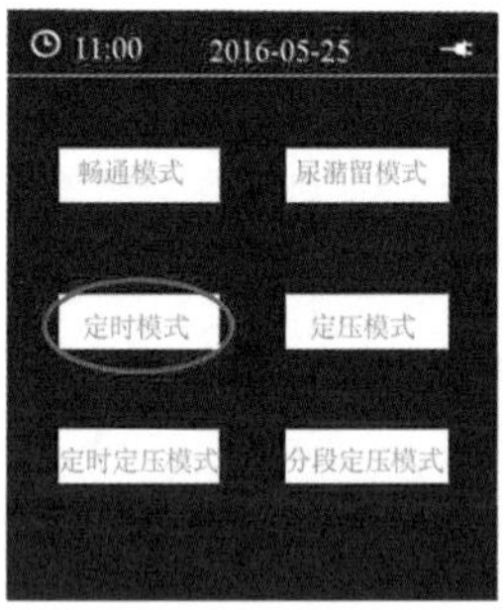
18. 通大气	关闭患者端尿管通大气	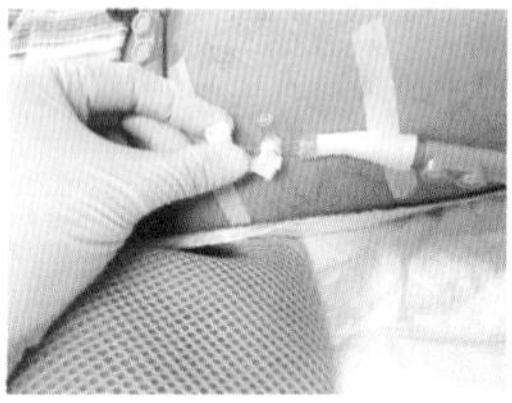
19. 膀胱压归零	长按返回键3秒,进入膀胱压力归零界面,按OK键自动归零	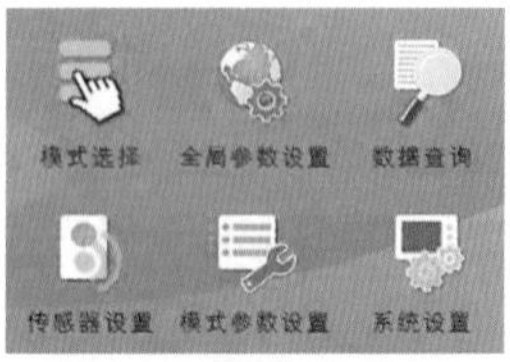 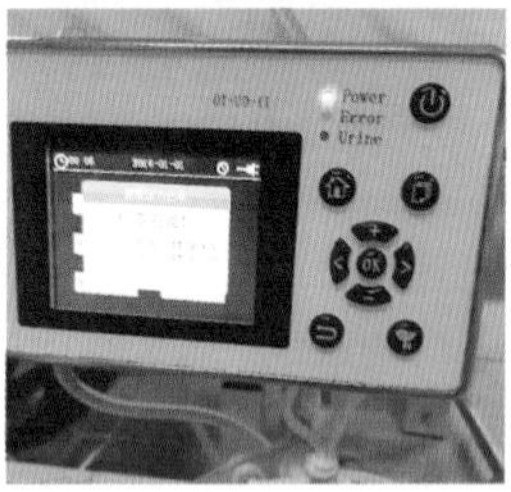
20. 测压	显示归零完成后再按一次OK键,确认当前膀胱压力显示为0,将三通恢复原位,待半小时后观察此时间段腹内压趋势图中平稳数值,或直接参考设备给出的腹内压参考值即可	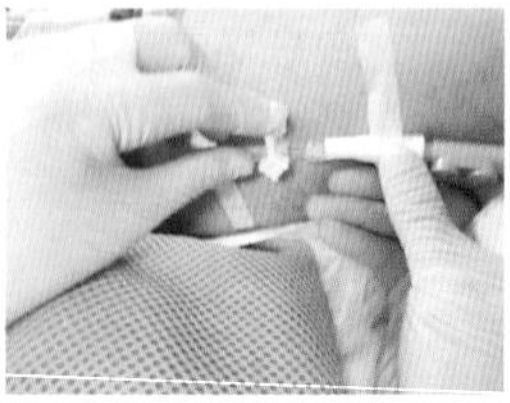 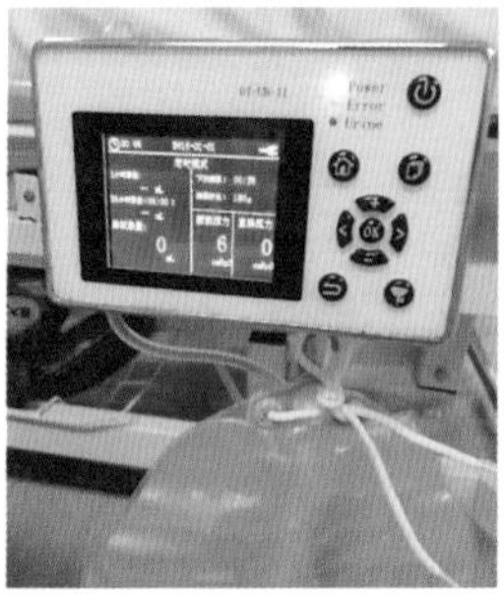

（续表）

流　　程	说　　明	图　　解
21. 肾衰、少尿无尿患者的测量	需注入 10～25 ml 的生理盐水,操作方式同手工测量法一致	
22. 整理/记录	1. 整理床单位 2. 协助患者取舒适卧位 3. 洗手、记录 4. 进入联网后,可在护士工作站观察到所有设备实时数据情况	

【注意事项】

1. 减少人为误差：应进行相关知识培训考核,规范操作流程,准确掌握测量方法。

2. 专人动态监测：测量结果与病情不符时,排除影响因素重复测量 2～3 次取平均值。

3. IAP<12 mmHg 时,q8h 监测；IAP>12 mmHg 时,q4h 监测。一旦发现 IAP 增高的征象,如患者出现腹胀、腹痛、腹部膨隆等肠道损伤征象,应及时通知医生处理。

4. 严格无菌操作：防止发生泌尿系统逆行性感染,连续测压患者,每 72 小时更换测压管路及压力套装,每 24 小时更换冲洗 NS,"测压尿袋装置"每 7 天更换。

【前沿进展】

1. 腹内压监测可辅助 IAH/ACS 高危患者进行肠内营养支持治疗,降低患者胃肠道相关并发症发生率,提高患者营养耐受程度,改善肠内营养目标喂养情况,具有临床推广应用价值。

2. 使用腹内压监测系统可获得与金标准相同的准确数据,应用腹内压监测系统测量过程更加简单,可作为手工测量的替代方法。

3. 测量结果>10 mmHg 时需持续监测,器官性功能不全患者需每小时监测。连续动态腹内压测定对早期发现 ACS 做出早期处理具有重要意义,同时也可及时发现病情变化,预防并发症。

4. 避免人为干扰因素：因受体位的影响大,测量 IAP 一定要说明患者的体位,以便于更好地解释所测的 IAP 的临床意义。受注入水量的影响：关于测量膀胱压时注入无菌等渗盐水的量存在着不同的观点。临床有 20～100 ml 的注水量不等,《WSACS 指南》中建议注水量不超过 25 ml。

5. 排除外界影响因素：机械通气患者在测量 IAP 时,应将呼吸参数 PEEP 下调至"0",或条件允许下脱离呼吸机片刻,以排除正压通气对 IAP 的影响,待测量完毕后再上调至预先数值或连接呼吸机。另外患者使用腹带、棉被过重压迫腹部等都会使 IAP 增高。注入生理盐水温度为 $37\sim40℃$ 为宜。过冷、过热及灌注速度过快均会刺激。

参考文献

［1］ 顾朝丽,徐志华,屠新丽,等.腹内压监测对危重症患者早期空肠营养实施的影响[J].护士进修杂志,2008(2):2008,23(20):1833-1835.

［2］ 茅艇华,邵小平.腹内压监测辅助 IAH/ACS 高危患者行肠内营养支持治疗[J].肠外与肠内营养,2018.

［3］ Mallbrain M L, Chiumello D, Pelosi P, et al. Incidence and prognosis of intranet-abdominal hypertension in a mixed population of critically ill patients: a multiple-center epidemiological study[J]. Crit Care Medicine, 2009, 33(12): 315-322.

［4］ Cheng J, Wei Z, Liu X, et al. The role of intestinal mucosa injury induced by intra-abdominal tension in the development of abdominal compartment sydrome and multiple organ dysfunction syndrome[J]. Critical Care, 2013, 17(6): R283

［5］ Cheatham M L, Malbrain M L N G, Kirkpatrick A, et al. Results from the international conference of experts on intra-abdominal hypertension and abdominal compartment syndrome. II. Recommendations[J]. Intensive care medicine, 2007, 33(6): 951-962.

［6］ Malbrain M L, Cheatham M L, Kirkpatrick A, et al. Results from the international conference of experts on intra-abdominal hypertension and abdominal compartment syndrome[J]. Intensive care medicine, 2006, 32(11): 1722-1732.

［7］ 向艳,王丽竹.ICU 患者经膀胱行腹内压监测时的影响因素研究进展[J].当代护士(下旬刊),2018(6).

［8］ 伍珺,杨海燕.急诊 ICU 患者腹内压监测及危险因素观察[J].国际护理学杂志,2015(20):2799-2801.

［9］ 高春华,陈秋红.ICU 传感器测腹内压简易连接装置的制作及应用[J].中国实用护理杂志,2014,30(4):44-45.

［10］ 胡莉,王小芳,庞志强.腹内压监测的研究进展[J].护理实践与研究,2013,10(16):123-125.

［11］ 林玫瑞,袁琳,黄雪琴.腹内压监测在综合 ICU 的临床观察和应用[J].中国实用医药,2012,07(9):30-31.

［12］ Heatham M L, De Wade J J, De Laet I, et al. The impact of body position on intra-abdominal pressure measurement: A multi-center analysis[J]. Crit Care Med, 2009, 37(7): 2187-2190.

［13］ Fusco M A, Martin R S. Chang M C. Estimation of intra-abdominal pressure by bladder pressure measurement: Validity and methodology[J]. J Trauma, 2001, 50(2): 297-302.

第五章

泌尿系统监测与支持技术规范

一、CRRT 上机技术规范

【名词定义】 持续肾脏替代治疗(Continuous Renal Replacement Therapy，CRRT)是指通过体外循环血液净化技术连续、缓慢清除体内代谢产物、异常血浆成分以及蓄积在体内的药物或毒物，以纠正机体内环境紊乱的一组治疗技术，其治疗时间超过 24 小时。

【适应证】

1. 急性肾损伤(AKI)伴血流动力学不稳定和需要持续清除过多水分或毒性物质。

2. 慢性肾衰竭(CRF)合并急性肺水肿、尿毒症脑病、心力衰竭、血流动力学不稳定等。

3. 非肾脏疾病：包括多脏器功能不全综合征、脓毒血症、全身炎症反应综合征、急性呼吸窘迫综合征、需要大量补液、严重的电解质和酸碱代谢紊乱等。

【禁忌证】 无绝对禁忌证，但下列情况应慎用。

1. 活动性出血特别是颅内出血或颅内压增高。

2. 难以纠正的严重休克或低血压。

3. 严重心肌病变并有难治性心力衰竭。

4. 严重心律失常。

5. 严重的凝血功能障碍。

6. 精神障碍不能配合治疗。

7. 无法建立合适的血管通路。

【目的】

1. 清除炎性介质。

2. 通过清除多余水分来减轻容量负荷。

3. 纠正水电解质和酸碱平衡紊乱。

4. 保障患者体液平衡，为全静脉营养提供了有利条件，满足患者的营养要求。

【制度与依据】

1. 本规范理论部分主要依据：中华医学会重症医学分会颁布的《ICU 中血液净化的应用指南》。该临床实践指南的制定基于 134 条国内外血液净化相关的循证医学证据。该指南对 CRRT 处方中的血管通路的建立、置换液及透析液的配置、滤器的选择、管路的预冲与维护、置换液输注方式以及抗凝问题都做了详细的描述。

2. 本规范操作部分主要依据：中华医学会肾脏病学分会编写的《血液净化标准操作规程(2010 版)》，中华医学会肾脏病学分会广泛征求从事血液净化一线工作的医护人员意见，先后组织召开了 4 次修稿、定稿会议，最终完成了血液净化标准操作规程(2010 版)。全书分三篇，第一篇为血液净化室(中心)管理标准操作规程；第二篇为血液净化透析液和设备维修、管理标准操作规程；第三篇为血液净化临床操作和标准操作规程，详细、具体地规范了持续性肾脏替代治疗析的操作，突出了各种前评估的重要性，强调了在规范化、标准化治疗基础上的个体化治疗。

【准备】

1. 用物准备：医嘱单、CRRT 机一台、3 000 ml 生理盐水、肝素钠(和枸橼酸)、500 ml 生理盐水、透析液、置换液、PBP 液、三通 2～4 个、输血器 1 个、10 ml/20 ml/50 ml 空针数个、肝素帽 2 个、灭菌纱布数块、碘伏、棉签、胶布,检查用物的有效期,物品处于备用状态。

　　2. 环境准备:病室安静整洁,光线充足,适宜操作,关闭门窗(或窗帘),请无关人员回避,保护患者隐私。

　　3. 护士准备:衣帽整洁,洗手戴口罩。

　　4. 患者准备:患者处于安静状态,配合操作;意识障碍不能配合患者遵医嘱合理镇静并行保护性约束;血管通路通畅。

【操作流程】

流　程	说　明	图　解
1. 护士准备	穿戴整齐	
2. 解释核对	采用两种身份识别的方法进行患者身份确认(腕带、反问式)	
3. 洗手戴口罩	七步洗手法正确洗手	
4. 确认透析管路通畅	1. 人工血管内瘘:检查有无红肿、渗血、硬结,并摸清血管走向和搏动,确认穿刺点。 2. 中心静脉留置导管:在静脉导管下铺无菌治疗巾,打开导管敷料,将导管置于治疗巾上。戴无菌手套消毒导管及夹子,将夹闭导管的肝素帽取下,分别消毒导管接头。回抽导管内封管肝素,推注在纱布上检查是否有凝血块。回抽通畅且无血块则用 20 ml 生理盐水正压冲管,夹闭管道。如回抽或冲管不畅,需认真查找原因.注意深静脉穿刺管周围有无红肿、渗血、渗液,固定的缝线有无脱落	

（续表）

流　　程	说　　明	图　　解
5. 物品准备	医嘱单、CRRT 机一台、3 000 ml 生理盐水、肝素钠（和枸橼酸）、500 ml 生理盐水、透析液、置换液、PBP 液、三通 2～4 个、输血器 1 个、10 ml/20 ml/50 ml 空针数个、肝素帽 2 个、灭菌纱布数块、碘伏、棉签、胶布	
6. 体位准备	仰面平卧位	
7. 监测动脉血气	根据血气监测结果配置预冲透析液及各项治疗参数	
8. 按照提示安装、预充并选择治疗模式	连接电源，启动透析机，机器自检。自检结束，提示正常后选择治疗模式并安装管路、滤器、注射器、连接预冲液及置换液。用 0.9% 氯化钠溶液 3 000 ml 加肝素钠 7 500 单位预冲，驱除管道及透析器中的空气	

（续表）

流　　程	说　　明	图　　解
9. 设置治疗参数	上机前测量并记录患者的血压、心率、呼吸、体温及体重,再次确认并设置机器运行及治疗的各项参数	
10. 连接引血管道	将血路引血端(即动脉端)连接至深静脉穿刺管的动脉端,启动血泵引血	
11. 连接回血管道	血路静脉回路看到血液时,暂停血泵,将管路回血端(即静脉端)连接至深静脉穿刺管的回血端。若患者血压低可给予预冲液,并适当调低血流速度及脱水速度	
12. 启动治疗	启动血泵,开始治疗	
13. 固定管路	妥善固定管路,确保无打折、无扭曲	
14. 患者保温	启动管道加温装置,同时根据情况为患者进行其他保温措施,如使用加温毯或增加被褥	

（续表）

流　程	说　明	图　解
15. 观察宣教,整理床单位	启动治疗后观察患者生命体征是否平稳,患者有无特殊不适。告知患者治疗情况及配合要点。意识不清楚的患者注意预防管道滑脱	
16. 处理用物	丢弃拆卸后的包装	
17. 洗手	七步洗手法正确洗手	
18. 医嘱处理	打钩,签名及执行时间	
19. 监测记录	在电子病历系统中记录治疗方式、开始的时间及患者情况。同时监测机器运行情况	

【注意事项】

1. 严格按照操作流程操作,严禁跨越流程。
2. 执行无菌操作,严格遵守消毒隔离制度。
3. 密切观察患者体温,避免低体温及加温过度。

4. 随医嘱调解 CRRT 及透析液参数，如有疑问，及时和主治医生沟通。

5. 操作时如戴橡胶手套，需冲净滑石粉。

6. 预冲完成后，需再次检查管路是否连接正确后再上机，特别是枸橼酸抗凝模式中的钙泵及枸橼酸泵的位置；各种夹闭处是否已打开。

7. 透析液预配制，配置及使用前三查七对，保证质量完好，在有效期内。

8. 患者置管状态需严密观察，妥善固定防止管道滑脱，打折，扭曲，贴壁和导管相关性感染。

9. 连接应适度，接患者置管处宜紧密，以免断离；接废液袋处宜松，避免无法更换。

【前沿进展】

1. 临时血管通路的建立：全球肾脏病预后组织推荐急性肾损伤的患者首选置管位置为右侧颈内静脉，其次为股静脉，同时推荐超声引导下导管植入。而对于 ICU 患者，首选股静脉。

（1）股静脉压迫止血效果好，血肿发生率低。

（2）感染发生风险较低。

（3）可为 ICU 患者血流动力学监测和治疗需要的血管通路让出锁骨下静脉、颈内静脉。

2. 管路抗凝：高出血风险患者的 CRRT 建议采用柠檬酸钠进行局部抗凝，如无局部抗凝条件可采用非抗凝策略。应用枸橼酸抗凝时应定期监测滤器后和外周血游离钙以及酸碱平衡指标以调整枸橼酸的滴定和钙的补充速度同时要关注体内酸碱平衡状态防止枸橼酸蓄积。

3. 置换液及透析液的选择：重症患者 CRRT 的置换液首选碳酸氢盐配方。重症患者常伴肝功能不全或组织缺氧而存在高乳酸血症（>5 mmol/L），宜选用碳酸氢盐配方。碳酸氢盐配方还具有心血管事件发生率较低的优点。

4. 透析模式的选择：重症患者合并急性肾衰竭时，持续性肾脏替代治疗要优于间歇性肾脏替代治疗，主要表现在肾功能恢复率、稳定血液动力学和清除过多体液方面。

5. 低血压预防：低血压是血液透析模式下的常见并发症。与膜相关的缓激肽激活、补体系统激活有关，另外过敏反应也是导致低血压之一。这可以采用生物相容性高的滤器或透析器加以避免。血透开始采取低血流速率也是预防低血压的方法之一。

参考文献

［1］ 中华医学会重症医学分会. ICU 中血液净化的应用指南［S］. 2011.

［2］ Kellum J A, Lameire N, Aspelin P, et al. Kidney Disease: Improving Global Outcomes (KDIGO) Acute Kidney Injury Work Group. KDIGO clinical practice guideline for acute kidney injury［J］. Kidney International Supplements, 2012, 2(1): 1 - 138.

［3］ 王欣然, 贾建国. CRRT 实践操作教程［M］. 北京: 人民军医出版社, 2014.

［4］ 翟丽. 实用血液净化技术及护理［M］. 北京: 科学出版社, 2018.

［5］ Schaefer R M, Hausberg M, Matzkies F, et al. Effects of bicarbonate- and lactate-buffered replacement fluids on cardiovascular outcome in CVVH patients［J］. Critical Care, 2001, 5(1 Supplement): 215.

［6］ Rabindranath K, Adams J, Macleod AM, et al. Intermittent versus continuous renal replacement therapy for acute renal failure in adults［J］. Cochrane Database Syst Rev. 2007(3): CD003773.

［7］ Bagshaw S M, Berthiaume L R, Delaney A, et al. Continuous versus intermittent renal replacement therapy for critically ill patients with acute kidney injury: a meta-analysis［J］. Crit Care Med, 2008, 36(2): 610 - 617.

［8］ Ghahramani N, Shadrou S, Hollenbeak C. A systematic review of continuous renal replacement therapy and intermittent haemodialysis in management of patients with acute renal failure［J］. Nephrology (Carlton), 2008, 13(7): 570 - 578.

［9］ Kellum J A, Ronco C. The 17th acute disease quality initiative international consensus conference: introducing precision renal replacement therapy［J］. Blood Purification, 2016, 42(3): 221 - 223.

［10］ 林琳. 血液透析患者低血压原因分析及预防对策［J］. 世界临床医学, 2016, 10(1): 166.

二、CRRT 下机技术规范

【名词定义】 参考本章第一节 CRRT 上机技术规范。

【适应证】 参考本章第一节 CRRT 上机技术规范。

【禁忌证】 参考本章第一节 CRRT 上机技术规范。

【目的】

1. 将透析器及透析管路内的血液回输到患者体内,结束透析治疗。

2. 妥善处理血管通路,及时止血。

【制度与依据】 参考本章第一节 CRRT 上机技术规范。

【准备】

1. 用物准备：碘伏、棉签、胶布、纱布、清洁手套、500 ml 生理盐水 1 袋、10 ml 盐水 1 支、肝素钠 1 支、肝素帽 2 个、5 ml/20 ml 注射器各 2 个,治疗车(治疗盘、利器盒、黄色医疗垃圾袋),检查用物的有效期,物品处于备用状态。

2. 环境准备：病室安静整洁,光线充足,适宜操作,关闭门窗(或窗帘),请无关人员回避,保护患者隐私。

3. 护士准备：衣帽整洁,洗手戴口罩。

4. 患者准备：患者处于安静状态,配合操作;意识障碍不能配合患者遵医嘱合理镇静并行保护性约束。

【操作流程】

流　　程	说　　明	图　　解
1. 护士准备	穿戴整齐	
2. 解释核对	采用两种身份识别的方法进行患者身份确认(腕带、反问式)	

（续表）

流　　程	说　　明	图　　解
3. 洗手戴口罩	七步洗手法正确洗手，戴上手套	
4. 物品准备	碘伏、棉签、胶布、纱布、清洁手套、500 ml 生理盐水 1 袋、10 ml 盐水 1 支、肝素钠 1 支、肝素帽 2 个、5 ml/20 ml 注射器各 2 个，治疗车（治疗盘、利器盒、黄色医疗垃圾袋）	
5. 体位准备	仰面平卧位	
6. 确认治疗完成	遵医嘱结束治疗，调整血流量至 $50\sim100$ ml/min	
7. 引血端回血	暂停血泵，打开引血端生理盐水预冲侧管，关闭滤器侧管路，用生理盐水将引血端管路内的血液回输到患者体内。夹闭动脉管路侧夹子及穿刺针处夹子，断开引血端连接	

（续表）

流　　程	说　　明	图　　解
8. 管路回血	应用无菌技术,将动脉端连接至 500 ml 生理盐水回血。回血过程中,使用双手轻轻搓转透析管路	
9. 导管引血端冲、封管	管路回血过程中,操作者先用碘伏消毒导管引血端接口,然后使用 20 ml 生理盐水脉冲式冲洗导管,冲洗完后夹闭动脉夹。使用肝素液 2 ml 封管(浓度 100 mg/10 ml,容量为导管腔的 1.2～1.3 倍),封管后连接肝素帽	
10. 结束回输	机器提示回输结束,屏幕显示结束确认程序	
11. 导管回血端冲封管	夹闭静脉夹,断开静脉端连接。用碘伏消毒导管静脉端端接口,然后使用 20 ml 生理盐水脉冲式冲洗导管管腔,冲洗完后夹闭静脉夹。使用肝素液 2 ml 封管(浓度 100 mg/10 ml,容量为导管腔的 1.2～1.3 倍),封管后连接肝素帽	
12. 固定管路	保证导管动、静脉管路上无血迹、无污渍。动、静脉夹呈夹闭状态,无菌纱布包裹导管接口端并妥善固定	

（续表）

流　程	说　明	图　解
13. 回顾数据	点击透析机上的相应键,回顾患者治疗开始、结束时间、脱水量等。做好记录	
14. 移除加温管路	结束加温管工作,将加温管与透析管分离	
15. 移除泵管	根据机器提示,卸载滤器及泵管,整套管路脱离机器	
16. 垃圾处理	将使用后的整套管路、废液袋及注射器等一并弃于黄色医疗垃圾袋中,针头弃于黄色利器盒内	
17. 仪器处理	关闭机器电源开关,拔掉电源线。遵照医院感染防控要求,擦拭消毒机器。消毒核查后,挂上备用标识	

（续表）

流　　程	说　　明	图　　解
18. 记录数据	在电子病历系统中记录治疗时间、抗凝剂使用情况、血气参数、脱水量、总置换液量、血滤器是否堵塞、治疗过程患者神志、生命体征和病情变化。回收监测单至患者病例夹内	

【注意事项】

1. 分离血路及深静脉穿刺管时注意无菌。

2. 封管前保证管路无血液。

3. 封管时不能留有气泡。

4. 固定深静脉穿刺管时不能扭曲。

【前沿进展】

1. CRRT 非计划性下机主要原因为 TMP 过高报警及滤器凝血：CRRT 治疗对象为危重患者，血流动力学常不稳定，免疫力低下，肝素等抗凝剂应用总量较大；出血、低血压、感染相关并发症发生率较高，且程度较重，处理更为困难。在治疗过程中，医护人员能根据患者的原发疾病及凝血指标选择体外循环是否抗凝、合理选用抗凝剂，给予合适的剂量，并能密切监测病情及实验室指标，严格无菌操作，有效防止出血、低血压、感染等并发症的发生。

2. ICU 护士应避免各种报警导致的 CRRT 中断：CRRT 常见的报警有压力报警、平衡报警、空气报警、漏血报警、温度报警五大类。各种报警会导致血泵停止，如果处理的时间过长，将直接导致滤器凝血，血凝块堵塞中心静脉导管。无论由何种原因引起，护士都必须尽快排除其故障。CRRT 理论和技能具有极强专业性，操作风险大，对 ICU 护士的综合素质提出了更高要求。首先应严格执行床旁 CRRT 治疗的护士准入制度，加强 ICU 护理人员 CRRT 理论与操作规程的培训。同时，可根据五大类常见报警对护士进行有目的的培训，传授一些处理高发故障的经验，人为设定一些情景模拟，训练操作人员排除故障的能力。

3. 尽量避免体外循环凝血是 CRRT 护理的重点：护士在 CRRT 过程中，应密切观察管路有无凝血及堵管现象、滤器纤维颜色有无变深或条索状物形成、静脉壶的滤网有无凝血块形成或颜色变深，及时判断滤器管路是否发生凝血。输入血液、白蛋白、脂肪乳剂、高渗糖等会增加血液的黏稠度，使体外循环凝血概率增高。在预冲过程中，要尽可能地排除管路及滤器中的小气泡，因气泡极易在治疗过程中产生报警，导致滤器凝血。病情允许下，在预冲结束后，使滤器在肝素钠预冲液下浸泡 2 小时，使部分肝素可以吸附在滤器上，预防早期的凝血。定时用 0.9% 生理盐水冲洗管路是无肝素 CRRT 的关键，所以未抗凝的体外循环 CRRT 过程需要加强生理盐水的冲洗。按照卫生和计划生育委员会 2010 年颁发的血液净化标准操作规程，透析开始后应每隔 1 小时使用 0.9% 的生理盐水 50～100 ml 快速冲洗滤器及管路 1 次。

参考文献

［1］　王欣然，贾建国.CRRT 实践操作教程［M］.人民军医出版社，2014.

［2］　翟丽.实用血液净化技术及护理［M］.科学出版社，2018.

［3］　查丽玲，周松，王婧，等.ICU 患者持续性肾脏替代治疗非计划性下机相关因素的研究［J］.护理学杂志，2017(13).

［4］　费素定，金静芬，王海燕，等.连续性肾脏替代治疗非计划性下机时间相关因素的研究［J］.中华护理杂志，2015，50(1)：57－61.

［5］　Wang C，Lv L S，Huang H，et al. Initiation Time of Renal Replacement Therapy on Patients with Acute Kidney Injury：A Systematic Review and Meta-analysis of 8 179 participants［J］. Nephrology，2016.

［6］　Zou H，Hong Q，Gaosi X U. Early versus late initiation of renal replacement therapy impacts mortality in patients with acute kidney injury post cardiac surgery：a meta-analysis［J］. Critical Care，2017，21(1).

［7］　Mavrakanas T A，Aurian-Blajeni D E，Charytan D M. Early versus late initiation of renal replacement therapy in patients with acute kidney injury：a meta-analysis of randomised clinical trials［J］. Swiss Medical Weekly，2017，147(41)：w14507.

［8］　Retha S，Rhodri P，Simon F. Survival and Cause of Death in UK Adult Patients on Renal Replacement Therapy in 2016［J］. Nephron，2018，139(1)：117－150.

［9］　Yang X M，Tu G W，Zheng J L，et al. A comparison of early versus late initiation of renal replacement therapy for acute kidney injury in critically ill patients：an updated systematic review and meta-analysis of randomized controlled trials［J］. BMC Nephrology，2017，18(1)：264.

［10］　Feng Y M，Yang Y，Han X L，et al. The effect of early versus late initiation of renal replacement therapy in patients with acute kidney injury：A meta-analysis with trial sequential analysis of randomized controlled trials［J］. Plos One，2017，12(3)：e0174158.

［11］　Wang Y，Gallagher M，Li Q，et al. Renal replacement therapy intensity for acute kidney injury and recovery to dialysis independence：a systematic review and individual patient data meta-analysis［J］. Nephrology Dialysis Transplantation，2017.

［12］　Ramirez M，Costa M D，Costa Carvalho M. Cost-Effectiveness Analysis of Continuous Versus Intermittent Renal Replacement Therapy for Critically ILL Acute Kidney Injury Patients Under the Perspective of the Brazilian Private Healthcare System［J］. Value in Health，2017，20(9)：A867.

［13］　孙晓英，余丽萍，杨金芳，等.两种抗凝方法在消化道出血患者连续性肾脏替代治疗中的效果评价［J］.江苏医药，2003，39(19)：2369－2370.

［14］　陈香美.血液净化标准操作规程［M］.北京：人民军医出版社，2010：43－49.

［15］　刘斌斌，胡才宝.持续性肾脏替代治疗滤器、管路凝血的主要原因分析及干预策略［J］.护理进修杂志，2014，29(8)：729－731.

［16］　刘翔，龚德华，季大玺，等.连续性肾脏替代治疗患者体外循环凝血的危险因素及护理研究进展［J］.中华护理杂志，2013，48(4)：377－379.

［17］　赵君花，卢燕，丁琳，等.3 518 例次 CRRT 治疗故障报警原因分析及指导［J］.中国血液净化，2014，13(4)：353－354.

［18］　李松梅，孙媛媛，沈燕，等.无肝素连续肾脏替代治疗定时预冲滤器寿命的影响［J］.护理学杂志，2010，25(1)：29.

［19］　宋小敏，江萍.颈内静脉留置导管阻塞的原因分析及对策［J］.护理进修杂志，2006，17(4)：264－265.

［20］　李菁，王蕾，纪婕.老年维持性血液透析患者血透导管两种封管方法对比研究［J］.实用临床医药杂志，2013，17(20)：8－10.

三、血液透析技术规范

【名词定义】 血液透析(hemodialysis)是血液净化技术的一种,其实质是将患者的血液引流至体外循环,通过弥散、对流、超滤的原理,排除血液中的毒素及代谢产物,同时纠正水、电解质及酸碱平衡的过程。达到减少心血管并发症及死亡率、改善患者生活质量的目的。

【适应证】
1. 急性肾衰竭。
2. 慢性肾衰竭。
3. 急性药物或毒物中毒。
4. 其他:难治性充血性心力衰竭和急性肺水肿的急救;水电解质紊乱,如各种原因高钾血症。

【禁忌证】 血液透析没有绝对的禁忌证,其相对禁忌证如下:
1. 老年高危患者,不合作的婴幼儿或精神病患者。
2. 严重活动性出血,大手术后。
3. 低血压或休克。
4. 严重心脏病变或心律失常患者不能耐受体外循环。
5. 脑血管意外。
6. 恶性肿瘤晚期并发肾功能衰竭。

【目的】
1. 清除过多水分,减轻心脏负荷,血压恢复正常。
2. 清除尿毒症毒素、纠正电解质紊乱及代谢性酸中毒。
3. 减少心血管并发症。
4. 改善患者生活质量。

【制度与依据】
1. 本规范理论部分主要依据:人民卫生出版社2016年出版的《血液净化手册》,该书从医师、护理和技师角度,全面介绍血液透析的各个技术细节和操作流程,该书还列出了一些重要的质量控制指标,对患者管理水平的整体提高是十分有益的。
2. 本规范操作部分主要依据:中国血液透析用血管通路专家共识(2017版),该共识从导管的分类及置管的方法要求、导管功能不良的干预、导管并发症的预防以及导管使用中的护理技术等方面做了总结,旨在规范临床操作,降低并发症的发生,保护好血透患者的生命线。

【准备】
1. 用物准备:医嘱单(IPAD)、血液透析器、血液透析管路、预冲用1 000 ml生理盐水、导管护理包、浓缩透析A液、Bicart粉、固定管路的夹子、治疗盘(内放抗凝剂)、治疗车(配备利器盒、污物桶、快速手消液),开机后机器自检处于备用状态,物品在有效期内。
2. 环境准备:病室安静整洁,光线充足,保护患者隐私。
3. 护士准备:衣帽整洁,洗手,戴口罩。

4. 患者准备：患者处于安静状态，配合操作。

【操作流程】

流　　程	说　　明	图　解
1. 仪表准备	着装整洁，热情大方，符合护士形象	
2. 洗手、戴口罩	七步洗手法正确洗手	
3. 物品准备	医嘱单（IPAD）、血液透析器、血液透析管路、预冲用 1 000 ml 生理盐水、导管护理包、浓缩透析 A 液、Bicart 粉、固定管路的夹子、治疗盘（内放抗凝剂）、治疗车（配备利器盒、污物桶、快速手消液）、开机后机器自检处于备用状态	
4. 解释核对	首先进行患者身份确认；核对透析方式、透析器型号及抗凝剂	
5. 评估	评估患者意识状态及合作程度；评估患者有无出血及明显的水肿情况；测量体温、血压、脉搏	
6. 安装	打开透析器与管路的外包装，管路的动静脉端分别与透析器的两端相连，连接动静脉传感器，动静脉壶分别置于支架上，静脉壶下方置于静脉夹内，静脉端与废液袋连接置于输液架上，旋紧各连接处，检查透析器与管路保持通畅	

（续表）

流　程	说　明	图　解
7. 预冲	采用密闭式预冲法，按 priming 键，开启血泵调至 100 ml/min，开始预冲洗。从生理盐水→透析管路（动脉端）→透析器→透析管路（静脉端）→废液收集袋形成闭式体外循环，不得逆向预冲。连接透析器膜外，排出膜外气体	
8. 检查核对	按照血流方向检查管路上每一个分支是否符合要求（夹子打开或关闭），检查管路各连接处是否准确、紧密	
9. 设置参数	按照医嘱设置透析参数（透析时间、超滤量、透析液流速、透析液温度、电导度等）	
10. 评估导管功能	打开导管护理包，戴 PE 手套揭去敷料，观察导管口及周围有无红、肿、渗血渗液、有无触痛，无上述情况，戴无菌手套行导管换药，并从动静脉端各抽取 3 ml 血液弃去，静脉端注入正确剂量的抗凝剂	
11. 连接	管路动脉端与导管连接，调血泵流速至 80 ml/min 引血，待血液流至探测器时血泵止，再行静脉管路连接，导管连接口予纱布包裹，并妥善固定管路	
12. 开始治疗	遵医嘱调节血流速，开启旁路及超滤	
13. 再次核查	再次核对透析参数，核查管路的连接是否准确、紧密，测量血压、脉搏	

(续表)

流　　程	说　　明	图　　解
14. 观察记录	观察患者的反应,记录生命体征及各项参数(血流量、动脉压、静脉压、跨膜压、超滤量、电导度、透析液温度等)	
15. 宣教	向患者交代治疗过程中的注意事项	
16. 用物处置	规范处理用物;洗手	

【注意事项】

1. 血管通路是血液透析患者的生命线,操作时注意严格无菌操作,避免导管端口过长时间的暴露,防止并发症的发生。

2. 有心血管疾病的患者,引血上机时注意观察患者的反应及生命体征,防止突然的血容量变化导致的低血压或心律失常的发生。

3. 对于不使用抗凝剂的患者,治疗过程中,严密监测静脉压及跨膜压的变化,防止突然凝血导致的血量丢失。

4. 行枸橼酸抗凝的患者,注意监测血液钙离子的变化,出现低钙时,遵医嘱及时补充葡萄糖酸钙。

5. 对于糖尿病肾病的患者,注意监测血糖的变化(尤其是透析治疗 2 小时后),出现低血糖时,按照低血糖的应急处理流程干预,并复查血糖的变化。

6. 循环负荷过重的患者,注意一次透析超滤量不能超过干体重的 5%,超滤率不能过大,避免心脑血管并发症的发生。

7. 透析器湿膜的预冲方法不同于以上的操作流程,请按照先预冲动脉管路,再与透析器连接完成预冲的方法,以减少循环管路中的气泡。

【前沿进展】

1. 血管通路感染是血透患者主要感染类型,并且是第二大死亡原因,致死率仅次于心血管疾病。为了减少导管感染的发生,操作时尽量减少反复打开中心静脉导管的操作次数,延长导管使用寿命,有研究证实可使用无针接头:① 接头顶部为硅胶材质,当没有与注射器或透析管路连接时,接头前端的硅胶膜会自动封闭,形成一个安全屏障,阻隔细菌等微生物进入导管内。② 当透析管路连接该接头时，激活硅胶膜，启动接头内部直通的液体流道，创建一个安全的封闭通道。

2. 评价血液透析治疗效果：血管通路血流量是其重要影响因素，本操作规范中以中心静脉导管为例。流量检测方法：① 通过使用指示剂稀释技术间接测出。② 通过多普勒超声或核磁共振直接测出。其中超声稀释技术是被最充分证实的间接测量通路血流量方法，在此技术中，一种指示剂(生理盐水)从管路远端注入血管通路中，超声感受器检测出蛋白质浓度的改变，将其绘制成稀释曲线，进而被用来计算出血流量。

3. 儿童血液透析的特点：由于儿童的生理、心理特点导致血液净化治疗在很多方面与成人不同，因而其操作的重点与成人亦有所不同。① 透析器表面积不能超过患儿的体表面积。<30 kg 小儿体表面积(m^2)＝体重(kg)×0.035＋0.1；>30 kg 小儿体表面积(m^2)＝[体重(kg)－30]×0.02＋1.05 最佳透析器膜面积＝体表面积×(0.7～1.0)。② 体外循环血容量(透析器＋管路预充量)小于总血容量的 10% 为宜，若超过 10% 则需给予血液或 5% 白蛋白预冲管路和透析器，否则易出现血容量丢失，出现低血压。总血容量(ml)＝体重(kg)×C(注：C为系数，C 值在青少年为 60，儿童为 80，新生儿为 100)。

───────────────── 参考文献 ─────────────────

[1] 左力. 血液净化手册[M]. 北京：人民卫生出版社，2016：76-81.
[2] 陈香美. 血液净化标准操作规程[M]. 北京：人民军医出版社，2010.
[3] Jurg Schmidli, Matthias K. Widmer, et al. Vascular Access：2018 Clinical Practice Guidelines of the European Society for Vascular Surgery[J]. Eur J Vasc Endovasc Surg，2018：51-62.
[4] Muggeo M, Zoppim G, Bonora M, et al. Fasting plasma glucose variability predicts 10-year survival of 2 diabetic patient[J]. Diabetes Care，2013，23(1)：45-50.
[5] 沈颖，易著文. 儿科血液净化技术[M]. 北京：人民卫生出版社，2012.

四、血液滤过技术规范

【名词定义】 血液滤过是模拟正常人肾小球的滤过功能,以对流和弥散的方式工作,同时做相应的体液超滤,给患者不断补充与正常人相似的电解质置换液,清除血液中过多的水分、代谢产物和毒素的治疗技术。

【适应证】

1. 急、慢性肾功能衰竭。

2. 顽固性高肾素型高血压。

3. 心功能不稳定、多脏器功能衰竭及病情危重患者。

4. 低血压、严重水钠潴留者。

5. 合并尿毒症性神经系统病变、心包炎。

6. 严重继发性甲状旁腺功能亢进。

7. 肝性脑病。

【禁忌证】 血液滤过没有绝对禁忌证,但出现如下情况时应慎用:

1. 药物难以纠正的严重休克或低血压,收缩压低于 10.7 kPa(80 mmHg)者。

2. 有严重出血或出血倾向者。

3. 有严重心功能不全包括心律失常、心肌功能不全或严重冠心病患者。

4. 严重感染如败血症或有血源性传染病者。

5. 精神障碍不能配合血液净化治疗者。

【目的】

1. 体内多余水分依赖跨膜压而被超滤。

2. 以对流的方式清除水分及大部分中、小分子溶质。

3. 通过与血浆液体成分相似的置换液补充入人体内,达到模拟肾小管重吸收的生理过程。

4. 纠正患者的水、电解质、酸碱平衡。

【制度与依据】

1. 本规范理论部分主要依据:卫生部指导下中华医学会肾脏病学分会 2010 年制定的《血液净化标准操作规程(2010 版)》。该规程强调适合中国国情,便于临床操作,力求简明扼要、具体操作步骤详细,使临床医护人员参照该规程就能正确操作。并针对目前我国血液透析患者丙型肝炎的群发事件,特别规范了合并丙型肝炎患者的血液透析操作。

2. 本规范操作部分主要依据:刘大为,杨荣利,陈秀凯主编,人民卫生出版社 2017 年 10 月出版的《重症血液净化》,本书系统地阐述重症血液净化的理论、特征、技术方法和发展方向。书中既有专业基本理论,又有国内外著名教授和临床一线中青年专家的临床经验。旨在规范重症血液净化技术从发展走向规范,再从规范走向新的发展。

【准备】

1. 治疗液体准备:如为手工配置置换液,应根据患者实际情况按血液滤过处方配置,要求在严格执行无菌技术操作原则下,现用现配,并根据患者病情按需调整置换液成分。如为成品置换液,治疗前应仔细核对置换液品名、成分和有效期。预冲液由生理盐水1000 ml+肝素100 mg配置而成。

2. 用物准备

(1) 开始治疗用物准备:CRRT机器1台、滤器及配套管路1副、治疗车上备置换液、含5000 U/L肝素盐水的预冲液1 L或2 L、抗凝剂、医用酒精消毒棉片、无菌纱布、无菌手套、无菌治疗巾、5 ml注射器1副及20 ml注射器4副、三通开关1个、一次性输液器1副、生理盐水2000 ml×2袋、利器盒、洗手液。

(2) 结束治疗用物准备:医用酒精消毒棉片、无菌小纱布2块、无菌手套、无菌治疗巾、5 ml注射器1副及20 ml注射器4副、输液接头2个、胶布、利器盒、洗手液。

3. 环境准备:病室安静整洁,光线充足,适宜操作,关闭门窗(或窗帘),请无关人员回避,保护患者隐私。

4. 护士准备:着装整洁,修剪指甲,洗手戴口罩。

5. 患者准备:协助排二便,取适当体位。

【操作流程】

流　　程	说　　明	图　　解
1. 素质准备	服装整洁,修剪指甲	
2. 洗手戴口罩	七步洗手法正确洗手戴口罩	
3. 物品准备	检查用物的有效期,物品处于备用状态,携至床旁	
4. 解释核对	核对医嘱,进行患者身份确认,向患者说明治疗目的、操作过程、注意事项,取得患者合作	

（续表）

流　程	说　明	图　解
5. 设备准备	按治疗要求选择机器，清洁机器表面。接通电源，打开机器电源开关，开机自检，选择治疗模式。必要时进行调称	
6. 血管通路准备	洗手，铺治疗巾，建议在超声引导下穿刺置管。消毒导管口后用 5 ml 注射器将管路内的封管液抽出。再用 20 ml 注射器抽导管处回血，6 秒抽出 20 ml 血液即可满足血滤治疗的需要。然后用 20 ml 生理盐水冲洗管内血液（导管动静脉管内各冲 10 ml），确认导管通畅	
7. 戴手套	按无菌原则戴手套	
8. 安装配套	核对医嘱，安装滤器、配套管路及抗凝剂注射器。安装管路时，每个接口要拧紧，使之形成密闭式循环管路。在引血管路侧路端用三通开关连接生理盐水 2 000 ml，为治疗过程中处理报警状态及回血作准备	
9. 准备和连接溶液	连接预充液、PBP（白）、置换液（紫）、废液袋（黄色）、抗凝剂	

（续表）

流　程	说　明	图　解
10. 预冲	1. 预冲前应打开所有管路上的夹子 2. 预冲后机器进入检测	
11. 设置治疗参数	按血液滤过处方要求设置治疗参数，并由两人共同核对治疗参数，保证无误	
12. 待机	待机30分钟左右使肝素盐水预冲液和体外循环管路充分结合	
13. 体位准备	协助患者取舒适体位	
14. 引血上机	用生理盐水冲洗管路，排尽肝素盐水预冲液。使用单接法或双接法连接患者血管通路后上机	
15. 做好保暖	再次检查所有管路及治疗情况，妥善固定管路，开启加温治疗，整理床单位	

（续表）

流　程	说　明	图　解
16. 记录	1. 做好护理记录并向清醒患者 2. 进行治疗期间的健康宣教	
17. 监测和维护	治疗过程中严密监测患者生命体征,观察有无出血倾向,监测每小时出入量,据要求及时调整药物剂量和血液滤过脱水量。注意观察静脉壶液面,防止气体进入。同时注意滤器及静脉壶内有无血栓形成	
18. 报警处理	及时有效处理报警,如报警短时间无法处理,应先保证体外循环管路及患者血管通路的通畅。尽量减少血泵停转时间,以延长管路及滤器使用寿命	
19. 更换液袋	更换置换液应及时,不要停止血泵,减少凝血的发生。操作过程中应保持液袋平稳,勿触碰,以免产生错误重量变化导致报警	
20. 自循环	需临时暂停治疗时可使用生理盐水回血,进入自循环状态	

（续表）

流　程	说　明	图　解
21. 下机准备	备齐用物携用物至床旁 解释回血目的、注意事项	
22. 戴手套	洗手，戴口罩，按无菌原则戴手套	
23. 调血流速	据患者心功能及容量情况，调整血流速为 50～100 ml/min。心功能差的患者或儿童回血速度应更慢	
24. 回血	用生理盐水冲洗患者血管通路引血端并夹闭引血端夹子。用生理盐水将体外循环管路中的血液全部经静脉回血端输入患者体内，夹闭导管引血端夹子，断开血管通路	
25. 封管	用生理盐水冲洗患者血管通路，消毒后用肝素盐水进行封管，连接输液接头，用无菌纱布包裹患者血管通路，避免污染	
26. 固定导管	妥善固定导管，防止牵拉	
27. 卸装	卸装管路，关机；再次核查，记录结束时间及超滤情况	

（续表）

流　　程	说　　明	图　　解
28. 治疗结束	整理用物；CRRT 机消毒并归位定点放置；医疗废物分类放置	

【注意事项】

1. 严格无菌操作，预防感染。

2. 滤器及管路预冲时，应尽可能排出小气泡。滤器内如有较多的小气泡，会加快滤器的凝血。

3. 对肝素抗凝患者要密切观察穿刺部位，皮肤黏膜及脏器组织有无出血征象，一旦发现应及时汇报医师，立即予以调整肝素用量。

4. 治疗中应避免输注脂肪乳、白蛋白、高糖、血液等，尤其避免从机器管路上输注，以免血液黏稠加快体外循环凝血或发生输血反应等，影响治疗效果。

5. 根据患者实际情况合理选择抗凝方式，肝功能不全、低氧血症及外周循环较差者应慎用枸橼酸抗凝。

6. 每小时计算出入量，并根据出入量和容量负荷情况调整超滤率。

7. 因冲洗管路而进入体内的生理盐水量应计入超滤总量。

8. 及时处理报警，尽量减少液体停泵的次数和每次停泵的时间，因机器报警或其他原因血泵停止超过 3 分钟，须先回血待机处理。

【前沿进展】

1. 血管通路的建立

（1）改善全球肾脏病预后组织（kidney disease improving global outcomes，KDIGO）急性肾损伤指南（2012）建议：血滤导管置管首选右颈内静脉，其次选择股静脉，第三选择左侧颈内静脉，最后选择优势侧的锁骨下静脉，以减少中心静脉狭窄的可能性。有研究表明，体重指数（BMI）<24.2 kg/m^2 的患者在股静脉置管，不会增加导管相关感染的发生率。

（2）推荐应用超声引导技术建立血管通路。

（3）封管液封管：凝血功能正常的患者建议使用含 12.5 mg/ml 的肝素盐水封管（肝素钠规格：12 500 U∶100 mg∶2 ml），封管频次为 48 小时一次；凝血功能异常的患者建议使用含的 0.1 mg/ml 低溶度肝素盐水封管，封管频次为 8 小时一次。于每次治疗结束后按导管末端标示的管腔容量实施正压封管，封管液为管腔容量的 120%，1.2~1.4 ml。

2. 上机连接方法：分为单接法和双接法。

（1）单接法：将引血端与患者管路相接，血泵运转后待血液充满回血端时，暂停血泵，再将回血端和血管通路相接，继续治疗。适用于容量充足、血流动力学稳定的患者，初始流速设置为 50~80 ml/min，逐渐上调。

（2）双接法：将血液净化管路的引血端和回血端同时与患者的血管通路相接后转动血泵开始治疗。此方法不会在短时间内引起患者血容量的下降，适用于血流动力学不稳定的患者。

3. 自循环：当患者急诊手术、外出检查、或遇有短时间内难以解除的故障报警时，需暂停治疗，可临时使用生理盐水回血，使之处于自循环状态，并及时进行血管通路的封管。待问题解决后，再引血上机继续治疗。

4. 体外循环管路的维护：不建议为防止管路凝血和延长滤器使用寿命，采取间断生理盐水冲洗管路和提高血流速度等措施，因效果不确定，且可增加血流感染的风险。

5. 置换液输注方式：包括前稀释（置换液和动脉端血液混合后再进入滤器）和后稀释（置换液和经滤器净化过的血液混合后回流到体内）。一般认为前稀释，滤器不易发生凝血，使用寿命较长，而净化血液的效率较低。后稀释，滤器容易发生凝血，使用寿命短，常需配合抗凝剂的使用，而净化血液的效率较前稀释高。研究提示，采取前稀释或后稀释方式输注置换液，对肌酐和尿素氮的清除率无显著差异。2010 年《ICU 血液净化指南》中也指出置换液前后稀释对血栓和溶质清除无差异。临床上选择置换液输注方式时，应优先评价患者是否容易发生滤器凝血。

6. 抗凝问题

（1）如无出血风险的重症患者行血液滤过时，可采用全身抗凝。

（2）对高出血风险的患者，如存在活动性出血、血小板$<60\times10^9/L$、INR>2、APTT>60秒或 24 小时内曾发生出血者在接受血液滤过治疗时，应首先考虑局部抗凝，如无局部抗凝条件可采用无抗凝策略。

（3）如无相关技术和条件时可采取无抗凝剂方法。

（4）无活动性出血且基线凝血指标基本正常患者，可采用普通肝素全身抗凝，并依据 APTT 或 ACT 调整剂量。

7. 温度控制：过高的温度可能会改变血管的反应性，导致低血压。血滤治疗早期可将置换液温度控制在 36℃，持续一段时间，能够升高平均动脉压和降低儿茶酚胺类药物剂量。必须密切动态监测患者体温变化，避免严重低温带来的不良反应。

8. 重症患者合并急性肾功能衰竭时，血液滤过的治疗剂量不应低于 35 ml/（kg·h）。

参考文献

［1］ 陈美香. 血液净化标准操作规程(2010 版)[M]. 北京：人民军医出版社,2010：36 - 37.
［2］ 刘大为,杨荣利,陈秀凯. 重症血液净化[M]. 北京：人民卫生出版社,2017：100 - 102.
［3］ 孙仁华,黄东胜,等. 重症血液净化学[M]. 杭州：浙江大学出版社,2015.
［4］ 文艳秋. 实用血液净化护理培训教程[M]. 北京：人民卫生出版社,2010.
［5］ 翟丽. 实用血液净化技术及护理[M]. 2 版. 北京：科学出版社,2018.
［6］ 林惠凤. 实用血液净化护理[M]. 2 版. 上海：上海科学技术出版社,2016.
［7］ 血液净化急诊临床应用专家共识组. 血液净化急诊临床应用专家共识[J]. 中华急诊医学杂志,2017,26(1)：24 - 36.
［8］ Yang YF, Wu VC, Huang CC. Successful management of extreme hypernatraemia by haemofiltration in a patient with severe metabolic acidosis and renal failure[J]. Nephrol Dial Transplant，2005，20(9)：2013 - 2014.
［9］ Ostermann M, Dickie H, Tovey L, et al. Management of sodium disorders during continuous haemofiltration[J]. Crit Care, 2010, 14(3)：413.
［10］ 中华医学会重症医学分会. ICU 中血液净化的应用指南[Z]. 2010.

五、血液灌流技术规范

【名词定义】　血液灌流技术：是血液借助体外循环，通过血液灌流器中具有特殊吸附功能的吸附剂（特指活性炭或树脂颗粒）故也有人称之为血液吸附（hemosorption），被吸附物质可为外源性毒物、内源性代谢产物、化学或生物性（包括免疫性）产物、过量用药或意向性治疗用药。从而改善机体内环境并将灌流后的血液输回体内的一种新型血液净化技术。自从 20 世纪 60 年代 Yatzidis 用未包裹活性炭成功救治药物中毒患者后，学者们不断改进包膜材料及研制出各种特异性吸附剂，使血液灌流技术得到迅猛发展，临床应用也越来越广泛。

【适应证】

1. 急性药物或毒物中毒。

2. 尿毒症，尤其是顽固性瘙痒、难治性高血压。

3. 重症肝炎，特别是爆发性肝衰竭导致的肝性脑病、高胆红素血症。

4. 脓毒血症或系统性炎症综合征。

5. 银屑病或其他自身免疫性疾病。

6. 其他疾病，如精神分裂症、甲状腺危象、肿瘤化疗等。

7. 乌克兰的研究证明，血液灌流对于放射病也有一定防治作用，家犬接受大剂量放射后 2 小时即给予血液灌流，可使其死亡率由 97％降为 33％，存活时间也显著延长。

注意事项：所有患者 HP 前必须洗胃、导泻、输液利尿等治疗，毒性物质的对抗剂和（或）解毒剂不能因行 HP 治疗而减量。

【禁忌证】

1. 目前尚无血液灌流的绝对禁忌证，但下列情况选择血液灌流治疗需要审慎考虑或严密监测重要脏器（如颅内、肺、消化道等）严重活动性出血或有全身出血倾向，或有应用抗凝药物禁忌者。

2. 经积极扩容、升压药物应用及全身辅助支持治疗，中毒患者仍处于严重低血压状态，收缩压小于 90 mmHg。

3. 有严重的贫血、周围循环衰竭、严重的心肺功能不全等情况时应尽量避免进行血透。

4. 严重的血小板减少或有严重的白细胞减少。

【目的】　将患者的血液引出体外并经过血液灌流器，通过吸附的作用来清除人体内源性和外源性的毒性物质，最后将净化后的血液回输给患者，达到净化血液的目的。

【制度与依据】　本规范理论部分主要依据：

1. 王志刚.《血液净化学》.北京：科学技术出版社，2010.

2. 关广聚，时一民.《临床血液净化学》.山东：科学技术出版社，2003.

3. 中华护理学会血液透析专业委员会.《血液透析专科护理操作指南》.北京：人民卫生出版社，2014.

【准备】

1. 用物准备

（1）根据不同诊断病情选用不同型血液灌流器。

（2）动力装置（血液灌流机）

（3）血液循环管路准备：血液透析管路、内瘘穿刺包或置管换药包。

（4）其他：20 ml、5 ml 注射器各一副、普通肝素 2 支（或低分子肝素）管路、生理盐水 3 000 ml 手套一副、皮肤消毒液等。

（5）预冲液配置：预冲液体包括：生理盐水 3 000 ml（其中一瓶 500 ml 生理盐水加入肝素 100 mg，配置成肝素生理盐水预冲液）。

（6）灌流器准备，检查灌流器、连接管路的包装完好性，有效日期等。

2. 环境准备：病室安静整洁，光线充足，适宜操作，关闭门窗，无关人员回避，保护患者隐私。

3. 护士准备：衣帽整洁，洗手戴口罩。

4. 患者准备：患者处于安静状态，配合操作。

【操作流程】

流　　程	说　　明	图　　解
1. 连接电源	按照开关指示打开机器电源	
2. 用物准备	1. 耗材：灌流器、血路管 2. 其他：0.9% 生理盐水 3000 ml、护理包、肝素、5 ml 注射器、20 ml 注射器	
3. 安装	1. 根据医嘱将灌流器倒置安装于固定器上 2. 打开包装将动脉引血端悬挂于机器输液架上	
	3. 安装血路泵管后关闭泵门 4. 夹闭动脉壶上端的夹子	
	5. 将动脉壶倒置 6. 安装动脉传感器拧紧保护帽	

（续表）

流　　程	说　　明	图　　解
3. 安装	7. 将动脉端与灌流器连接 8. 取出输液器一端与补液口相连	
	9. 另一端与 0.9% 生理盐水相连 10. 取出静脉端与灌流器连接	
	11. 夹闭静脉壶上的夹子，拧紧保护帽，放置于固定架内并安装静脉传感器 12. 将静脉管路下段放入按测器及阻流夹内	
	13. 将预冲收集袋挂于机器输液架上	

（续表）

流　程	说　明	图　解
4. 预冲	1. 重力预冲动脉引血端后夹闭夹子 2. 开启血泵进行预冲	
	3. 预冲肝素管并夹闭夹子，拧紧保护帽 4. 动脉壶预冲后正置于固定架上	
	5. 用灌流器敲击锤轻敲灌流器进行排气 6. 将静脉壶充满至3/4	
	7. 冲洗结束后，准备治疗	

【注意事项】

1. 预冲完毕，高浓度肝素盐水闭路循环 20 分钟，接机前用 500 ml 生理盐水将肝素盐水冲去。

2. 当血液灌流与其他血液净化治疗联合使用时，必须先进行血液灌流的冲洗，再与其他透析器等相连接。

3. 操作中避免在空气中暴露时间过长。

4. 下机回血时不得使用空气回血。

【前沿进展】

1. 血液灌流并非仅限于治疗自服药物中毒。由于有关疾病的机制及检测方法目前尚欠完善,故其临床适应证范围还不十分确切。此疗法虽已推广十余年,但需要深入研究的问题仍颇多。若吸附剂的性能有进一步突破,将有广阔应用前景。

2. 衡量血液灌流的效能,一般根据

(1)血液中被吸附物质的浓度测定。

(2)灌流柱进出管内的血液中被吸附物质的浓度差异。

(3)体内组织与血液之间失衡状态的交换与平衡。

(4)血液灌流为患者生理状态所能接受的情况。

(5)临床症状的改善。

3. 血液内毒物的清除率应显著地高于患者体内生理性廓清的速率。

参考文献

［1］ 迟红丽,李虹彦,翟旭杰. 不同抗凝药物在血液灌流中应用效果的观察[J]. 中华医学会急诊医学分会第 17 次全国急诊医学会学术年会,2014；269.
［2］ 彭小梅,唐盛,龚智峰,等. 简易血液灌流在突发急性重症中毒事件救治中的应用[J]. 内科,2008,3(5)：677－679.
［3］ 何飞,徐鹏,韩玲,等. 血液灌流治疗急性有机磷中毒中间期肌无力综合征的疗效评价[J]. 中华劳动卫生职业病杂志,2012,30(11)：863－865.
［4］ Dinis-Oliveira R J, de Pinho P G, Santos L, et al. Postmortem analyses unveil the poor efficacy of decontamination, anti-inflammatory and immunosuppressive therapies in paraquat human intoxications[J]. PLoS One,2009,4(9)：e7149.
［5］ 梁焱,王宗谦. 血液灌流治疗高脂血症 36 例临床观察[J]. 中国动脉硬化杂志,2012,20(2)：169－171.
［6］ 覃岭,陆德云,彭杨,等. 血液灌流对急性重症胰腺炎的炎性介质吸附临床疗效观察[J]. 四川医学,2012,33(7)：1164－1166.
［7］ 王娟利,王俊勤. 慢性肾衰竭微炎症状态的研究进展[J]. 中国医学创新,2012,9(10)：160－162.
［8］ 王海涛,杜启云,赵哀煌. 血液透析器膜材料研究进展[J]. 膜科学与技术,2015,29(1)：96－99.
［9］ 程艳. 不同血液净化方式对尿毒症患者生化指标及 SF-36 量表评估结果的影响[D]. 郑州大学,2012.
［10］ 王质刚. 血液净化学. 第 3 版[M]. 北京：北京科学技术出版社,2010.
［11］ 曹国兰. 不同血液净化方式对维持性血液透析患者生活质量的影响[J]. 护士进修杂志,2012,27(07)：614－615.
［12］ 桑大华. 高通量血液透析与血液透析滤过对慢性肾衰竭尿毒症患者透析效果的比较[D]. 吉林大学,2013.
［13］ Wiesen P, Van Overmeire L, Delanaye P, et al. Nutrition disorders during acute renal failure and renal replacement therapy[J]. JPEN J Parenter Enteral Nutr, 2011, 35(2)：217－222.
［14］ 许彩平. 血液透析联合血液灌流治疗尿毒症并发症的护理[J]. 全科护理,2013,11(8)：2066－2067.
［15］ Hughson M D, Samuel T, Hoy W E, et al. Glomerular volume and clinicopathologic features related to disease severity in renal biopsies of African Americans and whites in the southeastern United States[J]. Arch Pathol Lab Med, 2014, 131(11)：1665－1672.
［16］ 热娜古丽·努尔,刘健. 新疆老年终末期肾病患者不同透析方式生存质量及其相关因素[J]. 新疆医科大学学报,2012,35(10)：1370－1374.
［17］ 叶任高主编. 临床肾脏病学[M]. 第 2 版. 人民卫生出版社,2012：641.
［18］ Ruster C, Bondeva T, Franke S, et al. Advanced glycation end-Products induce cell cycle arrest and hypertrophy inpodocytes[J]. Nephrol Dial Transplant, 2008, 23(7)：2179－2191.
［19］ 崔镇花. 维持性血液透析患者抑郁、焦虑与神经营养因子关系研究[D]. 延边大学,2014.
［20］ 张豫,宋红萍,杨文君,等. 乌鲁木齐市血液透析患者生存质量多中心调查[J]. 中国血液净化,2009,11(8)：631－634.
［21］ 刘庆珍. 维持性血液透析患者生存质量及影响因素分析[D]. 山东大学,2010.

六、血浆置换技术规范

【名词定义】 血浆置换是一种将患者的血液引入血浆分离器，使血浆与红细胞分离，弃去分离出的全部血浆或血浆中的病理蛋白部分，同时补充等量的胶体溶液及电解质溶液等，然后和分离出来的红细胞一起输回体内的血液净化技术。

【适应证】

1. 按病变部位及病因分类

（1）神经系统疾病：如重症肌无力、多发性神经根炎、系统性红斑狼疮的神经系统损害和多发性硬化等，用血浆置换可迅速去除血浆中的有害物质，使神经组织的损害降至最低，使患者快速脱离危险。

（2）各种原因引起的中毒：毒蕈碱中毒、毒蘑菇中毒、有机磷农药中毒、急性药物中毒、毒鼠强中毒、急性重金属中毒（如砷化氢中毒）、毒蛇咬伤中毒以及食物中毒等。不论毒素是与蛋白质、血脂结合，还是溶解在患者的血浆中，血浆置换都能直接清除毒素，尤其是与蛋白质、血脂结合的毒素，效果更好。

（3）自身免疫性疾病（俗称风湿性疾病）：如系统性红斑狼疮、结节性多动脉炎、皮肌炎、类风湿关节炎等。血浆置换可去除患者体内的自身抗体及免疫复合物。尤其是疾病早期，患者体内存在大量抗体，在未引起组织或靶器官损伤时，尽早行血浆置换可减少组织及靶器官损害。

（4）急、慢性肝功能衰竭：如暴发性病毒性肝炎、药物中毒性肝损害、肝昏迷等，血浆置换可以迅速清除体内因肝功能异常而积蓄的代谢废物，缓解病情。

（5）肾脏疾病：狼疮性肾炎、肺出血-肾炎综合征、紫癜性肾炎、IgA肾病、膜增殖性肾炎及移植肾的急性排斥反应。在用激素或其他免疫抑制剂效果不佳时，选用血浆置换治疗，能较好改善临床症状，保护肾功能。

（6）血液系统疾病：自身免疫性溶血性贫血、溶血性尿毒症综合征等，利用血浆置换可以迅速清除患者体内的抗红细胞抗体，减轻溶血；血浆置换是血栓性血小板减少性紫癜目前最有效的方法，它可以迅速清除患者体内的微小血栓。

（7）代谢性疾病：血浆置换可排除家族性高胆固醇血症、高甘油三酯胰腺炎患者体内过多的甘油三酯、胆固醇。

（8）脏器移植：作为体液性免疫调节手段，可用于清除移植前、后抗体、免疫复合物，也可缓解对药物治疗无效的体液性排斥反应。

（9）重症感染及所脏器功能不全：血浆置换可清除脓毒症、多器官功能衰竭伴弥散性血管内凝血患者体内与蛋白质结合的毒素及一些中、大分子致病物质，可促进内环境的稳定等。

2. 需紧急进行血浆置换的疾病

（1）肺出血-肾炎综合征出现肺水肿。

（2）血栓性血小板减少性紫癜、溶血尿毒综合征。

（3）高黏滞综合征出现脑卒中或失明前兆的症状和体征。

（4）吉兰巴雷综合征出现呼吸功能衰竭。

（5）需急诊手术有极高Ⅷ因子抑制物水平的患者。

（6）重症肌无力出现呼吸衰竭，且药物治疗无效。

（7）急性暴发性肝坏死。

（8）毒蕈或高蛋白结合率毒物严重中毒时。

【禁忌证】 血浆置换治疗无绝对禁忌证，有相对禁忌证，包括：

1. 对血浆、人血白蛋白、肝素等有严重过敏史。

2. 药物难以纠正的全身循环衰竭。

3. 非稳定期的心、脑梗死。

4. 存在精神障碍而不能很好配合治疗者。

5. 颅内出血或重度脑水肿伴有脑疝。

【目的】

1. 清除循环中的疾病相关因子，如自身抗体、毒素、免疫复合物等。

2. 从置换液中补充机体所需物质，如凝血因子、白蛋白、电解质等。

3. 增强某些疾病状况下机体的单核-吞噬细胞的功能。

【制度与依据】

1. 本规范理论部分主要依据：刘大为，杨荣利，陈秀凯主编，人民卫生出版社 2017 年 10 月出版的《重症血液净化》，本书系统地阐述重症血液净化的理论、特征、技术方法和发展方向。书中既有专业基本理论，又有国内外著名教授和临床一线中青年专家的临床经验。旨在规范重症血液净化技术发展走向规范，再从规范走向新的发展。

2. 本规范操作部分主要依据：刘大为，杨荣利，陈秀凯主编，人民卫生出版社 2017 年 10 月出版的《重症血液净化》，本书针对重症血液净化技术的常见共性问题，进行了详细的阐述。同时参考了文艳秋主编，人民卫生出版社 2010 年 4 月出版的《实用血液净化护理培训教程》，该教程的编写立足于对各类血液净化技术的基本原理、临床应用模式、护理实施的操作指引的介绍，特别注重护理要点的提炼，是一部全面、系统的血液净化护士培训教程。

【准备】

1. 置换液的准备 血浆置换时有大量血浆被丢弃，为维持机体胶体渗透压及有效血容量，避免内环境的紊乱，必须补充置换液。目前常用的置换液有新鲜冰冻血浆（FFP）、人血白蛋白、人工胶体（如羟乙基淀粉酶、明胶制剂）或晶体液（平衡盐液、林格液、生理盐水、5％葡萄糖氯化钠溶液），应根据实际情况予以选择。

2. 用物准备

（1）开始治疗用物准备：CRRT 机器 1 台、血浆分离器及配套管路 1 副、治疗车上备置换液、含 5 000 U/L 肝素盐水的预冲液 3 L 或 2 L、抗凝剂、医用酒精消毒棉片、无菌纱布、无菌手套、无菌治疗巾、5 ml 注射器 1 副及 20 ml 注射器 4 副、三通开关 1 个、一次性输液器 1 副、生理盐水 500 ml×4 袋、利器盒、洗手液。此外常规准备地塞米松、肾上腺素等急救药品及抢救器材。

（2）结束治疗用物准备：医用酒精消毒棉片、无菌小纱布 2 块、无菌手套、无菌治疗巾、5 ml 注射器 1 副及 20 ml 注射器 4 副、输液接头 2 个、胶布、利器盒、洗手液。

3. 环境准备：病室安静整洁，光线充足，适宜操作，关闭门窗（或窗帘），请无关人员回避，保护患者隐私。

4. 护士准备：着装整洁，修剪指甲，洗手戴口罩。

5. 患者准备：签署血浆置换的知情同意书。协助排二便，取适当体位，消除患者的顾虑和紧张情绪。

【操作流程】

流　　程	说　　明	图　　解
1. 素质准备	服装整洁，修剪指甲	
2. 洗手戴口罩	七步洗手法正确洗手戴口罩	
3. 物品准备	检查用物的有效期，物品处于备用状态，携至床旁	
4. 解释核对	核对医嘱，进行患者身份确认，向患者说明治疗目的、操作过程、注意事项，取得患者合作	
5. 设备准备	按治疗要求选择机器，清洁机器表面。接通电源，打开机器电源开关，开机自检，选择治疗模式。必要时进行调称	

（续表）

流　　程	说　　明	图　　解
6. 血管通路准备	洗手,铺治疗巾,建议在超声引导下穿刺置管。如已有留置导管者,消毒导管口后用 5 ml 注射器将管路内的封管液抽出。再用 20 ml 注射器从导管处抽回血,6 秒抽出 20 ml 血液即可满足血滤治疗的需要。然后用 20 ml 生理盐水冲洗管内血液(导管动静脉管内各冲 10 ml),确认导管通畅	
7. 戴手套	按无菌原则戴手套	
8. 安装配套	核对医嘱,据机器显示屏提示步骤安装分离器管路。安装管路时,每个接口要拧紧,使之形成密闭式循环管路。在引血管路侧路端用三通开关连接生理盐水 500 ml,为治疗过程中处理报警状态及回血作准备	
9. 准备和连接溶液	连接预充液(左侧,连接动脉管),连接 PBP(白),连接置换液(紫),连接废液袋(连接 Y 形管)及抗凝剂	
10. 预冲	1. 实施预冲 N 周期(N＝2～3,TPE1000 需要 2 个循环 2 000 ml),预冲前应打开所有管路上的夹子 2. 预冲后机器进入检测	

（续表）

流　　程	说　　明	图　　解
11. 设置治疗参数	按血浆置换处方要求设置治疗参数,血浆分析器中血流速 80～100 ml/min,并由两人共同核对治疗参数,保证无误	
12. 待机	待机 30 分钟左右使肝素盐水预冲液和体外循环管路充分结合	
13. 输血查对制度	由两名护士严格执行输血查对制度	
14. 体位准备	协助患者取舒适体位	
15. 引血上机	用生理盐水冲洗管路,排尽肝素盐水预冲液。使用单接法或双接法连接患者血管通路后上机	
16. 更换血浆	在更换液袋状态下取下置换秤上的生理盐水,连接血浆进入治疗状态	

（续表）

流　程	说　明	图　解
17. 做好保暖	再次检查所有管路及治疗情况,妥善固定管路,开启加温治疗,整理床单位	
18. 记录	做好护理记录并向清醒患者进行治疗期间的健康宣教	
19. 监测和维护	治疗过程中应严密监测患者生命体征,凝血指标及机器运行参数	
20. 报警处理	及时有效处理报警,跨膜压报警范围不超过100 mmHg	
21. 下机准备	备齐用物携用物至床旁 解释回血目的、注意事项	
22. 戴手套	洗手,戴口罩,按无菌原则戴手套	

（续表）

流　程	说　明	图　解
23. 调血流速	据患者心功能及容量情况，调整血流速为 10～100 ml/min。心功能差的患者或儿童回血速度应慢	
24. 回血	用生理盐水冲洗患者血管通路引血端并夹闭引血端夹子。用生理盐水将体外循环管路中的血液全部经静脉回血端输入患者体内，夹闭导管引血端夹子，断开血管通路	
25. 封管	用生理盐水冲洗患者血管通路，消毒后用肝素盐水进行封管，连接输液接头，用无菌纱布包裹患者血管通路，避免污染	
26. 固定导管	妥善固定导管，防止牵拉	
27. 卸装	卸装管路，关机；再次核查，记录结束时间及超滤情况	
28. 治疗结束	整理用物，CRRT 机消毒并归位定点放置，医疗废物分类放置	

【注意事项】

1. 在预冲时,不可用血管钳敲打血浆分离器,防止破膜的发生。

2. 治疗的血流量与滤出血浆应保持一致,在置换全过程应保持出入平衡。

3. 血浆置换治疗开始时,血流速度宜慢,观察 2~5 分钟,血流速度从 50 ml/min 逐渐改为 100~150 ml/min,儿童血流速度较成人应缓慢。其间严密观察有无寒战、低钙血症、低血压、出血、消化道症状、变态反应等。

4. 血浆置换治疗中液体应加温后输入。

5. 密切观察机器运行情况,包括血流速、动脉压、静脉压、跨膜压变化等。

6. 在治疗中严密观察患者的意识状态及生命体征的变化,发现问题及时处理。

7. 使用肝素抗凝(适用于低出血风险者)时,应注意监测活化凝血时间(ACT),并根据实际情况调整肝素用量,治疗中 ACT 的目标值为 180~220 秒。血浆置换结束前 30 分钟停用肝素。

【前沿进展】

1. 血浆置换的频率:一般置换间隔时间为 1~2 日,连续 3~5 次。

2. 置换液补充原则

(1) 等量、等速,避免血容量的波动。

(2) 维持胶体渗透压相对稳定。

(3) 维持水、电解质的平衡。

(4) 适当补充凝血因子和免疫球蛋白,避免出血等严重并发症的发生。

(5) 如患者循环稳定、无严重凝血功能障碍,可先输入人工胶体或晶体,后输入新鲜冰冻血浆或白蛋白。

3. 置换液补充方式:血浆置换时必须选择后稀释法。

4. 抗凝剂的选择

(1) 血浆置换常用的抗凝剂为普通肝素、低分子肝素及阿加曲班。

(2) 因需输入含大量枸橼酸的血浆作为置换液,不建议常规使用枸橼酸盐进行抗凝。

(3) 患者凝血功能异常,处于抗凝状态时也可用无抗凝。

5. 封管液封管:凝血功能正常的患者建议使用含 12.5 mg/ml 的肝素盐水封管(肝素钠规格:12 500 U:100 mg:2 ml),封管频次为 48 小时/次;凝血功能异常的患者建议使用含的 0.1 mg/ml 低浓度肝素盐水封管,封管频次为 8 小时/次。于每次治疗结束后按导管末端标示的管腔容量实施正压封管,封管液为管腔容量的 120%,1.2~1.4 ml。

6. 血浆置换相关并发症的预防及处理

(1) 过敏和变态反应:补充血制品前,静脉给予地塞米松 5~10 ml 或 10% 葡萄糖酸钙 20 ml 并选择合适的置换液是预防和减少过敏的关键。治疗过程中严密观察,如出现皮肤瘙痒、皮疹、寒战时不可随意抓挠皮肤,应及时给予激素、抗组胺药或钙剂。

(2) 低血压:① 维持有效循环血容量,上机时引血速度不宜过快。② 可用胶体液对置换液管路进行预冲。③ 合理选择置换液,避免或减少使用低渗溶液。④ 治疗前应详细评估患者原发病,合理选择抗凝剂。⑤ 密切观察有无并发症,并积极配合处理,纠正电解质紊乱,控制心律失常。⑥ 避免使用血管紧张素转化酶抑制剂类降压药,必要时酌情使用血管活性药物。

（3）凝血异常：① 消耗性凝血功能异常的患者，在使用非血浆制品作为置换液时可出现该现象，建议对有明显出血或出血倾向的患者使用新鲜冰冻血浆作为置换液。② 血小板减少的患者，建议合理抗凝。③ 患有血栓者多数在治疗前存在凝血功能异常，建议在治疗前对患者详细评估。

（4）溶血：① 合理设置血浆分离参数。② 严格执行输血查对制度，输注的血浆血型必须与患者匹配，血浆输注速度不宜过快。③ 避免使用低渗置换液。

（5）低钙血症及酸碱失调：① 如使用新鲜冰冻血浆作为置换液，建议每升血浆配比 10 ml 葡萄糖酸钙，补充入患者体内。② 在多次血浆置换治疗时，可适当口服钙剂预防，出现低钙反应时及时补充钙剂。③ 肾功能不全时，枸橼酸代谢物碳酸氢盐不能从肾脏排出，易导致代谢性碱中毒，应密切监测。

（6）感染：① 有明显感染可能的患者可静脉注射免疫球蛋白。② 使用大量新鲜冰冻血浆治疗的患者，可以注射乙肝疫苗来预防乙型肝炎病毒感染。

参考文献

［1］刘大为,杨荣利,陈秀凯.重症血液净化［M］.北京：人民卫生出版社,2017：100－102.
［2］傅芳婷.血浆置换理论与实践［M］.北京：人民军医出版社,2011：6－10.
［3］文艳秋.实用血液净化护理培训教程［M］.北京：人民卫生出版社,2010.
［4］翟丽.实用血液净化技术及护理［M］.2版.北京：科学出版社,2018.
［5］林惠凤.实用血液净化护理［M］.2版.上海：上海科学技术出版社,2016.
［6］陈美香.血液净化标准操作规程(2010版)［M］.北京：人民军医出版社,2010：36－37.
［7］何彩玲.血浆置换的个性化护理体会［J］.世界最新医学信息文摘,2018,18(95)：257－263.
［8］刘洪所.危重患者血浆置换术的护理［J］.实用临床医学,2014,15(4)：124－125.

七、腹膜透析技术规范

【名词定义】 腹膜透析(peritoneal dialysis，PD)是利用人体腹膜作为半透膜，以腹腔作为交换空间，通过弥散和对流作用，清除体内过多水分、代谢产物和毒素，达到血液净化、替代肾脏功能的治疗技术。

【适应证】 腹膜透析适用于急、慢性肾衰竭，高容量负荷，电解质或酸碱平衡紊乱，药物和毒物中毒等疾病，以及肝衰竭的辅助治疗，并可进行经腹腔给药、补充营养等。

1. 慢性肾衰竭：腹膜透析适用于多种原因所致的慢性肾衰竭治疗。老年人、婴幼儿和儿童，有心、脑血管疾病史或心血管状态不稳定，血管条件不佳，凝血功能障碍伴明显出血或出血倾向等患者可优先考虑腹膜透析。

2. 急性肾衰竭或急性肾损伤：一旦诊断成立，若无禁忌证可早期腹膜透析。尤其适用于尚未普及血液透析和持续性肾脏替代治疗(CRRT)的基层医院。

3. 中毒性疾病：尤其是有血液透析禁忌证或无条件进行血液透析患者，可考虑腹膜透析治疗。

4. 其他：充血性心力衰竭；急性胰腺炎；肝性脑病、高胆红素血症等肝病的辅助治疗；经腹腔给药和营养支持。

【禁忌证】

● 绝对禁忌证

1. 慢性持续性或反复发作性腹腔感染或腹腔内肿瘤广泛腹膜转移导致患者腹膜广泛纤维化、粘连的患者。

2. 严重皮肤病、腹壁广泛感染或腹部大面积烧伤患者。

3. 外科难以修补的疝、脐突出等难以纠正的机械性问题。

4. 严重腹膜缺损。

5. 精神障碍又无合适助手的患者。

● 相对禁忌证

1. 腹腔内有新鲜异物 如腹腔内血管假体术，右室-腹腔短路术后 4 个月内。

2. 腹部大手术 3 天内。

3. 腹腔有局限性炎性病灶。

4. 炎症性或缺血性肠病或反复发作的憩室炎。

5. 肠梗阻。

6. 严重的全身性血管病变。

7. 严重的椎间盘疾病。

8. 晚期妊娠、腹内巨大肿瘤及巨大多囊肾者。

9. 慢性阻塞性肺气肿。

10. 高分解代谢。

11. 硬化性腹膜炎。

12. 极度肥胖。

13. 严重营养不良。

14. 其他不能耐受腹膜透析、不合作或精神障碍的患者。

【目的】 腹膜透析是治疗急性肾损伤和慢性肾衰竭的有效肾脏替代治疗方法之一。主要目的有：

1. 清除体内潴留的代谢产物或毒素。

2. 纠正电解质和酸碱失衡。

3. 超滤过多的水分。

【制度与依据】

1. 本规范理论部分主要依据：2016 年及 2017 年国际腹膜透析协会（ISPD）更新的关于 PD 相关的感染防治指南。以及 2018 年发表在中华肾脏病杂志上的《腹膜透析相关感染的防治指南》，此指南由中国腹膜透析相关感染防治专家组编写。

2. 本规范操作部分主要依据：国家卫生部领导下由中华医学会肾脏病学分会组织专家编写陈香美主编的《腹膜透析标准操作规程》（2012 版）。此书首次在全国范围内规范了腹膜透析管理、临床操作和常见并发症的治疗。对提高我国各级医院的腹膜透析规范化管理和治疗水平，促进腹膜透析的普及，发挥积极的作用。

【准备】

1. 患者的评估：腹膜透析治疗前要对患者的原发病、残余肾功能、贫血状况、血压、液体和酸碱平衡、营养状态、尿毒症症状、饮食、睡眠、心理状态以及临床用药等进行整体临床评估。术前要对患者是否适合腹部透析手术、术中耐受性以及手术风险进行评估。

2. 患者宣教：包括腹膜透析的意义及方法。

3. 置管术前的准备：手术置管前制定出相应的置管计划。签署手术同意书及患者减少进食或禁食、手术区皮肤备皮。

【操作流程】 以自动化腹膜透析（APD）为例，临床因机器型号不同操作略有不同。

流　程	说　明	图　解
1. 素质准备	1. 服装整洁 2. 洗手戴帽子口罩	
2. 放置 APD 设备	1. 机器放在与身体同等的高度上 2. 降低引流速度可将机器放高 20 cm 3. 增加引流速度将机器放低约 20 cm	

（续表）

流　程	说　明	图　解
3. 准备治疗所需物品	1. 透析液 2. 卡匣式管组 3. 引流袋或引流延长管 4. 白色迷你帽	
4. 检查透析液	1. 透析液透明澄清 2. 葡萄糖浓度正确 3. 容量正确 4. 在有效期内 5. 无渗漏及拉环及注射孔完整	
5. 开启腹膜透析机	1. 连接电源线,打开按钮开关 2. 机器显示启动标准模式字样 3. 按绿色键开始执行	
6. 放置透析液	1. 放置透析液在加温槽上 2. 透析液需盖过温度感测钮	
7. 执行装置流程	1. 按绿色键 2. 打开卡闸门 3. 置入卡闸门 4. 架上管组 5. 连接引流管后在连接引流袋或桶	
8. 连接透析液	1. 确定所有管夹夹闭,取下有红色管夹的管路 2. 取下透析液保护盖,连接管路与透析液袋 3. 固定出口塞两端,折断后使之分离至少 0.5 cm 4. 连接所有透析液袋 5. 白色管夹之管路用来连接补充袋 6. 检查所有连接处,确定所有的透析液袋在同一高度	

（续表）

流　程	说　明	图　解
9. 排气操作	1. 打开所有连接透析液的管夹 2. 打开连接患者端管路的管夹,确定管路放置在管组架上 3. 确认排气 4. 确认完成排气	
10. 连接输液管至管组上	1. 移动仪器至床旁 2. 洗手戴帽子口罩 3. 将短管自患者腰带内取出移除碘伏帽 4. 取下管组中连接患者端的管路,与患者的短路连接 5. 确认0周期引流量,并校正设置	
11. 开始治疗	1. 打开短管开关 2. 按开始键 3. 治疗开始	
治疗结束		
1. 治疗完成	1. 屏幕显示"治疗完成"时,调整屏幕显示 2. 记录各项检测指标	
2. 断开连接	1. 按开始键 2. 依指示关闭所有管夹和患者身上的短管 3. 将管组与自身的短管分离 4. 旋入新的碘伏帽	
3. 结束治疗	1. 打开卡匣内的控制阀,取出卡匣式管组 2. 关闭机器	

【注意事项】

1. 严格查对制度及无菌操作。

2. 与血液透析患者相比,腹膜透析(PD)患者死于感染的风险增加。

3. 腹膜炎是腹膜透析(PD)常见的严重并发症,尽管腹膜炎的死亡率低于5%,但其仍是直接导致 PD 患者死亡的主要原因(约占 16%)。此外,腹膜炎是导致 PD 患者终止 PD 并永久转为血液透析的主要原因。因此早期发现腹膜炎,并采取及时有效的防治策略是 PD 治疗成功的关键。

4. 出口处和隧道感染是 PD 相关腹膜炎的主要诱发因素。因此,预防 PD 相关腹膜炎的目标是减少出口处和隧道感染的发生率。

5. 感染性并发症预防策略建议应使用局部抗生素给药来减少出口部位感染和腹膜炎的发生率。

【前沿进展】

1. 2016 年中国 PD 置管指南建议置管术前 0.5～1 小时需预防性使用抗生素,可选择第一代或第二代头孢菌素 1～2 g。新 ISPD 指南也建议置管前预防性使用抗生素,且需根据各 PD 中心的常见致病菌种类及耐药情况选择抗生素,常选用第一代头孢菌素或万古霉素。

2. 关于出口处护理,指南建议　导管出口处每天外用抗生素软膏(莫匹罗星或庆大霉素);及时治疗出口处或隧道感染以降低继发性腹膜炎的发生风险。

3. 对于无尿患者,连续 24 小时 PD 方案优于间歇方案。

参考文献

［1］　Cullis B, Abdelraheem M, Abrahams G, et al. Peritoneal dialysis for acute kidney injury[J]. Perit Dial Int, 2014, 34(5): 494 – 517.

［2］　KDIGO Group. KDIGO clinical practice guideline for acute kidney injury[J]. Kidney Int Suppl, 2012, 2: 1 – 115.

［3］　陈香美. 腹膜透析标准操作规程[M]. 北京:人民军医出版社,2012: 2 – 165.

［4］　Li P K, Szeto C C, Piraino B, et al. ISPD peritonitis recommendations: 2016 update on prevention and treatment. Perit Dial Int, 2016, 36(5): 481 – 508.

［5］　Woodrow, G, Fan, S L, Reid, C, et al. Renal Association Clinical Practice Guideline on peritoneal dialysis in adults and children[J]. BMC Nephrol, 2017, 18(1): 333.

［6］　Woodrow, G, Davies, S. Renal Association Clinical Practice Guideline on peritoneal dialysis[J]. Nephron Clin Pract, 2011, 118 (Suppl 1): c287 – 310.

［7］　中国腹膜透析置管专家组. 中国腹膜透析置管指南[J]. 中华肾脏病杂志,2016,32(11): 867 – 871.

第六章

凝血监测与支持技术规范

一、床旁凝血检测技术规范

【名词定义】 血栓弹力图（thromboela-stogram，TEG）是反映血液凝固动态变化（包括纤维蛋白的形成速度、溶解状态和凝状的坚固性、弹力度）的指标，主要用于凝血和纤溶全过程及血小板功能的全面检测，并准确指导凝血功能异常的治疗以及成分输血。

【适应证】

1. 术前术后各种凝血异常的筛查。

2. 术前评估凝血全貌，判断出血风险。

3. 各种出血原因的鉴别诊断、指导成分输血。

4. 输血前原因判断，输血后效果评估。

5. 诊断手术期凝血功能紊乱，指导输血和用药。

6. 鉴别诊断原发性纤维蛋白溶解亢进和继发性纤维蛋白原溶解亢进。

7. 监测各种促凝、抗纤或抗凝等药物的疗效，如华法林、比伐卢定、诺其、戊糖、止血环酸等，指导正确使用。

8. 高凝状态诊断，评估血栓发生概率。

9. 使用各类抗血小板药物患者疗效判断，鉴别出血、再缺血原因，术前出血风险评估。

10. 各种使用肝素的手术或治疗中，如 CPB（体外循环）、器官移植、肾透、血透、各类介入、PCI 等，药物效果、凝血状况及鱼精蛋白中和效果的评估。

11. 使用低分子肝素抗栓治疗的疗效判断。

12. 各类手术尤其是 PCI（经皮冠状动脉介入治疗）、介入、骨科、妇科、器官移植、CABG（冠脉搭桥术）、ECMO（体外膜肺氧合）、血管外科等术后的血栓发生的评估。

13. 监测凝血因子不足。

14. 血小板功能检测。

15. 血友病的治疗。

16. 急性创伤、烧伤、休克患者的凝血功能评估。

17. 各种溶栓治疗如尿激酶、链激酶、tPA（组织纤溶酶原激活剂）等监测。

18. 高血栓风险患者的体检。

【禁忌证】 无绝对禁忌证。

【目的】

1. 指导临床输血。

2. 指导成分输血。

3. 评估抗血小板治疗效果。

4. 判断肝素功效。

5. 诊断纤溶亢进。

【制度与依据】

1. 本规范理论部分主要依据：人民卫生出版社，第8版 十二五普通高等教育本科国家规划教材《诊断学》；中华医学会，2009 版，《临床技术操作规范重症医学分册》，对血栓弹力图监测的适应证、禁忌证、技术方法、危害及并发症都做了详细的描述。

2. 本规范操作部分主要依据：中华医学会，2009 版，《临床技术操作规范重症医学分册》，由中华人民共和国卫生部卫办医发【2002】73 号文件授权人民军医出版社独家出版，以及《TEG 检测仪使用手册》，旨在规范血栓弹力如临床操作，提高血栓弹力图分析前质量及报告结果的准确性，降低并发症的发生率，保障采血人员的安全。

【准备】

1. 用物准备：医嘱单、凝血标本容器、采血针、压脉带、安尔碘消毒液、棉签、利器盒、洗手液、kaplin(高岭土试剂)、氯化钙试剂、取液枪 2～3 把、枪套、杯子，检查用物有效期，物品处于备用状态。

2. 环境准备：病室安静整洁，光线充足，适宜操作。

3. 护士准备：衣帽整洁，洗手戴口罩。

4. 患者准备：患者处于安静状态，适合操作。

【操作流程】(普通杯测试流程)

流　　程	说　　明	图　　解
1. 素质准备	服装整洁	
2. 物品准备	医嘱单、凝血标本容器、采血针、压脉带、安尔碘消毒液、棉签、无菌治疗巾、利器盒、洗手液、kaplin(高岭土试剂)、加样枪 3 把(20 μl、340 μl、1 000 μl)、枪套、杯子	
3. 洗手戴口罩	七步洗手法正确洗手	
4. 试剂复温	kaplin(高岭土试剂)常温复温 10 分钟以上	

（续表）

流　　程	说　　明	图　　解
5. 解释核对	采用两种身份识别的方法进行患者身份确认（腕带、反问式）	
6. 留取标本	按一般采血规范留取血标本（蓝色凝血管 2 ml，轻摇 5 次）	
7. 开机	1. 打开电脑及主机 2. 点击 TEG 登录软件	
8. 监测仪器	1. 查看水平 2. 基线测试 3. 运行质控	
9. 调节测试杆	测试杆处于 LOAD 位	
10. 输入信息	1. 选择标本类型 2. 输入住院号、姓名、性别、年龄	
11. 上杯	1. 放杯子（轻放即可） 2. 杯子分离（上顶杯子，用力摁 3 下，下拉杯体，固定杯体）	

（续表）

流　　程	说　　明	图　　解
12. 加样本	1. 1号枪取1 000 μl血液至高岭土试剂管中，盖上盖子上下颠匀5次 2. 2号枪加20 μl $CaCl_2$至杯中 3. 3号枪加340 μl试剂管中的血液至杯中 4. 上移杯托	
13. 开始测试	1. 测试杆拨至TEST位，机器开始工作 2. 电脑点击START，开始画图 3. 时间预估20～30分钟（衡量标准是否 * 符号消失，EPL数字为"0"）	
14. 结束	1. 电脑点击STOP 2. 取杯子（先将测试杆拨至LOAD位，卸杯）	

（续表）

流　程	说　明	图　解
15. 用物处理	将使用后的杯子放入医用黄色垃圾袋内	
16. 打印报告	打印报告（根据提示操作，点击 SNotes，再点 sample）	

【注意事项】

1. 严禁测试杆在 TEST 位上下杯。

2. kaplin（高岭土试剂）常规放置冰箱 2～7℃，需要复温至少 10 分钟。

3. 凝血标本血量 2 ml，并充分缓慢摇匀至少 5 次。

4. 当两个端口同时开展，信息不要输入错误，要一一对应。

5. 只有在开始测试环节，测试杆处于 TEST 位置，其他任何时候都处于 LOAD 位。

6. 测试时操作台面平稳，避免明显的振动摇晃。

7. 测试前检查水平线，测试时尽量保持操作。

8. 实验前应做基线测试、质量控制。

【前沿进展】　TEG 在临床应用方面：

1. 在恶性肿瘤方面：已有文献报道利用 TEG 对肿瘤患者凝血状态进行监测，但对凝血状态与肿瘤转移的相关性尚未见报道。通过应用 TEG 动态监测肿瘤患者凝血状态，评估病情、判断预后、指导临床治疗的价值还需进一步研究。

2. TEG 无法检测血小板和血管内皮相互作用，低体温环境下 TEG 无法反映患者真实的凝血功能状态等。

参考文献

[1] 王学红，卢雪峰. 诊断学[M].北京：人民卫生出版社，2013.
[2] 中华医学会.《临床技术操作规范》重症医学分册[M].北京：人民军医出版社，2009.
[3] 曹敏，张军. 血栓弹力图的临床应用新进展[J].国际检验医学杂志，2019，2：246-249.
[4] 靳冰，蒋学兵. 血栓弹力图临床应用研究进展[J].人民军医，2016，59(1)：82-84.
[5] 周薇，李幼生. 血栓弹力图的临床应用及进展[J].肠外与肠内营养，2011，18(5)：314-318.
[6] Pivalizza E G. Use of Thrombelastography as a global monitor of hemostasis[J]. Transfusion，2019，59(2)：825.
[7] Peng H T，Bartolomeu Nascimento，et al. Thromboelastography and thromboelastometry in assessment of fibrinogen deficiency and prediction for transfusion requirement：A descriptive review[J]. BioMed Research International Volume，2018，11：1-24.

二、VTE 风险评估技术规范

【名词定义】　静脉血栓栓塞症(VTE)包括深静脉血栓形成(DVT)和肺血栓栓塞症(PTE),是全球性的医疗保健问题。VTE 风险评估技术是使用标准化的静脉血栓栓塞症风险评估量表对住院患者进行风险评估从而采取有效的预防措施。

【适应证】　每位患者入院时均应进行 VTE 风险评估,特别是 VTE 高风险科室的住院患者。对手术患者建议采用 Caprini 评分量表,对非手术患者建议采用 Padua 评分量表。

【目的】

1. 有效识别高危人群,及时预防。

2. 降低住院患者发生 DVT‐PTE 甚至死亡的风险。

3. 根据评分能够尽早进行危险分层并给予规范化治疗,进行个性化和精细化管理。

4. 为制定治疗方案和护理计划提供依据。

【住院患者发生 VTE 的危险因素】

1. 住院患者发生 VTE 的危险因素

(1) 患者因素:卧床≥72 小时、既往 VTE 病史、高龄、脱水、肥胖(BMI>30 kg/m²)、遗传性或获得性易栓症、妊娠及分娩等。

(2) 外科因素:手术、创伤、烧烫伤、各种有创操作等。

(3) 内科因素:恶性肿瘤、危重疾病、脑卒中、肾病综合征、骨髓增殖型疾病、阵发性睡眠性血红蛋白尿症、静脉曲张、炎性肠病等。

(4) 治疗相关因素:肿瘤化疗或放疗、中心静脉置管、介入治疗、雌激素或孕激素替代治疗、促红细胞生成素、机械通气、足部静脉输液等。

2. VTE 风险评估:建议在每例患者入院时进行 VTE 风险评估,特别是 VTE 高风险科室的住院患者。

对手术患者建议采用 Caprini 评分量表,对非手术患者建议采用 Padua 评分量表。

【出血风险评估】　鉴于抗凝预防本身潜在的出血并发症,应对所有需要预防的住院患者进行出血风险和其他可能影响预防的因素评估。评估内容应包括以下几方面。

(1) 患者因素:年龄≥75 岁;凝血功能障碍;血小板<50×10⁹/L 等。

(2) 基础疾病:活动性出血,如未控制的消化性溃疡、出血性疾病或出血等;既往颅内出血史或其他大出血史;未控制的高血压(SBP>180 mmHg 或 DBP>110 mmHg);可能导致严重出血的颅内疾病,如急性脑卒中(3 个月内)、严重颅脑或急性脊髓损伤。

【评估工具】

1. Caprini 评分量表是美国外科博士 Joseph A. Caprini 研制,发表于 2005 年,2009 年修订,该量表包含 36 个不同的 VTE 形成的危险因素,基本涵盖了手术患者和住院患者可能发生 VTE 的所有危险因素,根据其对 VTE 发生的影响赋予分值对患者进行 VTE 风险评分,所有因素分值累加总分为患者的 VTE 发生风险分值,分为低危(0~2)分;中危(3~4)分;高危≥5 分,不同的 VTE 风险等级推荐不同的预防措施。包括基本预防、机械预防、药物预防等。

2. Padua 评分量表是有意大利 Padua 大学多学科协同完成,包含 11 个不同的 VTE 形成的危险因素,所有因素分值累加总分为患者的 VTE 发生风险分值,分为低危(0~3)分;高危≥4 分,低危患者根据情况建议采取基本预防和机械预防,高危患者采取基本预防、机械预防、药物预防等措施。

手术患者静脉血栓栓塞症(VTE)风险评估表(Caprini 评分表)

1 分	2 分	3 分	5 分
年龄 41~60 岁	年龄 61~74 岁	年龄≥75 岁	脑卒中(<1 个月)
小手术	关节镜手术	VTE 病史	择期关节置换术
体质指数≥25 kg/m²	大型开放手术(>45 分钟)	VTE 家族史	髋、骨盆或下肢骨折
下肢肿胀	腹腔镜手术(>45 分钟)	凝血因子 VLeiden 突变	急性脊髓损伤(<1 个月)
静脉曲张	恶性肿瘤	凝血酶原 G20210A 突变	
妊娠或产后	卧床>72 小时	狼疮抗凝物阳性	
有不明原因或者习惯性流产史	石膏固定	抗心磷脂抗体阳性	
口服避孕药或激素替代疗法	中央静脉通路	血清同型半胱氨酸升高	
脓毒症(<1 个月)		肝素诱导的血小板减少症	
严重肺病,包括肺炎(<1 个月)		其他先天性或获得性血栓形成倾向	
肺功能异常			
急性心肌梗死			
充血性心力衰竭(<1 个月)			
炎性肠病史			
卧床患者			

注:低危:0~2 分;中危:3~4 分;高危≥5 分。

内科住院患者静脉血栓栓塞症(VTE)风险评估表(Padua 评分表)

危 险 因 素	评分
活动性恶性肿瘤、患者先前有局部或远端转移和或 6 个月内接受化疗和放疗	3
既往 VTE 病史	3
制动,患者身体原因或遵医嘱需要卧床休息至少 3 天	3

（续表）

危 险 因 素	评分
已有血栓形成倾向，抗凝血酶缺陷症，蛋白 C 或蛋白 S 缺乏，VLeiden 因子、凝血酶原 G20210A、抗心磷脂抗体综合征	3
近期（≤1 个月）创伤或外科手术	2
年龄≥70 岁	1
心脏和（或）呼吸衰竭	1
急性心肌梗死和或缺血性脑卒中	1
急性感染和或风湿性疾病	1
肥胖（体质指数≥30 kg/m²）	1
正在进行激素治疗	1

注：低危＝0～3 分；高危≥4 分。

外科住院患者出血危险因素

基础疾病相关	手 术 相 关
活动性出血	腹部手术：术前贫血/复杂手术（联合手术、分离难度高或超过 1 个吻合术）
3 个月内有出血事件	胰十二指肠切除术：败血症、胰瘘、手术部位出血
严重的肾功能衰竭或肝功能衰竭	肝切除术：原发性肝癌，术前血红蛋白和血小板计数低
血小板＜50×10⁹/L	心脏手术：体外循环时间较长
未控制的高血压	胸部手术：全肺切除术或扩张切除术
腰穿、硬膜外或椎管内麻醉术前 4 小时至术后 12 小时	开颅手术、脊柱手术、脊柱外伤、游离皮瓣重建手术
同时使用抗凝药物、抗血小板药物或溶栓药物	
凝血功能障碍	
活动性消化性溃疡	
已知、未治疗的出血疾病	

内科住院患者出血危险因素

具有以下 1 项即为出血高危	具有以下 3 项以上即为出血高危
活动性出血	年龄≥85 岁
3 个月内有出血事件	肝功能不全（INR＞1.5）

（续表）

具有以下 1 项即为出血高危	具有以下 3 项以上即为出血高危
血小板$<50\times10^9$/L	严重肾功能不全[GFR<30 ml/(min·m^2)]
	入住 ICU 或 CCU
	中心静脉置管
	风湿性疾病
	现患恶性肿瘤
	男性

【制度与依据】

1. 本文理论部分主要依据：2012 年《美国胸科医师学院抗栓治疗和血栓预防指南》（ACPP）第 9 版进行描述，同时参照 2014 年欧洲心脏学会《急性肺栓塞诊断和处理指南》、2016 年《美国胸科医师学会抗栓治疗指南》《中华医学杂志》2018 年发布的《医院内静脉血栓栓塞症防治与管理建议》《中国血栓性疾病防治指南》。中华医学会外科学分会 2016 年发布的《中国普通外科围手术期血栓预防与管理指南》，并且随着临床实践和循证医学研究的不断开展，新的证据将陆续出现，本操作规范也将随之进行动态修订。

2. 本文实践部分主要依据：中国危急病急救医学中《低分子肝素预防外科术后患者的肺栓塞》以及 2006 年 *A Multi-center，Prospective Epidemiological Study in Japan* 中对住院患者是否评估静脉血栓栓塞风险以及有无采取措施，住院患者 VTE 的发生率的改变。证据显示，如及时有效地进行静脉血栓栓塞风险评估并及时采取有效的预防措施，DVT 相对风险可降低 $50\%\sim60\%$，PE 相对风险可降低近 2/3。

【准备】

1. 用物准备：嵌入 VTE 风险评估量表的 PDA 或纸制版 VTE 风险评估量表、笔。

2. 环境准备：病室安静整洁，光线充足，适宜操作。

3. 护士准备：衣帽整洁，洗手。

4. 患者准备：患者处于安静状态，配合操作，无法配合的患者，请助手协助。

【操作流程】

流　　程	说　　明	图　　解
1. 准备	1. 服装整洁、洗手 2. 备齐用物，携用物至床旁	

（续表）

流　程	说　明	图　解
2. 核对信息	反问式核对姓名，查对腕带信息	
3. 解释评估目的	1. 入院时、手术后 6 小时、病情发生变化、出院时进行 VTE 风险评估 2. 告知患者/家属 VTE 风险评估的目的 3. 评估患者的意识、理解力以及配合程度	
4. 应用手持 PDA 进行 VTE 风险评估	1. 打开 PDA 的 VTE 风险评估量表，外科选择 Caprini 量表，内科选择 Padua 量表 2. 按照评估表的各项内容对患者进行评估，并勾选，分数自动汇总 3. 根据评分判断不同风险等级	
5. 做标识	1. 将评估结果通知医生，根据不同的 VTE 风险层级，医护共同采取标准预防措施 2. 在病历、床头、一览表做好 VTE 警示标识，提醒患者、家属、医生共同关注	

（续表）

流　　程	说　　明	图　　解
6. 纸质版 VTE 评估量表	如果应用纸质版 VTE 评估量表,重复 3、4 步骤	
7. 整理用物	整理用物,洗手、记录	

【预防措施】

1. 根据评估的 VTE 风险程度和患者的具体情况采取预防措施,包括基本预防、药物预防、机械预防等。

（1）基本预防:对患者加强健康教育,手术后麻醉未醒或制动者尽早开始下肢主动或被动活动:如踝泵运动、下肢按摩等;尽早下床活动;避免脱水,保证有效循环血量;有创操作动作轻柔精细,尽量微创。无论 VTE 风险程度,所有患者均应采取基本预防。

（2）机械预防:包括足底静脉泵（VFP）、间歇性充气加压装置（IPC）和梯度压力袜（GCS）。

（3）药物预防:抗凝药物如低分子肝素、普通肝素、磺达肝癸钠、华法林、新型口服抗凝药（利伐沙班、阿哌沙班、达比加群等）,根据患者出血风险选择。

2. VTE 风险程度低危(0~2 分)患者:采取基本预防和机械预防。

3. VTE 风险程度中危(3~4 分)患者:采取基本预防和机械预防。

4. VTE 风险程度高危(≥5 分)患者:评估患者出血风险,出血风险低,首选药物预防,联合应用基本预防和机械预防。患者出血风险高危或活动性出血患者,应用基本预防和机械预防,一旦出血风险降低仍应采取药物预防,注意观察用药后不良反应。

【注意事项】

1. 新入院患者 2 小时内完成评估与记录,手术后 6 小时内、出院时再次评估,患者出现病情变化随时评估,如卧床、呕吐、中重度腹泻、下肢水肿等。

2. 中、高危患者每周复评 1~2 次。

3. 在患者住院的全过程中,需动态评估 VTE 发生的可能性,争取早预警、早识别、早发现、早报告、早诊断。

4. 一旦发生 VTE 事件,应尽快请专科会诊,尽早给予规范治疗,进行个性化和精细化管理。

5. 即使采取有效的基本药物和机械预防措施,仍不能完全杜绝 VTE 的发生。

6. VTE 的药物预防措施存在着一些不可预期的风险,包括皮下出血和淤血;手术部位和切口出血;肝素诱导的血小板减少(HIT);脑出血和消化道出血,甚至导致死亡。

7. 机械预防过程中可能会出现肢体的变化,应该关注肢体的颜色、温度、供血等情况。

【前沿进展】

1. 目前住院患者 VTE 风险评估对手术患者建议采用 Caprini 评分量表,对非手术患者建议采用 Padua 评分量表,且均适用于成人,尚未发现儿童 VTE 风险评估量表。

2. 对于妇科、产科、重症、肿瘤等患者目前各专业委员会相继推荐了专业化的 VTE 评估量表,但因缺乏足够的循证医学依据,目前尚未广泛应用,尚需临床进一步验证。

参考文献

[1] Wendelboe A M. Global Burden of Thrombosis: Epidemiologic Aspects[J]. Circulation research, 2016, 118(9): 1340-1347. DOI: 10.1161/CIRCRESAHA.115.306841.

[2] ISTH Steering Committee for World Thrombosis Day. Thrombosis: a major contributor to global disease burden[J]. Thromb Haemost, 2014, 112: 843-852. DOI: 10.1160/TH14-08-0671.

[3] Guyatt G H, Norris S L, Schulman S, et al. Methodology for the development of antithrombotic therapy and prevention of thrombosis guidelines: antithrombotic therapy and prevention of thrombosis, 9th ed: American College of Chest Physicians evidence-based clinical practice guidelines. Chest, 2012, 141(2) suppl: 53S-70S.

[4] 中国健康促进基金会血栓与血管专项基金专家委员会,中华医学会呼吸病学会肺栓塞与肺血管病学组,中国医师协会呼吸医师分会肺栓塞与肺血管病工作委员会. 医院内静脉血栓栓塞症防治与管理建议[J]. 中华医学杂志. 2018,98(18): 1383-1388.

[5] 中华医学会外科学分会. 中国普通外科围手术期血栓预防与管理指南[J]. 中国实用外科杂志,2016,36(5): 469-474.

[6] 《中国血栓性疾病防治指南》专家委员会. 中国血栓性疾病防治指南[J]. 中华医学杂志,2018,98(36): 2861-2888.

[7] Kearon C, Akl E A, Comerota A J, et al. Antithrombotic therapy for VTE disease: antithrombotic therapy and prevention of thrombosis, 9th ed: American college of chest physicians evidence-based clinical practice guidelines[J]. Chest, 2012, 141(2 Suppl): e419S-e496S. DOI: 10.1378/chesl.11-2301.

[8] Falck-Ytter Y, Francis C W, Johanson N A, et al. Prevention of VTE in orthopedic surgery patients: antithrombotic therapy and prevention of thrombosis, 9th ed: American college of chest physicians evidence-based clinical practice guidelines[J]. Chest, 2012, 141(2 Suppl): e278S-e325S. DOI: 10.1378/chest.11-2404.

[9] Gould M K, Garcia D A, Wren S M, et al. Prevention of VTE in nonorthopedic surgical patients: antithrombotic therapy and prevention of thrombosis, 9th ed: American college of chest physicians evidence-based clinical practice guidelines[J]. Chest, 2012, 141(2 Suppl): 227-2775. DOI: 10.1378/chest11.2297.

三、血栓机械预防技术规范

【名词定义】 静脉血栓栓塞症（venous thromboembolism，VTE）包括深静脉血栓形成和肺栓塞。VTE 的预防措施包括：基本预防措施，机械预防措施和药物预防措施。机械预防方法不会引起出血的风险，更加的安全，适用的范围更广泛，可以单独或者与药物联合预防血栓的发生。基本预防措施有加强健康教育、避免脱水、尽量微创，以及制动时尽早开始下肢主动或被动活动，如床上踏步训练等。机械预防包括足底静脉泵（VFP）、间歇性充气加压装置（IPC）和梯度压力袜（GCS）。

【适应证】

1. 适用于 VTE 中危、高危患者的预防。

2. 适用于高出血风险或已经出血患者的 VTE 预防。

【禁忌证】

● 梯度压力袜（GCS）

1. 腿部有下列疾患的：下肢皮炎、坏疽、下肢蜂窝织炎；下肢严重畸形、下肢骨折、小腿严重变形；下肢创伤或近期进行皮肤移植。

2. 由于严重的动脉硬化引起的腿部血液循环不良。

3. 由充血性心衰引发的下肢大面积水肿或肺水肿。

4. 急性期或亚急性期 DVT。

5. 材料过敏者。

● 足底静脉泵（VFP）、间歇式充气加压装置（IPC）

1. 充血性心力衰竭、肺水肿或下肢严重水肿。

2. 下肢已发生深静脉血栓症、血栓（性）静脉炎或肺栓塞。

3. 下肢局部情况异常（如皮炎、坏疽、近期接受皮肤移植手术）、下肢血管严重的动脉硬化或其他缺血性血管病、下肢严重畸形者。

● 床上踏步训练

1. 下肢严重畸形、下肢骨折。

2. 髋关节置换术后。

3. 下肢已发生深静脉血栓症。

【目的】 物理预防是利用机械原理防止静脉血液滞留，加快、加大静脉内血液回流速度和量。另外有研究表明，通过梯度的压力装置、间歇的挤压肌肉，可以有效增加纤维蛋白溶解的活性，改善凝血功能。床上踏步训练通过下肢的主动、被动活动，促进下肢肌肉收缩，增加静脉血流的流速，促进新陈代谢，加快炎症和致病因子排出，减轻血液瘀滞，避免血小板等凝血物质聚集。

【制度与依据】

1. 本规范理论部分主要依据：《中华医学杂志》2018 年发布的《医院内静脉血栓栓塞症防治与管理建议》《中国血栓性疾病防治指南》。中华医学会骨科分会、外科学分会 2016 年发布的《中国骨科大手术静脉血栓栓塞症预防指南》《中国普通外科围手术期血栓预防与管理指南》、2016 年《美国神经重症学会预防神经重症患者静脉血栓栓塞指南》、2012 年《美国胸科医师学院抗栓治疗和血栓预防指南》（ACCP 第九版）等。对物理预防的适应证、禁忌证、技术方法、优点及并发症都做了详细的描述。

2. 本规范操作部分主要依据：2018 年《中华医学杂志》发布的《医院内静脉血栓栓塞症防治与管理建议》《中国血栓性疾病防治指南》。2016 年中华医学会骨科分会、外科学分会发布的《中国骨科大手术静脉血栓栓塞症预防指南》《中国普通外科围手术期血栓预防与管理指南》。以上指南和建议由来自全国权威专家，参照国内外相关指南、共识及重要文献，经过多次讨论和修改后形成的较全面的血栓物理预防临床操作实践标准。

【准备】

1. 用物准备：医嘱单、卷尺、足底静脉泵（VFP）、间歇性充气加压装置（IPC）、梯度压力袜PDA、床上踏步训练机、洗手液，一次性治疗巾。检查用物的有效期，仪器处于完好备用状态。

2. 环境准备：病室安静整洁，光线充足，适宜操作，关闭门窗（或窗帘），请无关人员回避，保护患者隐私。

3. 护士准备：衣帽整洁，洗手戴口罩。

4. 患者准备：患者处于安静状态，配合操作。

【操作流程】

● 梯度压力袜（GCS）

流　　程	说　　明	图　　解
1. 准备	1. 服装整洁、洗手，核对信息 2. 备齐用物，携用物至床旁	
2. 量腿围	测量腿部尺寸步骤如下： 1. 脚后跟到臀弯的长度 2. 小腿肚长度 3. 脚后跟到膝盖弯的长度（膝长型） 4. 大腿围长	
3. 选择型号	根据腿围对应表格选择压力袜型号	
4. 压力袜外翻	将手伸直到脚后跟处，握住后跟中间，由内向外翻出	

（续表）

流　程	说　明	图　解
5. 套袜	将其小心套在脚上和后跟处,确保脚后跟正好在压力带后跟处,将袜子缓缓拉过脚跟和小腿	
6. 拉袜、抚平	将袜子拉过大腿,防滑带应位于大腿根部;用手抚平袜子,将褶皱拉平	
7. 洗手、记录	告知注意事项,洗手记录	

● 足底静脉泵(VFP)

流　程	说　明	图　解
1. 洗手、核对	核对患者信息,洗手	
2. 评估及用物准备	清醒患者解释操作目的和意义。评估患者身体情况、耐受力、刀口出血/渗血,肢端血运;备齐用物	

（续表）

流　　程	说　　明	图　　解
3. 连接管路,检查仪器	将延长管与血栓泵连接,确保所有管路组件连接牢固,检查仪器性能良好	
4. 固定仪器、接通电源	将仪器妥善固定在床尾,连接电源	
5. 穿戴足部气囊	穿戴足套于双脚,使气囊位于足底中央,松紧适宜,延长管位于足部左侧	
6. 打开电源、选择模式、计时	打开电源开关,根据病情选择单足或双足操作模式和时间,调节足部压力 120～130 mmHg,仪器开始充气计时,有自主活动者建议每次 30 分钟,2～4 次/天,询问观察患者感受。昏迷或瘫痪患者延长应用时间	
7. 讲解注意事项	向清醒患者讲解注意事项	

（续表）

流　　程	说　　明	图　　解
8. 整理用物	治疗结束，关闭仪器开关，拔下电源。取下足套，清洁仪器、连接管、足套备用（足套为专人专用）。记录	

● 间歇式充气加压装置（IPC）

流　　程	说　　明	图　　解
1. 洗手，核对	核对患者信息，洗手	
2. 评估及用物准备	清醒患者解释操作目的和意义。评估患者身体情况、耐受力、刀口出血/渗血，肢端血运；备齐用物，检查仪器性能良好	
3. 选择气囊，治疗单包裹下肢	根据患者病情和下肢情况，选择合适的气囊，治疗单包裹下肢	
4. 穿戴气囊	将气囊放置到合适的治疗部位，膝盖处对准无气囊部位，松紧程度为2手指为宜，抚平气囊	

（续表）

流　程	说　明	图　解
5. 连接电源、调节压力	连接电源，调节参数，选择腿部压力 40 mmHg，足部压力 120 mmHg，间歇时间 48 秒	
6. 开始治疗、观察患者感受	开始治疗、注意观察询问患者感受	
7. 整理用物	1. 治疗结束，关闭仪器开关，拔下电源。取下气囊、清洁仪器、连接管、足套备用（治疗单一次性使用） 2. 记录	

● 床上踏步训练

流　程	说　明	图　解
1. 洗手、解释、查对	核对医嘱、患者腕带、床头牌信息，向患者解释床上踏步训练的目的及重要性，告知患者操作中可能存在的不适及注意事项，取得其配合	

（续表）

流　　程	说　　明	图　　解
2. 评估	评估患者生命体征及训练耐受情况,仪器处于完好备用状态	
3. 治疗巾包裹下肢	用治疗巾包裹患者下肢,并协助患者取舒适体位	
4. 固定双下肢	将床上踏步训练机平稳放置于床尾,连接电源,开机。用固定带依次固定患者足背、踝部以及小腿,松紧适宜	
5. 设置模式、时间	根据患者的情况选择运动模式及时间	
6. 观察病情	运动开始时,观察患者生命体征有无变化,询问患者耐受情况	
7. 洗手	按七步洗手法进行手卫生	

（续表）

流　程	说　明	图　解
8. 记录	再次查对并准确记录	
9. 整理用物	治疗结束后,关机、拔电源。用酒精纱布消毒仪器表面后备用	

【注意事项】

● 梯度压力袜(GCS)

1. 对于膝长型,弹力袜后跟应位于脚跟以下 2.5～5 cm 处。

2. 对于大腿长袜,压力突变处应位于腘窝以下 2.5～5 cm 处。

3. 请勿在穿着处使用含羊毛脂成分的软膏。

4. 原则上每日清洗(用中性皂液温水手洗,不可使用热水),自然晾干,不能烘干、拧干,避免阳光下或人工热源下晾晒或烘烤。

5. 穿弹力袜的最佳时间是在早上起床时。

6. 在穿或脱弹力袜时,不要让钻饰或长指甲刮伤弹力袜。

7. 勤剪手脚指甲,干燥的季节注意预防脚后跟皮肤裂,避免刮伤。

8. 注意观察使用肢体的颜色、温度、供血等情况,防止发生皮肤损伤,如有异常及时给予相应处理。

● 足底静脉泵(VFP)、间歇式充气加压装置(IPC)

1. 气囊位置准确,松紧适宜,连接紧密,不漏气不滑脱。

2. 随时查看仪器的工作状态,及时排除报警、故障。

3. 注意观察使用肢体的颜色、温度、供血等情况,防止发生皮肤损伤,如有异常及时给予相应处理。

● 床上踏步训练机

1. 根据患者的身高、体型来确定踏步机的放置位置,保证腿、脚在踏步机的肢具上处于功能位,在进行训练时,患者体位保持舒适。使用固定带时应注意松紧适度,以两指为宜。

2. 根据患者的情况选择不同的模式进行训练。选择不能回应指令的患者给予被动训练:先予初始转速 10 r/min 被动运动 5 分钟放松肌肉,随后逐渐增加转速。可回应指令但肌力<3 级的患者在肌肉放松后,根据患者耐受情况交替进行助力及被动运动。可回应指令且肌力≥3 级的患者选用 10 r/min 主动运动 5 分钟的方式进行肌肉放松,并根据患者肌力大小

来调整运动中阻力的大小。

【前沿进展】 物理预防作为 VTE 预防的主要措施已被广泛应用于 VTE 高危患者,国内外各组织协会制定了相关的 VTE 预防和管理指南。

1. 2016 年《美国神经重症学会预防神经重症患者静脉血栓栓塞指南》建议对于神经重症患者整个住院期间应使用足底静脉泵(VFP)、间歇式充气加压装置(IPC)及梯度压力袜(GCS)预防 VTE;有血栓形成的高危倾向首选抗凝药物联合物理预防,患者有出血倾向,首选物理预防。

2. 2012 年的《美国胸科医师学院抗栓治疗和血栓预防指南》包含了多种外科或医疗情况下抗血栓的策略,列出了物理预防血栓的适应证:患者有出血倾向,有血栓形成的高危倾向,包括髋、膝关节置换术在内的多种外科大手术术后首选物理预防等。

3. 英国国家卫生医疗质量标准署发表的 NICE 关于预防 VTE 的指南中,推荐外科手术患者入院开始,如果具有 VTE 高危因子,首先使用物理预防,如果出血风险降低,采用联合药物预防。

4. 欧洲肿瘤协会建议联合药物和物理预防血栓,在患者因活动性出血等不适宜应用药物抗凝的情况下,可单独应用物理抗凝。

5. 美国结直肠协会建议大于 40 岁或有 VTE 额外危险因素的结直肠手术患者应用物理预防法,血栓的高危人群要联合应用肝素或低分子肝素抗凝和物理预防,但是对于有出血倾向的患者要应用物理方法预防血栓。

6. 2018 年《中华医学杂志》发布的《医院内静脉血栓栓塞症防治与管理建议》《中国血栓性疾病防治指南》。2016 年发布的《中国骨科大手术静脉血栓栓塞症预防指南》《中国普通外科围手术期血栓预防与管理指南》均明确指出了静脉血栓预防策略,即基本预防,物理预防和药物预防相结合的综合预防方法。

总之,虽然物理预防血栓有其自身的局限性,但是对于预防血栓适应证明确的患者,我们没有理由拒绝应用抗梯度压力袜和间歇充气加压装置等物理预防方法。物理预防不会引起出血的风险,在有出血倾向的患者中是最佳的选择。

参考文献

[1] 中国健康促进基金会血栓与血管专项基金专家委员会,中华医学会呼吸病学会肺栓塞与肺血管病学组,中国医师协会呼吸医师分会肺栓塞与肺血管病工作委员会.医院内静脉血栓栓塞症防治与管理建议[J].中华医学杂志,2018,98(18):1383-1388.
[2] 中华医学会外科学分会.中国普通外科围手术期血栓预防与管理指南[J].中国实用外科杂志,2016,36(5):469-474.
[3] 《中国血栓性疾病防治指南》专家委员会.中国血栓性疾病防治指南[J].中华医学杂志,2018,98(36):2861-2888.
[4] 中华医学会骨科学分会.中国骨科大手术静脉血栓栓塞症预防指南[J].中华骨科杂志,2016,(2):65-71.
[5] 中华医学会外科学分会.中国普通外科围手术期血栓预防与管理指南[J].中国实用外科杂志,2016,36:469-474.
[6] 高亮,陈宋育.美国神经重症学会预防神经重症患者静脉血栓栓塞指南的解读[J].中华神经创伤外科电子杂志,2016,2(5):261-270.
[7] Wendelboe A M. Global Burden of Thrombosis: Epidemiologic Aspects[J]. Circulation research, 2016, 118(9): 1340-1347. DOI: 10.1161/CIRCRESAHA.115.306841.
[8] Thrombosis: a major contributor to the global disease burden[J]. Thromb Haemost, 2014, 12: 1580-1590. DOI: 10.1111/jth.12698.
[9] ISTH Steering Committee for World Thrombosis Day. Thrombosis: a major contributor to global disease burden[J]. Thromb Haemost, 2014, 112: 843-852. DOI: 10.1160/TH14-08-0671.
[10] Guyatt G H, Norris S L, Schulman S, et al. Methodology for the development of antithrombotic therapy and prevention of thrombosis guidelines: antithrombotic therapy and prevention of thrombosis, 9th ed: American College of Chest Physicians evidence-based clinical practice guidelines. Chest. 2012; 141(2) suppl: 53S-70S.

[11]　翟振国,王辰.建立和完善医院内静脉血栓栓塞症的防治管理体系[J].中华医学杂志,2015,95(30):2417-2418. DO:10. 3760/cma. j. issn. 0376-2491. 2015. 30. 001.

[12]　翟振国,王辰.美国新版《抗栓治疗与血栓预防指南》评析[J].中国实用内科杂志,2013,33(5):336-338.

[13]　柳剑,李玉军.静脉血栓栓塞症的物理预防[J].中华关节外科杂志,2012,6(2):329-333.

[14]　《中国血栓性疾病防治指南》专家委员会.中国血栓性疾病防治指南[J].中华医学杂志,2018,98(36):2861-2888.

[15]　翟振国,王辰.美国新版《抗栓治疗与血栓预防指南》评析[J].中国实用内科杂志,2013,33(5):336-338.

[16]　陆清声,张伟,王筱慧,等.上海长海医院院内静脉血栓栓塞症预防指南[J].解放军医院管理杂志,2018,25(11):1032-1037.

[17]　李海燕,植艳茹,张玲娟,等.静脉血栓栓塞症物理预防措施的研究进展[J].护理研究,2019,33(20):3535-3539.

[18]　窦英茹,潘春芳,郭凌翔,等.早期床上脚踏车运动对 ICU 机械通气患者康复的影响[J].护理学杂志,2018,33(17):20-23.

[19]　蔡生秀.踏步训练机在预防 ICU 获得性衰弱中的效果观察[J].临床医药文献电子杂志,2017,4(65):12745-12747.

[20]　陈琛琛,雷云宏,袁昱,等.间歇性气压泵联合脚踏车训练对预防 ICU 卧床患者下肢深静脉血栓形成的临床疗效研究[J].巴楚医学,2019,2(2):93-97.

第七章

免疫监测与支持技术规范

一、微生物学检验标本采集技术规范

微生物学检验标本(clinical microbiological specimen)指临床病毒学、细菌学和真菌学检验(包括涂片镜检、培养、抗原、抗体和分子技术等)所用的标本。感染性疾病的正确诊治需要以正确的病原学检测结果作为指导,而获得正确的病原学检测结果的前提是正确采集和送检合格标本。因此,应规范微生物标本的采集和运送,避免因标本不合格,产生错误的病原学检测结果而误导临床诊治。

微生物标本采集的基本原则:

1. 在抗菌药物使用前采集标本:临床疑似感染的患者,应先采集微生物标本送检,再使用抗菌药物进行治疗。

2. 从无菌部位采集的标本更具有临床价值,从有菌部位采集的标本需要清除正常菌群和定植菌的干扰才有意义。应尽量送检无菌部位的标本,尤其是血培养。有菌部位标本应避免"正常菌群导致标本的污染"。人体很多部位,如下呼吸道(痰液标本)、鼻窦、皮肤伤口等处的正常菌群极易污染标本。因此,从这些部位采集标本,要尽可能降低这些部位正常菌群或定植细菌对标本污染的可能性。从有菌部位采集的标本不是最理想的微生物标本。

3. 标本的标签和申请单信息要完整:对于每一份标本,实验室都需要了解该患者和标本的详细信息以及医生送检的目的。事实上,实验室对于标本所做的所有分析,都会基于这些信息。申请单的内容应包括:① 患者信息:姓名、性别、年龄、患者唯一编号(如住院号)等。② 申请科室或病区、申请医生。③ 标本信息:标本类型、采集日期及时间、采集部位、采集方法。④ 临床诊断,尤其是感染性疾病的疑似诊断。⑤ 检测目的,尤其是一些特殊检测项目和希望提醒临床微生物室重点关注的内容。⑥ 是否已使用抗菌药物。

每份标本上应贴有标签,无论手工书写、条形码、二维码标签,都应含有以下信息:① 患者姓名。② 患者唯一编号(如住院号)。③ 申请医生。④ 标本类型及采集部位。⑤ 检测目的。⑥ 标本采集的日期和时间。

4. 严格无菌操作:应严格执行无菌操作,避免标本被污染。盛放标本的容器须经灭菌处理。灭菌宜采用压力蒸汽等物理灭菌方法,不应使用化学消毒剂灭菌。采集无菌标本时应注意对局部及周围皮肤的消毒。如使用消毒液消毒皮肤,须作用一定时间,待其干燥后采样。

5. 所有标本采集后都应尽快送往实验室,多数标本应在2小时内送达,有些样本量小的标本应在采样后15~30分钟内送达。对温度敏感的细菌标本如脑膜炎奈瑟菌、淋病奈瑟菌和流感嗜血杆菌标本等应保温并立即送检。

血培养标本采集技术规范

【名词定义】 血培养(blood culture),将新鲜离体的血液标本接种于营养培养基上,在一定温度、湿度等条件下,使对营养要求较高的细菌生长繁殖并对其进行鉴别,从而确定病原菌的一种人工培养法。用于菌血症、败血症及脓毒败血症的病因学诊断。一套血培养(a set of blood culture)指从一个穿刺部位抽取血液,分别注入需氧和厌氧血培养瓶分别进行需氧和厌氧培养。

【适应证及采集套数】

1. 急性脓毒症:抗微生物药物使用之前,10 分钟内从不同部位采集 2～3 套血培养。

2. 急性细菌性心内膜炎:抗微生物药物治疗前 1～2 小时内,从 3 个不同部位采集 3 套血培养。如 24 h 培养阴性,则再采集两套。

3. 疑似菌血症:起始抗微生物药物治疗前,24 小时内不同部位采集 2～4 套,间隔时间不小于 3 h。

4. 不明原因发热:从不同部位采集 2～4 套。

5. 疑似菌血症(儿科患者):立即采集血液标本,接种儿童血培养瓶,建议采集 2 套。

6. 导管相关血流感染:方法 1:未拔除导管的情况下,同时从留置管和外周静脉采集血液,各采集一套送检血液培养;方法 2:拔除导管的情况下,剪下 5 cm 导管尖端送检培养,同时送检一套外周血液培养。

【禁忌证】

1. 血培养瓶破裂、渗漏。

2. 血培养瓶内注入非无菌标本。

【目的】 临床上疑为败血症、脓毒血症或其他血流感染的患者,需做血液细菌培养以明确病原菌。及时、准确地从患者血液中分离出病原菌,才能进行有效的抗菌治疗,提高治愈率和降低医疗费用。

【制度与依据】

1. 本规范理论部分主要依据:中华预防医学会医院感染控制分会发表于 2018 年第 28 卷第 20 期中华医院感染学杂志的《临床微生物标本采集和送检指南》。感染性疾病的正确诊治需要以正确的病原学检测作为指导,而正确的病原学检测其前提是采集和送检合格标本。因此,必须规范微生物标本的采集和运送,避免因标本的不合格,产生错误的病原学检测结果而误导临床治疗。

2. 本规范操作部分主要依据:中华人民共和国国家卫生健康委员会 2018 年 12 月 11 日发布,2019 年 6 月 1 日实施的《临床微生物学检验标本的采集和转运》,是中华人民共和国卫生行业标准,WS/T 640—2018。本标准是按照 GB/T 1.1—2009 给出的规则起草;起草单位:北京大学人民医院、中日友好医院、安徽省立医院、首都医科大学附属北京友谊医院、北京医院、北京市垂杨柳医院。

【准备】

1. 用物准备:医嘱单、血培养化验单或标本条形码、无菌治疗盘、血培养瓶 1 套(需氧瓶、厌氧瓶各 1 个)、采血针或 10 ml 注射器 2 个、检查手套、安尔碘消毒液、棉签、利器盒、洗手液、检查用物的有效期,物品处于备用状态。

2. 环境准备:病室安静整洁,光线充足,适宜操作,关闭门窗(或窗帘),请无关人员回避,保护患者隐私。

3. 护士准备:衣帽整洁,洗手戴口罩。

4. 患者准备:患者处于安静状态,配合操作。

【操作流程】

流　程	说　明	图　解
1. 素质准备	服装整洁	
2. 解释评估	1. 核对医嘱和执行单 2. 评估患者病情、意识状态、合作能力 3. 了解患者心率、血压、SPO$_2$ 等 4. 向清醒患者做好解释	
3. 洗手戴口罩	七步洗手法正确洗手	
4. 物品准备	1. 血培养瓶 1 套 2. 10 ml 注射器或一次性采血针 3. 消毒用品(安尔碘、棉签、酒精棉签)	
5. 解释核对	采用两种身份识别的方法进行患者身份确认(腕带、反问式)	

（续表）

流　程	说　明	图　解
6. 采血部位评估	根据医生要求选取采血部位,评估患者皮肤情况,选取采血点,做标记	
7. 消毒	1. 以穿刺点为中心消毒穿刺部位 2 遍,待干,消毒面积大于 5 cm×5 cm 2. 采用"非接触式"技术,即在皮肤消毒后,不能碰触穿刺部位 3. 酒精棉签消毒血培养瓶瓶口	
8. 采血	从标记点穿刺采血,采血量为 8～10 ml	
9. 拔针	采血量足够后分离采血针和血培养瓶,拔出针头,快速用干棉签按压穿刺点;注射器采血时,拔针时干棉签不得触碰针头	

（续表）

流　　程	说　　明	图　解
10. 按压	1. 静脉采血按压时间不得少于 3 分钟 2. 动脉采血,按压时间不得少于 5 分钟,至不出血为止	
11. 注血	注射器采血原则上不更换针头,但针头污染需更换,将注射器针头三分之一插入血培养瓶内缓慢注入,防止发生溶血反应	
12. 废物处理	整理用物,并分类处理	
13. 标注送检	再次核对标本标签,标注患者基本信息、标本采集部位、采集时间,即刻送达实验室	
14. 观察宣教	穿刺结束后观察穿刺部位有无渗血、肿胀及局部血液循环情况,并交代注意事项	
15. 整理床单位	取舒适体位,妥善放置呼叫铃	

（续表）

流　　程	说　　明	图　　解
16. 医嘱处理	打铅笔钩,签名、签时间	
17. 记录	在护理记录单上记录血培养采集时间、采集部位、送检时间及签名	

【注意事项】

1. 菌血症时血培养

（1）尽可能在患者寒战开始时,发热高峰前 30～60 分钟内采血。

（2）尽可能在使用抗菌药物治疗前采集血培养标本;如患者已经使用抗菌药物治疗,应在下一次用药之前采血培养。

（3）采血部位:通常为肘静脉,切忌在静滴抗菌药物的静脉处采血,除非怀疑有导管相关的血流感染,否则不应从留置静脉或动脉导管取血,因为导管常伴有定植菌存在。

（4）采血工具:建议采用商业化的真空血培养瓶,室温保存。同一部位采集两瓶血培养时不建议更换针头。

（5）采血次数、血培养瓶选择:对于成人患者,应同时分别在两个部位采集血标本;每个部位应需氧和厌氧培养各一瓶。对于儿童患者,应同时分别在两个部位采集血标本,分别注入儿童瓶,厌氧瓶一般不需要,除非怀疑患儿存在厌氧菌血流感染。

（6）采血量:采血量是影响血培养检出阳性率的重要因素,采血量过少会明显降低血培养阳性率。成人以 8～10 ml 为宜,最低 5 ml。对于儿童血培养的血量要求,欧洲和美国指南建议按照每千克体重进行采样。如美国要求新生儿＜4 kg,单侧抽取 0.5～1.5 ml 血液进行单瓶培养;体重 36 kg 以上的儿童,按成人规则进行血培养。

（7）皮肤、血培养瓶消毒:为减少皮肤、培养瓶口等对血培养造成的污染,在穿刺前,应对皮肤和培养瓶口进行消毒并充分干燥,以减少假阳性的发生概率。

（8）避免将采血管内空气注入厌氧血培养瓶。

（9）避免在静脉留置导管连接处（如肝素帽处）采血标本,避免标本污染。

2. 感染性心内膜炎血培养

（1）建议在经验用药前 30 分钟内在不同部位采集 2～3 套外周静脉血培养标本,如果 24 小时内 3 套血培养标本均为阴性,建议再采集 3 套血培养标本送检。

（2）怀疑左心内膜炎时,采集动脉血提高血培养阳性率。

3. 导管相关血流感染的血培养:分为保留导管和不保留导管两种情况。

（1）保留导管：分别从外周静脉和导管内各采取1套血培养标本，在培养瓶上标注采集部位，送往微生物实验室，同时进行上机培养。2套血培养检出同种细菌，且来自导管的血培养标本报阳时间比来自外周的血培养标本报阳时间早2小时以上，可诊断导管相关血流感染。

（2）不保留导管：在外周静脉采集2套血培养标本。同时，通过无菌操作剪取已拔出的导管尖端5 cm，在血平板上交叉滚动4次进行送检。或采用超声震荡法留取菌液接种。从导管尖端和外周血培养出同种同源细菌，且导管尖端血平皿的菌落计数＞15 CFU有意义。

【前沿进展】

1. 皮肤消毒：采血前的皮肤消毒结合2016版美国静脉输液治疗实践标准推荐：在进行外周静脉穿刺时，护士应使用一双新的一次性非无菌手套以及"非接触式"技术，即在皮肤消毒后，不能碰触穿刺部位。

2. 采血用具的选择：推荐使用一次性静脉采血针，可减轻患者疼痛程度，提高一次穿刺成功率，操作简便，适合临床广泛应用。

3. 标本运送与接收：血液标本采集后应立即送检，最好在2小时内送达实验室。不能及时送检者，应置室温暂存。血培养瓶接种前后都禁止放冰箱，运送的装置要足够安全，避免血培养瓶的运送过程中因碰撞发生破裂。

参考文献

［1］ 中华预防医学会医院感染控制分会.临床微生物标本采集和送检指南[J].中华医院感染学杂志,2018,28(20)：3192－3200.
［2］ 孟晓红,张利娜,马原,等.浅谈微生物标本的正确采取方式[J].微量元素与健康研究,2013,30(6)：76－77.
［3］ Asciak R, Montefort S, Fsadni P. Respiratory medicine training in Malta[J]. Breathe(Sheff), 2017, 13(3)：245－246.
［4］ Siddiqi K, Sheikh A. NPJ primary care respiratory medicine broadens its focus to include global respiratory health, tobacco control and tobacco control and implementation science[J]. NPJ Prim Care Respir Med, 2017, 27(1)：40.
［5］ Feetham L, Kleinert S. Respiratory medicine and critical care：a call for papers for ERS[J]. Lancet Respir Med, 2017, 5(6)：468.
［6］ Winck J C. 40 years of history of PhD graduates in Respiratory Medicine in Portugal. Towards professorship or beyond[J]. Rev Port Pneumol(2006), 2017, 22(4)：236－237.
［7］ Mohamed Hoesein F A, de Jong P A. Landmark papers in Respiratory Medicine：automatic quantification of emphysema and airways disease on computed tomography[J]. Breathe(Sheff), 2016, 12(1)：79－81.
［8］ Boland A C, Hodgekiss C, Hicks F, et al. Improving end-of-life communication between primary and secondary care within Respiratory Medicine[J]. Eur Respir J, 2016, 47(2)：658－660.
［9］ 中华人民共和国卫生部,中华医院管理学会医院感染管理专业委员会.医院感染诊断标准(试行)[J].中华医学杂志,2001,81(5)：314－320.
［10］ Broom J, Broom A, Kirby E, et al. How do hospital respiratory clinicians perceive antimicrobial stewardship(AMS)? A qualitative study highlighting barriers to AMS in respiratory medicine[J]. J Hosp Infect., 2017, Aug, 96(4)：316－322.
［11］ Wolfe R, Abramson MJ. An epilogue to the review series on modern statistical methods in respiratory medicine[J]. Respirology, 2016, 21(4)：580.
［12］ 符静,唐梅,林丽慧,等.前馈控制对妇产科患者手术部位感染的影响[J].中华医院感染学杂志,2017,27(17)：3982－3985.
［13］ 杨金霞,周霞,周学慧,等.前馈控制对脑出血患者术后肺部感染的预防效果[J].中华医院感染学杂志,2016,26(3)：594－596.
［14］ 李正英,王梅,魏红艳,等.前馈控制对骨科手术患者消毒供应中心相关医院感染的影响[J].中华医院感染学杂志,2017,27(13)：3110－3113.
［15］ Garcia R A, Spitzer D E, Beaudry J, et al. Multidisciplinary team review of best practices for collection and handling of blood cultures to determine effective interventions for increasing the yield of true-positive bacteremias, reducing contamination, and eliminating false-positive central line-associated bloodstream infections[J]. Am J Infect Control, 2015, 43(11)：1222－1237.
［16］ Gorski, Lisa A. MS, RN, HHCNS-BC, CRNI ®, FAAN. The 2016 Infusion Therapy Standards of Practice[J]. Home Healthc Now. 2017, 35(1)：10－18.
［17］ 陆权,余宏杰,王辉.儿童肺炎链球菌性疾病防治技术指南(2009年版)[J].中华儿科杂志,2010,48：104－111.
［18］ Garcia L S. Clinical microbiology procedures handbook[M]. 3rd ed. Washington DC：ASM Press, 2007.

导管尖端标本采集技术规范

【名词定义】 导管尖端标本采集：取末端位于或接近于心脏或大血管的，用于输液、输血、采血、血流动力学监测的血管内导管如中心静脉导管、植入式输液港、血滤导管、动脉导管、心脏起搏器、植入式心脏除颤器、中线导管等导管尖端进行细菌培养。

【适应证】　适应证为怀疑导管相关感染（包括导管相关性血流感染）。标本包括血管内导管、血液透析管，不包括引流管、尿管。国际要求 5 cm 以上，1 cm 以下时，建议拒收。

【禁忌证】

1. 血管内导管拔除过程中导管尖端污染或可疑污染时，导管尖端不宜送检。

2. 导管标本一般不进行涂片检查。

【目的】　留取血管内导管尖端做细菌学培养和药物敏感试验，协助诊断和治疗导管相关血流感染。

【制度与依据】

1. 本规范理论部分主要依据：据卫生部《医院感染诊断标准》和 2014 年发表的美国急症护理医院预防中央导管相关血流感染策略，诊断中心静脉导管相关性感染的条件之一为怀疑发生导管相关性感染时予拔除中心静脉导管，在无菌操作下拔出导管并剪下导管尖端（约 5 cm 长度）置入血培养皿中做细菌半定量培养，同时从 2 个独立外周静脉部位采集血标本做细菌（需氧菌、厌氧菌）及真菌培养。因此，必须规范导管头标本的采集和运送，避免因标本的不合格，产生错误的病原学检测结果而误导临床治疗。

2. 本规范操作部分主要依据：2014 年出版的孟威宏主编的《临床医院感染防控与质量管理规范》。

【准备】

1. 用物准备：医嘱单、化验单或标本条形码、无菌治疗盘、无菌剪刀 1 把、无菌刀片 1 个、无菌纱布 1～2 块，无菌 10 ml 注射器 1 个、安尔碘、换药盘（内含棉球、镊子 2 把）、PE 手套 1 副、灭菌手套 2 副，检查用物的有效期，物品处于备用状态。

2. 环境准备：病室安静整洁，光线充足，适宜操作，关闭门窗（或窗帘），请无关人员回避，保护患者隐私。

3. 护士准备：衣帽整洁，洗手戴口罩。

4. 患者准备：患者处于安静状态，配合操作。

【操作流程】

流　　程	说　　明	图　　解
1. 素质准备	服装整洁	

（续表）

流　程	说　明	图　解
2. 解释评估	1. 核对医嘱和执行单 2. 评估患者病情、意识状态及合作能力 3. 向清醒患者做好解释	
3. 洗手戴口罩	七步洗手法正确洗手	
4. 物品准备	无菌治疗盘、无菌剪刀1把、无菌刀片1个、无菌纱布1～2块，无菌10 ml注射器1个、安尔碘、换药盘(内含棉球、镊子2把)、PE手套1副、灭菌手套2副	
5. 解释核对	采用两种身份识别的方法进行患者身份确认(腕带、反问式)	
6. 揭除固定导管的敷料	戴PE手套揭除固定导管的敷料	

（续表）

流　程	说　明	图　解
7. 消毒	打开换药盘,戴无菌手套,用安尔碘以穿刺点为中心消毒穿刺点及周围 2 遍,待干,消毒面积大于 5 cm×5 cm	
8. 拆线	手持无菌刀片剪去固定导管缝线	
9. 拔除导管	A护士一手持导管远端,另一手持无菌镊子夹住导管近端,拔出导管,注意导管不要接触任何部位,以防污染;松开导管的手持纱布迅速按压穿刺点	
10. 剪取导管尖端	B护士打开无菌收集器置于治疗巾上,手持无菌剪刀,剪导管血管内段 2～3 cm、皮内段 2～3 cm 置于无菌容器内,注意防污染	
11. 标注送检	再次核对标本标签,需标注患者基本信息、标本采集部位、检测目的,即刻送达实验室	

（续表）

流　　程	说　　明	图　　解
12. 用物整理	整理用物,并分类处理	
13. 观察宣教	观察穿刺部位有无渗血、肿胀,交代注意事项	
14. 整理床单位	取舒适体位,妥善放置呼叫铃	
15. 医嘱处理	打铅笔钩,签名、签时间	
16. 记录	根据需要进行护理记录	

【注意事项】

1. 操作过程中注意无菌,防止导管尖端被污染。

2. 标本尽可能在患者寒战开始时,发热高峰前 30～60 分钟内采集。

3. 宜在 2 小时内送到实验室：如果转运时间超过 2 小时,宜使用转运培养基或在冷藏条件下转运;一般而言,用于细菌培养的标本室温下保存不能超过 24 小时;导管尖端不可以冷藏转运。

【前沿进展】

1. 皮肤消毒：采血前的皮肤消毒结合 2016 版美国静脉输液治疗实践标准推荐：在进行

外周静脉穿刺时,护士应使用一双新的一次性非无菌手套以及采用"非接触式"技术,即在皮肤消毒后,不能碰触穿刺部位。

2. 标本运送与接收:标本采集后宜在 2 小时内送到实验室,如果转运时间超过 2 小时,宜使用转运培养基或在冷藏条件下转运;一般而言,用于细菌培养的标本室温下保存不能超过 24 小时;超过 24 小时导管尖端不可以冷藏转运。

参考文献

[1] Strategies to Prevent Central Line-Associated Bloodstream Infections in Acute Care Hospitals:2014 Updates[J]. Infection Control and Hospital Epidemiology,2014,35(7):753-771.
[2] 重症监护病房医院感染预防与控制规范. 中华人民共和国卫生行业标准 WS/T 509—2016.
[3] 孟威宏主编. 临床医院感染防控与质量管理规范[M]. 2014,48.
[4] 《临床微生物学检验标本的采集和转运》,中华人民共和国卫生行业标准,WS/T 640—2018.
[5] 中华预防医学会医院感染控制分会. 临床微生物标本采集和送检指南[J]. 中华医院感染学杂志,2018,28(20):3192-3200.
[6] 细菌与真菌涂片镜检和培养结果报告规范专家共识[J]. 中华检验医学杂志,2017,40(1):17-30.
[7] Septimus E. Clinician guide for collecting cultures. http://www. cdc. gov/getsmart/healthcare/implementation/clinicianguide. html. Published April 7, 2015.
[8] Garcia RA,Spitzer DE,Beaudry J,et al. Multidisciplinary team review of best practices for collection and handling of blood cultures to determine effective interventions for increasing the yield of true-positive bacteremias, reducing contamination, and eliminating false-positive central line-associated bloodstream infections[J]. Am J Infect Control, 2015, 43(11):1222-1237.
[9] Gorski, Lisa A. MS, RN, HHCNS-BC, CRNI®, FAAN. The 2016 Infusion Therapy Standards of Practice[J]. Home Healthc Now, 2017,35(1):10-18.

呼吸道标本采集技术规范

(一) 咽拭子标本采集技术规范

【名词定义】　取患者咽部及扁桃体分泌物做细菌培养。

【适应证】　突发的咽痛、扁桃体肿大、颈部或颌下淋巴结肿痛,常伴有发热,通常无咳嗽和明显的鼻溢。Centor 标准可作为 A 群链球菌上呼吸道感染的临床预测指标。标准包括下列 4 项内容:扁桃体脓性渗出;颈部或颌下淋巴结肿大伴压痛;发热;无咳嗽。对符合 3 条或以上的成人患者建议进行咽拭子培养。

【禁忌证】

1. 不推荐鼻咽拭子做普通细菌培养,特殊细菌除外,如百日咳鲍特菌、脑膜炎奈瑟菌。

2. 鼻咽拭子不能用于检验鼻窦炎的病原菌。

3. 一般情况下,不单独选用咽拭子标本诊断上呼吸道感染,宜与鼻咽拭子或鼻咽吸取物联合检验以提高呼吸道感染的病原检出率。

【目的】　预测上呼吸道感染的临床指标。

【制度与依据】

1. 本规范理论部分主要依据:中华预防医学会医院感染控制分会发表于 2018 年第 28 卷第 20 期中华医院感染学杂志的《临床微生物标本采集和送检指南》。感染性疾病的正确诊治需要以正确的病原学检测作为指导,而正确的病原学检测其前提是采集和送检合格标本。因此,必须规范微生物标本的采集和运送,避免因标本的不合格,产生错误的病原学检测结果而误导临床治疗。

2. 本规范操作部分主要依据:中华人民共和国国家卫生健康委员会 2018 年 12 月 11 日发布,2019 年 06 月 01 日实施的《临床微生物学检验标本的采集和转运》,是中华人民共和国卫生行业标准,WS/T 640—2018。本标准是按照 GB/T 1.1—2009 给出的规则起草;起草单位:北京大学人民医院、中日友好医院、安徽省立医院、首都医科大学附属北京友谊医院、北京医院、北京市垂杨柳医院。

【准备】

1. 用物准备:医嘱单、无菌咽拭子培养管、化验单或标本条形码、无菌治疗盘、压舌板,必要时备开口器,检查用物的有效期,物品处于备用状态。

2. 环境准备:病室安静整洁,光线充足,适宜操作,关闭门窗(或窗帘),请无关人员回避,保护患者隐私。

3. 护士准备:衣帽整洁,洗手戴口罩。

4. 患者准备:患者处于安静状态,配合操作。

【操作流程】

流　　程	说　　明	图　　解
1. 素质准备	服装整洁	
2. 解释评估	1. 核对医嘱和执行单 2. 了解患者病情、口腔黏膜和咽部感染情况和合作程度 3. 向清醒患者解释咽拭子采集的目的和方法	
3. 洗手戴口罩	七步洗手法正确洗手	
4. 物品准备	无菌咽拭子培养管,必要时备压舌板、开口器	

（续表）

流　程	说　明	图　解
5. 解释核对	采用两种身份识别的方法进行患者身份确认（腕带、反问式）	
6. 清洁口鼻腔	1. 清醒患者协助其清水漱口 2. 去除鼻前孔中表面的分泌物 3. 无法配合或带人工气道患者，吸净口鼻腔分泌物	
7. 口咽拭子采集	1. 嘱患者张口发"啊"音，必要时使用压舌板或开口器/带气管插管患者解开固定带，使其口张开 2. 取出咽拭子中的无菌长棉签轻柔、迅速地擦拭两侧腭弓和咽、扁桃体的分泌物，扁桃体有脓点时最好挤破脓点并采集脓性物 3. 反复擦拭 3～5 次，收集黏膜细胞 4. 轻轻取出拭子，避免触及舌头、悬垂体口腔黏膜和唾液	
8. 鼻咽拭子刷采集	拭子伸入鼻部后，向鼻咽部水平伸入（不是向鼻腔伸入），伸入距离为从耳垂部到鼻尖长度的一半，5～8 cm。2 周岁以下儿童，伸入距离为拭子绒毛头长度的 2～3 倍，3～5 cm。拭子伸入后要轻轻捻动拭子转动 3～5 圈，再取出	
9. 保存拭子	将棉签插入运送管，塞紧瓶塞	
10. 标注送检	再次核对标本标签，注明标本留取日期、时间和采集目的，及时送检	

（续表）

流　　程	说　　明	图　　解
11. 整理床单位	整理床单位,协助患者取舒适卧位	
12. 废物处理	按要求分类处理废物,注意手卫生	
13. 医嘱处理	打铅笔钩,签名、签时间	
14. 记录	据需要进行护理记录	

【注意事项】

1. 为防止呕吐,采集咽拭子标本应避免在进食后 2 小时内进行,同时动作应轻、稳。

2. 采集真菌培养标本,应在口腔溃疡面上采取分泌物。

3. 标本盒上的标签要求有唯一标识号或条码,注明标本采集时间及检测目的。

(二) 痰液标本采集技术规范

【名词定义】　取患者气管内分泌物做细菌培养。

【适应证】

1. 咳嗽、脓性痰,伴有发热,影像学检查出现新的或扩大的浸润影。

2. 气道开放患者,出现脓痰或血性痰。

3. 考虑下呼吸道感染患者采集痰液标本,同时送血培养标本。

【禁忌证】　痰标本不能进行厌氧菌培养。

【目的】

1. 辅助诊断某些呼吸系统疾病,如支气管哮喘、支气管扩张症、慢性支气管炎等。

2. 确诊某些呼吸系统疾病,如肺结核、肺癌、肺吸虫病等。

3. 观察疗效和预后,如痰色和性状变化等。

【制度与依据】

1. 本规范理论部分主要依据:中华预防医学会医院感染控制分会发表于 2018 年第 28 卷第 20 期中华医院感染学杂志的《临床微生物标本采集和送检指南》。感染性疾病的正确诊治需要以正确的病原学检测作为指导,而正确的病原学检测其前提是采集和送检合格标本。因此,必须规范微生物标本的采集和运送,避免因标本的不合格,产生错误的病原学检测结果而误导临床治疗。

2. 本规范操作部分主要依据:中华人民共和国国家卫生健康委员会 2018 年 12 月 11 日发布,2019 年 06 月 01 日实施的《临床微生物学检验标本的采集和转运》,是中华人民共和国卫生行业标准,WS/T 640—2018。本标准是按照 GB/T 1.1—2009 给出的规则起草;起草单位:北京大学人民医院、中日友好医院、安徽省立医院、首都医科大学附属北京友谊医院、北京医院、北京市垂杨柳医院。

【准备】

1. 用物准备:医嘱单、痰液标本化验单或标本条形码、痰液收集器 1 个、无菌手套、温开水、弯盘、纱布、手消液,检查用物的有效期,物品处于备用状态。

2. 环境准备:病室安静整洁,光线充足,适宜操作,关闭门窗(或窗帘),请无关人员回避,保护患者隐私。

3. 护士准备:衣帽整洁,洗手戴口罩。

4. 患者准备:患者处于安静状态,配合操作。

【操作流程】

流　程	说　明	图　解
1. 素质准备	服装整洁	
2. 评估解释	1. 询问、了解患者身体状况,评估患者是否有能力配合完成深部咳痰 2. 观察患者口腔黏膜有无异常和咽部情况 3. 向患者充分说明口腔清洁、深咳、避免口咽部菌群污染的意义 4. 指导患者如何正确留取痰标本,取得合作	

（续表）

流　　程	说　　明	图　　解
3. 洗手戴口罩	七步洗手法正确洗手	
4. 物品准备	痰液收集器1个、无菌手套、纱布、温开水、弯盘、手消液	
5. 解释核对	核对医嘱及条码信息，采用两种身份识别的方法进行患者身份确认（腕带、反问式）	
6. 体位准备	取合适体位	
7. 清洁口腔	用清水漱口2～3次，有假牙者应先取下假牙	
8. 留取痰标本	指导患者用力咳嗽，咳出深部痰液入无菌痰液收集器内，盖好并拧紧杯盖	

（续表）

流　程	说　明	图　解
9. 标注送检	再次核对标本标签，注明标本留取日期、时间和采集目的，及时送检	
10. 整理床单位	整理床单位，协助患者取舒适卧位	
11. 废物处理	按要求分类处理废物，注意手卫生	
12. 医嘱处理	打铅笔钩，签名、签时间	
13. 记录	据需要进行护理记录	

【注意事项】

1. 确保痰标本的质量，对于可疑被口咽部菌群污染的标本，要重新采集合格标本送检。

2. 由于肺炎链球菌、流感嗜血杆菌、卡他莫拉菌等苛养菌是最常见的肺部感染病原体，标本盒内细菌在室温环境下很容易自溶死亡，如不能在采集标本后 2 小时内接种将明显影响检出率。因此痰标本的采集时机十分关键，应严格遵循以下原则采集标本：

（1）争取首剂抗菌药物治疗使用前及更换抗菌药物前采集。

（2）标本采集后保证 2 小时内送达实验室并得到接种。

（3）只要有可能得到合格的痰标本，应马上采集、送检。

（4）宜在医护人员直视下留取合格痰标本。

（5）送检痰标本后三天内不主张再次送检。

3. 标本采集后需尽快送到实验室，不能超过 2 小时。不及时运送可导致肺炎链球菌、流感嗜血杆菌等苛养菌由于不适应外界环境和自溶现象而死亡。

4. 不能及时送达或待处理标本应置于 4℃ 冰箱保存（疑为肺炎链球菌和流感嗜血杆菌等苛养菌不在此列），以免杂菌生长。但不能超过 24 小时。

5. 当咳嗽无痰或少痰时，可采集诱导痰。

（1）患者先刷牙（口腔黏膜、舌头和牙龈），勿用牙膏。

（2）再用无菌水或生理盐水漱口。

（3）用超声雾化器，患者吸入 3％ NaCl 3～5 ml；注：有气道高反应者慎用高渗 NaCl 诱导。

（4）用无菌螺帽宽口容器收集诱导痰标本。

（三）支气管镜-肺泡灌洗液（BALF）采集技术规范

患者咽喉局部麻醉后，导入纤维支气管镜。通过纤维支气管镜对病灶所在支气管以下肺段或亚肺段水平，用 37℃ 或室温无菌生理盐水多次灌洗，每次注入 20～60 ml（常规进行 4～5 次），直到总共灌洗 100～300 ml，并充分吸引回收，从回收液中取出 10 ml 标本，放入无菌管中，旋紧盖子，即刻送达实验室的技术。

【适应证】

1. 对于疑似肺炎患者，若有机会进行气管镜检查，则可同时采集肺泡灌洗液进行培养。

2. 不能进行深部咳痰的患者，也可考虑通过气管镜获取标本。

【禁忌证】　不能耐受支气管镜检查者。

【目的】　采集肺泡灌洗液进行检测，可减少口咽部菌群的污染，提高检测结果的准确性。

【制度与依据】

1. 本规范理论部分主要依据：中华预防医学会医院感染控制分会发表于 2018 年第 28 卷第 20 期中华医院感染学杂志的《临床微生物标本采集和送检指南》。感染性疾病的正确诊治需要以正确的病原学检测作为指导，而正确的病原学检测其前提是采集和送检合格标本。因此，必须规范微生物标本的采集和运送，避免因标本的不合格，产生错误的病原学检测结果而误导临床治疗。

2. 本规范操作部分主要依据：中华人民共和国国家卫生健康委员会 2018 年 12 月 11 日发布，2019 年 6 月 1 日实施的《临床微生物学检验标本的采集和转运》，是中华人民共和国卫生行业标准，WS/T 640—2018。本标准是按照 GB/T 1.1—2009 给出的规则起草；起草单位：北京大学人民医院、中日友好医院、安徽省立医院、首都医科大学附属北京友谊医院、北京医院、北京市垂杨柳医院；主要起草人：王辉、刘颖梅、张正、马筱玲、苏建荣、胡云建、宁永忠、王晓娟。

【准备】

1. 用物准备：医嘱单、痰液标本化验单或标本条形码、负压吸引装置 1 套、痰液收集器 1 个、生理盐水 500 ml、50 ml 注射器 1 个，无菌纱布 2 块，无菌手套、手消液，检查用物的有效期，物品处于备用状态。

2. 环境准备：病室安静整洁，光线充足，适宜操作，关闭门窗（或窗帘），请无关人员回避，保护患者隐私。

3. 护士准备：衣帽整洁，洗手戴口罩。

4. 患者准备：患者处于安静状态，配合操作。

【操作流程】

流　　程	说　　明	图　解
1. 素质准备	服装整洁	
2. 核对医嘱	核对医嘱和执行单	
3. 洗手戴口罩	七步洗手法正确洗手	
4. 物品准备	负压吸引装置备用状态、痰液收集器 1 个、生理盐水 500 ml、50 ml 注射器 1 个，无菌纱布 2 块，无菌手套、手消液	
5. 解释核对	采用两种身份识别的方法进行患者身份确认（腕带、反问式）	

流 程	说 明	图 解
6. 体位准备	患者去枕仰卧位,操作者站于患者头侧	
7. 协助医生取标本	患者咽喉局部麻醉后,导入纤维支气管镜,将支气管镜顶端紧密嵌顿在目标支气管段或亚段开口,末端连接无菌样本采集杯和负压吸引器。经操作孔道分5次快速注入总量为60～100 ml的37℃或室温灭菌生理盐水,每次灌入20～50 ml生理盐水后,以合适的负压(推荐小于−100 mmHg的负压)吸引回收灌洗液,可直接使用标本采集器送检,也可在无菌操作下吸取10～20 ml BALF(≥5 ml)到带螺帽无菌容器中	
8. 旋紧盖子	旋紧盖子,注意无菌操作	
9. 标注送检	再次核对标本标签,注明标本留取日期、时间和采集目的,即刻送达实验室	
10. 整理床单位	整理床单位,协助患者取舒适卧位	
11. 废物处理	按要求分类处理废物,手卫生	

（续表）

流　　程	说　　明	图　　解
12. 医嘱处理	打铅笔钩，签名、签时间	
13. 记录	据需要进行护理记录	

【注意事项】

1. 操作时，应当避免创伤和引起患者咳嗽，否则可导致黏液和血液的明显污染。

2. 整个灌洗过程中，支气管镜需一直保持适当位置，以防灌洗液溢出及大气道分泌物污染。

3. 负压吸引应小于 100 mmHg，否则可使远端气道萎陷，而影响回收量。

4. 在灌洗过程中和灌洗后 2 小时内，对所有患者都应按常规观察生命体征和脉氧饱和度，对缺氧者给予相应氧疗。

5. 标本采集后需尽快送到实验室，不要冷藏标本。

（四）气道吸取标本采集技术规范

【名词定义】 有气管插管或气管切开等人工气道患者，无法自行咳痰，通过吸痰管从气道吸取标本。

【适应证】 需经有气管插管或气管切开等人工气道留取痰标本患者。

【禁忌证】 不能耐受脱开呼吸机吸痰者。

【目的】

1. 辅助诊断某些呼吸系统疾病，如支气管哮喘、支气管扩张症、慢性支气管炎等。

2. 确诊某些呼吸系统疾病，如肺结核、肺癌、肺吸虫病等。

3. 观察疗效和预后，如痰色和性状变化等。

【制度与依据】

1. 本规范理论部分主要依据：中华预防医学会医院感染控制分会发表于 2018 年第 28 卷第 20 期中华医院感染学杂志的《临床微生物标本采集和送检指南》。感染性疾病的正确诊治需要以正确的病原学检测作为指导，而正确的病原学检测其前提是采集和送检合格标本。因此，必须规范微生物标本的采集和运送，避免因标本的不合格，产生错误的病原学检测结果而误导临床治疗。

2. 本规范操作部分主要依据：中华人民共和国国家卫生健康委员会 2018 年 12 月 11 日发布，2019 年 06 月 01 日实施的《临床微生物学检验标本的采集和转运》，是中华人民共和国卫生行业标准，WS/T 640—2018。本标准是按照 GB/T 1.1—2009 给出的规则起草；起草单位：北京大学人民医院、中日友好医院、安徽省立医院、首都医科大学附属北京友谊医院、北京医院、北京市垂杨柳医院；主要起草人：王辉、刘颖梅、张正、马筱玲、苏建荣、胡云建、宁永忠、王晓娟。

【准备】

1. 用物准备：医嘱单、痰液标本化验单或标本条形码、负压吸引装置 1 套、痰培养瓶 1 个、检查手套、手消液，检查用物的有效期，物品处于备用状态。

2. 环境准备：病室安静整洁，光线充足，适宜操作，关闭门窗（或窗帘），请无关人员回避，保护患者隐私。

3. 护士准备：衣帽整洁，洗手戴口罩。

4. 患者准备：患者处于安静状态，配合操作。

【操作流程】

流　　程	说　　明	图　　解
1. 素质准备	服装整洁	
2. 核对医嘱	核对医嘱和执行单	
3. 洗手戴口罩	七步洗手法正确洗手	

（续表）

流　程	说　明	图　解
4. 物品准备	负压吸引装置1套、痰培养瓶1个、检查手套、手消液	
5. 解释核对	采用两种身份识别的方法进行患者身份确认（腕带、反问式）	
6. 体位准备	取去枕仰卧位	
7. 留取痰标本	通过气管插管或气管切开套管将带有痰液收集器的一次性无菌吸痰管推进呼吸道，直至遇到阻力后开始抽吸，留取标本在痰液收集器内	
8. 旋紧盖子	旋紧盖子，注意无菌操作	
9. 标注送检	再次核对标本标签，注明标本留取日期、时间和采集目的，即刻送达实验室	

（续表）

流　程	说　明	图　解
10. 整理床单位	整理床单位,协助患者取舒适卧位	
11. 废物处理	按要求分类处理废物,注意手卫生	
12. 医嘱处理	打铅笔钩,签名、签时间	
13. 记录	据需要进行护理记录	

【注意事项】

1. 标本采集后需尽快送到实验室,不能超过 2 小时。未及时运送可导致肺炎链球菌、流感嗜血杆菌等苛养菌由于不适应外界环境发生自溶现象而死亡。

2. 不能及时送达或待处理标本应置于 4℃冰箱保存(疑为肺炎链球菌和流感嗜血杆菌等苛养菌不在此列),以免杂菌生长,但不能超过 24 小时。

3. 对可疑烈性呼吸道传染病(SARS、肺炭疽、肺鼠疫等)的患者标本,在采集、运送或保存过程中应注意生物安全保护。

【前沿进展】

1. 标本运送:咽拭子标本的运送宜采用带保湿功能的运送培养基,避免由于送检时间过长而干燥。如未采用运送培养基,应于 0.5 小时内送检。即使采用运送培养基,室温保存也不应超过 24 小时。

2. 标本采集原则:争取首剂抗菌药物治疗使用前及更换抗菌药物前采集,标本采集后保证 2 h 内送达实验室并得到接种,只要有可能得到合格的痰标本,应马上采集、送检,宜在医护人员直视下留取合格痰标本。Lancet 的一项研究表明,医生指导疑似肺结核患者留痰,能显著减少不合格痰送检率,同时明显增加检测痰结核菌阳性率。

————————————— 参考文献 —————————————

［1］ 中华预防医学会医院感染控制分会.临床微生物标本采集和送检指南［J］.中华医院感染学杂志,2018,28(20):3192-3200.
［2］ 孟晓红,张利娜,马原,等.浅谈微生物标本的正确采取方式［J］.微量元素与健康研究,2013,30(6):76-77.
［3］ Asciak R, Montefort S, Fsadni P. Respiratory medicine training in Malta［J］. Breathe(Sheff), 2017, 13(3): 245-246.
［4］ Broom J, Broom A, Kirby E, et al. How do hospital respiratory clinicians perceive antimicrobial stewardship(AMS)? A qualitative study highlighting barriers to AMS in respiratory medicine［J］. J Hosp Infect, 2017Aug, 96(4): 316-322.
［5］ Wolfe R, Abramson MJ. An epilogue to the review series on modern statistical methods in respiratory medicine［J］. Respirology, 2016, 21(4): 580.
［6］ Septimus E. Clinician guide for collecting cultures. http://www. cdc. gov/getsmart/healthcare/implementation/clinicianguide. html. Published April 7, 2015.
［7］ Garcia RA, Spitzer DE, Beaudry J, et al. Multidisciplinary team review of best practices for collection and handling of blood cultures to determine effective interventions for increasing the yield of true-positive bacteremias, reducing contamination, and eliminating false-positive central line-associated bloodstream infections［J］. Am J Infect Control. 2015; 43(11): 1222-1237.
［8］ Gorski, Lisa A. MS, RN, HHCNS-BC, CRNI ®, FAAN. The 2016 Infusion Therapy Standards of Practice［J］. Home Healthc Now. 2017, 35(1): 10-18.
［9］ Khan MS, Dar O, Sismanidis C, et al. Improvement of tuberculosis case detection and reduction of discrepancies between men and women by simple sputum-submission instructions: a pragmatic randomized controlled trial［J］. Lancet, 2007, 369: 1955-1960.
［10］ 中国合格评定国家认可委员会.医学实验室质量和能力认可准则在临床微生物学检验领域的应用说明(CNAS-CL42)［M］.北京:2012.
［11］ Septimus E. Clinician guide for collecting cultures. http://www. cdc. gov/getsmart/healthcare/implementation/clinicianguide. html. Published April 7, 2015.

尿液标本采集技术规范

【名词定义】 取患者尿液做细菌培养。

【适应证】 当患者出现尿频、尿急、尿痛、血尿、肾区疼痛等症状,同时可能伴有寒战、高热、白细胞计数升高,怀疑存在泌尿系感染;或尿常规结果提示泌尿系感染;或留置导尿管患者出现发热时,应考虑送检尿液标本。无症状的患者不建议常规进行尿培养检测。

【禁忌证】 禁止从集尿袋中采集尿液作标本,禁止取长期留置导管的导管尿液作为标本。

【目的】 采集尿液标本进行微生物学检测,以诊断泌尿系统感染是单纯性尿路感染、复杂性尿路感染还是尿脓毒血症。

【制度与依据】

1. 本规范理论部分主要依据:中华预防医学会医院感染控制分会发表于 2018 年第 28 卷第 20 期中华医院感染学杂志的《临床微生物标本采集和送检指南》。感染性疾病的正确诊治需要以正确的病原学检测作为指导,而正确的病原学检测其前提是采集和送检合格标本。因此,必须规范微生物标本的采集和运送,避免因标本的不合格,产生错误的病原学检测结果而误导临床治疗。

2. 本规范操作部分主要依据:中华人民共和国国家卫生健康委员会 2018 年 12 月 11 日发布,2019 年 6 月 1 日实施的《临床微生物学检验标本的采集和转运》,是中华人民共和国卫生行业标准,WS/T 640—2018。本标准是按照 GB/T 1.1—2009 给出的规则起草;起草单位:北京大学人民医院、中日友好医院、安徽省立医院、首都医科大学附属北京友谊医院、北京医院、北京市垂杨柳医院;主要起草人:王辉、刘颖梅、张正、马筱玲、苏建荣、胡云建、宁永忠、王晓娟。

【准备】

1. 用物准备:医嘱单、尿液标本化验单或标本条形码、带螺帽无菌容器 1 个、检查手套、

10 ml 注射器 1 个、75％酒精、棉签、利器盒、手消液，检查用物的有效期，物品处于备用状态。

　　2. 环境准备：病室安静整洁，光线充足，适宜操作，关闭门窗（或窗帘），请无关人员回避，保护患者隐私。

　　3. 护士准备：衣帽整洁，洗手戴口罩。

　　4. 患者准备：患者处于安静状态，配合操作。

【操作流程】

流　　程	说　　明	图　　解
1. 素质准备	服装整洁	
2. 核对医嘱	核对医嘱和执行单	
3. 洗手戴口罩	七步洗手法正确洗手	
4. 物品准备	带螺帽无菌容器 1 个、检查手套、10 ml 注射器 1 个、75％酒精、棉签	
5. 解释核对	采用两种身份识别的方法进行患者身份确认（腕带、反问式）	

（续表）

流　　程	说　　明	图　　解
6. 体位准备	根据采集标本的方法采取合适体位	
7.1　留取清洁中段尿	1. 用肥皂水或清水清洗外阴后，分开阴唇（女性），缩回包皮（男性），开始排尿 2. 排出几毫升后，不停止尿流，持采样杯外侧，避免接触杯口边缘，采集中段尿液	
7.2　导尿管采集尿液	1. 夹住导尿管 10～20 分钟后，用 75％酒精消毒导管采集部位 2. 用注射器无菌采集 5～10 ml 尿液 3. 将尿液转入带螺帽无菌容器或硼酸转运管	
7.3　采集直接导尿管尿液	1. 用肥皂水或清水清洗尿道口 2. 无菌操作将导管通过尿道插入膀胱 3. 弃去先流出的 15 ml 尿液之后，采集尿液到无菌螺帽容器或硼酸转运管	
7.4　耻骨上膀胱穿刺尿液	1. 使用皮肤消毒剂消毒脐部至耻骨区域 2. 待消毒剂彻底挥发后，麻醉穿刺部位（耻骨上 2 cm 或 2 横指） 3. 从膀胱吸取约 20 ml 尿液 4. 无菌操作将尿液转入无菌容器内送检	
7.5　用于分子诊断的清晨首次尿液	1. 留取少于 30 ml 的清晨首次尿液 2. 尿液采集到无菌容器或核酸扩增试验厂商提供的专用转运培养基内送检	

（续表）

流　　程	说　　明	图　　解
7.6　婴幼儿尿液的收集	1. 采样人员用肥皂水或清水洗手 2. 分开儿童双腿 3. 用肥皂和水清洗耻骨和会阴区,使之干燥,无粉末、油和护肤品等污染物 4. 采用儿科尿液收集袋,移去胶条表面的隔离纸 5. 对于女性儿童,拉紧会阴部皮肤,将胶条紧压于外生殖器四周的皮肤上,固定收集袋于直肠与阴道之间的位置,避免来自肛门区域的污染;对于男性儿童,将收集袋套于阴茎上,将胶条压紧于会阴部皮肤上 6. 确保胶条牢固地粘于皮肤,胶条的粘贴无皱折 7. 定时察看收集袋中的尿液(如每隔15分钟) 8. 将收集袋中的尿液倒入无菌容器,室温下立即送检	
8.　旋紧盖子	旋紧盖子,检查杯盖是否密封,避免洒溢,注意无菌操作	
9.　标注送检	1. 再次核对标本标签,注明标本采集自留置导尿管、直接导尿管、穿刺尿液等和采集时间 2. 若为穿刺尿液需注明是否进行厌氧培养 3. 标明患者是否有症状,是否使用了抗微生物药物及种类 4. 即刻送达实验室	
10.　整理床单位	整理床单位,协助患者取舒适卧位	
11.　废物处理	按要求分类处理废物,手卫生	

(续表)

流　程	说　明	图　解
12. 医嘱处理	打铅笔钩,签名、签时间	
13. 记录	据需要进行护理记录	

【注意事项】

1. 清洁的中段尿标本尽可能在未使用抗菌药物前送检,晨尿最佳。

2. 尿标本采集后应立即送检。若不能在采集 30 分钟内进行培养,应放入 4℃冰箱保存,但也不能超过 24 小时。

3. 不要留取集尿袋、导尿管和长期留置导管的导管尿液作为标本。

4. 通常情况下,带有留置管的患者 48～72 小时就会有定植菌,且常为多种细菌。

5. 中段尿液标本不能进行厌氧菌培养,仅在临床申请时进行厌氧培养。

6. 厌氧菌培养标本需在厌氧条件下送检。

7. 标本量太少、容器破损、尿液渗漏和有明显污染的标本均不符合要求需规范重新采集。

【前沿进展】　婴幼儿尿液的收集:规范了婴幼儿尿液采集流程,清洗耻骨和会阴区时需使之干燥,无粉末、油和护肤品等污染物;专用儿科尿液收集袋确保尿液按需留取到无菌容器内,避免洒溢,保证了尿标本采集过程的无菌。

参考文献

[1]　中华预防医学会医院感染控制分会. 临床微生物标本采集和送检指南[J]. 中华医院感染学杂志,2018,28(20):3192 - 3200.
[2]　《临床微生物学检验标本的采集和转运》,中华人民共和国卫生行业标准,WS/T 640—2018.
[3]　Septimus E. Clinician guide for collecting cultures. http://www.cdc.gov/getsmart/healthcare/implementation/clinicianguide.html. Published April 7, 2015.
[4]　Gorski, Lisa A. MS, RN, HHCNS-BC, CRNI®, FAAN. The 2016 Infusion Therapy Standards of Practice. Home Healthc Now. 2017, 35(1): 10 - 18.
[5]　中华人民共和国卫生部,中华医院管理学会医院感染管理专业委员会. 医院感染诊断标准(试行)[J]. 中华医学杂志,2001,81(5): 314 - 320.
[6]　符静,唐梅,林丽慧,等. 前馈控制对妇产科患者手术部位感染的影响[J]. 中华医院感染学杂志,2017,27(17): 3982 - 3985.
[7]　重症监护病房医院感染预防与控制规范. 中华人民共和国卫生行业标准 WS/T 509—2016.
[8]　孟威宏主编. 临床医院感染防控与质量管理规范[M]. 2014,48.

其他无菌体液标本

(一)脑脊液标本采集

【名词定义】　取患者脑脊液做细菌培养。

【适应证】 临床出现不明原因的头痛、发热、脑膜刺激征(颈项强直、克氏征、布氏征阳性)、脑神经病理征象;脑积水;脑性低钠血症等症状,怀疑中枢神经系统感染时应送检脑脊液培养标本,并同时送检血培养标本。

【禁忌证】

1. 可疑颅高压、脑疝。

2. 可疑颅内占位病变。

3. 休克等危重患者。

4. 穿刺部位有炎症或化脓性病灶。

5. 有严重的凝血功能障碍患者,如血友病患者等。

【目的】 诊断中枢神经系统感染。

【制度与依据】

1. 本规范理论部分主要依据:中华预防医学会医院感染控制分会发表于2018年第28卷第20期中华医院感染学杂志的《临床微生物标本采集和送检指南》。感染性疾病的正确诊治需要以正确的病原学检测作为指导,而正确的病原学检测其前提是采集和送检合格标本。因此,必须规范微生物标本的采集和运送,避免因标本的不合格,产生错误的病原学检测结果而误导临床治疗。

2. 本规范操作部分主要依据:中华人民共和国国家卫生健康委员会2018年12月11日发布,2019年6月1日实施的《临床微生物学检验标本的采集和转运》,是中华人民共和国卫生行业标准,WS/T 640—2018。本标准是按照GB/T 1.1—2009给出的规则起草;起草单位:北京大学人民医院、中日友好医院、安徽省立医院、首都医科大学附属北京友谊医院、北京医院、北京市垂杨柳医院;主要起草人:王辉、刘颖梅、张正、马筱玲、苏建荣、胡云建、宁永忠、王晓娟。

【准备】

1. 用物准备:医嘱单、脑脊液标本化验单或标本条形码、无菌治疗盘、带螺帽无菌容器1~3个、经引流管取样者备10 ml注射器1个、无菌手套、酒精擦片、手消液,检查用物的有效期,物品处于备用状态。

2. 环境准备:病室安静整洁,光线充足,适宜操作,关闭门窗(或窗帘),请无关人员回避,保护患者隐私。

3. 护士准备:衣帽整洁,洗手戴口罩。

4. 患者准备:患者处于安静状态,配合操作。

【操作流程】

流　　程	说　　明	图　　解
1. 素质准备	服装整洁	

（续表）

流　程	说　明	图　解
2. 核对医嘱	核对医嘱和执行单	
3. 洗手戴口罩	七步洗手法正确洗手	
4. 物品准备	无菌治疗盘、带螺帽无菌容器 1～3 个、经引流管取样者备 10 ml 注射器 1 个、无菌手套、酒精擦片、手消液	
5. 解释核对	采用两种身份识别的方法进行患者身份确认（腕带、反问式）	
6. 体位准备	1. 腰椎穿刺者,患者侧卧,背部与床面垂直,头向前胸部屈曲,两手抱膝紧贴腹部,使躯干呈弓形。或由助手立于术者对面,用一手搂住患者头部,另一手搂住双下肢腘窝处并用力抱紧,使脊柱尽量后突,以增加椎间隙宽度,便于进针 2. 留置脑室引流管或腰大池引流管者取舒适体位	
7.1　通过腰穿留取标本	医生消毒穿刺部位皮肤,通常在第 3、4 腰椎或第 4、5 腰椎间隙插入带有管芯针的空针,进针至蛛网膜间隙,拔去管芯针,收集脑脊液 5～10 ml,分别置于 3 支无菌试管中,第一管做化学或免疫学检查,第二管做细菌学检查,第三管做细胞学检查。护士立即接过标本瓶,旋紧盖子,检查杯盖是否密封,避免洒溢	

流　程	说　明	图　解
7. 2　通过引流管留取标本	1. 用酒精擦片反复擦拭消毒导管采集部位 2. 用注射器无菌采集 5～10 ml 脑脊液 3. 将脑脊液转入带螺帽无菌容器，旋紧盖子，检查杯盖是否密封，避免洒溢，注意无菌操作	
8. 标注送检	再次核对标本标签，注明标本种类和采集时间；即刻送达实验室	
9. 整理床单位	整理床单位，腰穿者协助患者去枕平卧位，自引流管取标本者取舒适卧位	
10. 废物处理	按要求分类处理废物，注意手卫生	
11. 医嘱处理	打铅笔钩，签名、签时间	
12. 记录	据需要进行护理记录	

【注意事项】

1. 细菌学检查要求适量标本　细菌≥1 ml,真菌≥2 ml,分枝杆菌≥5 ml,病毒≥2 ml。脑脊液采集量不能<1 ml。尽可能多收集脑脊液,可以提升培养的阳性检出率,尤其是针对真菌和分枝杆菌的培养。如送检 T‐SPOT. TB,还需注意添加肝素抗凝。

2. 怀疑患者细菌性脑膜炎时,应立即采集脑脊液和血培养,应在抗菌药物使用前采集。

3. 怀疑分枝杆菌、隐球菌或慢性脑膜炎时,可能需多次采集脑脊液标本。

4. 怀疑存在颅内压增高时,应先行检查头颅 CT,必要时,可先予以脱水治疗再行穿刺。

5. 怀疑细菌性脑膜炎时,建议同时送检 2～4 套血培养标本。

6. 应注明是否已经使用抗菌药物。

7. 特殊病原菌检查如奴卡菌、真菌、分枝杆菌应注明。

8. 不同来源部位要进行注明,脑室分流的标本应注明"脑室分流液",而不是"脑脊液"。

9. 标本采集后应立即送检,不超过 1 小时;脑脊液标本不可冷藏。临床怀疑脑膜炎奈瑟菌、流感嗜血杆菌等苛养菌感染,标本应注意保温运送。若怀疑厌氧菌感染,可将脑脊液直接注入血厌氧培养瓶中,迅速在厌氧条件下送检。

(二)胸腔积液标本采集

【名词定义】　留取患者胸腔积液做细菌培养。

【适应证】　患者听诊、影像学检查发现胸腔积液,胸腔穿刺后发现胸腔积液浑浊、乳糜性、血性或脓性,考虑感染性胸腔积液(肺结核、肺炎、胸膜炎)患者应送检,进行涂片染色、细菌培养等细菌学检测。

【禁忌证】

1. 体质衰弱、病情危重难以耐受穿刺术者。

2. 凝血功能障碍,严重出血倾向,患者在未纠正前不宜穿刺。

3. 疑为胸腔包虫病患者,穿刺可引起感染扩散,不宜穿刺。

4. 穿刺部位或附近有感染。

【目的】　取胸腔积液进行一般性状检测、化学检测、显微镜监测和细菌学检测,明确积液的性质,寻找引起积液的病因。

【制度与依据】

1. 本规范理论部分主要依据:中华预防医学会医院感染控制分会发表于 2018 年第 28 卷第 20 期中华医院感染学杂志的《临床微生物标本采集和送检指南》。感染性疾病的正确诊治需要以正确的病原学检测作为指导,而正确的病原学检测其前提是采集和送检合格标本。因此,必须规范微生物标本的采集和运送,避免因标本的不合格,产生错误的病原学检测结果而误导临床治疗。

2. 本规范操作部分主要依据:中华人民共和国国家卫生健康委员会 2018 年 12 月 11 日发布,2019 年 6 月 1 日实施的《临床微生物学检验标本的采集和转运》,是中华人民共和国卫生行业标准,WS/T 640—2018。本标准是按照 GB/T 1.1—2009 给出的规则起草;起草单位:北京大学人民医院、中日友好医院、安徽省立医院、首都医科大学附属北京友谊医院、北京医院、北京市垂杨柳医院。

【准备】

1. 用物准备：医嘱单、胸腔液标本化验单或标本条形码、无菌治疗盘、血培养瓶或带螺帽无菌容器1~2个、经引流管取样者备10 ml注射器1个、检查手套、酒精擦片、手消液,检查用物的有效期,物品处于备用状态。

2. 环境准备：病室安静整洁,光线充足,适宜操作,关闭门窗(或窗帘),请无关人员回避,保护患者隐私。

3. 护士准备：衣帽整洁,洗手戴口罩。

4. 患者准备：患者处于安静状态,配合操作。

【操作流程】

流　　程	说　　明	图　　解
1. 素质准备	服装整洁	
2. 核对医嘱	核对医嘱和执行单	
3. 洗手戴口罩	七步洗手法正确洗手	
4. 物品准备	无菌治疗盘、带螺帽无菌容器1~2个、经引流管取样者备10 ml注射器1个、检查手套、酒精擦片、手消液	

（续表）

流　　程	说　　明	图　　解
5. 解释核对	采用两种身份识别的方法进行患者身份确认（腕带、反问式）	
6. 体位准备	1. 经胸腔穿刺取标本时，患者取半卧位，患侧前臂置于枕部 2. 经胸腔引流管取标本时，患者取舒适体位	
7.1　通过胸穿留取标本	1. 医生通过影像学或叩诊定位穿刺部位，消毒穿刺部位皮肤，麻醉后，用中空孔针穿刺至胸膜腔内，抽取胸腔积液标本 2. 标本采集后可直接注入血培养瓶送检，或将标本收集到带螺旋帽内无菌管送检，以便微生物室进行涂片检查 3. 护士立即接过标本瓶，旋紧盖子，检查杯盖是否密封，避免洒溢	
7.2　通过引流管留取标本	1. 酒精擦片反复擦拭消毒导管采集部位 2. 用注射器无菌采集 5～10 ml 胸腔积液 3. 将胸腔积液转入血培养瓶或带螺帽无菌容器，旋紧盖子，检查杯盖是否密封，避免洒溢，注意无菌操作	
8. 标注送检	再次核对标本标签，需标注患者基本信息、标本来源、标本采集时间、送检目的等，即刻送达实验室	
9. 整理床单位	整理床单位，协助患者取舒适卧位	

（续表）

流　　程	说　　明	图　　解
10. 废物处理	按要求分类处理废物,手卫生	
11. 医嘱处理	打铅笔钩,签名、签时间	
12. 记录	据需要进行护理记录	

【注意事项】

1. 标本量分别为细菌培养≥1 ml,真菌培养≥10 ml,分枝杆菌培养≥10 ml。不要拭子蘸取标本。如送检 T-SPOT. TB,还需注意添加肝素抗凝。

2. 标本采集后应立即送检,通常室温 15 分钟内应送至实验室,若不能及时送检,不可冷藏。室温保存不得超过 24 小时。

3. 标本量过少,或凝固需重新留取标本送检。

4. 送检延迟,未按规定保存的标本不得送检。

（三）腹水标本采集

【名词定义】 留取患者腹腔积液做细菌培养。

【适应证】 出现但不局限于发热、腹胀、腹部疼痛、压痛、反跳痛;并经影像学检查发现腹腔内积液者。

【禁忌证】

1. 凝血功能障碍,严重出血倾向,患者在未纠正前不宜穿刺。

2. 穿刺部位或附近有感染。

【目的】 取腹腔积液进行一般性状检测、化学检测、显微镜监测和细菌学检测,明确积液的性质,寻找引起积液的病因。

【制度与依据】

1. 本规范理论部分主要依据：中华预防医学会医院感染控制分会发表于 2018 年第 28 卷第 20 期中华医院感染学杂志的《临床微生物标本采集和送检指南》。感染性疾病的正确诊治需要以正确的病原学检测作为指导,而正确的病原学检测其前提是采集和送检合格标本。因此,必须规范微生物标本的采集和运送,避免因标本的不合格,产生错误的病原学检测结果而误导临床治疗。

2. 本规范操作部分主要依据：中华人民共和国国家卫生健康委员会 2018 年 12 月 11 日发布,2019 年 6 月 1 日实施的《临床微生物学检验标本的采集和转运》,是中华人民共和国卫生行业标准,WS/T 640—2018。本标准是按照 GB/T 1.1—2009 给出的规则起草;起草单位：北京大学人民医院、中日友好医院、安徽省立医院、首都医科大学附属北京友谊医院、北京医院、北京市垂杨柳医院。

【准备】

1. 用物准备：医嘱单、腹腔液标本化验单或标本条形码、无菌治疗盘、血培养瓶或带螺帽无菌瓶或试管 1~2 个、经引流管取样者备 10 ml 注射器 1 个、检查手套、酒精擦片、手消液,检查用物的有效期,物品处于备用状态。

2. 环境准备：病室安静整洁,光线充足,适宜操作,关闭门窗(或窗帘),请无关人员回避,保护患者隐私。

3. 护士准备：衣帽整洁,洗手戴口罩。

4. 患者准备：患者处于安静状态,配合操作。

【操作流程】

流　程	说　明	图　解
1. 素质准备	服装整洁	
2. 核对医嘱	核对医嘱和执行单	

（续表）

流　　程	说　　明	图　　解
3. 洗手戴口罩	七步洗手法正确洗手	
4. 物品准备	无菌治疗盘、带螺帽无菌瓶或试管 1～2 个、经引流管取样者备 10 ml 注射器 1 个、检查手套、酒精擦片、手消液	
5. 解释核对	采用两种身份识别的方法进行患者身份确认（腕带、反问式）	
6. 体位准备	1. 经腹腔穿刺取标本时，依患者状况和腹水量，酌情取平卧、侧卧或半卧坐位 2. 经腹腔引流管取标本时，患者取舒适体位	
7.1　通过腹穿留取标本	1. 由临床医师经皮穿刺或外科方式获得；消毒穿刺部位皮肤，麻醉穿刺部位，用中空孔针穿刺，标本采集后可注入无菌瓶或无菌试管 2. 护士立即接过标本瓶，旋紧盖子，检查杯盖是否密封，避免洒溢	
7.2　通过引流管留取标本	1. 酒精擦片或棉签反复擦拭消毒导管采集部位 2. 用注射器无菌采集 10 ml 或更多腹水 3. 将腹水转入血培养瓶或带螺帽无菌瓶或试管，旋紧盖子，检查杯盖是否密封，避免洒溢，注意无菌操作	

（续表）

流　　程	说　　明	图　　解
8. 标注送检	再次核对标本标签,需标注患者基本信息、标本来源、标本采集时间、送检目的等,即刻送达实验室	
9. 整理床单位	整理床单位,协助患者取舒适卧位	
10. 废物处理	按要求分类处理废物,注意手卫生	
11. 医嘱处理	打铅笔钩,签名、签时间	
12. 记录	据需要进行护理记录	

【注意事项】

1. 尽可能在抗菌药物使用前采集。

2. 标本采集后应立即送检,通常室温 15 分钟内应送至实验室,若不能及时送检,不可冷藏。

3. 室温保存不得超过 24 小时。腹水如需厌氧菌检测,使用标本采集管留取腹水,把试管放置在厌氧袋等无氧条件下迅速送检;或将腹水直接注入厌氧血培养瓶中送检。

(四) 关节液标本采集

【名词定义】 抽取关节腔积液进行革兰氏染色、细菌培养、厌氧菌培养、真菌培养、结核分枝杆菌等细菌学检测。

【适应证】 影像学发现关节腔积液,伴有关节肿胀、疼痛,活动受限,病因不明、治疗无效,怀疑感染性关节炎应送检。

【禁忌证】

1. 凝血功能障碍,严重出血倾向,患者在未纠正前不宜穿刺。

2. 穿刺部位或附近有感染。

【目的】 取关节腔积液进行细菌学检测,寻找引起积液的病因。

【制度与依据】

1. 本规范理论部分主要依据:中华预防医学会医院感染控制分会发表于2018年第28卷第20期中华医院感染学杂志的《临床微生物标本采集和送检指南》。感染性疾病的正确诊治需要以正确的病原学检测作为指导,而正确的病原学检测其前提是采集和送检合格标本。因此,必须规范微生物标本的采集和运送,避免因标本的不合格,产生错误的病原学检测结果而误导临床治疗。

2. 本规范操作部分主要依据:中华人民共和国国家卫生健康委员会2018年12月11日发布,2019年6月1日实施的《临床微生物学检验标本的采集和转运》,是中华人民共和国卫生行业标准,WS/T 640—2018。本标准是按照GB/T 1.1—2009给出的规则起草;起草单位:北京大学人民医院、中日友好医院、安徽省立医院、首都医科大学附属北京友谊医院、北京医院、北京市垂杨柳医院。

【准备】

1. 用物准备:医嘱单、关节腔液标本化验单或标本条形码、无菌治疗盘、血培养瓶或带螺帽无菌容器1~2个、检查手套、手消液,检查用物的有效期,物品处于备用状态。

2. 环境准备:病室安静整洁,光线充足,适宜操作,关闭门窗(或窗帘),请无关人员回避,保护患者隐私。

3. 护士准备:衣帽整洁,洗手戴口罩。

4. 患者准备:患者处于安静状态,配合操作。

【操作流程】

流　　程	说　　明	图　　解
1. 素质准备	服装整洁	

（续表）

流　程	说　明	图　解
2. 核对医嘱	核对医嘱和执行单	
3. 洗手戴口罩	七步洗手法正确洗手	
4. 物品准备	无菌治疗盘、血培养瓶或带螺帽无菌容器 1～2 个、检查手套、手消液	
5. 解释核对	采用两种身份识别的方法进行患者身份确认（腕带、反问式）	
6. 体位准备	患者仰卧，下肢半屈曲位	
7. 标本采集	由医生严格皮肤消毒，局部麻醉穿刺部位，中空针头穿刺入关节腔，尽可能多地抽取关节液标本。可直接注入血培养瓶或无菌管内	

（续表）

流　　程	说　　明	图　　解
8. 标注送检	再次核对标本标签,需标注患者基本信息、标本来源、标本采集时间、送检目的等,即刻送达实验室	
9. 整理床单位	整理床单位,协助患者取舒适卧位	
10. 废物处理	按要求分类处理废物,注意手卫生	
11. 医嘱处理	打铅笔钩,签名签时间	
12. 记录	据需要进行护理记录	

【注意事项】

1. 尽可能在抗菌药物使用前采集。

2. 如果考虑厌氧菌培养,需要在厌氧条件下运送标本。如有全身发热症状,应同时采集血培养标本。

3. 标本采集后应立即送检,通常室温 15 分钟内应送至实验室,若不能及时送检,不可冷藏。室温保存不得超过 24 小时。

【前沿进展】

1. 若怀疑厌氧菌感染,可将无菌体液标本直接注入厌氧血培养瓶中,迅速送检。

2. 标本运输：标本采集后应立即送检，通常室温 15 分钟内应送至实验室，若不能及时送检，不可冷藏。室温保存不得超过 24 小时。

────────── 参考文献 ──────────

［1］ 中华预防医学会医院感染控制分会. 临床微生物标本采集和送检指南［J］. 中华医院感染学杂志，2018，28(20)：3192-3200.
［2］《临床微生物学检验标本的采集和转运》，中华人民共和国卫生行业标准，WS/T 640—2018.
［3］ American Society for Microbiology. Manual of clinical microbiology. 11th Edition. 2015.
［4］ Baron EJ，Miller JM，Weinstein MP，et al. A guide to utilization of the microbiology laboratory for diagnosis of infectious diseases：2013 recommendations by the Infectious Diseases Society of America（IDSA）and the American Society for Microbiology（ASM）［J］. Clin Infect Dis. 2013；57：e22-e121.
［5］ Johns Hopkins Medical Microbiology. Specimen collection guidelines. 2013.
［6］ American Society for Microbiology. A guide to specimen management in clinical microbiology. 2nd edition. 1998.
［7］ American College of Physicians. Expert Guide to Infectious Diseases. 2nd edition. 2002.
［8］ Kalil AC，Metersky ML，Klompas M，et al. Management of adults with hospital-acquired and ventilator-associated pneumonia：2016 clinical practice guidelines by the Infectious Diseases Society of America and the American Thoracic Society［J］. Clin Infect Dis，2016，63：e61-e111.
［9］ CLSI M40-A2. Quality control of microbiological transport systems；approved standard，2nd edition. 2014.
［10］ CLSI M54-A. Principles and procedures for detection of fungi in clinical specimens direct examination and culture；approved guideline. 2012.

粪 便 标 本

【名词定义】 采集患者粪便标本做细菌培养，以诊断胃肠道感染。

【适应证】 当患者出现腹痛、腹泻(水样便、脓血便)，或伴有发热；粪便常规镜检异常，建议采集粪便标本，进行细菌培养。

【禁忌证】

1. 干燥的拭子、含钡粪便、黄软成形便、干便或明显污染的粪便不得送检。

2. 粪便标本常规不进行厌氧培养。

3. 肛拭子不宜用于腹泻病原菌培养。

4. 不宜使用拭子检验艰难梭菌毒素。

【目的】 取粪便标本进行细菌学检测，诊断胃肠道感染。

【制度与依据】

1. 本规范理论部分主要依据：中华预防医学会医院感染控制分会发表于 2018 年第 28 卷第 20 期中华医院感染学杂志的《临床微生物标本采集和送检指南》。感染性疾病的正确诊治需要以正确的病原学检测作为指导，而正确的病原学检测其前提是采集和送检合格标本。因此，必须规范微生物标本的采集和运送，避免因标本的不合格，产生错误的病原学检测结果而误导临床治疗。

2. 本规范操作部分主要依据：中华人民共和国国家卫生健康委员会 2018 年 12 月 11 日发布，2019 年 6 月 1 日实施的《临床微生物学检验标本的采集和转运》，是中华人民共和国卫生行业标准，WS/T 640—2018。本标准是按照 GB/T 1.1—2009 给出的规则起草；起草单位：北京大学人民医院、中日友好医院、安徽省立医院、首都医科大学附属北京友谊医院、北京医院、北京市垂杨柳医院；主要起草人：王辉、刘颖梅、张正、马筱玲、苏建荣、胡云建、宁永忠、王晓娟。

【准备】

1. 用物准备：医嘱单、粪便标本化验单或标本条形码、无菌螺帽容器或棉拭子 1 个、检查手套、手消液，检查用物的有效期，物品处于备用状态。

2. 环境准备：病室安静整洁,光线充足,适宜操作,关闭门窗(或窗帘),请无关人员回避,保护患者隐私。

3. 护士准备：衣帽整洁,洗手戴口罩。

4. 患者准备：患者处于安静状态,配合操作。

【操作流程】

流　　程	说　　明	图　　解
1. 素质准备	服装整洁	
2. 核对医嘱	核对医嘱和执行单	
3. 洗手戴口罩	七步洗手法正确洗手	
4. 物品准备	无菌螺帽容器或棉拭子1个、检查手套、手消液	
5. 解释核对	采用两种身份识别的方法进行患者身份确认(腕带、反问式)	

（续表）

流　　程	说　　明	图　　解
6. 体位准备	患者半卧或侧卧位	
7.1　自然排便法留取粪便标本	患者在干燥清洁便盆（避免使用坐式或蹲式马桶）内自然排便后，挑取有脓血、黏液部分的粪便2～3 g（液体粪便则取絮状物1～3 ml）放入无菌便盒内送检。若无黏液、脓血，则在粪便上多点采集	
7.2　直肠拭子和肛拭子法留取粪便标本	1. 用肥皂水将肛门周围洗净，将蘸有无菌生理盐水的棉拭子插入肛门4～5 cm（儿童为2～3 cm）。棉拭子与直肠黏膜表面接触，轻轻旋转拭子，可明显在拭子上见到粪便。将带有粪便标本的棉拭子插入运送培养基 2. 淋病奈瑟菌培养，采集肛环内的肛窦部位，立即将淋病奈瑟菌培养拭子置于运输培养基中，或在患者床边接种，尽量避免粪便污染	
8. 标注送检	再次核对标本标签，需标注患者基本信息、标本采集时间、新鲜标本应报告粪便的性状、标本表面或标本里面存在血液也应注明，即刻送达实验室	
9. 整理床单位	整理床单位，协助患者取舒适卧位	
10. 废物处理	按要求分类处理废物，注意手卫生	

(续表)

流　　程	说　　明	图　　解
11. 医嘱处理	打铅笔钩,签名、签时间	
12. 记录	据需要进行护理记录	

【注意事项】

1. 标本的采集尽可能在应用抗菌药物治疗前,标本应收集在宽口便盒内,并加盖密封。如考虑空肠弯曲菌需要无血弯曲菌琼脂培养基。艰难梭状杆菌需在厌氧环境中生存,建议在床旁进行标本的采集及接种。接种后的标本立即放入厌氧袋内,送至实验室。重复采集标本,可提高阳性检出率。

2. 直肠拭子法仅适用于排便困难的患者或婴幼儿,不推荐使用拭子做常规标本。

3. 标本运输

(1) 粪便标本应尽快送检,室温下运送标本时间不超过 2 小时。

(2) 若不能及时送检,可加入 pH＝7.0 磷酸盐甘油缓冲保存液或使用 Cary‐Blair 运送培养基置于 4℃冰箱保存,保存时间不超过 24 小时。

(3) 直肠拭子采集的标本应置入 Cary‐Blair 运送培养基或 GN 肉汤中送检。

(4) 室温下运送时间不应超过 2 小时,4℃冰箱保存不超过 24 小时。

(5) 高度怀疑霍乱弧菌感染的标本需专人运送,应符合特殊标本的安全要求。

4. 若采集 2 小时后未使用运输培养基运送、以运输培养基送检但 4℃保存超过 48 小时或 35℃保存超过 24 小时的标本不能送检。

5. 排除一些病原体的携带状态,需要连续 3 份标本阴性。若需要连续采集 3 份标本,则两次采集标本间隔 48 小时。

6. 结肠造口术和回肠造口术标本的运输方式与粪便标本相同。

7. 肠炎和发热患者宜同时送检血培养。

8. 下列腹泻患者宜连续 3 天送检标本:社区获得性腹泻(入院前或 72 小时内出现症状)。医院获得性腹泻(入院 72 小时后出现症状),且至少有下列情况之一:大于 65 岁并伴有基础疾病、HIV 感染、粒细胞缺乏症(中性粒细胞＜0.5×10^9/L)及疑似院内暴发感染时。

【前沿进展】

1. 艰难梭状杆菌需在厌氧环境中生存,建议在床旁进行标本的采集及接种。接种后的标本立即放入厌氧袋内,送至实验室。

2. 标本运输

(1) 粪便标本应尽快送检,室温下运送标本时间不超过 2 小时。

(2) 若不能及时送检,可加入 pH＝7.0 磷酸盐甘油缓冲保存液或使用 Cary‑Blair 运送培养基置于 4℃冰箱保存,保存时间不超过 24 小时。

(3) 直肠拭子采集的标本应置入 Cary‑Blair 运送培养基或 GN 肉汤中送检。

(4) 室温下运送时间不应超过 2 小时,4℃冰箱保存不超过 24 小时。

(5) 高度怀疑霍乱弧菌感染的标本需专人运送,应符合特殊标本的安全要求。

3. 若采集 2 小时后未使用运输培养基运送、以运输培养基送检但 4℃保存超过 48 小时或 35℃保存超过 24 小时的标本不能送检。

4. 下列腹泻患者宜连续 3 天送检标本:社区获得性腹泻(入院前或 72 小时内出现症状)。医院获得性腹泻(入院 72 小时后出现症状),且至少有下列情况之一:大于 65 岁并伴有基础疾病、HIV 感染、粒细胞缺乏症(中性粒细胞<0.5×10^9/L)及疑似院内暴发感染时。

参考文献

[1] 中华预防医学会医院感染控制分会. 临床微生物标本采集和送检指南[J]. 中华医院感染学杂志,2018,28(20):3192‑3200.
[2] 临床微生物学检验标本的采集和转运. 中华人民共和国卫生行业标准,WS/T 640—2018.
[3] American Society for Microbiology. Manual of clinical microbiology. 11th Edition. 2015.
[4] Baron E J, Miller J M, Weinstein M P, et al. A guide to utilization of the microbiology laboratory for diagnosis of infectious diseases:2013 recommendations by the Infectious Diseases Society of America (IDSA) and the American Society for Microbiology (ASM). Clin Infect Dis, 2013, 57:e22‑e121.
[5] Johns Hopkins Medical Microbiology. Specimen collection guidelines. 2013.
[6] American Society for Microbiology. A guide to specimen management in clinical microbiology. 2nd edition. 1998.
[7] American College of Physicians. Expert Guide to Infectious Diseases. 2nd edition. 2002.
[8] Kalil A C, Metersky M L, Klompas M, et al. Management of adults with hospital-acquired and ventilator-associated pneumonia:2016 clinical practice guidelines by the Infectious Diseases Society of America and the American Thoracic Society. Clin Infect Dis, 2016, 63:e61‑e111.
[9] CLSI M40‑A2. Quality control of microbiological transport systems: approved standard, 2nd edition. 2014.
[10] CLSI M54‑A. Principles and procedures for detection of fungi in clinical specimens direct examination and culture: approved guideline. 2012.

皮肤、软组织及伤口标本

【名词定义】 采集患者创面、伤口及脓肿感染标本进行细菌培养及药物敏感试验。

【适应证】

1. 怀疑皮肤及软组织感染包括烧伤创面感染、手术后切口感染、急性蜂窝织炎、外伤感染、咬伤感染及压疮感染等时采样。具体如下

(1) 皮肤或皮下脓肿受累部位出现红、肿、热、痛,需手术切开引流时。

(2) 深部脓肿表现为局部疼痛和触痛并伴有全身症状,发热、乏力、食欲减退等。

(3) 创伤或手术部位感染。

2. 烧伤患者出现发热、创面恶化时,考虑采样。

3. 烧伤的组织宜做定量培养,定量检验结果≥10^5 CFU/g 则可预示有可能进展为创伤相关脓毒症。

【禁忌证】

1. 浅表伤口标本不能进行厌氧培养。

2. 烧伤患者的早期创面无菌,烧伤后 12 小时勿采集标本,创面的拭子标本不能用于厌氧培养。

【目的】 取皮肤、软组织标本进行细菌学检测,协助诊断皮肤、软组织及伤口感染。

【制度与依据】

1. 本规范理论部分主要依据:中华预防医学会医院感染控制分会发表于 2018 年第 28 卷第 20 期中华医院感染学杂志的《临床微生物标本采集和送检指南》。感染性疾病的正确诊治需要以正确的病原学检测作为指导,而正确的病原学检测其前提是采集和送检合格标本。因此,必须规范微生物标本的采集和运送,避免因标本的不合格,产生错误的病原学检测结果而误导临床治疗。

2. 本规范操作部分主要依据:中华人民共和国国家卫生健康委员会 2018 年 12 月 11 日发布,2019 年 6 月 1 日实施的《临床微生物学检验标本的采集和转运》,是中华人民共和国卫生行业标准,WS/T 640—2018。本标准是按照 GB/T 1.1—2009 给出的规则起草;起草单位:北京大学人民医院、中日友好医院、安徽省立医院、首都医科大学附属北京友谊医院、北京医院、北京市垂杨柳医院。

【准备】

1. 用物准备:医嘱单、皮肤、软组织标本化验单或标本条形码、无菌治疗盘、75％酒精、棉签或棉球、无菌螺帽容器或棉拭子 1～2 个、10 ml 注射器 1～2 个、检查手套、手消液,需做厌氧菌检查者备厌氧血培养瓶 1 个,检查用物的有效期,物品处于备用状态。

2. 环境准备:病室安静整洁,光线充足,适宜操作,关闭门窗(或窗帘),请无关人员回避,保护患者隐私。

3. 护士准备:衣帽整洁,洗手戴口罩。

4. 患者准备:患者处于安静状态,配合操作。

【操作流程】

流　程	说　明	图　解
1. 素质准备	服装整洁	
2. 核对医嘱	核对医嘱和执行单	

（续表）

流　程	说　明	图　解
3. 洗手戴口罩	七步洗手法正确洗手	
4. 物品准备	无菌治疗盘、75％酒精、棉签或棉球、无菌螺帽容器或棉拭子 1～2 个、10 ml 注射器 1～2 个、检查手套、手消液，需做厌氧菌检查者备厌氧血培养瓶 1 个	
5. 解释核对	采用两种身份识别的方法进行患者身份确认（腕带、反问式）	
6. 体位准备	取能良好暴露患者创面、伤口或脓肿位置的卧位	
7.1 闭合性脓肿标本采集	消毒皮肤后，用注射器抽取脓肿物，无菌转移所有抽吸物至厌氧和需氧转运装置中	
7.2 开放性脓肿标本采集	用无菌生理盐水或 75％酒精擦拭去除表面分泌物，尽可能采集抽吸物，或将采样拭子插入至病灶的底部或脓肿壁取其新鲜边缘部分	

（续表）

流　程	说　明	图　解
7.3　脓疱或水疱标本采集	酒精消毒挥发后,挑破脓疱,用拭子收集脓液;较大的脓疱消毒后宜直接用注射器抽取。陈旧的脓疱,去除损伤表面,用拭子擦拭损伤基底	
7.4　蜂窝织炎标本采集	1. 蜂窝织炎液化后宜先注射无菌生理盐水随后抽吸,可以获得足量的标本进行培养 2. 若患者病情迅速进展,或蜂窝织炎没有液化则需要采集组织活检标本	
7.5　伤口标本采集	区分浅表伤口标本、深部伤口标本及外科手术伤口标本。宜从感染进展的前缘采集活检标本。活检标本和抽吸物(脓液、渗出液)优于拭子标本	
7.6　烧伤伤口标本采集	清洁并清除烧伤创面,有液体渗出时,用拭子擦拭取样	
7.7　溃疡或压疮标本采集	用无菌生理盐水或75%酒精擦拭去除表面分泌物,尽可能采集抽吸物	
8. 标注送检	再次核对标本标签,需标注患者基本信息、标本采集部位、检测目的,注明采集部位是表浅还是深部,标明需氧或者厌氧培养,必要时需注明病程的阶段。即刻送达实验室	
9. 整理床单位	整理床单位,协助患者取舒适卧位	

(续表)

流　　程	说　　明	图　　解
10. 废物处理	按要求分类处理废物,注意手卫生	
11. 医嘱处理	打铅笔钩,签名、签时间	
12. 记录	据需要进行护理记录	

【注意事项】

1. 采样要求

(1) 尽可能在抗菌药物使用前采集。

(2) 厌氧培养不能用拭子,而应采用注射器抽吸的方法采集深部、创面边缘的标本,且应注意避免正常菌群污染和接触空气。开放性脓肿不能做厌氧菌培养。

(3) 闭锁性脓肿或深部切口感染标本不能用拭子采集。

(4) 出现发热、寒战等全身感染症状患者应同时送检血培养。

2. 标本运输

(1) 标本采集后应立即送检,通常室温不超过 1 小时送至实验室。

(2) 若不能及时送检,需 4℃ 保存不超过 24 小时。

(3) 厌氧菌培养不可放置冰箱保存。

(4) 组织应保持湿润并在 30 分钟内送至实验室,不可冷藏。

(5) 不要将用于培养的组织标本置于福尔马林中。

【前沿进展】 标本运输:组织应保持湿润并在 30 分钟内送至实验室,不可冷藏。用于培养的组织标本不能置于福尔马林中。

参考文献

［1］ 中华预防医学会医院感染控制分会.临床微生物标本采集和送检指南［J］.中华医院感染学杂志,2018,28(20)：3192-3200.

［2］ 临床微生物学检验标本的采集和转运 中华人民共和国卫生行业标准［S］. WS/T 640—2018.

［3］ American Society for Microbiology. Manual of clinical microbiology. 11th Edition. 2015.

［4］ Baron E J, Miller J M, Weinstein M P, et al. A guide to utilization of the microbiology laboratory for diagnosis of infectious diseases：2013 recommendations by the Infectious Diseases Society of America (IDSA) and the American Society for Microbiology (ASM). Clin Infect Dis, 2013, 57：e22-e121.

［5］ Johns Hopkins Medical Microbiology. Specimen collection guidelines. 2013

［6］ American Society for Microbiology. A guide to specimen management in clinical microbiology. 2nd edition. 1998.

［7］ American College of Physicians. Expert Guide to Infectious Diseases. 2nd Edition. 2002.

［8］ Kalil A C, Metersky M L, Klompas M, et al. Management of adults with hospital-acquired and ventilator-associated pneumonia：2016 clinical practice guidelines by the Infectious Diseases Society of America and the American Thoracic Society ［J］. Clin Infect Dis, 2016, 63：e61-e111.

［9］ CLSI M40-A2. Quality control of microbiological transport systems；approved standard，2nd edition. 2014.

［10］ Osmon D R, Berbari E F, Berendt A R, et al. Diagnosis and management of prosthetic joint infection：clinical practice guidelines by the Infectious Diseases Society of America. Clin Infect Dis. 2013；56：e1-e25.

二、器械相关感染防控技术规范

呼吸机相关肺炎防控技术规范

【名词定义】　呼吸机相关肺炎(ventilator-associated pneumonia，VAP)：建立人工气道(气管插管或气管切开)并接受机械通气时所发生的肺炎，包括发生肺炎 48 小时内曾经使用人工气道进行机械通气者。

【适应证】　建立人工气道(气管插管或气管切开)并接受机械通气的所有患者。

【禁忌证】　建立人工气道(气管插管或气管切开)但未接受机械通气的患者。

【目的】　ICU 机械通气患者呼吸机相关肺炎发生率、病死率均较高，VAP 可导致患者机械通气时间、住院时间和 ICU 滞留时间延长，住院费用增加，严重影响重症患者的抢救成功率。呼吸机相关肺炎防控措施的有效执行，会大大降低和预防呼吸机相关肺炎的发生。

【制度与依据】

1. 本规范理论部分主要依据：2016 年发布的中华人民共和国卫生行业标准 WS/T 509—2016《重症监护病房医院感染预防与控制规范》第 8 章节关于器械相关感染的预防和控制措施；2014 年发表的美国急症护理医院预防呼吸机相关肺炎策略；2014 年人工气道气囊的管理专家共识(草案)；中华医学会重症医学分会 2013 年出版的《呼吸机相关性肺炎诊断、预防和治疗指南(2013)》；2018 年 PADIS 指南。

2. 本规范操作部分主要依据：2016 年发布的中华人民共和国卫生行业标准 WS/T 509—2016《重症监护病房医院感染预防与控制规范》第 8 章节关于器械相关感染的预防和控制措施；2014 年发表的美国急症护理医院预防呼吸机相关肺炎策略；2014 年人工气道气囊的管理专家共识(草案)；中华医学会重症医学分会 2013 年出版的《呼吸机相关性肺炎诊断、预防和治疗指南(2013)》；2018 年 PADIS 指南。

【准备】

1. 用物准备：气囊压力表、呼吸机表面消毒物品(消毒剂和毛巾或消毒湿巾，消毒剂选择参考呼吸机厂家说明书和医院现有的符合要求的消毒剂)、口腔护理用物、吸痰用物，负压吸引装置 1 套、吸痰管 1 根、50 ml 注射器 1 个、冲洗液(生理盐水/0.1%双氧水溶液/含氯己定的口腔护理液)、固定气管插管用物(寸带、胶布)。

2. 环境准备：病室安静整洁，光线充足，适宜操作，关闭门窗(或窗帘)，请无关人员回避，保护患者隐私。

3. 护士准备：衣帽整洁，洗手戴口罩。口鼻咽腔冲洗操作需二人配合。

4. 患者准备：患者处于安静状态，配合操作。

【操作流程】

● 呼吸机相关肺炎防控技术

流　程	说　明	图　解
1. 尽可能避免气管插管	插管宜选择经口气管插管	
2. 每天评估镇静药使用的必要性,最大限度减少镇静剂的使用	1. 使用呼吸机患者,尽量不使用镇静剂 2. 自然觉醒试验:若无禁忌证,每天定时停用一次镇静剂,直至患者清醒(听到声音睁眼或执行简单命令、和/或 RASS 评分－1～＋1 分) 3. 自主呼吸试验:若无禁忌证,每天评估一次是否可撤离呼吸机,3 种自主呼吸试验方法分别是: 　(1) T 管试验(T 管):使用 T 管吸氧 　(2) 低水平压力支持通气(PSV),压力支持 5～7 cmH$_2$O,FiO$_2$ 不变 　(3) 持续气道正压(CPAP)通气,CPAP 5 cmH$_2$O,FiO$_2$ 不变 4. 联合自主呼吸试验和自然觉醒试验	
3. 提供早期锻炼和运动	"早期运动"选择在 ICU 机械通气后 1～2 天开始运动。国内一般被界定为机械通气后≥24～72 小时;国际认可的机械通气患者早期运动治疗方案为四步运动锻炼方案,具体见早期锻炼和运动操作流程	
4. 最大限度减少气管导管内囊上方分泌物 详见第一章第二节	1. 为插管时间>48 小时或 72 小时的气管插管患者提供声门下分泌物吸引装置 2. 定期清除气囊上滞留物,尤其是气囊放气前,至少 2 小时一次 3. 清除气囊上滞留物可采用带声门下吸引的人工气道,宜进行间断吸引。即每 2 小时吸引端口连接负压吸引装置,压力为 40～50 mmHg,吸引 1 次,每次吸引 3～5 分钟 4. 口鼻咽腔冲洗,具体见口鼻咽腔冲洗操作流程	
5. 抬高床头	若无禁忌证,应将患者头胸部抬高 30°～45°	

（续表）

流　程	说　明	图　解
6. 呼吸机回路护理	1. 呼吸机及附属物品的消毒如下： (1) 呼吸机外壳及面板应每天清洁消毒 1～2 次 (2) 呼吸机外部管路及配件应一人一用一消毒或灭菌，长期使用者应每周更换 (3) 呼吸机内部管路的消毒按照厂家说明书进行 2. 呼吸机管路湿化液应使用无菌水，冷凝器应始终保持在最低位，冷凝水及时倾倒 3. 暂停呼吸机时接头避污保存	
7. 口咽部选择性去污染减少口咽部的微生物负载	1. 口咽去污染技术：局部应用不易吸收的抗生素或消毒剂清除口咽部细菌 2. 以将妥布霉素为例：将妥布霉素(80 mg)溶入生理盐水配制成 2% 溶液，每个鼻孔滴入 1 ml 混悬液，口咽部滴入 3 ml 混悬液	
8. 口腔护理 **详见第一章第二节**	应使用有消毒作用的口腔含漱液进行口腔护理，每 6～8 小时一次	
9. 气囊压监测 **详见第一章第二节**	1. 应用气囊压力表监测气囊压力，使气囊充气后压力维持在 25～30 cmH$_2$O 2. 可采用自动充气泵维持气囊压；无该装置时每隔 6～8 小时重新手动测量气囊压，每次测量时充气压力宜高于理想值 2 cmH$_2$O；应及时清理测压管内的积水	
10. 在进行与气道相关的操作时应严格遵守无菌技术操作规程	1. 进行与气道相关的操作前后严格手卫生 2. 吸痰过程注意无菌操作，防止吸痰管与周围环境和医务人员手互相碰触造成交叉感染 3. 注入气道的液体、雾化吸入药物、湿化液均应无菌	

（续表）

流　程	说　明	图　解
11. 应每天评估呼吸机及气管插管的必要性，尽早脱机或拔管	拔管撤机评估：依照患者实际耐受程度对呼吸频率予以调整，降低到每分钟 8 次时，PEEP 降低至 $<5\ cmH_2O$，PSV 压力降低到 $10\ cmH_2O$，维持 2 小时，至达到自主呼吸试验指标，可考虑撤机	

● 早期运动和锻炼

流　程	说　明	图　解
1. 素质准备	护士服装整洁	
2. 解释评估	1. 评估患者病情、意识状态、合作能力 2. 了解患者心率、血压、SPO_2 等 3. 向清醒患者做好解释	
3. 洗手戴口罩	七步洗手法正确洗手	
4.1　一级运动	适用于意识障碍患者，协助患者翻身 2 小时一次	

(续表)

流　程	说　明	图　解
4.2　一级运动	给予四肢被动运动,3 次/天,每次 10～15 分钟	
5. 二级运动	适用于意识清醒患者,除翻身外,患者维持多功能监护床心脏椅位或端坐位 20 分钟,每日 3 次,另辅以主动抗阻运动,双臂垂直举高,双手握紧 1 kg 握力圈 10 次以上	
6. 三级运动	适用于上肢肌力 3 级以上患者,要求除按二级的运动方式外,患者坐于床沿,另辅以主动抗阻运动,双脚能踢到垂直高于足 40 cm 的皮球 10 次以上	
7. 四级运动	适用于下肢肌力 3 级以上患者,要求除按三级的运动方式外,患者床边站立或坐在轮椅上,每日保持坐位至少 20 分钟。运动必须安排在白天和 20:00 以前,以符合正常生理作息时间	
8. 观察宣教	运动锻炼过程中重视患者主诉和表达,注意观察患者生命体征和活动耐受程度;运动结束,安抚患者	
9. 整理床单位	取舒适体位,妥善放置呼叫铃	
10. 医嘱处理	打铅笔钩,签名、签时间	

（续表）

流　程	说　明	图　解
11. 记录	在护理记录单上记录活动级别、时长、患者活动期间的主观感受和客观体征	

● 口鼻咽腔冲洗

流　程	说　明	图　解
1. 素质准备	操作者和协作者均服装整洁	
2. 解释评估	1. 评估患者病情、意识状态、合作能力 2. 了解患者心率、血压、SPO$_2$ 等 3. 向清醒患者做好解释	
3. 洗手戴口罩	七步洗手法正确洗手	
4. 物品准备	负压吸引装置 1 套、吸痰管 1 根、50 ml 注射器 1 个、冲洗液（生理盐水/0.1％双氧水溶液/含氯己定的口腔护理液）、固定气管插管用物（寸带、胶布）	

（续表）

流　　程	说　　明	图　　解
5. 解释核对	采用两种身份识别的方法进行患者身份确认（腕带、反问式）	
6. 适当上调气囊压力	适当上调气囊压力 5～10 cmH$_2$O，使气囊与气道完全封闭	
7. 冲洗气囊上滞留物	操作者将吸痰管自鼻腔送至咽后壁，协作者用 20 ml 或 50 ml 注射器抽取冲洗液自可冲洗气管导管冲洗腔注入，冲洗气囊上滞留物，操作者同时加负压将冲洗液吸出，反复重复上述操作，直至吸引液澄清	
8. 冲洗鼻腔	协作者自一侧鼻腔注入冲洗液，操作者同时从另一侧鼻腔用吸痰管吸出冲洗液，反复重复上述操作，直至吸引液澄清	
9. 冲洗口腔	协作者将气管插管固定寸带解开，一只手妥善固定插管，另一只手持带冲洗的注射器冲洗口腔内各面，包括双侧颊部、上腭、牙齿各面、舌下，操作者同时将吸痰管置于患者口腔水平面最低处进行吸引，以插管为界左右两侧交替冲洗	
10. 抽出气囊上残余冲洗液	气管导管冲洗腔接负压吸出气囊上残余冲洗液	

（续表）

流　　程	说　　明	图　解
11. 口腔护理	详见第一章第二节	
12. 重新固定气管插管	更换固定气管插管和牙垫的胶布,更换寸带,重新固定气管插管	
13. 调整气囊压力	结合患者状况调节气囊压力至 25～30 cmH$_2$O	
14. 观察宣教	结束后观察患者血氧饱和度和生命体征,听诊肺部和气道是否有痰,安慰患者	
15. 医疗废物分类处理	将医疗废物按要求分别处理	
16. 整理床单位	取舒适体位,妥善放置呼叫铃	
17. 记录	在护理记录单上记录操作情况和患者反应	

【注意事项】

1. ICU 机械通气患者一般都是危重症,对其开展运动治疗时,应充分考虑病情,根据病情确定运动开始的时间、运动幅度与运动量的大小。

2. 口鼻咽腔冲洗不宜用于:颅脑损伤尤其有脑脊液鼻漏患者,颅内压高尤其伴脑疝患者,口咽部、鼻部、喉部、颌面部手术患者,不能耐受吸痰等刺激的生命体征不稳定患者等。

【前沿进展】

1. 为机械通气患者提供早期锻炼和运动。

2. 为机械通气患者使用有消毒作用的口腔含漱液进行口腔护理,每 6～8 小时一次。

3. 机械通气患者应做好气囊管理,应用气囊压力表监测气囊压力,使气囊充气后压力维持在 25～30 cmH_2O,也可采用自动充气泵维持气囊压;无该装置时每隔 6～8 小时重新手动测量气囊压,每次测量时充气压力宜高于理想值 2 cmH_2O;应及时清理测压管内的积水。

───────────────── 参考文献 ─────────────────

[1] Compendium of strategies to prevent healthcare-associated infections in acute care hospitals:2014 Updates[J]. Infection Control and Hospital Epidemiology,2014,35(8):965-977.

[2] John Devlin;Yoanna Skrobik;Céline Gélinas, et al. Clinical Practice Guidelines for the prevention and management of Pain, Agitation/sedation,Delirium,Immobility,and Sleep disruption in adult patients in the ICU[J]. Critical Care Medicine, 2018,46(9):1532-1548.

[3] 2014 人工气道气囊的管理专家共识(草案).中华结核和呼吸杂志[J].2014,37(11):816-819.

[4] 重症监护病房医院感染预防与控制规范.中华人民共和国卫生行业标准 WS/T 509—2016.中国感染控制杂志,2017,16(2):191-194.

[5] 中华医学会重症医学分会.呼吸机相关性肺炎诊断、预防和治疗指南(2013)[J].中华内科杂志,2013,52(6):524-543.

[6] Burtin C,Clerckx B,Robbeets C,et al. Early Exercise in Critically Ill Patients Enhances Short-Term Functional Recovery [J]. Crit Care Med,2009,37(9):2499-2505.

[7] 李丽霞.镇静唤醒联合早期功能锻炼在 ICU 机械通气患者中的应用[J].护理实践与研究,2013,10(15):21-22.

[8] 张园园,冯洁惠.早期运动疗法在 ICU 机械通气患者中的应用[J].护理实验与研究,2013,10(8):34-36.

[9] 耿梦雅,陈美华,苏思等.ICU 机械通气患者早期运动干预研究进展[J].护理学报,2014,21(10):36-38.

[10] 侯改英,张玉英,刘春霞等.联合冲洗气囊上至口鼻咽腔滞留物预防呼吸机相关性肺炎的研究[J].中国医药导刊,2012,14 (8):1294-1295.

[11] Kruger W A,Lenhart F P,Neeser G,et al. Influence of combined intravenous and topical antibiotic prophylaxis on the incidence of infections,organ dysfunctions,and mortality in critically ill surgical patients:a prospective,stratified, randomized,double-blind,placebo-controlled clinical trial[J]. Am J Respir Crit Care Med,2002,166(8):1029-1037.

[12] 王泽宇,吴允孚.选择性口咽去污染防治呼吸机相关性肺炎的临床观察[J].2014,13(7):396-398.

[13] 王婷.神经重症患者气管插管拔管时机的探讨[J].实用临床护理学电子杂志,2018,3(21),162-163.

中央导管相关血流感染防控技术规范

【名词定义】 中央导管相关血流感染(central line associated-bloodstream infection, CLABSI):患者在留置中央导管期间或拔除中央导管 48 小时内发生的原发性、且与其他部位存在的感染无关的血流感染。中央导管(central line):末端位于或接近于心脏或下列大血管之一的,用于输液、输血、采血、血流动力学监测的血管导管。这些大血管包括:主动脉、肺动脉、上腔静脉、下腔静脉、头臂静脉、颈内静脉、锁骨下静脉、髂外静脉、股静脉。

【适应证】 对留置中央导管的患者,实施预防和控制中央导管相关血流感染的工作措施,有效预防和降低导管相关血流感染的发生。

【禁忌证】 本规范的部分措施不适用于中央导管以外的导管感染防控。

【目的】 中央导管的使用起到了抢救危重症患者的作用,同时也伴随着开放了病原体入侵通道,增加了患者感染的风险。制定预防中央导管相关血流感染防控技术规范,提高医护人员防护意识,改变行动,预防中央导管相关血流感染的发生,提高抢救成功率和医疗护理质量。

【制度与依据】

1. 本规范理论部分主要依据:2016年发布的中华人民共和国卫生行业标准WS/T 509—2016《重症监护病房医院感染预防与控制规范》第8章节关于器械相关感染的预防和控制措施;2014年发表的美国急症护理医院中央导管相关血流感染预防策略;2016年的美国静脉输液治疗实践标准;2013年发布实施的《静脉治疗护理技术操作规范》。

2. 本规范操作部分主要依据:2016年发布的中华人民共和国卫生行业标准WS/T 509—2016《重症监护病房医院感染预防与控制规范》第8章节关于器械相关感染的预防和控制措施;2014年发表的美国急症护理医院中心静脉导管相关血流感染预防策略;2016年的美国静脉输液治疗实践标准;2013年发布实施的《静脉治疗护理技术操作规范》。

【准备】

1. 用物准备:无菌穿刺包(含无菌铺单1个、无菌手术衣1件);消毒液(安尔碘或氯己定、75%酒精)、无菌手套2副、胶带、PE手套1副、换药包(内含弯盘2个、无菌镊2把、棉球6个)、薄膜敷料(10 cm×12 cm)1个、无针接头1~2个、三通数个、酒精擦片2~4片、无菌治疗巾2个、10 ml注射器2个、生理盐水2袋;20 ml注射器1个、输液接头保护帽1~2个、10~100 U/ml肝素盐水、治疗盘、无菌纱布或治疗巾、一次性使用氯己定(洗必泰)湿巾至少3块、干净被服、护理垫、橡胶手套1副、快速手消液。

2. 环境准备:病室安静整洁,光线充足,适宜操作,关闭门窗(或窗帘),请无关人员回避,保护患者隐私。

3. 护士准备:衣帽整洁,洗手戴口罩。

4. 患者准备:患者处于安静状态,配合操作。

【操作流程】

流　　程	说　　明	图　　解
1. 严格掌握置管指征,尽量减少不必要的中央导管置入	置管指征: 1. 压力、容量等监测通路 2. 介入通道 3. 血液透析的管道 4. 大量而快速的静脉输液 5. 输注刺激性、高渗、酸碱性较强、血管活性药物等,如胺碘酮 6. 重症患者建立输液通路 7. 长期肠外营养,长期抗生素注射,长期止痛药注射的给予途径	

（续表）

流　　　程	说　　　明	图　　　解
2. 置管时严格遵守无菌技术操作规程,采取最大无菌屏障	1. 置管部位应当铺大无菌单(巾),置管人员应当戴帽子、口罩、无菌手套,穿无菌手术衣 2. 严格按照《医务人员手卫生规范》,认真洗手并戴无菌手套后,尽量避免接触穿刺点皮肤。置管过程中手套污染或破损应当立即更换 3. 置管使用的医疗器械、器具等医疗用品和各种敷料必须达到灭菌水平 4. 患疖肿、湿疹等皮肤病或患感冒、流感等呼吸道疾病,以及携带或感染多重耐药菌的医务人员,在未治愈前不应当进行置管操作 5. 紧急状态下的置管,若不能保证有效的无菌原则,应当在48小时内尽快拔除导管,更换穿刺部位后重新进行置管,并作相应处理	
3. 皮肤消毒	1. 穿刺及维护时应选择合格的皮肤消毒剂,宜选用2%葡萄糖酸氯己定乙醇溶液(年龄<2个月的婴儿慎用)、有效碘浓度不低于0.5%的碘伏或2%碘酊溶液和75%酒精 2. 消毒时应以穿刺点为中心擦拭,至少消毒两遍或遵循消毒剂使用说明书,待自然干燥后方可穿刺 3. 消毒后皮肤穿刺点应当避免再次接触 4. 消毒范围大于敷料面积	
4. 导管选择	应根据患者病情尽可能使用腔数较少的导管	
5. 穿刺部位选择	在一定的条件下,肥胖患者应避免采用股静脉中心静脉通路作为导管放置点	

（续表）

流　程	说　明	图　解
6. 保持穿刺点干燥,密切观察穿刺部位有无感染征象	1. 尽量使用无菌透明、透气性好的敷料覆盖穿刺点,对于高热、出汗、穿刺点出血、渗出的患者应当使用无菌纱布覆盖 2. 定期更换置管穿刺点覆盖的敷料,更换间隔时间为:无菌纱布为1次/2天,无菌透明敷料为1～2次/周,如果纱布或敷料出现潮湿、松动、可见污染时应当立即更换	
7. 正确使用输液附加装置(单腔和多腔延长管、多头装置、延长管圈、实心管帽、无针接头、管路内过滤器、手动流速控制装置和三通)	1. 附加装置每日使用无菌无接触技术更换 2. 在连接每个血管通路装置前和断开消毒帽后、通过血管通路装置进行给药后再次连接前都需要进行消毒 3. 用75%的酒精或异丙醇擦片进行5～15秒的机械涂擦,即使是对具有抗菌性能(如银涂料)的无针接头进行消毒,也应充分涂擦消毒 4. 以下情况下应更换无针接头、三通等附加装置:任何原因的附加装置被移除,发现附加装置中有残留血液或者其他残留物,确定受到污染时,按照组织政策、程序、和/或实践指南的规定或按照生产商使用说明书规定时 5. 输液附加装置连接或更换完毕后用无菌治疗巾包裹到位	
8. 给药装置更换	1. 输液器应每24小时更换1次,如怀疑被污染或完整性受到破坏时,应立即更换 2. 用于输注全血、成分血或生物制剂的输血器宜4小时更换一次 3. 输液附加装置应和输液装置一并更换,在不使用时应保持密闭状态,其中任何一部分的完整性受损时都应及时更换 4. 放置新的中心血管通路装置时,应更换输液装置 5. 输入肠外营养(PN)的输液装置,常规更换时间应不超过24小时,也建议每次使用新的肠外营养容器时更换给药装置,单独输注脂肪乳剂时每隔12小时,应更换输液装置 6. 输注异丙酚时,应每隔6小时或12小时更换用于输注的输液装置 7. 血液动力学和动脉压力监测:一次性或可重复使用的传感器和/或圆帽及系统的其他组成部分,包括输液装置,持续冲洗装置及用于有创性血液动力学压力监测的冲洗溶液,应每96小时更换一次;疑似污染、产品或系统的完整性受损时,应立即更换	

（续表）

流　程	说　明	图　解
9. 脉冲式冲管	1. 给药前后宜用生理盐水脉冲式冲洗导管,冲管前先抽吸回血至导管可见血液即可,如果遇到阻力或者抽吸无回血,应进一步确定导管的通畅性,不应强行冲洗导管 2. 输注血制品、中药、PN 等含脂肪乳剂的液体后需加冲管一次 3. 使用 10 ml 及以上型号的注射器或专门设计产生较低注射压力的注射器进行冲管 4. 冲管液体最小量为导管系统内部容积的 2 倍。更大容积(如对外周血管通路装置为 5 ml,中心血管通路装置为 10 ml) 5. 当药物与生理盐水不相容时,应先用 5％葡萄糖注射液冲管,再用生理盐水或肝素封管液,将 5％GS 冲出导管内腔(因为能为生物被膜提供营养) 6. 静脉推注药物后,应该以相同的注射速率冲洗血管通路装置管腔,冲洗溶液量应足够充分清除从给药装置到血管通路装置之间的腔内药物	
10. 封管	1. 使用正压技术进行封管 2. 封管液容积:应用导管容积加延长管容积1.2～2 倍的封管液进行封管 3. 肝素盐水浓度:PORT 用 100 U/ml,PICC 及 CVC 用 0～10 U/ml,血液透析导管用 1 000 U/ml 的肝素封管溶液 4. 封管后使用含消毒剂(如异丙醇)的连接器帽保护接头	
11. 导管更换	不推荐定期和常规更换中心静脉或动脉导管	
12. 氯己定(洗必泰)药浴	1. 对年龄超过 2 个月的 ICU 患者,在基本护理的基础上,每日进行氯己定(洗必泰)药浴 2. 为患者沐浴或擦身时,应注意保护导管,不要把导管淋湿或浸入水中 3. 沐浴后应更换固定导管的敷料	

（续表）

流　　程	说　　明	图　　解
13. 每日评估留置导管的必要性，尽早拔除	拔除导管：当出现未能解决的并发症、终止输液治疗或护理计划中确实不需要时，应该拔除血管通路装置	

● 中心静脉导管换药

流　　程	说　　明	图　　解
1. 素质准备	服装整洁	
2. 解释评估	1. 评估患者病情、意识状态、合作能力 2. 评估穿刺点局部和敷料情况 3. 评估敷料更换时间和置管时间 4. 向清醒患者做好解释	
3. 洗手戴口罩	七步洗手法正确洗手	
4. 物品准备	消毒液、无菌手套1副、10 cm×12 cm薄膜敷料、胶带、PE手套1副、换药包（内含弯盘2个、无菌镊2把、棉球6个）	

（续表）

流　　程	说　　明	图　　解
5. 解释核对	采用两种身份识别的方法进行患者身份确认（腕带、反问式）	
6. 揭开原有固定敷料	暴露穿刺部位，戴 PE 手套将敷料沿水平方向松解，PICC 由远心端向近心端（CVC 自下而上）去除敷料，反转手套包裹敷料	
7. 观察穿刺点	查看导管刻度，观察穿刺点有无红肿或渗出物	
8. 换药前准备	打开换药包，戴无菌手套	
9. 消毒穿刺点及周围皮肤	以穿刺点为中心擦拭消毒，至少消毒两遍或遵循消毒剂使用说明书，待自然干燥；消毒范围大于敷料面积；消毒后皮肤穿刺点应当避免再次接触	

（续表）

流　　程	说　　明	图　　解
10. 妥善固定导管	无张力粘贴薄膜敷料，并将导管塑型，以保持敷料与皮肤贴敷密闭并减少导管对局部皮肤的压迫	
11. 贴标识	在胶带上注明换药日期、时间和换药者姓名，平行贴于薄膜敷料下方，继续标注穿刺日期	
12. 观察宣教	观察穿刺部位有无渗血、敷料固定是否牢固，交代注意事项	
13. 医疗废物分类处理	将医疗废物按要求分别处理	
14. 整理床单位	取舒适体位，妥善放置呼叫铃	
15. 记录	在护理记录单记录换药情况	

● 无针接头、三通更换

流　　程	说　　明	图　　解
1. 素质准备	服装整洁	
2. 解释评估	1. 评估患者病情、意识状态、合作能力 2. 评估药物输注情况，尤其血管活性药物剂量和速度 3. 评估所需三通数量 4. 向清醒患者做好解释	
3. 洗手戴口罩	七步洗手法正确洗手	
4. 物品准备	无针接头 1~2 个、三通数个、酒精擦片 1~2 片、无菌治疗巾 1 个、无菌手套 1 副、10 ml 注射器 1 个、生理盐水 1 袋	
5. 解释核对	采用两种身份识别的方法进行患者身份确认（腕带、反问式）	
6. 连接三通、接头	根据所需三通数量用无菌技术打开三通包装，如需更换接头，打开无针接头包装，戴无菌手套，将各三通连接紧密，无针接头连接在一排三通的顶端，置于治疗巾内	

（续表）

流　　程	说　　明	图　　解
7. 三通接头排气	将用抽满生理盐水的 10 ml 注射器连接一排三通的末端，逐一将三通（接头）帽取下排气，并随即旋紧各封闭帽	
8. 撤去原有的三通、接头	卡住中心静脉导管，关掉所有液体，撤去原有的三通、接头，连同旧治疗巾放到治疗车下方	
9. 消毒导管接口	75％酒精擦片旋转反复摩擦中心静脉导管接口，5～15 秒	
10. 连接三通、接头	将放置三通（接头）的治疗巾移至导管接口附近，将无针接头（或三通）紧密旋转连接至中心静脉导管端口	

（续表）

流　程	说　明	图　解
11. 连接各输注药物管路	将各输注药物管路分别连接到三通上,确保各连接部位拧紧,无漏液,打开中心静脉导管卡子	
12. 标识各管路药物	根据医院或科室要求逐一标记各管路输注的药物名称	
13. 治疗巾包裹三通	用治疗巾包裹三通及各管路	
14. 观察宣教	观察各连接处有无漏液、各种药物输注是否顺利,交代注意事项	

（续表）

流　　程	说　　明	图　　解
15. 医疗废物分类处理	将医疗废物按要求分类处理	
16. 整理床单位	取舒适体位,妥善放置呼叫铃	
17. 记录	在护理记录单上进行记录更换三通、接头	

● 冲管、封管

流　　程	说　　明	图　　解
1. 素质准备	服装整洁	
2. 解释评估	1. 评估患者病情、意识状态、合作能力 2. 评估导管通畅情况 3. 向清醒患者做好解释	

（续表）

流　程	说　明	图　解
3. 洗手戴口罩	七步洗手法正确洗手	
4. 物品准备	20 ml 注射器 1 个、10 ml 注射器 1 个、输液接头保护帽 1～2 个、75％酒精擦片 1～2 片、生理盐水 1 袋、10～100 U/ml 肝素盐水、治疗盘、无菌纱布或治疗巾	
5. 解释核对	采用两种身份识别的方法进行患者身份确认（腕带、反问式）	
6. 消毒导管接口	卡紧中心静脉导管,取下无针接头或三通,75％酒精擦片反复摩擦消毒导管接口或无针接头 5～15 秒	
7. 抽吸回血	打开止液夹,用 20 ml 注射器抽取生理盐水 10～15 ml,连接中心静脉导管,匀速缓慢抽吸见有回血至导管即可	

（续表）

流　程	说　明	图　解
8. 脉冲式冲管	利用大鱼际肌的力量采用推一下停一下的冲洗方法,使冲管液在导管腔内产生正、负压形成涡流,增加对导管壁全面均匀的冲洗,有力地将附着在导管壁上的残留药物冲洗干净。成人用量 5～10 ml,儿童 3～6 ml	
9.1　采用无针接头封管	1. 10 ml 注射器抽取封管液 6～8 ml,连接无针接头 2. 等压无针接头封管:持续正压推注封管液 2～5 ml,推注的同时卡住止液夹 3. 正压无针接头封管:持续正压推注封管液 2～5 ml 即可	
9.2　普通正压封管	10 ml 注射器抽取封管液 6～8 ml 接中心静脉导管,持续正压推注封管液 2～5 ml,推注的同时卡住止液夹,之后用无菌肝素帽或输液保护帽封闭导管;带针头操作时,持续正压推注封管液 2～5 ml 后边推注,边退出针头	
9.3　保护输液接头	封管后使用含消毒剂(如异丙醇)的连接器帽保护接头,必要时用无菌纱布或治疗巾再次包裹	
10. 观察宣教	观察导管清洁干燥,交代注意事项	

（续表）

流　程	说　明	图　解
11. 医疗废物分类处理	将医疗废物按要求分别处理	
12. 整理床单位	取舒适体位，妥善放置呼叫铃	
13. 记录	在护理记录单上记录冲、封管液的名称、剂量及浓度，时间	

● 氯己定（洗必泰）擦浴

流　程	说　明	图　解
1. 素质准备	服装整洁	
2. 解释评估	1. 评估患者病情、意识状态、合作能力 2. 评估患者皮肤有无破损、过敏等 3. 评估患者有无排便 4. 向清醒患者做好解释	

（续表）

流　　程	说　　明	图　　解
3. 洗手戴口罩	七步洗手法正确洗手	
4. 物品准备	一次性使用氯己定（洗必泰）湿巾、干净被服、护理垫、橡胶手套1副、快速手消液	
5. 环境准备	病室安静整洁，光线充足，温度适宜，适宜操作，关闭门窗（或窗帘），请无关人员回避，保护患者隐私	
6. 解释核对	采用两种身份识别的方法进行患者身份确认（腕带、反问式）	
7. 体位准备	妥善固定各种管路，清洁二便，协助患者取舒适仰卧位	
8. 护士准备	护士戴橡胶手套，将氯己定（洗必泰）湿巾缠绕到手上，站立于患者右侧	

（续表）

流　　程	说　　明	图　　解
9. 擦浴	护士依次平铺式擦拭患者颈部、双肩及胸部、双臂、双手及腋下、腹部及腹股沟；更换湿巾，擦拭患者右下肢、左下肢；助手协助翻身，更换护理垫，更换湿巾擦拭患者背部及臀部。自然待干	
10. 观察宣教	观察皮肤是否完好、干燥，交代注意事项	
11. 医疗废物分类处理	将医疗废物按要求分别处理	
12. 整理床单位	更换干净被服，取舒适体位，妥善放置呼叫铃	
13. 记录	在护理记录单上记录擦浴部位和时间	

【注意事项】

1. 中央导管置入、使用和维护均应严格无菌技术操作。

2. 皮肤消毒首选洗必泰含量＞0.5％的酒精溶液。如果患者禁忌使用酒精洗必泰溶液，也可以使用碘酒、碘伏（聚维酮碘）或75%的乙醇。在贴敷料前皮肤消毒剂剂需要充分干燥，酒精洗必泰溶液至少30秒，碘伏至少1.5～2分钟。对于早产儿和小于2个月年龄的幼儿，应谨慎使用洗必泰，因为存在皮肤刺激和化学烧伤的风险。对于皮肤完整性受损的小儿患者，用无菌的0.9%氯化钠和无菌水去除已经干燥的碘伏。

3. 使用导管置入核查清单可显著降低导管相关血流感染的发生。

4. 使用超声（US）识别和选择成年患者的静脉和动脉，可减少插管失败等并发症的发生，降低导管相关感染的发生率。

5. 使用过的消毒帽一旦与无针接头断开连接，则应丢弃，不能再次接回使用。

6. 永远不要将脱位的血管通路装置重新置入到血管内。

7. 抗菌封管溶液适用于使用长期中心血管通路装置的患者，具有多次导管相关血流感染病史的患者、高风险患者群体和中心静脉相关血流感染的发生率不可接受的机构。

【前沿进展】

1. 消毒后皮肤穿刺点应当避免再次接触。

2. 附加装置使用无菌无接触技术更换。

3. 在一定的条件下，肥胖患者应避免采用股静脉中心静脉通路作为导管放置点。

4. 用75%的酒精或异丙醇擦片进行5～15秒的机械涂擦，即使是对具有抗菌性能（如银涂料）的无针接头进行消毒，也应充分涂擦消毒。

5. 放置新的中心血管通路装置时，应更换输液装置。

6. 当药物与生理盐水不相容时，应先用5%葡萄糖注射液冲管，再用生理盐水或肝素封管液，将5%GS冲出导管内腔（因为能为生物被膜提供营养）。

7. 静脉推注药物后，应该以相同的注射速率冲洗血管通路装置管腔，冲洗溶液量应足够充分清除从给药装置到血管通路装置之间的腔内药物。

参考文献

［1］ 王力红,赵霞,赵会杰,等.《重症监护病房医院感染预防与控制规范》护理相关要点解读[J].中国护理管理,2017,17(6): 729-732.

［2］ Gorski, Lisa A. MS, RN, HHCNS-BC, CRNI ®, FAAN. The 2016 infusion therapy standards of practice[J]. Home Healthc Now, 2017, 35(1): 10-18.

［3］ 重症监护病房医院感染预防与控制规范. 中华人民共和国卫生行业标准 WS/T 509—2016[J]. 中国感染控制杂志,2017,16(2): 191-194.

［4］ Drews F A, Jonathan Z. Bakdash, et al. Improving central line maintenance to reduce central line-associated bloodstream infections[J]. American Journal of Infection Control, 2017, 45: 1224-1230.

［5］ Chaves F, José Garnacho-Montero, José Luis del Pozo (Coordinators), et al. Executive summary: Diagnosis and Treatment of Catheter-Related Bloodstream Infection: Clinical Guidelines of the Spanish Society of Clinical Microbiology and Infectious Diseases (SEIMC) and the Spanish Society of Intensive Care Medicine and Coronary Units(SEMICYUC)[J]. Enferm Infecc Microbiol Clin, 2018, 36(2): 112-119.

［6］ Wichmann D, Campos C E B, Ehrhardt S, et al. Efficacy of introducing a checklist to reduce central venous line associated bloodstream infections in the ICU caring for adult patients[J]. BMC Infectious Diseases, 2018, 18: 267.

［7］ Lee K H, Cho N H, Jeong S J, et al. Effect of Central Line Bundle Compliance on Central Line-Associated Bloodstream Infections[J]. Yonsei Med J, 2018, 59(3): 376-382.

［8］ 蔡虹,刘聚源.医院感染预防与控制最佳临床实践新进展[J].中国临床医生杂志,2016,44(4): 1-4.

［9］ 孙众,郝丽,赵国敏,等.导管相关血流感染预防控制实践的现状调查与分析[J].中国护理管理,2017,17(11): 1530-1535.

［10］ 杨波,向永胜.ICU导管相关性血流感染的影响因素及防控措施[J].中华实验和临床感染病杂志(电子版),2016,10(4): 413-416.

［11］ Mermel L A, Allon M, Bouza E, et al. Clinical Practice Guidelines for the Diagnosis and Management of Intravascular Catheter-Related Infection: 2009 Update by the Infectious Diseases Society of America[J]. Clin Infect Dis, 2009, 49(1): 1-45.

［12］ Mcknight W，Zacharyczuk C. CDC updates catheter-related bloodstream infections guidelines［J］. Infectious Diseases in Children，2011，24(6)：30.

导尿管相关尿路感染的防控技术规范

【名词定义】 导尿管相关尿路感染(catheter-associated urinary tract infection，CAUTI)：患者留置导尿管期间或拔除导尿管后 48 小时内发生的尿路感染。

【适应证】 留置导尿管的所有患者。

【禁忌证】 未留置导尿管和拔除导尿管 48 小时以后发生的尿路感染。

【目的】 导尿管相关尿路感染(CAUTI)是最常见的医院获得性感染,占医院获得性感染的 40%,占医院获得性尿路感染的 80%。CAUTI 会引起患者发热疼痛等不适,降低患者生命质量,增加医疗费用和死亡率。因此,加强导管相关尿路感染的防控工作,已经成为医院感染控制工作中不可或缺的重要环节。

【制度与依据】

1. 本规范理论部分主要依据：2016 年发布的中华人民共和国卫生行业标准 WS/T 509—2016《重症监护病房医院感染预防与控制规范》第 8 章节关于器械相关感染的预防和控制措施;2014 年发表的美国急症护理医院医疗机构导尿管相关泌尿道感染的预防策略。

2. 本规范操作部分主要依据：2016 年发布的中华人民共和国卫生行业标准 WS/T 509—2016《重症监护病房医院感染预防与控制规范》第 8 章节关于器械相关感染的预防和控制措施;2014 年发表的美国急症护理医院医疗机构导尿管相关泌尿道感染的预防策略。

【准备】

1. 用物准备：无菌导尿包、治疗盘、换药包(内含镊子 2 把、弯盘 2 个)、碘伏、3M 宽胶带、剪刀 1 把。

2. 环境准备：病室安静整洁,光线充足,适宜操作,关闭门窗(或窗帘),请无关人员回避,保护患者隐私。

3. 护士准备：衣帽整洁,洗手戴口罩。

4. 患者准备：患者处于安静状态,配合操作。

【导尿管相关尿路感染的防控技术操作流程】

流　　程	说　　明	图　　解
1. 严格掌握留置导尿管指征	1. 临床显著性尿潴留 2. 尿失禁。为改善终末期患者的舒适度;如果创伤性更小的措施无效(例如：行为和药物介入以及失禁垫),且不具备使用外部收集设备时 3. 需要精确监测尿量经常或紧急的监测需要,例如危重症患者 4. 患者无法或不愿收集尿液。如全身麻醉或脊髓麻醉的长时间手术期间,择期泌尿科和妇产科手术的围术期	

（续表）

流　程	说　明	图　解
2. 选择合适的导尿管	1. 使用尽可能小的导尿管，并与引流袋相匹配，最大程度减少尿道损伤。相对于小型号导尿管（12～14 号）和常规导尿管（16～18 号），从适合患者的最小型号导尿管开始，在每次更换尿管时依次递增选择大一号的导尿管进行导尿，可减低尿液溢出、尿路感染率、尿道损伤和拔管后尿路刺激征发生率 2. 短期导尿的患者，可考虑应用抗菌药涂层（银合金或抗菌药）导尿管以降低或延缓 CAUTI 的发生，但不推荐常规应用	
3. 操作时严格遵守无菌技术操作规程	1. 插管前及执行任何插管部位或器械相关操作前后均应严格手部消毒 2. 操作者在消毒、铺巾、插管、更换引流袋、尿道口护理过程中须采用无菌方法，并使用无菌器械 3. 使用无菌手套、铺巾和棉球，用无菌或灭菌溶液清洗尿道口，使用单剂包装的无菌润滑剂 4. 插管时动作轻柔，防止尿道黏膜损伤	
4. 保持尿液引流系统的密闭性，不应常规进行膀胱冲洗	1. 对留置导尿的患者，尽可能减少导尿管连接处的断开次数，维持尿液引流装置的密闭性 2. 长期留置导尿管的患者，不应常规使用抗菌药或生理盐水进行膀胱冲洗，只有部分外科术后和短期导尿的患者可考虑使用含消毒剂或抗菌药物的溶液进行膀胱冲洗或灌注以预防尿路感染	
5. 应做好导尿管的日常维护保持尿道口及会阴部清洁	1. 留置导尿管期间，应当每日清洁或冲洗尿道口及会阴区 2. 对危重患者，应在每次排便后对尿道口进行清洁消毒一次，以切断肠道菌群逆行感染的途径 3. 具体方法见尿道口及会阴冲洗操作流程	

（续表）

流　　程	说　　明	图　　解
6. 妥善固定导尿管,防止滑脱	1. 内固定方法：双腔气囊导尿管插入见尿后再插入 5～10 cm,气囊注入 10～15 ml 生理盐水后轻拉尿管 2. 外固定方法： （1）将尿管预留适宜长度后上行外固定于腹部 （2）将尿管固定于髂前上棘与同侧耻骨联合中点下缘连线处 3. 具体方法见导尿管固定操作流程	
7. 保持集尿袋低于膀胱水平,防止反流	保持尿液引流装置密闭、通畅和完整,低于耻骨联合水平,活动或搬运时尽量使用抗反流尿袋或夹闭引流管	
8. 置管时间大于 3 天者,宜持续夹闭,定时开放	留置尿管>3 天,无须严密监测尿量或无冲洗、治疗等需求的尿管应定时间断夹闭,训练膀胱逼尿肌功能。具体操作方法是：夹闭尿管一段时间（比如 2～3 小时）,待感觉有尿意,开放尿管,如此反复	
9. 长期留置导尿管宜定期更换,普通导尿管 7～10 天更换,特殊类型导尿管按说明书更换	除常规外,导尿管阻塞或不慎脱落,以及导尿管密闭系统被破坏时,应立即在严格无菌操作下更换导尿管	
10. 更换导尿管时应将集尿袋同时更换	更换时注意无菌操作	

（续表）

流　程	说　明	图　解
11. 采集尿标本	1. 采集尿标本做微生物检测时应在导尿管侧面以无菌操作方法针刺抽取尿液 2. 其他目的采集尿标本时应从集尿袋开口采集	
12. 每日评估留置导尿管的必要性,尽早拔除导尿管	采用干预手段包括提醒单、床头牌提醒和留置导尿管自动停止的电子医嘱等告知医护人员导尿管的存在,促使医护人员拔除不必要的导尿管	

● 尿道口及会阴冲洗

流　程	说　明	图　解
1. 素质准备	服装整洁	
2. 解释评估	1. 评估患者病情、意识状态、合作能力 2. 评估患者尿道口周围及会阴部皮肤是否完整、有无破损等 3. 评估患者有无排便 4. 向清醒患者做好解释	
3. 洗手戴口罩	七步洗手法正确洗手	

(续表)

流　程	说　明	图　解
4. 物品准备	护理垫 2 个, PE 手套、温开水、大量杯、大棉签(或卵圆钳夹大棉球)、负压吸引装置、吸痰管 1 根	
5. 环境准备	关闭门窗,拉好隔帘、窗帘或屏风遮挡,请无关人员回避,保护患者隐私	
6. 解释核对	采用两种身份识别的方法进行患者身份确认(腕带、反问式)	
7. 体位准备	妥善固定各种管路,清洁二便,摇高床头 10°左右,协助患者取仰卧位,注意保暖	
8. 患者准备	脱下对侧裤腿盖于近侧,将护理垫垫于患者臀下	
9. 吸引准备	将吸痰管连接负压吸引装置,固定于患者肛门旁	
10. 尿道口及会阴冲洗	护士戴 PE 手套,一手持装有温水的大量杯冲洗,一手持大棉签(或卵圆钳夹大棉球)依次擦洗尿道口、会阴部和肛门,吸痰管同时吸走冲洗液	

（续表）

流　　程	说　　明	图　　解
11. 更换护理垫	撤除吸痰管,关闭负压,更换新护理垫	
12. 医疗废物分类处理	医疗废物按要求进行分类处理	
13. 观察宣教	观察患者尿道口及会阴部皮肤颜色和完整情况,交代注意事项	
14. 整理床单位	协助患者穿好裤子,取舒适体位,妥善放置呼叫铃	
15. 记录	记录尿道口及会阴部冲洗情况	

- 导尿管固定

流　　程	说　　明	图　　解
1. 素质准备	服装整洁	

(续表)

流　程	说　明	图　解
2. 解释评估	1. 评估患者病情、意识状态、合作能力 2. 评估患者腹部、大腿部皮肤是否完整、有无破损等 3. 向清醒患者做好解释	
3. 洗手戴口罩	七步洗手法正确洗手	
4. 物品准备	3M 宽胶带 2 条,纱布带/扁带/鱼丝线 1 条,剪刀 1 把	
5. 环境准备	关闭门窗,拉好隔帘、窗帘或屏风遮挡,请无关人员回避,保护患者隐私	
6. 解释核对	采用两种身份识别的方法进行患者身份确认(腕带、反问式)	
7. 体位准备	协助患者取仰卧位,注意保暖	

（续表）

流　程	说　明	图　解
8.1 高举平台尿管固定法	裁剪两条宽胶带，其中一条无张力粘贴在大腿皮肤打底，另一条将尿管塑型包住后粘贴在打底胶带上	
8.2 改良尿管固定法	先将3M胶带以4格为一个长度单位剪下对折，将宽胶带中间平行剪开2个小口，固定在患者大腿内侧，用纱布带/扁带/鱼丝线从中间剪开的两个小孔穿过，将尿管系住固定，引流管顺延跨过大腿将尿袋挂于床边低于膀胱水平	
9. 观察宣教	观察固定部位皮肤有无发红等过敏症状，并交代注意事项	
10. 整理床单位	取舒适体位，妥善放置呼叫铃	
11. 记录	记录尿管固定情况	

【注意事项】

1. 抗菌药物涂层导尿管1周内抑菌效果明显，1周后抑菌效果明显下降。虽然生物材料的改变被认为是预防细菌生物膜形成最有希望的策略，但目前仍缺乏非常有力的证据可以证实其对生物膜的抑制作用。

2. 频繁更换导尿管、集尿袋，密闭装置反复打开、导尿管引流不畅等均会增加尿路感染机会,使用止回导管瓣膜可能无法预防重症患者的 CAUTI。

3. 在尿袋中加入抗菌药或消毒剂、全身应用抗菌药物以及在患者拔除或更换导尿管时预防应用抗菌药等在国外指南中均不作为常规推荐,因为可能会导致选择性耐药。

4. 一旦发生无菌状态被打破、接头处断开或尿液漏出,应使用无菌方法更换导尿管和引流装置。

5. 需要警惕夹闭尿管不能超过 3 小时,以免忘记了,造成膀胱过度充盈。

6. 留置导尿管应正确固定,以防移位和尿道牵拉,避免尿管打折弯曲。

【前沿进展】

1. 使用尽可能小的导尿管,并与引流袋相匹配,最大程度减少尿道损伤。相对于小型号导尿管(12～14 号)和常规导尿管(16～18 号),从适合患者的最小型号导尿管开始,在每次更换尿管时依次递增选择大一号的导尿管进行导尿,可减低尿液溢出、尿路感染率、尿道损伤和拔管后尿路刺激征发生率。

2. 插导尿管时宜使用单剂包装的无菌润滑剂。

3. 对危重患者,应在每次排便后对尿道口进行清洁消毒 1 次,以切断肠道菌群逆行感染的途径。

4. 导尿管固定方法。

5. 采集尿标本做微生物检测时应在导尿管侧面以无菌操作方法针刺抽取尿液。

参考文献

［1］　Strategies to prevent catheter-associated urinary tract infections in acute care hospitals：2014 updates[J]. Infection Control and Hospital Epidemiology, 2014, 35(5)：464 - 479.

［2］　重症监护病房医院感染预防与控制规范. 中华人民共和国卫生行业标准 WS/T 509—2016[S]. 中国感染控制杂志,2017,16(2)：191 - 194.

［3］　Jacobsen S M, Stickler D J, Mobley H L, et al. Complicated catheter-associated urinary tract infections due to Escherichia coli and Proteus mirabilis[J]. Clin Microbiol Rev, 2008, 21(1)：26 - 59.

［4］　胡力云. 导尿管相关尿路感染预防指南的循证实践研究[D]. 北京中医药大学,2016.

［5］　徐华,李卫光. 导管相关尿路感染防控. 中国临床医生杂志,2016,44(4)：18 - 21.

［6］　蔡虻,刘聚源. 医院感染预防与控制最佳临床实践新进展[J]. 中国临床医生杂志,2016,44(4)：1 - 4.

［7］　Desai D G, Liao K S, Cevallos M E, et al. Silver or nitrofurazone impregnation of urinary Catheters has a minimal effect on uropathogen adherence[J]. J Urol, 2010, 184(6)：2565 - 2571.

［8］　廖秀英. 导尿管相关尿路感染危险因素及护理防控[J]. 当代医学, 2105,21(3)：118 - 119.

［9］　Hooton T M, Bradley S F, Cardenas D D, et al. Diagnosis, prevention, and treatment of catheter-associated urinary tract infection in adults：2009 international clinical practice guidelines from the infectious diseases society of america[J]. Clin Infect Dis, 2010, 50 (5)：625 - 663.

［10］　梁小英,黄宝玉. ICU 导尿管相关尿路感染的护理研究进展[J]. 现代医学与健康研究电子杂志,2018,2(15)：199 - 201.

［11］　李艳艳,王日香,曲希莲,等. 减污染策略在预防大便失禁患者导尿管相关尿路感染中的应用[J]. 齐鲁护理杂志,2015,(21)：92 - 94.

［12］　Panitchote A, Charoensri S, Chetchotisakd P, et al. Pilot Study of a Non-Return Catheter Valve for Reducing Catheter-Associated Urinary Tract Infections in Critically Ill Patients[J]. J Med Assoc Thai, 2015, 98 (2)：150 - 155.

［13］　张柳燕,丁妍,余健,等. 改良留置导尿管外固定的方法[J]. 广东医学,2016,37(z1)：267 - 268.

［14］　龚贤. 留置导尿管不同固定方法的研究进展[J]. 心理医生,2017,23(14)：1 - 2.

［15］　詹黎舒. 导尿管不同固定方法对尿道并发症的影响[J]. 养生保健指南,2017,(21)：246.

［16］　朱菱,胡晓莹,谢湘梅. 留置导尿管不同固定方法的研究现状[J]. 实用临床医学,2017,18(3)：103 - 104,107.

第八章

血管通路管理技术规范

一、CVC置管护理配合技术规范

【名词定义】 中心静脉导管（central venous catheter，CVC）是指经锁骨下静脉、颈内静脉、股静脉置管，尖端位于上腔静脉或下腔静脉的导管，可用于测量中心静脉压、大量快速静脉输液、输注高渗或强刺激性药物、血液透析等。

【适应证】

● 治疗

1. 外周静脉穿刺困难。

2. 需长期输液治疗。

3. 大量、快速扩容通道。

4. 胃肠外营养治疗。

5. 药物治疗（化疗、高渗、刺激性）。

6. 血液透析、血浆置换术。

● 监测

1. 危重患者抢救和大手术期行CVP监测。

2. Swan - Ganz(气囊漂浮)导管监测进行肺动脉压(PAP)和肺毛细血管契压(PCWP)测量工具。

3. PICCO监测(肺波指示剂连续心排血量监测)。

【禁忌证】

● 绝对禁忌证

1. 同侧颈内置管和起搏导线置管。

2. 广泛上腔静脉系统血栓形成。

3. 同侧动静脉造瘘管。

4. 穿刺局部有感染、蜂窝织炎。

5. 上腔静脉压迫综合征。

● 相对禁忌证

1. 凝血功能障碍。

2. 患者不合作，躁动不安。

3. 下肢畸形、关节功能障碍。

4. 胸廓畸形、锁骨骨折有明显的畸形愈合。

【目的】

1. 可以用来直接快速输注大量液体进入血液循环进行治疗。

2. 应用于危重症患者的血流动力学监测、长期静脉营养、血液净化、化疗、自体干细胞移植等。

3. CVC置管可以保护患者的外周静脉，避免因输注大量的血管刺激性药物而给患者带来的血管损伤，可减少反复经外周静脉穿刺输液带来的痛苦。

4. CVC 置管可以很大程度上减轻临床护理人员的工作,提高工作效率。

【制度与依据】

1. 本规范理论部分主要依据:人民卫生出版社 2014 年发布,赵庆华著作《危重症临床护理实用手册》,对 CVC 置管的适应证、禁忌证、技术方法、危害及并发症都做了详细的描述。

2. 本规范操作部分主要依据:人民卫生出版社 2014 年发布,赵庆华著作《危重症临床护理实用手册》,参照国内外相关指南、共识及重要文献。

【准备】

1. 用物准备:中心静脉导管(单腔、双腔或三腔)1 套,无菌导管穿刺包 1 套或缝合包 1 个,无菌隔离衣,无菌手套 2 副,无菌纱布 1 包,2% 利多卡因 1 支,20 ml 及 5 ml 注射器各 1 个,透明贴膜 1 个,0.9% NS 100 ml,肝素 1 支,输液物品等。

2. 环境准备:病室安静整洁,光线充足,适宜操作,关闭门窗,减少人员走动,保护患者隐私。

3. 护士准备:衣帽整洁,洗手戴口罩。

4. 患者准备:患者处于安静状态,配合操作。

【操作流程】

流　　程	说　　明	图　　解
1. 素质准备	服装整洁,环境适宜	
2. 评估	评估患者的年龄、病情、过敏史、静脉治疗方案、药物性质等,选择合适的输注途径和静脉治疗工具。同时评估穿刺部位皮肤情况和条件	
3. 物品准备	无菌中心静脉导管包 1 套,缝合包或穿刺包 1 个,无菌隔离衣,无菌手套 2 副,2% 利多卡因 1 支,20 ml 及 5 ml 注射器各 1 个,透明贴膜 1 个,无菌盐水 100 ml,肝素 1 支,输液物品等	
4. 洗手戴口罩	七步洗手法正确洗手,戴口罩	

（续表）

流　　程	说　　明	图　　解
5. 解释核对	1. 采用两种身份识别的方法进行患者身份确认（腕带、床头卡或询问）核对患者的床号、姓名 2. 向患者和家属耐心细致的讲解整个置管的过程，以及在操作过程中可能发生的各种风险，从而缓解患者的恐惧、焦虑等负面情绪，取得配合	
6. 体位准备	1. 根据患者选择的静脉不同，患者所需要采取的体位也有所不同 2. 选择锁骨下静脉的患者，患者取平卧位，将枕头除去，穿刺侧肩膀垫高，面部转向对侧；选择右侧颈内静脉的患者，让患者取平卧位，枕头除去，将头向左侧转45°，若颈部较短者，颈部垫高使头后仰并固定患者的头部；选择股静脉的患者，让患者取仰卧位，穿刺下肢伸直稍向外展，使用薄枕将臀部垫起	
7. 定位、消毒	协助术者定位，打开导管包，将生理盐水倒入导管盒，协助术者消毒皮肤	
8. 局麻	协助术者抽取局麻药并作局部麻醉	
9. 术中配合	在置管配合过程中，必须严格执行无菌操作，密切观察患者生命体征，如有异常及时报告并给予相应措施	
10. 妥善固定	术毕，协助术者在穿刺部位粘贴贴膜	
11. 连接输液	连接输液通路	
12. 观察宣教	1. 穿刺结束后观察穿刺部位 2. 有无渗血、肿胀及局部血液循环障碍并交代注意事项	

(续表)

流　　程	说　　明	图　　解
13. 整理床单位	协助患者取舒适体位,协助处理用物,妥善放置呼叫铃	
14. 记录	在护理记录单上注明维护人员姓名、日期、时间和导管置入刻度及穿刺局部情况	

【注意事项】

1. 严格无菌操作,预防导管相关感染。

2. 记录导管置入刻度,妥善固定导管,防止脱出。

3. 保持导管通畅,如果液体滴速明显减慢,应检查导管有无打折、移动、脱出或凝血。

4. 严密观察局部情况,及时发现并发症,积极处理。

5. 穿刺点局部定期换药,可疑导管相关感染时应尽早拔除,并遵医嘱留取穿刺点分泌物行细菌培养＋药敏,进行导管尖端培养。

6. 要给予有效的操作配合,严格认真执行医嘱、熟练掌握护理操作规程。

【前沿进展】 有研究显示,置管操作中,患者恰当的呼吸配合可显著降低术中导管异位发生率,对降低颈内静脉异位、腋静脉异位的效果突出。

具体方法：评估患者后,向患者宣教呼吸配合对置管成功的意义,以取得患者配合;助手指导患者练习深呼吸动作,以稍快速度吸气、稍慢速度呼气,尽量经鼻腔呼吸,鼻腔不通时可改为微张口呼吸,吸气时腹部到胸部依次凸起,直至胸腔不能再吸入空气为止,呼气时胸部和腹部同时慢慢放松,吸气和呼气交替期间不屏气。

─────────── 参考文献 ───────────

[1] 张桂荣,韩茹. 深静脉置管在特重型颅脑损伤抢救中应用的护理[J]. 职业与健康,2008,24(19)：2116-2117.
[2] 李晓霞,刘晓琴,刘静. 深静脉置管在特重型颅脑损伤后的应用[J]. 护理实践与研究,2008,5(1)：43-44.
[3] 袁芳,金涛,梅琳,等. 脑外伤患者在监护室内行中心静脉穿刺置管的护理配合[J]. 中外健康文摘,2012,9(13)：389-390.
[4] 许秀芳,李晓蓉,刘玉金. 深静脉置管堵管的预防与护理[J]. 肿瘤介入护理学,2010,34(5)：342-344.
[5] 赵爱玲. 深静脉置管的应用与护理[J]. 实用医技杂志,2007,14(3)：380-381.
[6] 查茜. 中心静脉导管CVC的置管与维护[J]. 安徽卫生技术学院学报,2017,16(1)：155-156.
[7] 张慧,王清羽. 恶性肿瘤CVC置管患者的安全护理[J]. 大家健康旬刊,2016,10(11)：252.
[8] 杨群英. 深静脉置管术的护理配合[J]. 护理实践与研究,2013,10(2)：120-121.
[9] 袁丽,陆勤美,王翠兰,等. 呼吸配合在减少PICC置管异位中的应用[J]. 中华护理杂志,2014,49(1)：498-502.

二、CVC 维护技术规范

【名词定义】 参见"一、CVC 置管护理配合规范技术"。

【适应证】

1. 治疗：参见"一、CVC 置管护理配合规范技术"。

2. 监测：参见"一、CVC 置管护理配合规范技术"。

【禁忌证】

● 绝对禁忌证：参见"一、CVC 置管护理配合规范技术"。

● 相对禁忌证

1. 凝血功能障碍。

2. 患者不合作，躁动不安。

【目的】

1. 定时观察中心静脉导管留置的位置、定时更换贴膜。

2. 保持患者的舒适度，保证穿刺点的清洁无污染。

3. 预防和控制导管相关感染的发生。

【制度与依据】 本规范主要依据：2014 年人民卫生出版社出版《危重症临床护理实用手册》、2016 年人民卫生出版社出版《重症医学科护士规范操作指南》、2016 年美国 INS《输液治疗实践标准》、2018 年卫生部《临床护理实践指南》等制定此规范。

【更换敷料准备】

1. 人员准备：仪表大方、举止端庄；服装、鞋帽整洁；佩戴胸卡；修剪指甲、洗手。

2. 物品准备：治疗车、洗手液、换药包、治疗盘(消毒用物)、无菌手套、无菌贴膜、垫巾、胶布、医疗垃圾袋、生活垃圾袋。

3. 环境准备：病室安静整洁，光线充足，适宜操作，关闭门窗，减少人员走动，保护患者隐私。

【操作流程】

流　　程	说　　明	图　　解
1. 素质准备	服装整洁	

（续表）

流　　程	说　　明	图　　解
2. 评估	核对患者,评估患者病情、意识、活动度及配合程度;检查 CVC 导管插置入深度,穿刺点是否有红、肿、热、痛,局部有无渗血渗液、分泌物等。查看导管是否通畅,贴膜的日期及置管的日期	
3. 洗手戴口罩	七步洗手法正确洗手	
4. 物品准备	治疗车、洗手液、换药包、治疗盘(消毒用物)、无菌手套、无菌贴膜、垫巾、胶布、医疗垃圾袋、生活垃圾袋	
5. 解释核对	采用两种身份识别的方法对患者进行身份识别(腕带、床头卡或反问式询问)	
6. 体位准备	仰面平卧位,头偏向对侧,充分暴露换药部位,换药部位下铺垫巾	
7. 揭膜	一手固定导管,另一手以 0°角平行牵拉,松动透明敷料边缘,逆导管方向 180°角反折,去除透明贴膜,暴露穿刺点	
8. 消毒	洗手,戴无菌手套,对局部进行消毒。消毒范围直径>15 cm。顺时针由内向外消毒,消毒后充分待干	
9. 贴膜	操作者充分展平患者皮肤褶皱处,以穿刺点为中心无张力粘贴并塑形,使之与皮肤充分粘贴避免有气泡及缝隙。塑形时,注意贴膜与管路充分粘合,避免污染物沿隧道潜行。注意管路外露较长时,应塑形:U 形或 S 形等	

（续表）

流　程	说　明	图　解
10. 核对	再次核对患者,查看导管外露刻度及膜的贴合情况	
11. 整理床单位	恢复患者体位或调整舒适卧位,整理患者衣物、床单位,整理用物	
12. 记录	摘手套,洗手,标记置管日期、换膜时间,正确填写 CVC 维护记录单	

【更换输液接头准备】

1. 人员准备:仪表大方、举止端庄;服装、鞋帽整洁;佩戴胸卡;修剪指甲、洗手。

2. 物品准备:输液接头,预充式导管冲洗器、消毒盘(皮肤消毒剂、酒精棉片)、无菌治疗巾、医用垃圾袋、生活垃圾袋、洗手液。

3. 环境准备:病室安静整洁,光线充足,适宜操作,关闭门窗,减少人员走动,保护患者隐私。

流　程	说　明	图　解
1. 素质准备	服装整洁	
2. 评估	评估导管内置刻度,固定情况,所需更换输液接头的情况	
3. 洗手戴口罩	七步洗手法正确洗手	

（续表）

流　程	说　明	图　解
4. 物品准备	输液接头,预充式导管冲洗器、消毒盘(皮肤消毒剂、酒精棉片)、无菌治疗巾、医用垃圾袋、生活垃圾袋、洗手液	
5. 解释核对	采用两种身份识别的方法进行患者身份确认(腕带、床头卡或反问式询问患者)	
6. 体位准备	舒适体位,将导管及接头部位充分暴露	
7. 放置治疗巾	手不触及无菌治疗巾内侧,将治疗巾放置于导管末端下方	
8. 消毒	取下原有输液接头,消毒导管接口的横切面及外围 5～15 秒	
9. 抽回血	开放管路,连接预充式冲洗器,抽回血,见回血后确认导管在血管内,脉冲式将预冲液冲入管内	
10. 再次消毒	消毒导管接口的横切面及外围 5～15 秒	
11. 连接输液接头	将输液接头与接口相连	
12. 消毒接头	消毒输液接头的横切面及外围 5～15 秒	

(续表)

流　　程	说　　明	图　　解
13. 连接输液器	将输液管路与输液接头连接	
14. 固定	将导管末端以高举平抬的方法妥善固定	
15. 观察与宣教	观察穿刺周围及导管情况,并交代注意事项	
16. 整理床单位	整理用物,取舒适体位,妥善放置呼叫铃	

【管路输液维护】

1. 输液器及输液辅助装置(肝素帽、延长管等)、微量泵注射器及泵前管路等需 24 小时更换,三通管、无菌输液接头等 72 小时更换,污染时随时更换(三通、无菌输液接头、肝素帽等取下后就不能再使用,需换新的)。

2. 输入脂肪乳、白蛋白、血制品等大分子液体后应用 20 ml 生理盐水脉冲式冲洗管路。

3. 加强巡视,避免输液走空、回血、堵管。

4. 导管回血处理:分离接头,抽取回流的血液,用 10 ml 生理盐水或预充液脉冲式冲管;排尽输液管内血液,如无法冲洗干净,应立即更换;如污染了三通管、输液接头等需要立即更换。

5. 更换输液器等装置时,断开后中心静脉接头处用安尔碘消毒横截面至整个接头 2 遍(接头处不能有污渍),连接新输液器。(指南推荐断开前用 75% 酒精纱布环形机械摩擦接口处,每次>15 秒。)

6. 输液过程中减少管路断开机会,保持管路密闭性。

7. 输血装置需每 4 小时更换一次。

8. CVP 等测压装置禁止输注糖、脂肪乳、营养类液体等,保持无菌情况下 24 小时更换。

9. 输入化疗药、氨基酸、脂肪乳等高渗、刺激性药物或输血前后应及时冲管。

【注意事项】

1. 严格无菌操作。

2. 换药时应按照从清洁、污染、感染、特殊感染的原则进行,避免交叉感染。

3. 揭膜或消毒导管时,方法要正确、动作轻柔,防止导管拽出或移位。

4. 导管放置期间避免淋浴,以防止液体渗入敷料引起感染。

5. 患者翻身更换体位时,注意保护导管,防止导管脱出。

6. 正确应用端口

(1) 主腔——内径相对较大,常常持续给药;用于监测 CVP;全胃肠外营养(TPN);输血等黏稠液体。

(2) 侧腔——内径相对较小,常用于普通输液给药。

7. 每天评估导管使用情况,判断导管留置的必要性。

8. 紧急情况置入的 CVC 导管,无法确认有无严格遵守无菌技术时,必须尽快更换导管且不可超过 48 小时。

9. 更换贴膜时间:每 7 天更换一次,贴膜松动或潮湿时随时更换。

10. 在粘贴敷料前,皮肤消毒剂需要充分待干;酒精洗必泰溶液,至少 30 秒;碘伏,至少 1.5～2 分钟。禁止胶带直接粘在导管上。

11. 24 小时持续补液,必须保证每日冲管一次,双腔或三腔导管各腔同时冲洗。

12. 禁止使用 10 ml 以下的注射器冲管。

13. 抽吸导管内无回血时,应进一步确认导管的位置及通畅性,不要强行冲管。

14. 消毒导管连接口时,应用力擦拭接口的横切面及周围,时间大于 15 秒,减少导管接口污染,从而减少管腔内细菌繁殖引起的感染。

15. 导管的维护应由经过专业培训的护士完成。

【前沿进展】

1. 敷料选择:对中心静脉置管穿刺处护理需要根据临床患者的具体情况选择不同类型敷料。

(1) 透明贴膜选择时需注意患者皮肤有无过敏情况,以保证患者的舒适度。

(2) 水胶体透明敷料可以有效预防神经外科患者中心静脉导管细菌定植和细菌感染,具有良好的皮肤安全性。

2. 更换敷料的频率:我国虽然有专家对敷料的更换进行了研究,但方法上还存在不足,因此,敷料更换频率尚无统一标准。近年来关于中心静脉导管敷料更换频率的研究相对较少,仅根据早期的随机对照试验对敷料的更换频率进行建议。3 天更换敷料较 7 天更换敷料能有效降低穿刺点感染的发生率,对导管相关血流感染及导管病原菌定植率方面有降低的趋势。

2016 年美国 INS《输液治疗实践标准》建议透明的半透膜敷料(TSM)应该每 5～7 天更换一次;纱布敷料应该每 2 天更换一次。没有研究表明 TSM 敷料优于纱布敷料;注意透明膜敷料之下放置纱布敷料应被视为是纱布敷料,应每 2 天更换一次。如果穿刺部位出现渗液、疼痛或者感染的其他症状以及敷料失去完整性/移位,应尽快更换敷料,以便更仔细地进行评估、清洗和消毒。

3. 冲管时间及方式

(1) 时间:

1) 每日治疗前后冲洗管腔

2) 每 4 小时冲洗一次,利用最大的重力滴速和转动导管远端,彻底冲净导管内壁残留的白色沉淀物,是预防导管堵塞的有效方法。

3) 输入血制品、脂肪乳及其他高渗性液体后除了使用生理盐水 100 ml 冲管外,每隔 4 小时再次使用生理盐水 10 ml 冲管 1 次,并采用快-慢-快脉冲式冲管方法可以有效预防中心静脉导管堵管事件。

(2) 方式:在导管维护时必须遵循 A-C-L 冲管三部曲,即 A:导管功能评估,C:冲管,L:封管;目前临床上公认采用脉冲式 SAS 封管法能有效预防堵塞,即在输液前用 10 ml 0.9%氯化钠注射液(S)脉冲式冲洗导管,再接治疗用药(A),输液结束后用 10 ml 生理盐水冲管正压封管(S),近来有学者提出 SASH 封管法(S-生理盐水,A-药物,S-生理盐水,H-肝素钠稀释液),临床工作中 SASH 封管法优于 SAS 封管法。

4. 输液接头的消毒方式及更换频率

(1) 消毒方式:输液接头使用前可以选择乙醇、氯己定棉球或棉片完全包裹住接头,以正反揉搓法持续消毒接头 15 秒,消毒剂停留至自然干后,再执行下一个操作,如穿刺、注射等。

(2) 更换频率:无针密闭输液接头的最佳更换时间为 7 天,在非治疗期间 2 周更换一次无针密闭输液接头,这样既能控制 CRBSI,保证患者安全,又能减轻患者经济负担。

5. CVC 的固定方式

(1) 塑形固定法能有效减少 CVC 导管局部皮肤不良反应发生,减少患者痛苦,提高其满意度;常规消毒穿刺点皮肤,使外露静脉导管呈一"∩"形,将超薄贴膜直接覆盖在穿刺点及"∩"形导管上,并在导管的尾端使用导管固定扣固定在患者的胸前平坦处,常规消毒可来福,连接输液管路;缝线加双贴膜固定法能有效降低导管滑脱率,减少直接护理时间、降低耗材费用。

(2) 研究显示,采用免缝导管固定方法比传统的缝针固定中心静脉导管 CRBSI 发生率更低。目前,我国临床医务工作者仍较多采用缝合法固定中心静脉导管,因此,如何选择既能降低导管相关感染,又能确保导管安全留置的固定方法,成为临床医师、麻醉师、临床护士、患者共同关注课题。

6. 合适的封管液:深静脉的封管液种类多,剂量也不尽相同,由于患者病情各不相同,因此也不能只用单一的一种封管液,应当根据患者病情及中心静脉的型号选择不同的封管液。

目前,对于 CVC 封管液尚缺乏更权威的指南推荐。美国肾脏病诊断及治疗学会(ASDIN)推荐 1 000 U/ml 肝素或 4%枸橼酸钠适用于带涤纶套导管的使用;欧洲最佳实践指南(ERBP)认为,由于存在封管液溢出的潜在风险,需要在溢出现象相关的其他风险(包括心律失常、毒性、过敏反应和抗生素耐药等)与防治感染方面获得的利益之间做出平衡。枸橼酸盐封管的研究最为广泛,其中 4%枸橼酸钠似乎能够达到最佳的利/弊比率。2014 年发布的《中国血液透析用血管通路专家共识》建议,对于活动性出血、严重出血倾向、肝素过敏或有肝素诱导的血栓性血小板减少症患者可以采用 4% ～ 46%的枸橼酸钠或 10%浓氯化钠封管。

预充式导管冲洗器与手工配液冲、封管比,能够显著降低导管相关性血流感染、堵管的发生率并延长外周或中心静脉置管导管保留时间,增加了临床上的患者获益;能够显著降低医护人员针刺伤发生率并缩短医护人员冲、封管操作时间,增加了医护人员临床操作的获益。预充式导管冲洗器具有较好的临床应用价值。

7. 穿刺点消毒方式:改良式换药方法先用生理盐水擦拭,以软化及清除痂皮与污垢,达到清洁作用;再用 75%乙醇消毒穿刺部位皮肤,可迅速减少皮肤上的细菌数,使细菌蛋白变性而直接杀死细菌,同时能有效清除各种胶布痕迹;且采用顺—逆时针方向消毒,共3遍,相比传统消毒方式,消毒时间长,消毒更加彻底,消毒效果好;最后一遍消毒剂为0.5%碘伏,碘能迅速减少创面的脓性分泌物,并在创面表层形成一层保护膜,不易被细菌、尘埃侵入伤口,起到保护伤口的作用,从而达到修复、收敛、防止细菌从皮下隧道进入血液的目的。

参考文献

［1］ O'Grady N P, Alexander M, Burns LA, et al. Guidelines for the prevention of intravascular catheter-related infections. http://www.cdc.gov/hicpac/pubs.html. Published April 2011.

［2］ Loveday H P, Wilson J A, Pratt R J, et al. epic3: National evidence-based guidelines for preventing healthcare-associated infections in NHS hospitals in England[J]. Hosp Infect, 2014, 86(suppl 1): S1 - S70.

［3］ Magalini S, Pepe G, Panunzi S, et al. Observational study on preoperative surgical field disinfection: povidone-iodine and chlorhexidine-alcohol[J]. Eur Rev Med Pharmacol Sci, 2013, 17(24): 3367 - 3375.

［4］ 刘甜,王雪芬. 两种贴膜对PICC置管患者局部皮肤过敏影响的Meta分析[J]. 循证护理,2017,3(4): 289 - 292.

［5］ 陶晓晓. iv3000透明敷料在CVC置管中的应用效果[J]. 临床医药文献杂志,2018,5(97): 49 - 52.

［6］ 黄佩雷,李冬眉,尤爱哨,等. 水胶体透明敷料预防神经外科中心静脉导管细菌定植和细菌感染的研究[J]. 护理学杂志,2016,31(18): 10 - 13.

［7］ 郭莉,郝敬荣,张弛,等. 水胶体敷料与3M敷料预防中心静脉导管相关性感染的临床研究[J]. 护士进修杂志,2016,31(23): 2186 - 2189.

［8］ 李敏,黄雨华. 中心静脉置管置管处敷料更换频率有效性的Meta分析[J]. 护理与康复,2018,17(3): 6 - 9.

［9］ 叶玉萍. 中心静脉置管后堵管的原因及预防和处理方法[J]. 医疗装备,2016,29(14): 76 - 77.

［10］ 黄锦芳,唐秋兰. 定时脉冲式冲管维护经皮中心静脉导管通畅的研究进展[J]. 护理实践与研究,2013,10(11): 115 - 116.

［11］ 张慧萍,荆瑶,费才莲. 独立包装酒精消毒片在静脉输液接头维护中的作用[J]. 当代护士(中旬刊),2018,25(08): 119 - 120.

［12］ 李美娟,王薇. 输液接头使用与维护的临床现状及研究进展[J]. 护理与康复,2017,16(10): 1053 - 1056.

［13］ 吴洁兰,黄育珠,王秋如. 两种固定方式在中心静脉导管留置中的临床应用[J]. 护理实践与研究,2018,15(2): 141 - 142.

［14］ 许祖存,齐华英,王申,胡新春,郭桐欣. 胃肠外科术后中心静脉导管相关感染危险因素分析及3种固定方式的比较[J]. 中华医院感染学杂志,2018,28(22): 3450 - 3453.

［15］ 柯端丽. 颈内深静脉置管在输液过程中的固定技巧[J]. 当代护士(下旬刊),2015(04): 144.

［16］ 孙秋香,刘晓红,朱敏,等. 双贴膜固定在中心静脉导管固定中的应用[J]. 中西医结合护理(中英文),2018,4(7): 99 - 101.

［17］ 林金香,方蘅英,陈湘威,等. 不同固定方法预防中心静脉导管相关血流感染的研究[J]. 中华临床感染病杂志,2016,9(5): 472 - 474.

［18］ 陈少珍,冯黎,陈利芬,等. 免缝中心静脉导管固定方法的临床效果分析[J]. 护理研究,2015,29(10C): 3574 - 3575.

［19］ 黄彩云,庞杰媚,吴先荣,等. 中心静脉导管相关性血流感染集束化护理策略应用进展[J]. 全科护理,2017,15(36): 4509 - 4512.

［20］ 杨滢,范敬荣. 深静脉导管使用不同封管液封管的研究进展[J]. 当代护士,2018,25(34): 11 - 13.

［21］ 陈凤锟,李冀军,陈璞,等. 高危出血风险患者无肝素透析后肝素盐水封管对凝血指标的影响[J]. 中国血液净化,2012,11(5): 245 - 248.

［22］ 中国医院协会血液净化中心管理分会血液净化通路学组. 中国血液透析用血管通路专家共识(第1版)[J]. 中国血液净化,2014,13(8): 549 - 558.

［23］ 田磊,周挺,马爱霞,等. 预充式导管冲洗器临床效果Meta分析[J]. 中国护理管理,2017,17(11): 1545 - 1555.

［24］ Bertoglio S, Rezzo R, Merlo F D, et al. Pre-filled normal saline syringes to reduce totally implantable venous access device-associated bloodstream infection: a single institution pilot study [published online March 15, 2013]. J Hosp Infect. doi: 10.1016/j.jhin.2013.02.008.

［25］ Keogh S, Marsh N, Higgins N, et al. A time and motion study of peripheral venous catheter flushing practice using manually prepared and prefilled flush syringes[J]. J Infus Nurs, 2014, 37(2): 96 - 101.

［26］ Institute for Safe Medication Practices (ISMP). Safe Practice Guidelines for Adult IV Push Medications[J]. Horsham, PA: ISMP, 2015.

［27］ 陈雪仙,黄毓琼. 锁骨下静脉置管敷料更换时清洁消毒方法的改良[J]. 中国感染控制杂志,2014,13(6): 368 - 370.

三、超声引导PICC置管技术规范

【名词定义】 PICC(Peripherally Inserted Central Catheter)经上肢贵要静脉、肘正中静脉、头静脉、肱静脉,颈外静脉(新生儿还可以通过下肢大隐静脉、头部颞静脉、耳后静脉)置入中心静脉导管,导管尖端位于上腔静脉或者下腔静脉,为患者提供中、长期的静脉输液治疗。

【适应证】

1. 需要长期静脉输液静脉条件较差的患者。

2. 用刺激性强的药物或者毒性药物治疗的患者。

3. 需要在家庭病床中长期输液的患者。

4. 需要使用压力输液的患者。

【禁忌证】

1. 上腔静脉综合征。

2. 预插管位置:有手术史、放疗史、血栓形成史。

3. 乳癌根治术后患者。

4. 确诊或疑似血管相关感染、菌血症、败血症。

5. 预插部位不能穿刺成功或固定。

6. 对血管器材材质可疑或确诊过敏。

7. 患者自身条件不能承受插管操作,如凝血机制障碍,免疫抑制者慎用。

8. 避免对慢性肾病患者进行PICC置管,因存在中心静脉狭窄和闭塞的风险以及会阻止将来的瘘构建。

【目的】

1. 避免了刺激性药物对患者血管的损伤,保护了患者的外周静脉。

2. 避免了化疗药物的外渗和对局部组织的刺激,减少了患者的痛苦,也控制了医疗风险,杜绝了这类医疗事故的发生。

3. 并发症少,安全;避免了颈部和胸部穿刺引起的严重并发症,如气胸、血胸感染的发生率较低。

【制度与依据】 本规范理论部分主要依据:美国静脉输液护理学会发布的2011年《输液治疗实践标准》,对PICC的适用范围、导管选择、穿刺部位选择,穿刺部位准备,导管置入以及固定都做了详细的描述。2016年更新的《输液治疗实践标准》推荐可视化装置以提高穿刺的成功率,减少并发症的发生,并对导管尖端位置,置入血管的选择进行了进一步的补充。

【准备】

1. 用物准备:医嘱单、知情同意书、血管超声引导系统1台、改良塞丁格穿刺组件1套、超声引导系统专用针器1套、非无菌与无菌超声探查耦合剂各1支、其余同传统PICC穿刺用品。

2. 环境准备:病室安静整洁,光线充足,适宜操作,关闭门窗(或窗帘),请无关人员回避,保护患者隐私。

3. 护士准备：衣帽整洁,洗手戴口罩。

4. 患者准备：患者处于安静状态,配合操作。

【操作流程】

流　程	说　明	图　解
1. 素质准备	服装整洁	
2. 用物准备	医嘱单、知情同意书、血管超声引导系统 1 台、改良塞丁格穿刺组件 1 套、超声引导系统专用针器 1 套、非无菌与无菌超声探查耦合剂各 1 支、其余同传统 PICC 穿刺用品	
3. 洗手戴口罩	七步洗手法正确洗手	
4. 查对	1. 查对医嘱及知情同意书的签署 2. 查对患者：采用两种身份识别的方法进行患者身份确认(腕带、反问式),解释操作目的及配合事项：选择静脉—首选贵要静脉	

（续表）

流　　程	说　　明	图　　解
5. 测量定位及测臂围	患者平卧、术侧手臂外展 90°。暴露穿刺区域，涂抹超声耦合剂，用超声系统查看双侧上，选择最适于置管的血管，用记号笔标记，测量置管长度：从预穿刺点沿静脉走向右胸锁关节再向下至第三肋间隙，测量双侧上臂围并记录	
6. 洗手	七步洗手法正确	
7. 打开 PICC 包	打开 PICC 包，戴无菌手套	
8. 整臂消毒	助手协助抬高患者置管侧手臂，整臂消毒：① 用75％乙醇（酒精）棉球消毒 3 遍；② 75％乙醇待干后，聚维酮碘（碘伏）棉球消毒 3 遍（消毒方法及范围同乙醇）	
9. 放置无菌巾	手臂下垫无菌治疗巾，将无菌止血带放置手臂下，放下手臂，脱手套、手消毒	
10. 穿手术衣、戴手套	1. 穿无菌手术衣，更换无菌手套 2. 严格按照穿手术衣、戴手套方法进行操作	

（续表）

流　程	说　明	图　解
11. 铺治疗巾套	铺大治疗巾及孔巾,保证无菌区最大化	
12. 按无菌原则放置物品	注射器、MST 套件、透明敷料、无菌胶带置于无菌区内。注射器抽取生理盐水,1 ml 注射器抽吸 2％利多卡因	
13. 冲洗导管	用生理盐水预冲并浸润导管、减压套筒、延长管、输液接头、检查导管完整性	
14. 探头准备	助手在超声探头上涂抹适量耦合剂,并协助罩上无菌保护套,系止血带,保证静脉充盈	
15. 静脉穿刺	1. 探头紧贴皮肤并垂直于穿刺血管(如所使用超声为穿刺专用,选择与血管深度符合的导针架安装到探头上)	
	2. 边看超声仪屏幕,边缓慢穿刺,观察针鞘中的回血	
	3. 见回血后降低穿刺针角度,将导丝沿穿刺针送入血管 10～15 cm,松止血带	

（续表）

流　　程	说　　明	图　　解
15. 静脉穿刺	4. 将穿刺针缓慢回撤，只留下导丝在血管中	
	5. 在穿刺点旁局麻，从穿刺点沿导丝向外上扩皮	
	6. 将扩张器及导入鞘沿导丝缓慢送入血管，并在下方垫无菌纱布	
	7. 按压穿刺点及导入鞘前方，将导丝及扩张器一同撤出	
16. 置入导管	1. 固定好导入鞘，将导管沿导入鞘缓慢、匀速送入 2. 同时嘱患者向穿刺侧转头，并将下颌贴近肩部，以防止导管误入颈内静脉，导管到达预定长度后嘱患者头恢复原位	
17. 撤出导入鞘	送管至预定长度后，撤出并远离穿刺点撕裂导入鞘	
18. 检查颈内静脉	助手用超声检查颈内静脉初步判断导管是否异位	

（续表）

流　　程	说　　明	图　　解
19. 撤出支导丝	撤出支撑导丝,将导管与导丝的金属柄分离,平行撤出导丝,速度缓慢而均匀	
20. 修剪导管长度	保留体外 6 cm,以便安装连接器,以无菌见到垂直剪断导管,注意不要剪出斜面或毛碴	
21. 安装减压套筒及延长管	将导管穿过减压套筒与延长管上的金属柄连接,注意要推进到底,导管不能起褶,将翼形部分的倒钩与减压套筒上的沟槽对其,锁定两部分	
22. 抽回血和冲封管	抽回血和冲封管:抽回血确认穿刺成功后(在延长管内见到回血即可)用 10 ml 生理盐水脉冲方式冲管,导管末端连接输液接头,并正压封管	
23. 安装导管固定器	安装导管固定器 1. 撕去孔巾 2. 清洁穿刺点周围皮肤	

（续表）

流　　　程	说　　　明	图　　解
23. 安装导管固定器	3. 调整导管位置 4. 安装思乐扣	
24. 粘贴透明敷料	粘贴透明敷料：在穿刺点放置 2 cm×2 cm 小纱布，无张力粘贴。10 cm×10 cm 以上无菌透明敷料，无菌胶带蝶形交叉固定导管及透明敷料，再以胶带横向固定贴膜下缘	
25. 整理用物	整理用物，脱手套。助手在胶布上注明 PICC、穿刺日期。根据需要弹力绷带包扎	
26. 交代注意事项	穿刺结束后观察穿刺部位有无渗血、肿胀及局部血液循环障碍并交代注意事项	
27. 确定导管位置	拍胸片，确定导管位置	

（续表）

流　　程	说　　明	图　　解
28. 记录及填写导管维护手册	术后记录：① 置入导管的长度、X 线胸片显示的导管位置；② 导管的型号、规格、批号；③ 所穿刺的静脉名称、臂围；④ 穿刺过程描述是否顺利、患者有无不适的主诉等	

【注意事项】

1. 操作者及患者需舒适体位。

2. 床头抬高 $15°\sim30°$。

3. 采用最大限度的无菌预防措施，包括：口罩、无菌隔离衣、帽子、无菌手套、护目镜和能覆盖全身的大单。

4. 超声机在对侧位置，操作过程中手眼一致。

5. 见回血后不要急于撤超声探头，固定穿刺针，先送导丝。

6. 遇到阻力不能强行推进导丝。

7. 如需要，切开足够大的皮肤切口。

8. 沿静脉走向旋转推进扩张器。

9. 使用适合的 PICC 导管型号。

10. 一根导管只能尝试一次置管。

11. 穿刺失败后，同一血管不要穿刺超过 2 次。

12. 皮肤消毒，首选洗必泰溶液。也可以使用浓度 1‰～2‰的碘酊和 75‰乙醇。

13. 当临床指示需评估水肿和可能发生深静脉血栓（DVT），应测量上臂围。

14. 冲净无菌手套上的滑石粉、PICC 导管需用肝素盐水浸润，防止机械性静脉炎的发生。

【前沿进展】

1. 国外研究表明，使用改良赛丁格技术（Modified Seldinger Technique，MST）和超声导引进行上臂 PICC 能够极大地提高置管成功率，减少机械性静脉炎、穿刺点感染、导管意外拔出、血栓形成等并发症，从而降低治疗成本，并且在一定程度上增加了患者置管手臂的自由活动度和舒适度。

2. 对血管条件差的患者来说 DSA 引导和超声辅助穿刺是一种安全、快速的置入方法，减少了不良反应及并发症的发生。

3. PICC 置管定位方法除了临床常用的 X 线定位之外，还包括电磁导航系统定位，中心静脉定位，经胸壁超声心动图（transthoracic echocardiography，TTE）及经食管超声心动图（transesophageal echocardiography，TEE），腔内心电图定位，腔内心电图联合血管导航综合定位以及 Sherlock 3CG 尖端定位系统（sherlock 3CG tip confirmation system）。

――――――――――――――― **参考文献** ―――――――――――――――

［1］　王欣然, 孙红, 李春燕. 重症医学科护士规范操作指南［M］. 第 1 版. 北京：中国医药科技出版社. 2017：115.

［2］ 徐丽华,钱培芬.重症护理学[M].第 1 版.北京：人民卫生出版社.2012：85.

［3］ McGill R L，Tsukahara T，Bhardwaj R，Kapetanos AT，Marcus RJ．Inpatient venous access practices：PICC culture and the kidney patient．J Vasc Access．2015；16(3)：206 - 210.

［4］ Maneval R E，Clemence B J．Risk factors associated with catheter- related upper extremity deep vein thrombosis in patients with peripherally inserted central venous catheters：a prospective obser- vational cohort study：part 2．J Infus Nurs．2014；37 (4)：260 - 268.

［5］ Inez N，James P H．The efficacy of upper arm placement of peripherally inserted central catheters using bedside ultrasound and microintroducer technique[J]．J Infus Nurs，2008，31(3)：165 - 176.

［6］ Dorthea D，McMahon D D．Evaluation new technology to improve patient outcomes：a quality improvement approach[J]．J Infus Nurs，2002，25(4)：250 - 255.

［7］ 吕红伟,黄军霞,杨一梅等.DSA 引导和超声辅助穿刺在 PICC 困难置管中的临床应用[J].哈尔滨医科大学学报,2016(05)：471 - 474.

［8］ 刘春丽,刘腊根,陈传英,孟爱凤.PICC 置管实时尖端定位方法的现状及进展.护理学报,2017(09)：39 - 42.

［9］ Rossetti F，Pittiruti M，Lamperti M，et al．The Intracavitary ECG Method for Positioning the Tip of Central Venous Access Devices in Pediatric Patients：Results of an Italian Multicenter Study[J]．J Vasc Access，2015，16(2)：137 - 143．DOI：10. 5301/jva. 5000281.

［10］ Dale M，Higgins A，Carolan-Rees G．Sherlock 3CG Tip Confirmation System for Placement of Peripherally Inserted Central Catheters：A NICE Medical Technology Guidance[J]．Appl Health Econ Health Policy，2016，14(1)：41 - 49．DOI：10. 1007/s40258 - 015 - 0192 - 3.

四、PICC 维护技术规范

【名词定义】　经外周静脉置入中心静脉导管（peripherally inserted central catheter, PICC）是指经上肢贵要静脉、头静脉、肱动脉等穿刺置管，导管尖端位于上腔静脉或下腔静脉的导管，用于为患者提供中期到长期的静脉治疗（5 天至 1 年）。

【适应证】

1. PICC 置入后第一个 24 小时需进行导管维护。

2. 敷料完整性受损、受潮、脱落、卷曲、松动、有可见的污渍，或敷料下出现渗液或渗血时应立即进行导管维护。

3. PICC 留置期间应至少每周维护一次。

【禁忌证】　无绝对禁忌证，但患者躁动，不配合时操作需谨慎。

【目的】

1. 维持 PICC 导管通畅。

2. 观察穿刺点周围皮肤情况。

3. 延长 PICC 导管留置的时间。

4. 预防 PICC 导管相关的并发症。

【制度及依据】　本规范理论部分主要依据美国静脉输液护理学会 2016 年发布的《输液治疗实践标准》第六节《血管通路装置（VAD）管理》，该部分内容详尽阐述了血管通路固定，冲管和封管，导管评估、部位维护和更换敷料等 PICC 维护相关内容。

本规范操作部分依据北京护理学会制定的 PICC 维护操作流程，该标准由多位护理专家参照国内外静脉治疗相关指南、共识及重要文献制定而成，旨在规范 PICC 维护临床操作，维持 PICC 导管通畅，降低并发症的发生率，减轻患者反复血管穿刺的痛苦。

【准备】

1. 用物准备：治疗盘 1 个，垫巾 1 个，软尺 1 个，免洗手消毒液 1 瓶，75％酒精，碘伏 1 瓶，无菌棉签 1 包，无针输液接头 1 个，10 ml 注射器 1 支，生理盐水 100 ml 1 袋，透明敷贴 10 cm×12 cm 1 片；导管固定装置 1 个，胶布，签字笔，锐器桶，医疗垃圾桶，生活垃圾桶。各种无菌物品包装完整，均在有效期范围内。

2. 环境准备：病室安静整洁，室温适宜，光线充足，适合操作。关闭门窗（或遮挡窗帘），保护患者隐私。

3. 护士准备：衣帽整洁，洗手戴口罩。

4. 患者准备：患者处于安静状态，配合操作。患者取平卧位，置管侧手臂外展。

【操作规程】

流　程	说　明	图　解
1. 素质准备	服装整洁	
2. 洗手戴口罩	七步洗手法正确洗手	
3. 查对 PICC 维护记录单及维护手册查对各项无菌物品	物品准备： 1. PICC 换药包（从上至下分别为：垫巾、卷尺、手套、酒精棒 1 包、碘伏棒包、敷贴胶布 2 片、透明敷料 10 cm×10 cm 以上 1 片） 2. 10 ml 预冲注射器 3. 肝素盐水(0~10 u/ml) 4. 思乐扣 5. 输液接头 6. 酒精 7. 棉签 8. 污物桶 9. 利器盒 10. 手消液 11. 治疗盘	
4. 解释核对	采用两种身份识别的方法进行患者身份确认（腕带、反问式）	
5. 评估	评估输液接头、穿刺点、敷料	

（续表）

流　　程	说　　明	图　　解
6. 打开换药包	注意无菌操作	
7. 在穿刺肢体下放垫巾	仰面平卧位,在穿刺肢体下放垫巾	
8. 测量上臂围	测量肘正中上方 10 cm 处臂围	
9. 揭开固定输液接头的胶布	揭开胶布并去除胶痕清洁皮肤	
10. 手消毒	七步洗手法正确洗手	
11. 输液接头排气	取出预冲注射器,释放助力,安置输液接头,排气备用	

（续表）

流　程	说　明	图　解
12. 卸下旧接头	1. 卸下旧接头 2. 手消、戴手套 3. 手消方法正确、手套无污染	
13. 导管接头消毒	打开酒精棉片包，包裹消毒导管接头，用力多方位擦拭 15 秒	
14. 评估导管	抽回血、判断通畅性，注意透明管内见回血即可，不要抽到注射器内	
15. 冲洗导管	脉冲式冲洗方法正确	
16. 封管	实行正压封管 脱手套	
17. 去除原透明敷料	1. 去除透明敷料外胶带，一手拇指轻压穿刺点，0°平拉自下而上去除原有透明敷料	
	2. 用酒精棉签充分浸润、溶解思乐扣粘胶，注意不能污染穿刺点、手指不能触及思乐扣	

(续表)

流　　程	说　　明	图　　解
18. 观察穿刺点	有无红肿渗出等异常	
19. 放思乐扣	在换药包内放思乐扣 手消毒、戴手套	
20. 卸下原思乐扣	1. 脱离：轻轻打开锁扣，小心从锁扣移开导管 2. 卸除：思乐扣从皮肤上移开 3. 注意勿污染导管	
21. 酒精脱脂消毒	左手无菌纱布覆盖接头，向上提起导管，右手持酒精棉棒，避开穿刺点 1 cm，顺时针去脂消毒，第二、三支酒精棉棒同样方法逆、顺时针消毒。以穿刺点为中心，直径 15 cm(大于敷料面积)	
22. 碘伏消毒	酒精待干，取一碘伏棉棒放平导管顺时针消毒导管及皮肤，第二、三支碘伏棉棒同样方法翻转导管擦拭逆、顺时针消毒。擦拭固定翼，以穿刺点为中心，直径 15 cm(大于敷料面积)	
23. 调整导管位置	导管位置摆放合理	

（续表）

流　程	说　明	图　解
24. 思乐扣固定	1. 4P法：皮肤处理、按压、撕开、贴放 2. 导管出皮肤处，逆血管方向摆放（L 或 U 形），涂抹皮肤保护剂待干	
25. 贴透明敷料	1. 无张力粘贴、完全覆盖思乐扣	
	2. 塑形	
	3. 边缘按压	
26. 交叉固定	蝶形交叉固定胶布，固定输液接头	

（续表）

流　　程	说　　明	图　　解
27. 标注	标注导管类型、日期、picc 名称贴于敷料下缘，并用无菌纱布包裹接头	
28. 整理床单位及用物	取舒适体位，垃圾分类处理原则 脱手套	
29. 交代注意事项	向患者或家属详细交代相关事项	
30. 洗手填写导管维护记录	及时、准确记录并填写导管维护手册	

【注意事项】

1. 禁止使用小于 10 ml 的注射器冲管、给药。

2. 抽回血不可抽至输液接头及注射器内。

3. 要采用脉冲式正压封管，以防止血液反流进入导管。

4. 除耐高压导管（紫色）外，其他 PICC 导管可以常规加压输液或输液泵给药，但不能用于高压注射泵推注造影剂。

5. 去除敷料时要自下而上沿穿刺方向，切忌将导管带出体外，去除敷料时尽可能不要污染贴膜下皮肤及导管。

6. 勿用酒精棉签直接消毒穿刺点及导管；碘伏消毒导管时不要只向一个方向翻转导管。

7. 将体外导管放置呈弯曲，以降低导管张力，避免导管脱出。

8. 严格无菌操作，敷料要完全覆盖体外导管，以免引起感染。

9. 如发现污染、患者出汗多或敷料卷边时，应及时更换透明敷料。

10. 每一次消毒均需完全待干，且消毒液一定要完全待干后再覆盖敷料。

【前沿进展】

1. 更换输液接头：依据美国静脉输液护理学会2016年发布的《输液治疗实践标准》，连接在PICC接口处连接的无针输液接头应该使用螺口连接，以保证连接安全。无针接头的主要目的是通过将给药装置和/或注射器连接到血管通路装置接口或通路装置上进行间歇性输液，避免发生针刺伤害。

2. 冲封管方法的改进：每次输液之前，冲洗导管并抽回血，以评估导管功能，预防并发症的发生。每次输液之后冲管并封管，减少腔内堵塞和导管相关性血流感染。

（1）预充式导管冲洗器是冲管和封管的首选。使用预充式导管冲洗器，可降低导管相关血流感染（CR-BSI）的风险，并节省配制冲洗液的时间。

（2）冲洗导管前抽回血，确定与全血一致的颜色和稠度，是在给药和输液前评估导管功能的一个重要部分，抽回血时不可抽至接头或预充式导管冲洗器内。

（3）脉冲式冲管技术，体外研究表明，以短暂停顿的脉冲式冲管技术，每次输注1 ml液体，连十次，更有利于固体沉积物（例如，纤维蛋白，药物沉淀，腔内细菌）的清除，相比连续低流量技术更有效。

（4）封管：实行正压封管，封管液选用0～10 U/ml肝素生理盐水溶液。

3. 更换穿刺点敷料。

（1）更换穿刺点敷料的时间：PICC留置期间透明的半透膜敷料（TSM）应该每5～7天更换一次，纱布敷料应该每2天更换一次。注意透明的半透膜敷料之下放置纱布敷料应被视为是纱布敷料，应每2天更换一次。

（2）消毒剂的选择：皮肤消毒首选洗必泰含量＞0.5％的酒精溶液。如果患者禁忌使用酒精洗必泰溶液，也可以使用碘酒，碘伏（聚维酮碘）或70％的乙醇。在贴敷料前皮肤消毒剂需要充分干燥；酒精洗必泰溶液至少30秒；聚维酮碘（碘伏）1.5～2分钟。对于早产儿和小于2个月年龄的幼儿，应谨慎使用洗必泰，因为存在皮肤刺激和化学烧伤的风险。

（3）PICC导管的固定：将具有粘胶剂的导管固定装置用于经外周穿刺的中心静脉导管（PICC），因为它们可以降低感染和导管移位的风险且比缝线更安全。

─────────────── 参考文献 ───────────────

[1] Loveday H P，Wilson J A，Pratt R J，et al. epic3：National evidence-based guidelines for preventing healthcare-associated infections in NHS hospitals in England[J]. J Hosp Infect. 2014；86(suppl 1)：S1-S70.

[2] Paglialonga F，Consolo S，Biasuzzi A，et al. Reduction in catheter-related infections after switching from povidone-iodine to chlorhexidine for the exit-site care of tunneled central venous catheters in children on hemodialysis[J]. Hemodial Int. 2014；18 (suppl 1)：S13-S18.

[3] 马平，宋华. 血液肿瘤患者PICC导管相关性血栓发生原因与预防研究进展[J]. 中国护理管理，2019，19(02)：301-305.

[4] 梅莉，高小玲，赵云云. 耐高压注射型PICC导管在CT增强扫描中的应用价值[J]. 放射学实践，2019，34(01)：88-91.

[5] 闫萍，徐文，付红萍，夏凡，等. 集束化管理在预防新生儿经外周静脉置入中心静脉导管血流感染中的应用[J]. 中华医院感染学杂志，2018，28(07)：1114-1116.

[6] 任世强，张春旭，陈秉烈，等. 乳腺癌患者PICC置管期间感染相关因素及应对措施[J]. 中华医院感染学杂志，2018，28(19)：2992-2995.

[7] 吴晓琴，李兰云，郭晶，等. 氯己定醇皮肤消毒液在预防导管相关血流感染中的效果研究[J]. 中华医院感染学杂志，2014，24 (21)：5312-5314.

五、中线导管置管技术规范

【名词定义】　中线导管(midline)：即外周静脉置入的中等长度导管,导管长度 20～30 cm,管腔外径 2～5 Fr(1 Fr＝0.33 mm),由聚氨酯或硅胶材料制成,从肘窝处上下两横指常规穿刺或采用超声引导技术从上肢贵要静脉、头静脉或者肱静脉内,导管尖端位于腋静脉胸段或可达锁骨下静脉。与外周静脉留置针、PICC、CVC、PORT 相比,中等长度导管(MC)具有穿刺速度快、安全性较高、维护成本较低等优势,为患者提供了一种经济、安全的静脉输液方式。欧洲 2017 PICC & MIDLINE 指南中指出,中等长度导管如果使用适当,可以使用数月。

【适应证】

1. 预计治疗时间 1～7 周的患者。

2. 持续输注等渗或接近等渗的药物。

3. 短期静脉注射万古霉素的患者(少于 6 天的治疗)。

4. 需持续镇静与镇痛的患者。

5. 间歇性或短期输注高渗透压、腐蚀性药物者(因存在未被检测的外渗风险,需谨慎)。

【禁忌证】

1. 避免持续输注发疱剂药物治疗。

2. 导管尖端未达腋静脉胸段或锁骨下静脉的情况下,不适宜用于胃肠外营养、渗透压大于 900 mOsm/L 的补液治疗。

3. 有血栓、高凝状态病史,四肢的静脉血流降低(如麻痹、淋巴水肿、矫形、神经系统病症),终末期肾病需要静脉保护时。

4. 乳腺手术清扫腋窝淋巴结、淋巴水肿的患者。

5. 拟穿刺肢体部位有疼痛、感染、血管受损(出血、渗出、静脉炎、硬化等)、计划手术或放疗的区域均不宜置管。

【目的】

1. 用于短、中期静脉输液治疗的患者,减少反复穿刺对患者血管的损伤,减轻患者痛苦,保护患者外周静脉。

2. 降低药物对外周静脉的刺激,降低医疗风险。

3. 并发症少、安全;避免颈部和胸部穿刺引起的严重并发症。

【相关制度与依据】

1. 本规范理论部分主要依据：美国 INS2016《输液治疗实践标准》修订版,该机构具有静脉治疗实践权威性,每 4 年更新,提供了一个指导临床实践的框架,同时也为国内静脉治疗标准修订工作提供参考依据;《欧洲 PICC & MIDLINE 指南》2017 年建议中等长度导管如果使用适当,可以使用数月;美国疾病预防控制中心的指南指出静脉中等长度导管最长可以留置 49 天。

2. 本规范操作部分主要依据：美国静脉输液护理学会发布的 2016 年《输液治疗实践标准》,对静脉工具的选择、穿刺部位的准备、导管置入医技固定做了详细描述,并推荐使用血管可视化装置以提高穿刺成功率,减少并发症的发生。《中华人民共和国卫生行业标准》中的静脉治疗护理技术操作规范。应用本操作的相关人员应严格按照操作规程使用,经院内安全输液治疗组考核,护理部授权,并每2年进行资质复核。

【准备】

1. 用物准备:医嘱、会诊申请、知情同意书、操作核查表、血管超声引导系统、非无菌耦合剂、中线导管置管包套件(含中线导管、MST套件、无菌手套、无菌纱布、20 ml注射器、10 ml注射器、1 ml注射器、输液接头、治疗巾、洞巾、止血带等)、75%酒精消毒液、0.5%聚维酮碘(碘伏)消毒液、0.9%生理注射盐水、10 U/ml肝素钠稀释生理注射盐水、治疗车(同治疗室要求)。

2. 检查用物的有效期,物品处于备用状态。

3. 环境准备:病室安静整洁,光线充足,适宜操作,关闭门窗(或窗帘),请无关人员回避,保护患者隐私。

4. 护士准备:衣帽整洁,洗手戴口罩。

5. 患者准备:清洁双上肢皮肤,戴口罩,处于安静状态,配合操作。

【操作流程】

流　　程	说　　明	图　解
1. 仪表准备	着装整洁,修剪指甲、去腕表、戴圆帽 符合操作仪表规范	
2. 洗手戴口罩	七步洗手法正确洗手	
3. 用物准备	医嘱单、知情同意书、操作核查表、血管超声引导系统1台、非无菌耦合剂1支、中线导管置管包1套、治疗盘(75%乙醇、0.5%聚维酮碘消毒液各1瓶、0.9%生理盐水100 ml 1瓶、10 U/ml肝素钠稀释生理盐水1瓶、利多卡因1支)、治疗车(利器盒、污物桶、快速手消液),用物均符合规范	

（续表）

流　　程	说　　明	图　　解
4. 身份识别	采用两种以上身份识别方式进行患者身份确认（腕带、反问式），核对患者操作项目	
5. 评估	评估患者配合程度，评估患者有无感染及出血情况，双上肢皮肤有无创面、瘢痕、水肿等，向患者讲解操作目的及配合事项，仰面平卧，手臂外展与躯干呈 90°，暴露穿刺侧上臂皮肤，用超声系统查看、选择静脉，首选贵要静脉，标明标记	
6. 测量定位、测臂围	1. 测量值管长度（3 种方法）： 　a. 从预穿刺点沿静脉走向至腋窝水平；b. 从预穿刺点沿静脉走向至同侧锁骨中线；c. 从预穿刺点沿静脉走向至同侧胸锁骨关节减2 cm（从预穿刺点沿静脉走向到同侧锁骨中点距离） 2. 测量双侧臂围：肘上 10 cm 处，记录	
7. 洗手	七步洗手法洗手或快速手消毒	
8. 打开置管包	1. 打开置管包 2. 戴无菌手套 3. 整理包内物品	

（续表）

流　　程	说　　明	图　解
9. 整臂消毒	1. 助手协助准备消毒液 2. 助手持患者置管侧手腕部，提高上肢 3. 整臂消毒：75％乙醇棉刷以顺、逆、顺方向消毒三遍待干，0.5％聚维酮碘棉刷消毒三遍（方法同酒精消毒）待干	
10. 放置无菌巾、无菌止血带	1. 护士将无菌治疗巾铺于消毒手臂下 2. 将无菌止血带放置于治疗巾上，约患者穿刺部位上方 3. 助手轻放患者手臂，保持手臂外展与躯干呈90°姿势 4. 嘱患者不能移动消毒手臂 5. 护士脱手套，手消毒	
11. 穿无菌手术衣	1. 严格按照无菌要求穿无菌手术衣 2. 更换无菌手套	
12. 建立最大无菌区	铺大治疗巾、洞巾，保证无菌最大化	
13. 准备物品	1. 将置管包内物品按操作顺序分类摆放 2. 20 ml注射器2具：分别抽20 ml生理盐水及10 ml肝素钠稀释盐水、1 ml注射器抽2％利多卡因1 ml	
14. 预冲置管设备	用生理盐水预冲并浸润导管、减压套筒、输液接头，检查导管完整性	
15. 超声探头准备	1. 助手在超声探头上涂抹适量耦合剂 2. 护士手持无菌保护套 3. 助手协助探头罩保护套 4. 护士用无菌皮筋固定探头前端，确保保护套探头处平整	

（续表）

流　　程	说　　明	图　　解
16. 静脉穿刺	1. 系无菌止血带,保证静脉充盈;超声探头垂直紧贴皮肤再次确认预穿刺血管;选择与血管深度合适的导针架安装在探头上;在导针架上放置穿刺针	
	2. 一手固定超声探头,一手持穿刺针;穿刺下方垫无菌纱布;边看超声影像边缓慢进针,观察超声影像穿刺针走向,针入血管,观察针鞘内回血	
	3. 见回血后,保持穿刺针位置,将探头与穿刺针分离;导丝沿穿刺针送入血管,边送边降低穿刺针角度,送至 10 cm,松止血带	
	4. 回撤穿刺针,保留导丝在血管中;轻压穿刺点,止血;在穿刺点旁给予局麻	
	5. 从穿刺点沿导丝远心端向近心端方向扩皮	
	6. 导丝下方垫无菌纱布;将扩张器与导入鞘贯穿导丝后沿导丝缓慢送入血管	

（续表）

流　程	说　明	图　解
16. 静脉穿刺	7. 按压穿刺点及导入鞘的前方，将导丝及扩张器一并撤出	
17. 置入导管	1. 固定好导入鞘，将导管沿导入鞘缓慢、匀速送入 2. 嘱患者头偏向穿刺侧，将下颌贴于肩部，防止导管误入颈内静脉 3. 送至预定长度后嘱患者头恢复原位	
18. 撤离导入鞘	1. 导管送至预定长度后，将导入鞘完全撤出后撕裂导入鞘 2. 导管接头接生理盐水注射器，抽回血通畅确定穿刺成功，脉冲冲管	
19. 检查颈内静脉	超声检查患者颈内静脉，初步判断导管是否异位	
20. 撤出支撑导丝	将导管与支撑导丝的金属柄分离，一手固定导管，一手平行缓慢匀速撤出导丝	
21. 修剪导管长度	导管保留体外 5 cm，以便安装连接装置，修剪时垂直剪断多余导管，注意不要剪出斜面或毛碴	

(续表)

流　程	说　明	图　解
22. 安装连接装置	将导管穿过减压套筒,与连接管的金属柄连接,保证导管平整、推送到金属柄底端,将翼型部分的倒钩与减压套筒的凹槽对接,锁定	
23. 抽回血、冲封管	连接输液接头,再次抽回血确认导管通畅(回血仅连接管内可见即可),接 10 ml 生理盐水注射器脉冲冲管,肝素钠生理盐水封管	
24. 安装导管固定装置	1. 去除洞巾 2. 清洁穿刺点周围皮肤 3. 调整导管位置(L、U、S形摆放) 4. 安装思乐扣	
25. 贴透明辅料	1. 穿刺点放置 2 cm×2 cm 方纱 2. 无张力张贴 10 cm×10 cm 以上无菌透明辅料 3. 无菌胶带蝶形交叉导管固定在透明辅料上 4. 无菌胶带横向固定贴膜下缘	
26. 整理用物	1. 整理用物,垃圾分类 2. 助手在胶布上注明置管名称及穿刺日期 3. 根据需要弹力绷带包扎	

（续表）

流　程	说　明	图　解
27. 交代注意事项	1. 穿刺结束后观察穿刺部位有无渗血、肿胀，测肢体皮温 2. 交代置管后注意事项：活动、穿脱衣服、洗浴等	
28. 记录	完善术后记录：填写手术记录单、穿刺记录单	

【注意事项】

1. 知情同意：按照我国医疗机构法律和组织政策的规定，对所有创伤性操作获得患者知情同意。中等长度导管置入前护士应向患者及家属详细讲解置入目的的相关信息，包括目的、风险等，患者签署知情同意书。

2. 严格无菌操作，预防感染。

3. 操作者和患者体位均需舒适。

4. 采用最大无菌保护屏障：口罩、圆帽、无菌手术衣、无菌无粉手套、无菌大单覆盖患者全身、无菌洞巾仅暴露穿刺部位周围皮肤。

5. 皮肤消毒：穿刺侧整臂消毒，消毒液待干后再行下一步操作。

6. 超声机放置于穿刺者对侧。

7. 选择合适的中线导管型号。

8. 根据超声所见血管深度，选择合适的导针架。

9. 穿刺成功，导丝推送不易过快，如遇阻力不得强行推进。

10. 扩皮切口不宜太大，避免增加感染概率。

11. 扩皮器应沿血管走向旋转推进。

12. 将导入鞘完全撤出体表后再行撕裂，避免损伤血管、皮肤。

13. 同一根血管不要穿刺超过 2 次，总穿刺次数不得超过 4 次。

14. 评估导管是否通畅。

【相关前沿进展】

1. 采用改良塞丁格技术（MST）和超声引导进行中线导管置管术，能有效提高穿刺成功率，降低感染、机械性静脉炎、非计划性脱管、静脉血栓形成等并发症，减低治疗成本同时提升患者带管舒适度、活动度及满意度。

2. 对于年老体弱、血管条件差的患者,选择超声引导下塞丁格技术进行静脉穿刺,能安全、有效、快速地建立静脉通路,保护外周静脉、缩短护理操作时间,减轻患者常规静脉穿刺痛苦,降低不良反应和并发症发生。

3. 中线导管置管术,不同于 PICC 置管术,导管尖端位于头静脉、腋静脉或锁骨下静脉,无需 X 线定位,穿刺成功即可执行临床治疗方案。

4. 中线导管置入可达锁骨下静脉,即可作为肠外营养输注通路,留置时间由 4 周延长至 49 天。

参考文献

［1］ 邹晓春,何金爱,宋燕伶.252 例留置静脉中长导管病人调查分析[J].护理学报.2016,23(20):48－50.
［2］ 2017.5《欧洲 PICC & MIDLINE 指南》:15.
［3］ 中华护理学会静脉输液治疗护理专业委员会(编译).输液治疗实践标准[J].输液护理杂志,2011,34(1S):42.
［4］ Adams D Z,Little A,Vinsant C,et al. The midline catheter:A clinical review[J]. The Journal of Emergency Medicine,2016,51(3):252－258.
［5］ 王亚琳.中长导管静脉置管在急诊临床的应用现状和展望[J].大医生,2018,3(06):138－139.
［6］ Mushtaq A,Navalkele B,Kaur M,et al. Comparison of complications in midlines vers us central venous catheters:Are midlines safer than central venous lines[J]. Am J Infect Control,2018,46(7):788－792.
［7］ 胡明明,沈小芳,顾平,等. 外周静脉中等长度导管的临床应用研究现状[J].护理研究,2015,29(11):3845－3848.
［8］ 中华护理学会静脉输液治疗护理专业委员会(编译).输液治疗实践标准[J].输液护理杂志,2011,34(IS):78.
［9］ 中华护理学会静脉治疗护理专业委员会(编译).输液治疗实践标准[J].输液护理杂志,2016,39(1S):21

六、输液港维护技术规范

【名词定义】 输液港,即植入式静脉输液装置(implantable venous access devices, IVAD)为一种埋藏于皮下组织中的植入式、可长期留置的静脉通路装置。由供穿刺的输液港座(port)和导管两部分组成,前者是静脉导管和外界相联通的装置,因此对此装置简称静脉输液港(PORT)。对于在相当一个时期内需要重复进行化疗、输血、营养支持及血样采集的患者来说,静脉输液港是目前公认的一个安全、有效的方法。静脉输液港的出现与应用是静脉通路建立史上的一座里程碑,标志着长期的静脉通路建立手段进入一个发达而且成熟的时期,给需要中长期输液的患者如癌症患者带来生活质量的显著改善,还提高了静脉通路的安全性,降低了反复建立静脉通路带来的不适与焦虑。

【适应证】

1. 需长期化疗的恶性肿瘤患者。

2. 需长期静脉营养患者。

3. 需长期多次输注血液制品的患者。

4. 与其他静脉通路相比,更愿意接受静脉输液港的患者。

【禁忌证】

1. 有严重出血倾向(凝血功能异常或凝血因子缺乏)。

2. 患菌血症或易导致菌血症的感染性疾病,如肺炎、肾盂肾炎、胆管炎等。

3. 穿刺部位与健肺同侧(存在发生致命气胸或血胸的风险)。

4. 穿刺部位存在异常的静脉血液回流,如上腔静脉综合征、穿刺部位血栓等。

5. 穿刺部位有感染性病灶、开放性伤口、放疗史、颈部或上纵隔肿物。

6. 已知对静脉输液港或导管材质过敏。

【目的】

1. 可用于所有的静脉输液治疗、采集血样等简单维护。

2. 治疗间隙期只需每月一次生理盐水冲管。

3. 大幅减少每日工作量。

4. 降低静脉治疗难度。

5. 静脉输液全疗程的可靠通路。

6. 避免反复静脉穿刺带来的痛苦,保护外周血管。

7. 不限制日常活动。

8. 降低总治疗费用。

9. 提高生活质量。

【制度与依据】

1. 本规范理论部分主要依据:《静脉输液港(PORT)指南推荐》《中华人民共和国卫生行业标准》《肿瘤治疗血管通道安全指南》《输液治疗实践标准》2016 修订版,《输液治疗实践标准》由美国静脉输液护理学会制订,此组织非常具有权威性,被公认是一个在输液护理实践方面全球化的权威组织,并不断强调《输液治疗实践标准》在患者安全护理方面的重要性。所有医疗实践机构都要给各患者进行输液治疗,因此,更需要将标准应用到临床实践中。它提供了一个指导我们临床实践安全的框架,以保障患者获得最好的预后。明确了跟 PORT 产品相关的所有关键信息,包含感控、输液装置、血管通路工具的选择与放置以及并发症。

2. 本规范操作部分主要依据:中华护理学会肿瘤专业委员会组织编写的《肿瘤治疗血管通道安全指南》《输液护理实践标准》及《中华人民共和国卫生行业标准》中的静脉治疗护理技术操作规范。

【准备】

1. 用物准备:医嘱、输液接头套组、20 ml 注射器、蝶翼针、0.9%氯化钠注射液、肝素钠封管液、利器盒、标识、洗手液,检查用物的有效期,物品处于备用状态。

2. 环境准备:病室安静整洁,光线充足,适宜操作,关闭门窗(或窗帘),请无关人员回避,保护患者隐私。

3. 护士准备:衣帽整洁,洗手戴口罩。

4. 患者准备:患者处于安静状态,配合操作。

【操作流程】

流　程	说　明	图　解
1. 素质准备	服装整洁	
2. 核对医嘱	处理医嘱:接收医嘱,并双人核对	
3. 评估:输液港	1. 进行患者身份确认(腕带、反问式) 2. 做好解释工作,获得患者的配合 3. 评估患者,详细检查输液港周围皮肤有无破损、压痛、肿胀、血肿、感染、浆液脓肿等,同时了解输液港植入侧的肢体活动情况,嘱患者排尿、排便	

（续表）

流　　程	说　　明	图　　解
4. 物品准备	输液接头套组、洞巾、蝶翼针、20 ml 注射器 3 个、0.9%氯化钠注射液、肝素钠封管液、标识、洗手液、锐器盒、检查用物的有效期，物品处于备用状态	
5. 洗手戴口罩	操作护士按七步洗手法洗手	
6. 解释核对	携用物至床旁，再次进行患者身份确认（腕带、反问式）	
7. 体位准备	患者仰面平卧位，暴露穿刺部位	
8. 打开维护包	1. 免洗消毒液洗手，打开换药包 2. 放置治疗巾，将注射器、无损伤针、可来福接头、洞巾等用物放入无菌区 3. 右手先戴一只无菌手套，持无菌 20 ml 注射器，左手持生理盐水瓶，抽吸 20 ml 生理盐水 4. 左手再戴另一只无菌手套 5. 将蝶翼针连接注射器，排除叠翼针内气体	

（续表）

流　　程	说　　明	图　　解
9. 消毒	1. 用75%酒精棉签进行脱脂。方法：以输液港注射座为中心，由内向外，顺时针、逆时针交替螺旋状进行，直径为10～12 cm	
	2. 用聚维酮碘棉签重复以上步骤进行消毒	
	3. 消毒区域皮肤待干	
10. 扎蝶翼针	1. 更换无菌手套，铺洞巾	
	2. 用非主力手的拇指、示指和中指固定注射座，将输液港拱起，主力手持无损伤针，自三指中心垂直刺入，穿过隔膜，直达储液槽底部	

（续表）

流　程	说　明	图　解
11. 穿刺后回抽、冲管	1. 穿刺后抽回血，确认针头是否在输液港内及导管是否通畅，抽出 2～3 ml 血液弃去 · 用 20 ml 生理盐水脉冲式正压冲管	
	2. 连接可来福接头 · 无论是冲管还是封管都禁止使用＜20 ml 注射器	
12. 固定	1. 在无损伤针下方垫适宜厚度的纱布	
	2. 无张力贴膜，固定好无损伤针	
	3. 撤洞巾、固定 · U 形并高举平台法固定延长管 · 贴表识 4. 输液期间每 7 天更换一次输液港无损伤针	

（续表）

流　　程	说　　明	图　解
13. 封管	用 20 ml 注射器抽取 100 U/ml 肝素盐水 5 ml 进行脉冲式正压封管 · 冲管时机：每次使用输液港前后；抽血或输注高黏滞性液体（输血、成分血、TPN、白蛋白、脂肪乳）后，应立即冲干净导管再接其他输液；两种有配伍禁忌的液体之间；治疗间歇期每 4 周冲管一次	
14. 拔针	1. 零角度揭除敷贴、检查局部皮肤状况	
	2. 左手两指固定好无损伤针的针座，右手拔出针头，用方纱压迫止血 5 分钟	
15. 观察	1. 检查拔出的针头是否完整	
	2. 纱布覆盖穿刺点	

(续表)

流　程	说　明	图　解
16. 手消	七步洗手法正确洗手	
17. 宣教	1. 观察输液港周围皮肤有无发红、肿胀、灼热感、疼痛等炎性反应 2. 洗澡时做好保护,避免使用同侧手臂提过重的物品、过度活动等 3. 避免重力撞击输液港部位 4. 每 4 周对静脉输液港进行冲管、封管等维护一次,建议回医院维护	
18. 垃圾处理	医用生活垃圾分类处置	
19. 签字并记录	1. 患者特殊操作告知单签字	
	2. 护士书写维护记录	

【注意事项】

1. 导管评估

(1) 经静脉输液港输注药物前，抽回血 5 ml 丢弃。如抽吸无回血，应进行 X 线摄片或导管造影。有阻力时不应强行冲洗导管。

(2) 如患者出现穿刺点或胸部肿胀、疼痛时，应停止使用静脉输液港。

2. 无损伤针的使用

(1) 静脉输液港应使用专用的无损伤针穿刺。持续输液时，无损伤针应每 7 天更换一次。

(2) 无损伤针穿刺后，调整无损伤针的斜面背对注射座的导管锁接口，冲管时应有效地冲刷注射座储液槽的残余药液及血液，以免导管阻塞及相关感染的发生。

3. 静脉采血

(1) 采血时先用 10 ml 生理盐水冲管。抽出至少 5 ml 的血液并弃之，儿童减半。

(2) 重新更换注射器采取血标本。

(3) 采血后用 20 ml 生理盐水进行脉冲式冲管，更换输液接头。

4. 输液时的注意事项

(1) 必须使用专用无损伤针穿刺输液港，冲管及封管时必须使用 10 ml 以上注射器。

(2) 告知患者无损伤针穿刺后，注意保护穿刺处，不可碰撞，上肢不能做剧烈的外展活动及扩胸运动，以防针头在穿刺隔内摆动，对穿刺隔造成损伤，严重者可造成针头脱出。

(3) 无损伤针仅可使用 7 天，如 7 天后需要继续使用，应更换无损伤针重新穿刺。

(4) 输液过程中如出现以下情况，及时通知护士：① 输液速度发生变化；② 注射座周围软组织有肿胀、烧灼感、痛、麻木、瘙痒等不适；③ 观察透明敷料潮湿、破损、翘起、卷边。

(5) 拔除无损伤针后，局部覆盖无菌敷料，24～48 小时后去除，2～3 天后方可沐浴，沐浴时局部可以用透明敷料保护穿刺部位，避免直接用水冲。

【相关前沿进展】

《完全植入式输液港上海专家共识(2019)》：

(1) 采用无损伤针(non-coring needle 或 Huber needle)进行穿刺应根据插针用途、输液性质、患者体型及港体放置深度等，选择合适尺寸和长度的无损伤针。指南建议：当用于含抗生素、化疗药物等静脉输液输注时，无损伤针尺寸可选择 20～22 G；当用于血制品输注和肠外营养时，则选择 19～20 G 针头。常用针头长度为 19 mm。

(2) 插针前，需评估患者止痛需求和意愿，考虑应用局部麻醉剂，如冷冻喷雾剂、利多卡因等。

(3) 将无损伤针斜面背对注射座导管锁接口，以最大程度有效冲洗注射座储液槽及导管。

(4) 对于连续输液患者，应有计划地更换插针部位，有助于皮肤愈合和预防局部感染。

(5) 无损伤针、透明敷料和输液接头应每 7 天更换 1 次，纱布敷料每隔 2 天更换 1 次；敷料出现潮湿、松动、污染或完整性受损时应立即更换，接头脱落、污染、受损等时立即更换。如果纱布敷料垫在无损伤针下，且在透明的半透膜敷料下没有妨碍穿刺部位观察，则更换频率与半透膜敷料相同。

(6) 儿童 TIAP 植入：儿童 TIAP 植入与维护方法基本同成人，对于无法配合手术操作的小儿，需辅助镇静麻醉下完成。穿刺血管首选超声辅助下颈内静脉穿刺。建议术中 X 线辅助定位,定位方法参照成人。有条件的可在术中应用食管超声实时定位导管头端,对新生儿也可采用超声心动图和心电图定位。儿童皮下脂肪相对不足,建议将囊袋做在胸大肌表面,防止港体磨损皮肤形成压疮。由于儿童患者活泼好动,推荐港体与周围组织缝合固定数针,防止港体翻转。

参考文献

[1] 王黎明,张帅,李兴,等. 植入式静脉输液港相关感染并发症风险因素分析[J]. 介入放射学杂志,2016,25:949-953.
[2] 仇晓霞,钟卫菲,邵洁,等. 肿瘤患者植入输液港信息认知与体验的质性研究[J]. 上海护理,2016,16:5-9.
[3] 李海洋,黄金,高竹林,等. 完全植入式静脉输液港应用及护理进展[J]. 中华护理杂志,2012,47(10):953-956.
[4] 苏金娜,焦俊琴,王建新,等. 规范化管理在静脉输液港植入病人护理中的应用[J]. 护理研究,2013,27(19):2008-2009.
[5] 李曼,盛一平,谢伟群,等. 静脉输液港在我国的应用现状研究[J]. 浙江医学,2016,38(11):896-897.
[6] 周涛,唐甜甜,李云涛,等. 植入式静脉输液港两种不同植入方式对比研究(附2897例分析)[J]. 中国实用外科杂志,2015,35:753-755.
[7] 孙玉巧,周涛,李云涛,等. 完全植入式静脉输液港的临床应用[J]. 中华外科杂志,2014,52(8):608-611.

七、动静脉内瘘维护技术规范

【名词定义】 自体动静脉内瘘(AVF)是目前临床上维持性血液透析中最理想、最常用的血管通路,它是通过外科手术吻合患者的外周动脉和浅表静脉,使动脉血液流至浅表静脉,达到血液透析所需的血流量要求,从而建立血液透析的体外循环血管通路,常被称为尿毒症患者的"生命线",血管通路能否保证足够的血流量是影响透析成功与否的重要因素。

【适应证】

1. 对肾小球滤过率(glomerular filtration rate,GFR)1.73 m² 小于 30 ml/min、决定选择血液透析的患者,可建议患者在透析前至少 6 个月行动静脉瘘手术。

2. 慢性肾功能衰竭需长期进行血液透析的患者。

【禁忌证】

● 相对禁忌证

1. 预期存活时间短于 3 个月者。

2. 心血管状态不稳、心力衰竭未控制或低血糖患者。

3. 手术部位存在感染。

4. 同侧锁骨下静脉安装心脏起搏器导管。

● 绝对禁忌证

1. 四肢近端大静脉或中心静脉存在严重狭窄、明显血栓或因邻近病变影响静脉回流。

2. 患者前臂 ALLEN 试验阳性,禁止行前臂动静脉内瘘端端吻合。

【目的】 建立血液透析的体外循环血管通路,保障充足的血流量,从而达到净化血液的目的。

【制度与依据】 本规范理论部分主要依据:王志刚编写的《血液净化学》,由北京科学技术出版社于 2010 出版。

关广聚、时一民编写的《临床血液净化学》,由山东科学技术出版社于 2003 出版。

中华护理学会血液透析专业委员会编写的《血液透析专科护理操作指南》,由北京人民卫生出版社于 2014 出版。

【准备】

1. 用物准备:① 听诊器;② 内瘘针(锐针或钝针);③ 其他:20 ml 注射器、抗凝剂、生理盐水 3 000 ml 等。

2. 环境准备:病室安静整洁、光线充足、适宜操作,关闭门窗(或窗帘),请无关人员回避,保护患者隐私。

3. 护士准备:衣帽整洁,洗手、戴口罩。

4. 患者准备:患者处于安静状态,配合操作。

【操作流程】

流　　程	说　　明	图　　解
1. 用物准备	1. 耗材：听诊器、内瘘针 2. 其他：0.9％生理盐水 500 ml、护理包、抗凝剂、20 ml 注射器	
2. 评估	1. 视：有无红肿、渗血、硬结、皮肤破损 2. 触：摸清血管走向和搏动 3. 听：杂音大小，震颤强度	
3. 消毒	1. 使用含碘消毒剂 2. 以穿刺针眼为中心环形消毒，避免重叠 3. 直径大于 10 cm，分别消毒 2 遍	

（续表）

流　　程	说　　明	图　　解
4. 穿刺	1. 按照绳梯式穿刺 2. 避免采用定点式或局域式穿刺法	
5. 固定	固定针眼和穿刺针	
6. 下机压迫	1. 用消毒纸卷压迫，绷带加压固定 2. 听诊内瘘	

【注意事项】

1. 穿刺时机：内瘘成熟后，经过手术医生和高年资责任护士对血管流量、管径大小、血管可使用的长度等进行科学评估，并记录在病历中后，方可使用。

2. 穿刺方案：根据血管的条件由高年资责任护士评估后，确定穿刺方案（绳梯式），记录在病历中，可根据患者血管变化，随时由高年资责任护士再次评估后调整，并记录。

3. 如果确实受血管条件所限，难以应用绳梯式穿刺方法，也应合理有序安排穿刺点，并且轮换穿刺部位。

4. 2次穿刺之间距离应大于 0.5 cm，移植物血管搭桥内瘘的穿刺部位避免在同一水平线上，护士对同一患者穿刺不能超过 3 次。

5. 用含碘消毒液消毒时，需要待干时间；消毒一个部位，穿刺一个部位。

【日常维护】

1. 提高患者主观能动性，让其了解内瘘对其生命的重要性，使患者主动配合。

2. 保持内瘘皮肤清洁，每次透析前彻底清洗手臂。

3. 透析结束当日穿刺部位不能接触水,保持局部干燥清洁,用无菌敷料或创可贴覆盖 12 小时以上,以防感染。提醒患者如发生穿刺处血肿或出血,立即按压止血,再寻求帮助;出现血肿在 24 小时内先用冰袋冷敷,24 小时后可热敷,并涂搽多磺酸粘多糖乳膏(喜疗妥)消肿,如有硬结,可每日用喜疗妥涂搽按摩,每日 2 次,每次 15 分钟。

4. 造瘘肢衣袖要宽松,不佩戴过紧饰物;夜间睡觉不将造瘘肢手臂压垫于枕后,尽量避免卧于造瘘侧,不可提重物。

5. 教会患者自我判断动静脉内瘘通畅的方法。

6. 适当活动造瘘手臂,可进行手握橡皮健身球。

7. 避免造瘘手臂外伤,以免引起大出血。非透析时常戴护腕,护腕松紧应适度,过紧易压迫动静脉内瘘导致内瘘闭塞。有动脉瘤者应用弹性绷带加以保护,避免继续扩张及意外破裂。

【前沿进展】

良好的血管通路是保证血液净化成功的重要条件,动静脉内瘘是血液透析最常用的血管通路,其质量和寿命严重影响着维持性血液净化患者的生活质量。为减少动静脉内瘘的并发症,延长使用时间,减轻患者的痛苦并达到有效的治疗效果,穿刺操作中需要了解动静脉内瘘的特点,同时掌握穿刺针、穿刺点、进针角度、针尖斜面方向、针刺方向、穿刺方法、进针速度和固定方法。但目前关于动静脉内瘘穿刺技术的观点报道均不一致,如何才能真正有益于维持性血液透析患者动静脉内瘘的保护仍是我们今后继续探讨的问题!

———————————— 参考文献 ————————————

[1] 王海燕.肾脏病学[M].3 版.北京:人民卫生出版社,2008:2031-2032.
[2] 潘月娟,卢方平.自体动静脉内瘘成熟不良发病机制及相关影响因素研究进展[J].中国血液净化,2016,15(1):36-38.
[3] 陈林,曹晓翼,石梅,等.两种穿刺法在血液透析动静脉内瘘中的应用[J].护理研究,2016,30(8):967-969.
[4] Shigeki T. Relationship between years elapsed after initial buttonhole cannulation and frequency of vascular access-relatedinfections[J]. Contrib Nephrol, 2015, 186(8):57-63.
[5] 徐丽云,潘兆虎,蔡红芳,等.自体动静脉内瘘并发严重感染的临床分析[J].中华全科医学,2015,13(9):1449-1451.
[6] 张成亮,荣晓珊,柴冬雪,等.改进持针部位在动静脉内瘘钝针穿刺术中的应用效果评价[J].解放军护理杂志,2017(23):71-73.
[7] Brouwer D J. Cannulation camp: Basic needle cannulation training for dialysis staff[J]. Dialysis & Transplantion, 2011:434-439.
[8] 刘小平.动静脉内瘘的穿刺技巧及护理[J].中国实用护理杂志,2011,27:30-32.
[9] 严锦,刘永岚.自体动静脉穿刺的护理进展[J].护理实践与研究,2018,15(14):24-25.
[10] 李传洁,王清群.维持性血液透析患者动静脉内瘘穿刺技术研究进展[J].齐鲁护理杂志,2015,21(15):58-59.

第九章

紧急救护技术规范

一、手法开放气道技术规范

【名词定义】 手法开放气道是指在没有辅助装置的情况时,以徒手的方式保持气道通畅。该方法简单有效,但需经训练人员完成。常用的三种手法包括:仰头举颏法、仰头抬颈法和托下颌法。

【适应证】

1. 紧急情况下的气道通气不畅。

2. 呼吸心跳骤停。

3. 昏迷伴上呼吸道梗阻。

4. 头面颈部外伤。

5. 呼吸暂停综合征等。

【禁忌证】 有颈部损伤者,可使用托下颌法,禁忌头过度后仰。

【目的】 解除呼吸道梗阻,保持气道通畅。

【制度与依据】 本规范理论、操作部分主要依据:2017 年,美国心脏协会(AHA)发布的成人基础生命支持和心肺复苏质量指南。2016 年,澳大利亚和新西兰复苏委员会(ANZCOR)发布的复苏指南。

【准备】 急救操作,无特殊要求,可准备手套,同时清退无关人员。

【操作流程】

● 仰头举颏法

流　　程	说　　明	图　　解
1. 体位准备	患者去枕平卧,取仰卧位,双手放于身体两侧,头、颈、脊柱保持在同一纵轴上	
2. 评估患者有无颈部损伤	无颈部损伤,可以使用此方式	
3. 操作者准备	操作者立于患者头侧,手肘与患者同一平面	

（续表）

流　　程	说　　明	图　　解
4. 压额	将一手掌置于患者前额，下压，使其头后仰	
5. 仰面	达到头部和颈部略微伸展，颏和下颌角连线垂直水平面	
6. 抬颌	另一手的示指和中指置于靠近颏部的下颌骨下方，不要用拇指托下巴，将下颌骨向上向外提起	

● 仰头抬颈法

流　　程	说　　明	图　　解
1. 体位准备	患者去枕平卧，取仰卧位，双手放于身体两侧，头、颈、脊柱保持在同一纵轴上	
2. 评估患者有无颈部损伤	无颈部损伤，可以使用此方式	
3. 操作者准备	操作者立于患者头侧，手肘与患者同一平面	

（续表）

流　程	说　明	图　解
4. 压额	将一手掌置于患者前额，下压，使其头后仰	
5. 仰面	达到头部和颈部略微伸展，颏和下颌角连线垂直水平面	
6. 托颈	另一手掌面托举患者颈部	

- 托下颌法

流　程	说　明	图　解
1. 体位准备	患者去枕平卧，取仰卧位，双手放于身体两侧，头、颈、脊柱保持在同一纵轴上	
2. 评估患者有无颈部损伤	患者有可疑的颈部损伤，推荐使用此方式	
3. 操作者准备	操作者立于患者头顶，手肘与患者同一平面	

（续表）

流　　程	说　　明	图　　解
4. 推举	双手 2～5 指置于下颌角下方，向上向外提拉下颌	

【注意事项】

1. 颈部有外伤者只能采用双手抬颌法开放气道。不宜采用仰头举颏法和仰头抬颈法，以避免进一步脊髓损伤。

2. 避免紧闭患者嘴巴或挤压下巴软组织。

3. 上述手法仍不能解除气道梗阻时，应考虑上呼吸道有异物存在。需及时使患者张口，以手法或吸引器清除异物。

【前沿进展】

1. 手法开放气道是最简单的、传统的保持气道通畅的方法，随着科技的进步，越来越多的其他手段应运而生，临床需根据实际情况，选用最合适的技术。有助于开放气道的设备包括鼻咽通气道、口咽通气道、盲插气道设备及气管插管。

2. 有研究提出，复苏体位阻碍了呼吸评估，和持续的仰面抬颌比较，显著降低了进行心肺复苏的可能，临床可给予关注。

参考文献
---

［1］ Duff J P. 2018 American Heart Association focused update on pediatric advanced life support：An update to the American Heart Association Guidelines for Cardiopulmonary Resuscitation and Emergency Cardiovascular Care［J］. Circulation，2018，138(23).

［2］ Australian Resuscitation Council. Basic Life Support. https：//resus. org. au/guidelines/Accessed January 2016.

［3］ Campbell J E. 国际创伤生命支持教程［M］. 国际创伤生命支持中国分部(120)译. 北京：人民军医出版社，2014：11.

［4］ 蒋国平，蔡珽，王谦. 急重症医学新进展［M］. 北京：中国环境科学出版社，2013.

［5］ Tellado F. Does lying in the recovery position increase the likelihood of not delivering cardiopulmonary resuscitation？［J］. Resuscitation，2017，115：173 - 177.

二、气道异物的海姆立克手法技术规范

成人气道异物的海姆立克手法技术规范

【名词定义】 海姆立克手法是一种急救技术。当一个人窒息时,操作者通过一个简单的动作,增加腹部和胸部的压力,将食物或其他物体从窒息者气道移除,可在几秒钟内挽救一条生命。

【适应证】 气道异物梗阻。

【禁忌证】 无。

【目的】 利用肺部残留气体,形成气流冲出异物,解除气道梗阻。

【制度与依据】 本规范理论部分主要依据：Henry J. Heimlich 于 1974 年发明的一套利用肺部残留气体,形成气流冲出异物的急救方法。海姆立克急救法是全世界抢救气管异物患者的标准方法。

【准备】 急救操作,无特殊要求。

【操作流程】

● 站立的患者

流 程	说 明	图 解
1. 评估患者	1. 患者往往用手掐住自己的喉咙,或者有以下表现：不能呼吸或呼吸大声、呼吸困难；不能说话；无法有效咳嗽；嘴唇和指甲床呈青紫、发白；甚至意识丧失 2. 有意识,能配合站立	
2. 安抚患者	告知操作的目的,取得配合	
3. 体位准备	患者取站立位	

（续表）

流　　程	说　　明	图　　解
4. 操作者准备	操作者立于患者背后，双腿分开站立，尽力支持身体	
5. 环抱	双手臂环绕患者腰部，使之略微前倾	
6. 手部方法	一手握拳，将拳的拇指一侧放在患者胸廓下和脐上的腹部。用另一手抓住拳头	
7. 推压	快速用力推患者腹部，向内向上压迫	
8. 重复	连续做五次推压，若未成功，重复操作	

● 平卧位的患者

流　　程	说　　明	图　　解
1. 评估患者	1. 患者往往用手掐住自己的喉咙，或者有以下表现：不能呼吸或呼吸大声、呼吸困难；不能说话；无法有效咳嗽；嘴唇和指甲床呈青紫、发白；甚至意识丧失 2. 操作者无法环抱患者，或者患者倒地	
2. 安抚患者	告知操作的目的，取得配合	
3. 体位准备	患者取平卧位	
4. 操作者准备	面对患者，双膝着地，骑跨在患者的髋部	
5. 手部方法	用一手置于另一手上方，将下面一手的掌根放在患者胸廓下、脐上的腹部	
6. 推压	用身体的重量，快速向上推压患者的腹部	
7. 重复	重复至异物排出	

【注意事项】

1. 如果患者咳嗽,不要试图拍打他的后背。咳嗽表示部分梗阻,而拍背,可令异物下移,导致完全的梗阻。

2. 不能用拳击和挤压,不要挤压胸廓,冲击力限于抢救者的手上,不能用双臂加压。

3. 推压要快速有力。

【前沿进展】 海姆立克操作法或腹部推力法是一种公认的应对异物气道阻塞的有效方法。然而,有些个案描述了严重的并发症,例如膈疝嵌顿、主动脉夹层、胃穿孔、膈肌破裂伴胃扭转等,应当在操作中引起重视。

小儿气道异物的海姆立克手法技术规范

【名词定义】 1岁以内婴儿的海姆立克手法为背部叩击联合胸部冲击法,即包括背部叩击法和胸部冲击法。① 背部叩击法:先让婴儿趴在操作者前臂,并倚靠在操作者的大腿上,保持头低于躯干位,在其背部两肩胛骨间拍击5次。② 胸部冲击法:背部叩击法无效时再将婴儿翻过来,保持婴儿头低于躯干位,在婴儿胸骨下半段,用示指及中指压胸5次。重复背部拍击联合胸部叩击法,直至婴儿排出异物。

【适应证】 1岁以内婴儿气道异物梗阻。

【禁忌证】 无。

【目的】 利用肺部残余气体,形成气流冲出异物,解除气道梗阻。

【制度与依据】 本规范理论部分主要依据:2019年中国老年保健协会《现场救护第一目击者行动专家共识》。

【准备】 急救操作,无特殊要求。

【操作流程】

● 1岁以内的婴儿

流　程	说　明	图　解
1. 评估婴儿	1. 婴儿突然剧烈呛咳、反射性呕吐、声音嘶哑、呼吸困难、面唇青紫 2. 婴儿意识清醒	
2. 安抚患者	告知操作的目的	
3. 背部叩击法	1. 婴儿骑跨于操作者前臂上	

（续表）

流　　程	说　　明	图　　解
	2. 操作者固定婴儿下颌角	
3. 背部叩击法	3. 将婴儿翻转成俯卧位，保持婴儿头低于躯干位	
	4. 操作者另一手掌跟在婴儿两肩胛骨之间拍击 5 次	
手法及部位 （背部叩击法）	叩击手法：掌根拍击 叩击部位：两肩胛骨之间	
4. 胸部冲击法	1. 固定后颈部	

（续表）

流　　程	说　　明	图　　解
4. 胸部冲击法	2. 翻转成仰卧位，保持婴儿头低于躯干位	
	3. 操作者用两指快速向下冲击 5 次	
手法及部位 **（胸部冲击法）**	冲击手法：两指按压 冲击部位：胸骨下半段，两乳头连线稍下方 深度：约为小婴儿胸廓的 1/3 或者 1/2	
5. 重复	重复背部叩击联合胸部冲击法，直至婴儿排出异物	

● 1 岁以上的儿童：气道异物急救方法同成人。

【注意事项】

1. 按压部位准确，防止骨折。

2. 操作过程中注意保持婴儿头低于躯干位，便于异物排出。

3. 密切观察婴儿面部表情、反应。

参考文献

［1］　Heimlich H J. How to perform the heimlich maneuver［EB/OL］. http://henryheimlich. com/how-to-perform-the-heimlich-maneuver/.

［2］　Heimlich H J. A life saving maneuver to prevent food choking［J］. JAMA, 1975, 234(4)：398-401.

［3］　Truong T. Incarcerated diaphragmatic hernia following Heimlich maneuver［J］. Baylor University Medical Center Proceedings, 2018, 31(1)：48-50.

［4］　Lee K, Wu Y, Ho S. Silent aortic dissection after the heimlich maneuver：A case report［J］. The Journal of Emergency Medicine, 2019, 56(2)：210-212.

［5］　陈婉珍,李卫平,竺欣. 小儿气道异物现场急救的意义及方法［J］. 中华急诊医学杂志,2003(01)：50-51.

［6］　覃成杜. 气道异物梗阻的现场急救［J］. 柳钢科技,2015(03)：52-53.

三、呼吸球囊人工通气技术规范

【名词定义】 呼吸球囊人工通气技术是危重患者在无法及时建立人工气道时临时替代的通气方法,当氧气进入球形气囊和储氧袋,通过人工挤压气囊打开前方活瓣将一定浓度的氧气送入患者口鼻贴紧的面罩内或气管导管内,以达到人工通气的目的。

【适应证】

1. 人工呼吸:各种原因所致的呼吸停止或呼吸衰竭的抢救及麻醉期间的呼吸管理。

2. 患者转运:适用于机械通气患者作特殊检查,进出手术室等情况。

3. 紧急情况下临时替代:遇到呼吸机故障、停电等特殊情况时可临时替代。

【禁忌证】

1. 中等以上活动性咯血。

2. 急性心肌梗死。

3. 未经减压及引流的张力性气胸、纵隔气肿。

4. 大量胸腔积液。

5. 严重误吸引起的窒息性呼吸衰竭。

6. 重度肺囊肿、肺大疱等。

【目的】

1. 增加或辅助患者的自主通气。

2. 改善患者的气体交换功能。

3. 纠正患者的低氧血症,缓解组织缺氧状态。

4. 为临床抢救争取时间。

【制度与依据】

1. 本规范理论部分主要依据:参照 2015 年美国心脏协会(AHA)《心肺复苏和心血管急救(ECC)指南》。

2. 本规范操作部分主要依据:参照人民卫生出版社第四版《急危重症护理学》,第十八章常用急救技术内容及 2015 年美国心脏协会(AHA)《心肺复苏和心血管急救(ECC)指南》。

【准备】

1. 用物准备:呼吸球囊一套、检查呼吸球囊各配件性能并连接(面罩完好无漏气、单向阀安装正确、压力安全阀开启、气囊及储氧袋完好无损、氧气连接管配套)、开口器、口咽通气管、氧气装置、备吸痰装置。

2. 环境准备:病室安静整洁,光线充足,操作适宜,关闭门窗(或窗帘),请无关人员回避,保护患者隐私。

3. 护士准备:衣帽整洁,洗手戴口罩。

4. 患者准备:患者处于安静状态,头,颈,躯干平直无扭曲,双手放于躯干两侧。

【操作流程】

流　　程	说　　明	图　　解
1. 素质准备	整洁服装	
2. 评估：患者及呼吸球囊的性能	1. 患者的年龄、体位、呼吸道是否畅通、呼吸状况（频率、节律、深浅度），是否符合使用呼吸球囊的指征和适应证，有无自主呼吸 2. 评估有无使用呼吸球囊的禁忌证，如中等以上活动性咯血、张力性气胸、肺大疱等 3. 呼吸球囊性能完好（面罩完好无漏气、单向阀安装正确、压力安全阀开启、气囊及储氧袋完好无损）	
3. 洗手戴口罩	七步洗手法正确洗手	

（续表）

流　程	说　明	图　解
4. 物品准备	呼吸球囊一套、开口器、口咽通气管、氧气装置、备吸痰装置	
5. 解释核对	采用两种身份识别的方法进行患者身份确认（腕带、反问式）	
6. 移床，撤床头板	床头离墙面1 m	
7. 体位准备	去枕仰卧位，头、颈、躯干平直无扭曲，双手放于躯干两侧。松解衣领，掀开被子，暴露胸廓，松开裤腰带	
8. 放置呼吸球囊	放置于患者头侧，便于操作	
9. 清理呼吸道	检查口腔，若有分泌物，应头偏向一侧，将其清除	
10. 开放气道	仰头举颏法，抢救者应位于患者头部的后方，将头部向后仰，并托牢下颌使其朝上，使气道保持通畅[开通气道的方法：成人：下颌角和耳垂连线与患者身体的长轴垂直；儿童（1～8 岁）：下颌角和耳垂连线与身体长轴成 60°角；婴儿（1 岁以内）：下颌角和耳垂连线与身体长轴成 30°角]	

（续表）

流　程	说　明	图　解
11. 固定面罩	1. 正确连接呼吸球囊,连接氧气,调节氧流量：8～10 L/min 2. 采用 EC 手法固定面罩：拇指和示指将面罩紧扣于患者口鼻部,固定面罩保持面罩密闭无漏气。中指、无名指和小指放在患者耳垂下下颌角处,将下颌向前上托起,保持气道打开 3. 单手对掌挤压球囊（600～800 ml）。频率在10～12 次/分。无氧源时潮气量给予 800～1 200 ml 4. 挤压吸呼比为 1∶(1.5～2)	
12. 效果观察	1. 胸廓的起伏 2. 生命体征、SPO$_2$ 是否改善,嘴唇与面部颜色是否转红 3. 单向阀是否打开 4. 面罩内是否呈雾气状	
13. 整理患者及用物	安慰患者,清点物品	
14. 终末处理	除储氧袋及氧气连接管外,简易呼吸气囊的其他部件予 500 mg/L 有效氯浸泡 30 分钟后用流动水反复冲洗晾干,如遇特殊感染者,应一次性使用,或用环氧乙烷消毒。储氧袋及连接管以500 mg/L 有效氯消毒液擦拭消毒,流动水冲净晾干,各部件连接后放清洁干燥盒内备用	
15. 洗手记录	若为抢救,抢救记录应在抢救结束后 6 小时内完成,记录患者生命体征、吸入氧浓度	

【注意事项】

1. 根据患者选择合适的面罩,面罩固定时不可漏气,同时避免损伤患者皮肤黏膜。

2. 通过挤压和释放呼吸球囊中的气体来维持患者的呼吸,要确认患者胸廓是否起伏。

3. 如果在呼吸过程中阻力太大,应当清除口腔和咽喉的分泌物或异物,并确认气道是否充分开放。密切注意患者自主呼吸情况及生命体征变化,使用时注意潮气量、呼吸频率、吸呼比等。

4. 一般潮气量 8～12 ml/kg(通常成人 400～600 ml 的潮气量就足以使胸壁抬起),以通气适中为好,有条件时测定二氧化碳分压以调节通气量,避免通气过度。快速挤压气囊时,应注意频率和患者呼吸的协调性。在患者呼气与气囊膨胀复位之间应有足够的时间,以防在患者呼气时挤压气囊。吸呼时间比成人一般为 1:(1.5～2);慢阻肺、呼吸窘迫综合征患者吸呼比为 1:(2～3)。

5. 为保证呼吸过程中呼吸的氧浓度相对恒定,应先连接氧气并使储氧袋充分充盈,再连接患者。

6. 每次使用前要检查压力安全阀,根据患者情况合理选择输送气体压力。

7. 呼吸球囊使用后应严格消毒,待消毒后的部件干燥、检查无损坏后,将部件按顺序组装好备用。

8. 对清醒患者做好心理护理,解释应用呼吸球囊的目的和意义,缓解紧张情绪,使其主动配合,并边挤压呼吸球囊边指导患者"吸""呼……"。

【前沿进展】

1. 开放气道的方法

(1) 仰头举颏法:抢救者将一手掌小鱼际(小拇指侧)置于患者前额,下压使其头部后仰,另一手的示指和中指置于靠近颏部的下颌骨下方,将颏部向前抬起,帮助头部后仰,气道开放。必要时拇指可轻牵下唇,使口微微张开。

(2) 仰头抬颈法:患者仰卧,抢救者一手抬起患者颈部,另一手以小鱼际侧下压患者前额,使其头后仰,气道开放。

(3) 双手抬颌法:患者平卧,抢救者用双手从两侧抓紧患者的双下颌并托起,使头后仰,下颌骨前移,即可打开气道。此法适用于颈部有外伤者,以下颌上提为主,不能将患者头部后仰及左右转动。注意:颈部有外伤者只能采用双手抬颌法开放气道,不宜采用仰头举颏法和仰头抬颈法,以避免进一步脊髓损伤。

2. 呼吸球囊的测试修订

(1) 压力泄压阀未锁上,挤压球体,确认球体能快速恢复,如球体快速恢复则无问题,反之检查球体进气端是否异常。

(2) 将压力泄压阀上锁,将吐气端堵起,挤压球体,确认有无漏气部位,如球体无漏气则无问题,反之检查球体进气端及吐气端是否异常。

(3) 将压力泄压阀解锁,将吐气端堵起,挤压球体,确认压力泄压阀会自动泄压,如压力泄压阀自动泄压则无问题,反之检查压力泄压阀是否解锁。

(4) 将储气阀和储氧袋接在一起,将气体挤入储气阀,使储氧袋膨胀,将接头堵住,挤压储氧袋气体自储气阀溢出。如未能察觉溢出时,请检查安装是否正确。

3. 呼吸球囊的使用

(1) 双手挤压呼吸球囊的方法:两手捏住呼吸球囊中间部分,两拇指相对朝内,四指并拢或略分开,两手用力均匀挤压呼吸球囊,待呼吸球囊重新膨起后开始下一次挤压,应尽量在患者吸气时挤压呼吸球囊。

（2）单手挤压呼吸球囊的方法：用左手拇、食指固定面罩，并紧压使患者口鼻与面罩紧合，其余三指放在颏下以维持患者呈后仰位。用右手均匀挤压、放松呼吸球囊，使呼吸瓣恢复原形，患者呼出气体排入大气。重复挤压动作。

4. 压力安全阀问题

（1）成人型压力限制在 60 cmH₂O 以下（儿童、婴儿型 40 cmH₂O），气道压力高于此限时，气体经压力安全阀排出，而不会强制压入肺内，以保护肺部免于受到高压力伤害。

（2）当婴儿及儿童使用呼吸球囊时，应具备安全阀装置，自动调整压力，以保障患者安全。如果需要较高的压力，请将压力阀向下压，使安全阀暂时失效。

5. 容积问题

（1）成人球囊一般为 1 500 ml，双手捏到底压缩气体量可达 1350 ml，而正常呼吸潮气量 400～600 ml 就足以达到通气目的。所以，平时抢救或转运时只需单手捏到底即可，约挤压呼吸球囊的 1/3 为宜（气体量为 400～500 ml），否则容易使气道压过高引起气压伤（双手挤压呼吸球囊 1/2～2/3，气体量为 600～800 ml）。

（2）儿童及婴儿的呼吸球囊通气也同理，只是因为选择呼吸球囊型号不同而有所区别。现在一般儿童、婴儿的球囊容积/最大压缩气体量分别为：550/350 ml；280/100 ml。

6. 频率问题

（1）给予一般成人呼吸频率 10～15 次/分即可足够分钟通气量，这个频率是指患者在无自主呼吸的情况下的理想频率范围。如果患者还有自主呼吸或恢复了自主呼吸，挤压部分通气顺从自主吸气，在两次自主呼吸间隔中若时间过长，可给予一次辅助呼吸。在心肺复苏时，应按指南里面的 30：2 给予通气。

（2）成人正常呼吸频率为 10～15 次/分，平均 4～6 秒送气一次。若吸呼比为 1：1.5 的话，假设 5 秒送气一次，那吸气时间（捏球囊）为 2 秒，呼气时间（松球囊）为 3 秒，可以嘴里数 101（1 秒），102（2 秒），103（3 秒）……计时。

7. 呼吸球囊面罩的充气

（1）面罩内充气量为总容量的 2/3～3/4，目的是确保与面部皮肤密闭，无漏气。

（2）成人面罩充气 110～120 ml，小儿面罩充气 50～60 ml。

8. 呼吸球囊的保养问题：呼吸球囊应由专人负责，每周保养并检测一次，检查各部件是否齐全、有无老化、各连接口有无松动，面罩与呼吸球囊应配套，面罩充气，弹性良好，呼吸球囊不漏气，各阀门性能良好，活瓣灵活，氧气接头与吸氧管对接牢固，确保设备处于完好备用状态。

------ 参考文献 ------

[1] 朱虹,王英,李小珍,等.培训时间和方法对于简易呼吸球囊技能效果的影响研究[J].中国急救医学,2017,37(zl)：275 - 277.

[2] Link M S, Berkow L C, Kudenchuk P J, et al. Part 7: adult advanced cardiovascular life support: 2015 American Heart Association guidelines update for cardiopulmonary resuscitation and emergency cardiovascular care[J]. Circulation, 2015, 132 (18_suppl_2)：S444 - S464.

[3] 张波,桂莉.急危重症护理学[M].4 版.北京：人民卫生出版社,2017.

[4] 王颖,王爱红,尤占彪,等.不同手型与不同方式挤压简易呼吸器气囊产生有效气量的比较[J].中国中西医结合急救杂志,2017,24(3)：287 - 289.

[5] 蔡碧兰,马雷,代田,等.高水平消毒的简易呼吸球囊存储效期的研究[J].中国卫生标准管理,2017,8(17)：125 - 127.

[6] 张璐,曾海燕,雷蓉,等.浅谈简易呼吸球囊各单位的功能与应用[J].特别健康,2018,(18)：246.

四、环甲膜穿刺护理配合技术规范

【名词定义】 环甲膜穿刺术是在确定性人工气道建立之前，紧急气道建立的一种方式，可迅速提供临时路径进行有效通气的一项急救技术，是施救者通过用刀、穿刺针或其他任何锐器，从环甲膜刺入，建立新的呼吸道，快速解除呼吸道阻塞的急救方法。当气管插管不成功或面罩通气不充分时，环甲膜穿刺是急诊非手术方式中提供通气支持的紧急治疗措施。

【适应证】

1. 急性上呼吸道梗阻，喉源性呼吸困难，头面部严重外伤气管插管禁忌或不能及时气管切开建立人工气道者。

2. 牙关紧闭，气管插管失败，不能及时气管切开者。

3. 上呼吸道吸入性损伤、热损伤或腐蚀性损伤。

4. 为喉、气管内其他操作准备。

5. 气管内给药。

6. 颈部畸形的窒息患者，无法暴露声门完成插管或无法摆放气管切开手术体位。

7. 颈部外伤，气管插管或气管切开需移动头部，可能加重病情者。

【禁忌证】

1. 解剖标志无法识别者。

2. 有出血倾向者，穿刺局部感染者。

3. 喉气管断裂，并且远端气管收缩至纵膈者。

4. 已经明确呼吸道梗阻发生在环甲膜水平以下者。

5. 喉部病变者（狭窄、癌症、感染等）。

6. 颈椎骨折，颈部制动者。

7. 未满 8 岁的儿童。

【目的】

1. 通过环甲膜穿刺，紧急开放气道，解除上呼吸道梗阻，缓解严重呼吸困难和窒息。

2. 行气管内药物注射。

3. 经环甲膜穿刺反向引导气管切开术（CMPDT）。

【制度与依据】

1. 本规范理论部分主要依据：参照中国急诊气道管理协作组于 2016 年发布的《急诊气道管理共识》，该专家共识基于中华医学会麻醉学分会在 2013 年推出的我国《困难气道管理指南》，以"优先维持通气与氧合，快速评估再干预，强化降阶梯预案，简便、有效、最小创伤"为原则，规范了急诊气道管理流程，其中对环甲膜穿刺操作的适应证、禁忌证做了详细的描述。

2. 本规范操作部分主要依据：参照人民卫生出版社第四版《急危重症护理学》，第十八章常用急救技术内容。

【准备】

1. 用物准备：0.5％聚维碘酮、无菌棉球、无菌治疗盘、2％利多卡因溶液、5 ml 无菌注射器、无菌手套、胶布、环甲膜穿刺针、T形管、吸氧装置。若使用16G针头(50 ml注射器针头)穿刺,配2.5 ml注射器、7～7.5ID气管导管接头。

　　2. 环境准备：病室安静整洁,温度适宜,光线充足,适宜操作,关闭门窗(或窗帘),请无关人员回避,保护患者隐私。

　　3. 护士准备：衣帽整洁,洗手戴口罩。

　　4. 患者准备：情况许可时,向患者或者家属告知穿刺目的,操作过程及注意事项,并签署知情同意书。询问患者有无药物过敏史。了解患者凝血功能。

【操作流程】

流　　程	说　　明	图　　解
1. 素质准备	服装整洁	
2. 评估	监测患者血压、呼吸、脉搏,判断患者意识	
3. 洗手戴口罩	七步洗手法正确洗手	
4. 物品准备	0.5%聚维碘酮、无菌棉签、2%利多卡因溶液、5 ml无菌注射器、无菌手套、胶布、环甲膜穿刺针、吸氧装置。若使用16G针头(50 ml注射器针头)穿刺,配2.5 ml注射器针筒、7～7.5ID气管导管接头	

（续表）

流　　程	说　　明	图　　解
5. 医嘱核对	采用两种身份识别的方法进行患者身份确认	
6. 体位准备	患者仰卧位、肩下垫一薄枕，头后仰，充分显露颈部气管环，不能耐受者可取半卧位	
7. 定位	确定穿刺位置，在环状软骨与甲状软骨之间，可触及一椭圆形凹陷，正中部位最薄，为穿刺部位	
8. 消毒	使用0.5%聚维碘酮消毒液消毒皮肤，消毒范围直径不少于15 cm。紧急情况可不考虑消毒	
9. 麻醉	自甲状软骨下缘至胸骨上窝，用2%利多卡因于颈前中线作皮下和筋膜下浸润麻醉。昏迷、窒息等其他危重情况紧急可不麻醉	
10. 戴无菌手套	严格按照戴无菌手套方法进行操作	
11. 固定穿刺部位	左手示指、拇指固定环甲膜两侧皮肤	

（续表）

流　程	说　明	图　解
12. 穿刺	右手持环甲膜穿刺针,针尖垂直刺入皮肤、筋膜及环甲膜,有落空感时,自针头有气体回抽出,拔除注射器活塞芯杆,穿刺时嘱患者勿吞咽或咳嗽	
13. 固定针头	交叉蝶形胶布固定法固定针头位置	
14. 给氧	连接 T 形管,上臂一端与环甲膜穿刺针头连接,下臂一端与氧气连接,连接口紧密不漏气。（若为 50 ml 注射器针头穿刺,可配 2.5 ml 注射器针筒后接 7～7.5ID 气管导管接头）	
15. 观察、宣教	穿刺结束后观察穿刺部位有无渗血、肿胀,观察患者生命体征,安抚患者,交代注意事项	
16. 终末处理	1. 整理用物,垃圾分类放置,脱手套 2. 取舒适体位,整理床单位 3. 妥善放置呼叫铃	
17. 洗手记录	1. 七步洗手法洗手 2. 记录穿刺时间、患者生命体征、吸氧浓度、注射药物名称剂量 3. 签医嘱	

【注意事项】

1. 环甲膜穿刺仅仅是呼吸复苏的一种急救措施,不能作为确定性处理,穿刺针留置时间不宜超过 24 小时。在初期复苏成功、呼吸困难缓解、危急情况好转后,改做气管切开或立即做消除病因处理。

2. 进针不宜过深,穿刺针透过皮肤 5 mm 基本可达气管内,避免损伤气管后壁黏膜,或穿透气管形成食管-气管瘘。

3. 环甲膜穿刺针头与 T 形管连接口紧密不漏气。

4. 必须回抽空气,确定针尖在气道内才能注射药物。针头拔出以前防止喉部上下运动,否则容易损伤气道黏膜。

5. 拔针时棉球压迫片刻,穿刺部位若明显出血应及时止血,以免血液流入气管内。

6. 如遇血凝块或分泌物阻塞针头,可用注射器注入空气,或用少许生理盐水冲洗,以保证其通畅。

7. 妥善固定穿刺针,避免患者头过度后仰,防止穿刺针退至喉黏膜下层及皮下,造成喉黏膜及颈部皮下气肿。

8. 术后床边备吸引器、气管切开器械及急救药品。

【前沿进展】

1. 穿刺工具选择:推荐使用专用环甲膜穿刺针,相比注射器针头管径粗,便于通气和吸引,尾部可接简易呼吸器辅助呼吸。

2. 经环甲膜穿刺反向引导气管切开术相对传统外科气管切开术和环甲膜切开术,通气速度快、手术时间短、并发症少,且可以一次性建立稳定气道,避免二次手术。

————————————— 参考文献 —————————————

[1] 中国急诊气道管理协作组. 急诊气道管理共识[J]. 中华急诊医学杂志,2016,25(6):705-708.
[2] 于布为,吴新民,左明章,等. 困难气道管理指南[J]. 临床麻醉学杂志,2013,29(1):93-98.
[3] Frerk C,Mitchell V S,McNarry A F,et al. Difficult Airway Society 2015 guidelines for management of unanticipated difficult intubation in adults[J]. BJA:British Journal of Anaesthesia,2015,115(6):827-848.
[4] Bribriesco A,Patterson G A. Cricothyroid Approach for Emergency Access to the Airway[J]. Thoracic surgery clinics,2018,28(3):435-440.
[5] 冯海,程芳. 环甲膜穿刺通气新法介绍[J]. 中国全科医学,2011,14(11):1268.
[6] 张波,桂莉. 急危重症护理学[M]. 4 版. 北京:人民卫生出版社,2017.

五、徒手心肺复苏技术规范

【名词定义】　徒手心肺复苏是心肺脑复苏中的基础生命支持(basic life support，BLS)中的重要一步。主要是针对心脏、呼吸骤停所采取的人工徒手的方法尽快实施 CPR 的抢救措施。通过胸部按压建立暂时的人工循环，促进心脏恢复自主搏动；采用人工呼吸纠正缺氧，恢复自主呼吸，从而确保心、肺、脑等重要脏器的血氧供给。

【适应证】　任何原因引起突发呼吸、心搏骤停的患者。

【禁忌证】　无。

【目的】

1. 尽快恢复心脏自主搏动及自主呼吸。

2. 确保重要脏器的血氧供给。

3. 为高级生命支持及延续生命支持的基础阶段。

4. 提高猝死患者的复苏成果率。

【制度与依据】　本规范理论部分主要依据：中国研究型医院学会心肺复苏专业委员会发布的《2016 年中国心肺复苏专家共识》。该标准由来自全国各家医院的百余位专家，参照指南及相关文献形成具有中国特色的专家共识。旨在全方位、全过程、全立体地诠释了 CPR 的内涵与外延，对指导 CPR 的理论研究和临床实践有重要意义。

本规范操作部分主要依据：美国心脏学会(American Heart Association，AHA)于 2015 年发布的《心肺复苏与心血管急救指南更新》。该指南基于复苏国际联络委员会(ILCOR)制定的《2015 年心肺复苏和心血管急救科学与治疗建议的国际共识》(CoSTR)，由来自全球 39 个国家的 250 位证据审查专家依据 GRADE 分级共同参与完成。其内容涵盖了成人基础生命支持与心肺复苏、心肺复苏代替技术与辅助装置、成人高级生命支持等十五个部分。

【准备】

1. 用物准备：急救情况下即刻实施心肺复苏。院内急救时可立即呼叫他人准备抢救物品如抢救车等。

2. 环境准备：评估救护环境是否安全，如存在危险应立即将患者转移至安全区域。

【操作流程】

流　　程	说　　明	图　解
1. 评估：患者意识	轻拍患者或轻摇患者的肩部并大声呼叫："喂，您醒醒！"如知道患者姓名可直接呼叫"喂，某某某！"患者无反应。呼叫旁人启动急救救援系统	

(续表)

流　　程	说　　明	图　　解
2. 判断：患者呼吸、心搏情况	1. 立即检查有无呼吸及呼吸形态(看胸廓起伏、听呼吸音、感觉有无气体呼出)时间：5～10 秒 2. 检查颈动脉搏动(气管喉结旁开两指)时间：5～10 秒 3. 确认时间及环境安全	
3. 安置体位	去枕平卧，头、颈、躯干在同一轴线上，置于坚实的平面上。解开患者的衣扣及裤带	
4. 胸外按压	1. 手的正确姿势：用一只手掌根部置于按压部位，另一手掌根部叠放其上，双手指紧扣，以手掌根部为着力点进行按压 2. 按压部位：胸骨下半段，按压点位于双乳头连线中点 3. 按压幅度：至少 5 cm，但不超过 6 cm 4. 每次按压后胸廓完全回弹 5. 按压频率：100～120 次/分，在 15～18 秒内进行 30 次按压	
5. 人工呼吸	取出口腔内呕吐物或其他异物，取下义齿，保持呼吸道通畅。(清理时间不宜过长)。间断胸外按压时间尽量小于 10 秒。 开放气道常用 1. 仰头抬颏法：一手放在患者前额，用手掌用力向后推额头，使头部后仰，另一手指放在下颏处，向上抬颏。 2. 双手推颌法(适用于确诊或怀疑有头颈部损伤的患者)：操作者站于患者头部前侧，两手肘置于患者头部两侧平面上，提起下颌，使颏上抬	
6. 人工呼吸	用置于患者前额之手的拇指和食指捏住患者的鼻孔，抢救者正常吸气后张开口用嘴唇包住患者的嘴，向患者口中缓慢吹起，每次吹气应持续 1 秒以上，直至胸廓上抬。吹气完后应立即与患者口部脱离，并放松捏住患者鼻孔的手。每 5～6 秒给予一次人工呼吸或每分钟给予人工呼吸 10～12 次	

（续表）

流　程	说　明	图　解
7. 人员到场	单一施救者：应 30：2 的复苏周期。如果第二名施救者赶到，继续采用 30：2 的比例。如有可能应尽早使用 AED	
8. 判断复苏效果	1. 患者意识恢复 2. 出现自主呼吸 3. 可触及大动脉搏动 4. 收缩压大于 60 mmHg 5. 面色、口唇、甲床、皮肤等色泽红润 6. 散大的瞳孔缩小，对光反射存在	
9. 记录	记录复苏时间，进入下一步生命支持	

【注意事项】

1. 发现患者心跳、呼吸停止，应立即进行心肺复苏。

2. 胸外心脏按压的位置必须准确，按压的力度要适宜。避免用力过度导致胸骨骨折，引起血胸、气胸等；也应避免按压力度不足，胸腔压力过小，复苏效果欠佳。

3. 实施心肺复苏时应将患者的衣扣和裤带解松，避免引起内脏损伤。

4. 口对口吹气量不宜过大，胸廓起伏即可。吹气时间过长会引起胃扩张、胃胀气和呕吐。吹气过程要注意观察患者气道是否通畅。

5. 胸外按压应与人工呼吸同时进行，严格按吹气和按压的比例操作，吹气和按压的次数过多和过少均会影响复苏的成败。

6. 胸外按压时双臂要绷直、肘关节伸直，肘部出现弯曲会导致按压力量不足、按压深度不够，按压时要注意两手掌不要交叉放置位置，一定要重叠放置。

7. 可疑有颈椎骨折的患者不要使用仰头抬颏法开放气道。

8. 人工呼吸时吹气应慢，避免过快，每次吹气 1 秒以上。

【前沿进展】

1. 早期识别患者启动应急反应：一旦发现患者没有反应，医护人员必须立即就近呼救，但在现实情况中，医护人员应继续同时检查呼吸和脉搏，然后再启动应急反应系统（或请求支援）。以减少延迟,进行快速、有效、同步的检查和反应。

2. 保证现场安全:评估现场环境,施救者通过视、听、嗅觉及思维整合确认抢救现场环境安全。只要发病地点不存在危险并适合,应就地抢救。

3. 单一施救者的施救顺序:单一施救者应先开始胸外按压再进行人工呼吸(C-A-B 而非 A-B-C),以减少首次按压的时间延迟。

4. 实施高质量的 CPR:CPR 时为保证组织器官的血流灌注,必须实施有效的胸外按压。

(1) 按压部位:在胸骨下半段,按压点位于双乳头连线中点。用一只手掌根部置于按压部位,另一手掌根部叠放其上,双手指紧扣,以手掌根部为着力点进行按压。

(2) 按压速度与幅度:成年人心肺复苏建议胸外按压速率是 100～120 次/分,胸外按压幅度为至少 5 cm,但不超过 6 cm。以足够的速率和幅度进行按压,应避免在按压间隙倚靠在患者胸上,保证每次按压后胸廓完全回弹,尽可能减少按压中断次数并避免过度通气。

(3) 开放气道:成人单人 CPR 或双人 CPR,按压/通气比都为 30∶2。每次呼吸超过 1 秒,每次须使胸部隆起。作为替代方案,也可给予呼吸同时不间断按压地循环进行 30 次按压 2 次呼吸的 CPR。

5. 以团队形式进行心肺复苏:对于专业人员而言,以团队形式实施的 CPR 仍然是临床实践的首选。鼓励在具备基础设施和培训师资的培训机构及部门(国家级、省级急诊、全科医师住院医师规范化培训基地)中,使用高仿真模型。在 ACLS 课程中,应该融入对领导能力和团队合作原则的强化培训,以提升受训人员的实际抢救水平和能力。要建立院内 CPR 的质量监测和控制体系,不断改进和提升院内团队的复苏质量和能力。

参考文献

[1] Neumar R W, Shuster M, Callaway C W, et al. 2015 American Heart Association Guidelines Update for Cardiopulmonary Resuscitation and Emergency Cardiovascular Care. [J]. Circulation, 2015, 132(18 Suppl 2): S315 - S589.
[2] 中国研究型医院学会心肺复苏学专业委员会. 2016 中国心肺复苏专家共识[J]. 中华灾害救援医学,2017,5(1): 1 - 23.
[3] 周明,何小军,郭伟,等. 2017 年美国心脏协会关于成人基本生命支持和心肺复苏质量的重点更新——美国心脏协会心肺复苏和心血管急救指南更新[J]. 中华急诊医学杂志,2017,26(12): 1371 - 1373.
[4] Kleinman M E, Goldberger Z D, Rea T, et al. 2017 American Heart Association Focused Update on Adult Basic Life Support and Cardiopulmonary Resuscitation Quality: An Update to the American Heart Association Guidelines for Cardio pulmonary Resuscitation and Emergency Cardiovascular Care[J]. Circulation, 2017, 136: e1 - e7.
[5] Ignacio Fernández Lozano, Carlos Urkía, Mesa J B L, et al. European Resuscitation Council Guidelines for Resuscitation 2015: Key Points[J]. Revista Española De Cardiologia, 2016, 69(6): 588 - 594.
[6] 齐志江,李春盛. 2015CPR 指南更新后心肺复苏研究新进展[J]. 中华急诊医学杂志,2017,26(1): 7 - 10.
[7] 中国医学救援协会,中华护理学会. 现场心肺复苏和自动体外心脏除颤技术规范[J]. 中国急救复苏与灾害医学杂志,2018,13(9): 823 - 830.
[8] 中国心肺复苏指南学术委员会. 《中国心肺复苏指南(初稿)》统一. 成人基本生命支持(BLS)[J]. 中国急救复苏与灾害医学杂志,2009,4(7): 449 - 454.
[9] 冯庚. 美国心脏协会《2013 年徒手心肺复苏共识》解读[J]. 中华全科医师杂志,2014,13(11): 884 - 887.

六、心肺复苏机使用技术规范

【名词定义】　心肺复苏机是一种全自动的、同步胸外心脏按压、间歇正压通气的仪器。

【适应证】　心源性心搏骤停。

【禁忌证】

1. 胸壁开放性损伤、肋骨骨折、胸廓畸形、心脏压塞。

2. 妊娠期。

3. 按压部位皮肤严重破损。

【目的】　恢复患者的心脏搏动，呼吸和神志。

【制度与依据】

1. 理论部分主要依据：《2015 美国心脏协会心肺复苏及心血管急救指南》，本指南是基于国际证据评估流程，由来自 39 个国家的 250 位证据审查专家共同参与完成。《急危重症护理学》，本教材出版自人民卫生出版社，由来自 16 名权威专家编写。

2. 操作部分主要依据：《急危重症护理操作规范》，本书由人民卫生出版社出版，本书由北京大学人民医院护理部牵头，由不同科室 36 名权威专家共同编写完成。规范心肺复苏机的操作流程，降低并发症的发生率。

【准备】

1. 物品准备：纱布，75％乙醇溶液，心肺复苏机，中心氧源，手电筒，治疗车。

2. 环境准备：环境整洁。

3. 医务人员准备：仪表整洁，符合要求。

【操作流程】

流　　程	说　　明	图　　解
1. 素质准备	服装整洁	
2. 评估	周围环境安全，判断患者意识状态，呼吸，脉搏	

（续表）

流　　程	说　　明	图　　解
3. 物品准备	接好管道,连接氧源,确定所有控制键都处于关闭状态,连接呼吸管	
4. 放置底板	放置正确位置,将底板置入患者胸背部	
5. 放置心肺复苏器	将心肺复苏器插入背板槽中,插入背板前确认机柱上的机臂抬升的足够高,高过患者的胸部	
6. 调整位置	调整按压臂方向,松开臂锁降低机臂于胸部,使胸外按压机的按压装置于胸骨的下半部,圆柱标志调至 0 位	
7. 打开开关	打开总开关控制键"1"由 STOP 转向 RUN,打开按压阀控制键"2",使活塞下压直至到臂柱后方指示的按压深度参考值	
8. 调参数	胸外按压时,调节按压深度至少 5 cm,不超过 6 cm	
9. 调节潮气量	根据患者情况选择是否通气,如需通气,根据患者的体重和病情,顺时针调整通气参数,调整潮气量控制键"3",打开通气阀控制键"4",通气管道连接麻醉面罩或气管导管给予患者正压通气	

(续表)

流　　程	说　　明	图　　解
10. 观察	观察按压及通气的效果	
11. 整理床单位	复苏成功,撤机,整理床单位	
12. 洗手	七步洗手法正确洗手	
13. 记录	准确记录患者复苏成功时间	
14. 终末处置	整理管路,调整开关,还原心肺复苏器于初始状态。主机可用75%乙醇擦拭,螺纹管送消毒供应中心处置。使心肺复苏机处于备用状态	

【注意事项】

1. 操作熟练,沉着冷静,方法正确。

(1) 使用过程中密切观察患者心跳,呼吸是否恢复,并做好记录。

(2) 心肺复苏机是气动动力,不需电源,按压垫和按压力度是按成人设计的,所以只限于成人所用。

（3）如患者胸部创伤较重，如张力性气胸，或胸骨肋骨骨折，胸部开发性伤口，先天性胸部畸形，心脏破裂的禁止使用。

（4）严格定位，正确按压，根据患者病情和体态严格调整按压深度（至少5 cm，不超过6 cm）和潮气量（5～12 ml/kg），避免造成患者肋骨骨折和通气过度引起肺大泡及严重的伤害。

（5）操作时，严禁挪动患者，避免造成伤害。

（6）使用前确保机器处于良好状态，定期检查和维护。

2. 关心体贴患者，保护患者隐私。

3. 心肺复苏有效指征

（1）心音及大动脉搏动恢复。

（2）神志恢复。

（3）肤色转为红润。

（4）瞳孔回缩，光反应恢复。

（5）自主呼吸恢复。

【前沿进展】

1. 在最新颁布的《2015年美国心脏协会心肺复苏与心血管急救指南》中，关于高质量的心肺复苏的定义包括：成人进行胸外按压使胸骨下陷的深度至少为5 cm，但不超过6 cm；按压频率维持在100～120次/分；按压过程中减少中断，避免过度通气，并确保胸廓完全回弹。

2. 心肺复苏机用力均匀，可固定并调节按压的深度，严格按照指南要求，对机器调试好维持按压深度在5 cm，保证了按压的有效率。

3. 心肺复苏机是持续进行的，不存在徒手人员位置调换的间隙，可以最大限度给予持续的血供和氧供，所以血流速度加速起效快，缩短脑部缺氧缺血的时间，减低心搏骤停患者CPR后脑缺血性损伤。

4. 心肺复苏机除了提供高质量的心外按压外，还能同步调试和保障有效的人工通气，设定按压/呼吸比为30：2，节律稳定而持续，更利于CPR后收缩压与血氧饱和度尽快达到平稳，维持生命体征，提高救治的成功率，也减低心脏骤停患者CPR后心缺血性损伤。

———————————— 参考文献 ————————————

［1］ 美国心脏协会.心肺复苏及心血管急救指南［C］.2015.
［2］ 张波,桂莉.急危重症护理学［M］.4版.北京：人民卫生出版社,2017.
［3］ 孙红,詹艳春.急危重症护理操作规范［J］.北京：人民卫生出版社,2017.
［4］ 陈显敏.徒手心肺复苏与心肺复苏机在呼吸心跳骤停心肺复苏救治中的疗效比较［J］.现代诊断与治疗,2015,26（1）：132-133.
［5］ 卞丽.2015年心肺复苏指南与2010年指南的价值探析［J］.黑龙江医药,2016,01：140-142.
［6］ 路明惠,唐晓燕,于普树,姜永梅.几种常见机械心肺复苏仪及其临床应用现状［J］.实用医药杂志,2016,33,（8）：754-755.
［7］ 李亚明,邓晓阳.徒手和心肺复苏仪行CPR对心搏骤停患者心脑缺血性损伤的影响［J］.白求恩医学杂志,2017,15（5）：613-614.
［8］ 黄赣英,沈小玲.自动心肺复苏机胸外按压在心跳骤停患者中的应用进展［J］.护理学报,2013,20,（5B）：18-19.

七、电除颤(含AED)技术规范

【名词定义】　电除颤主要是指心脏非同步电复律。在心室扑动,心室颤动时除颤常用、有效的抢救技术。是用除颤器将一定量的电能导入整个心脏,使一些异位性快速心律失常转复为窦性心律的一种电治疗方法。如果已开胸患者,可将电击板直接放在心室壁上进行,称为胸内除颤。本节主要介绍胸外除颤,是指将电击板置于胸壁进行的除颤技术。

【适应证】

1. 心室颤动、心室扑动等恶性心律失常。

2. 无法识别 R 波的快速室性心动过速。

【禁忌证】

1. 作为必要的抢救措施无绝对禁忌证。

2. 对已明确无心电活动者,除颤并无益处。

3. 除无条件者,应在心电图监护下进行除颤。

【目的】　纠正室性心律失常。使用较强的脉冲电流经过胸壁,消除心脏任何部位的异位兴奋灶,重建窦性心律。当患者发生严重快速心律失常时,如心房扑动、心房纤颤、室性心动过速等,往往造成不同程度的血液动力障碍。尤其当室颤时,心室肌所处激动位相很不一致,一部分心肌尚在不应期,而另一部分已在复极。因此通过除颤器能控制一定能量的电流,使所有心肌除极,恢复正常心律,进一步达到抢救实施的有效措施。

【制度与依据】

1. 本规范理论部分主要依据:欧洲复苏委员会制定的《2015 欧洲复苏委员会复苏指南》。该指南由来自欧洲各国的专家共同编写完成,共包含成人基础生命支持与自动体外除颤、成人高级生命支持、特殊情况下的心搏骤停、紧急救援等十一个部分。

2. 本规范操作部分主要依据:中国医学救援协会联合中华护理学会 2018 年提出《现场心肺复苏和自动体外心脏除颤技术规范》。由国内多家医院联合起草,结合我国近年来在紧急救护方面新的发展和经验积累。该标准规定了现场心肺复苏、自动体外心脏除颤的技术操作要求,包含现场心肺复苏和自动体外心脏除颤紧急施救基本要求、现场心肺复苏技术要点、自动体外心脏除颤操作、现场心肺复苏和自动体外心脏除颤紧急施救流程图、急救操作流程和心肺复苏的再判断等,旨在提高心脏骤停抢救成功率。

【准备】

1. 用物准备:除颤仪(明确除颤仪类别为单相波还是双相波)、导电膏、纱布。

2. 环境准备:周围环境避开金属物品接触。

3. 患者准备:去除患者身上金属导电物品,并了解患者有无植入起搏器等。

【操作流程】

流　　程	说　　明	图　　解
1. 发现异常心电图波形	1. 正确识别心电图 2. 协助患者取仰卧位 3. 确定时间 4. 同时呼救	
2. 启动抢救程序	1. 立即启动 CPR 程序 2. 松衣扣	
3. 准备除颤	1. 暴露除颤部位 2. 检查胸前区皮肤是否有破损 3. 移开胸前区电极片	
4. 开机	1. 打开除颤仪开关(自动默认非同步模式) 2. 快速均匀涂抹导电膏 3. 再次查看心电监护	
5. 选择能量	1. 首次成人单向波可选 200 J;第二次 200～360 J; 　第三次 360 J 2. 成人双向波可选 150 J	

（续表）

流　　程	说　　明	图　　解
6. 放置电极板	1. 标有 Apex 除颤板放于患者左锁骨中线第 4～5 肋间，剑突水平 2. 另一除颤板放于患者右锁骨中线第 2～3 肋间 3. 除颤板与皮肤紧密贴合，压力适中（压力为 11～14 kg）	
7. 充电	1. 按下除颤板上的充电键（能听到蜂鸣声以及指示灯亮起） 2. 表示充电完毕	
8. 放电	1. 提醒周边医护人员避开床缘 2. 双手拇指同时按压放电按钮	
9. 评估除颤效果	1. 查看监护仪心电图波形 2. 确认除颤效果 3. 除颤成功，记录时间	
10. 患者处置	1. 用纱布擦净电击部位皮肤 2. 检查除颤部位皮肤有无红肿、灼伤 3. 安置合理体位	

(续表)

流　　程	说　　明	图　　解
11. 用物整理	1. 关闭除颤仪 2. 擦拭电极板 3. 充电备用	
12. 洗手记录	1. 洗手 2. 记录	

【注意事项】

1. 严格按照要求使用,保证操作安全有效。患者皮肤清洁,保持干燥。尽量避免在潮湿环境下操作。

2. 如患者有植入性起搏器,应注意避开起搏器部位至少 10 cm。

3. 除颤前确定周围人员无直接或间接与患者接触。

4. 操作者身体不能与患者接触,不能与金属类物品接触。

5. 按要求放置除颤板,紧急情况下使用盐水纱布,以浸湿不滴水为宜。

6. 操作时除颤板要与患者胸壁紧密接触,操作者的双手同时按下放电按钮,在放电结束之前不能松动,以保证低阻抗。

7. 操作过程中严密监护和观察患者的生命体征,并给予氧气吸入。

8. AED 均带有心律分析程序,使用 AED 将电极板放置于心尖部及心底部。

9. 定期监测,保持仪器完好备用。

【前沿进展】

1. 电除颤的作用:终止 VF 而非起搏心脏,因此,在完成除颤后应该马上恢复实施胸外按压直至 2 分钟后确定心脏自主循环恢复或患者有明显的循环恢复征象。

2. 电除颤能量选择及适用范围:心律分析证实为 VF/无脉性 VT 应立即行电除颤,之后做 5 组 CPR,再检查心律,必要时再次除颤。单相波除颤器首次电击能量选择 360 J,双相波除颤器首次电击能量选择应根据除颤仪的品牌或型号推荐,一般为 120 J 或 150 J。对心室静止(心电图示呈直线)与肺动脉内膜剥脱术(pulmonary endarterectomy, PEA)患者不可电除颤,而应立即实施 CPR。

3. 院内 AED 的使用:推荐在除颤延迟风险的医疗区域使用,其目标是在心搏骤停后的 3 分钟内进行除颤。

4. PAD 计划:推荐在心搏骤停高发的公共场所应该实施公众除颤(public access

defibrillation，PAD)计划。PAD 计划是在很有可能有目击者、院外心搏骤停发生率相对较高的公共场所，例如机场、火车站、地铁、商场、游乐场、宾馆、赌场、学校、写字楼等设置 AED，便于第一反应者能够快速获得并实施除颤。目前在欧洲以及美国、日本、新加坡、中国香港、中国台湾等国家和地区已得到广泛实施。

参考文献

［1］ 中国医学救援协会，中华护理学会. 现场心肺复苏和自动体外心脏除颤技术规范［J］. 中国急救复苏与灾害医学杂志，2018，13(9)：823-830.

［2］ Monsieurs K G, Nolan J P, Bossaert L L, et al. European Resuscitation Council Guidelines for Resuscitation 2015 Section 1 executive summary ［J］. Resuscitation, 2015, 95(10)：1-80.

［3］ 赵鹏程，毕超，姜婷等. 院前心脏骤停患者心肺复苏时由第一目击者使用自动体外除颤器的优势 Meta 分析［J］. 中国急救医学，2018(4)：350-356.

［4］ 中国研究型医院学会心肺复苏学专业委员会. 2016 中国心肺复苏专家共识［J］. 中华灾害救援医学，2017，5(1)：1-23.

［5］ Chan P S, Krumholz H M, Spertus J A, et al. Automated external defibrillators and survival after in-hospital cardiac arrest ［J］. JAMA, 2010, 304：2129-2136.

［6］ 宋剑平，鲁闻燕，郑芬芳，等. 系统化培训在提高 CCU 护士除颤能力中的作用［J］. 中华护理杂志，2008，43(10)：926-927.

［7］ Patil K D, Halperin H R, Becker L B. Cardiac arrest：resuscitation and reperfusion［J］. Circulation Research, 2015, 116(12)：2041-2049.

［8］ Chan P S, Krumholz H M, Nichol G, Nallamothu B K. Delayed time to defibrilla-tion after in-hospital cardiac arrest［J］. N Engl J Med, 2008, 358：9-17.

［9］ 张新颜，于学忠. 现场心肺复苏中电除颤技术的发展［J］. 中国全科医学，2009，12(14)：1349-1351.

八、经骨髓腔输液技术规范

【名词定义】 骨髓腔输液是一种快速、安全、有效的紧急输液方法，是利用长骨骨髓腔中丰富的血管网将药物和液体经骨髓腔输入血液循环，能为心脏骤停、严重创伤、休克等循环衰竭的患者迅速建立用药、输液路径，为抢救赢得宝贵时间。骨髓腔被称为"永不塌陷的静脉"，有许多高度分化的血管系统，能够快速吸收大量液体和药物，通过静脉窦，最终进入中央循环。美国心脏协会（AHA）在 2015 版心肺复苏指南中再次强调：在不能成功建立静脉通路时，应尽早考虑建立骨髓腔输液通路。

【适应证】

1. 短时间内无法成功建立静脉通路但急需补液或者药物治疗的患者，如心脏骤停、严重创伤、休克、大面积烧伤、重度脱水、持续癫痫、灾难急救等。

2. 在急救过程中，建立输液路径时应尽早考虑使用骨髓腔输液通路，成人外周静脉穿刺 2 次不成功建议立即建立骨髓腔内通路。

【禁忌证】

1. 穿刺目标骨骨折。

2. 目标骨为假肢或安装人工关节。

3. 穿刺部位感染。

4. 穿刺部位缺少足够解剖标志。

5. 目标骨 48 小时内接受过骨髓腔穿刺。

【目的】 快速建立静脉通路，为抢救赢得宝贵时间。

【制度与依据】 美国《2005 年国际心肺复苏指南》提出病情危重需紧急抢救者，反复静脉穿刺 3 次失败者或 90 秒内未能穿刺成功者，应立即进行骨髓腔内输液。此技术在国外应用广泛，已作为急救培训的一项常规内容。

我国普通高等教育"十一五"国家规划教材《急诊医学》中指出：经骨髓腔给药是复苏药物的给药途径之一。全国高等教育自学考试指定教材《急救护理学》（护理学专业独立本科段）中指出：所有可通过静脉途径给药的复苏药物均可经骨髓腔途径使用，并适用于所有年龄段的人群进行复苏、给药和获取实验室检查的血标本。

【准备】

1. 用物准备：胫骨骨髓腔穿刺输液包、输液液体、碘伏消毒棉签、输液器、洗手液、治疗单、输液卡。

2. 环境准备：病室安静整洁，温度适宜，光线充足，适宜操作。

3. 护士准备：衣帽整洁，洗手戴口罩。

4. 患者准备：情况许可时，向患者或者家属告知穿刺目的，操作过程及注意事项。

【操作流程】

流　程	说　明	图　解
1. 素质准备	服装整洁	
2. 评估	监测患者血压、呼吸、脉搏,判断患者意识	
3. 洗手戴口罩	七步洗手法正确洗手	
4. 物品准备	2‰葡萄糖氯己定醇、无菌棉签、5 ml 无菌注射器、无菌手套、骨穿包、穿刺驱动枪、穿刺针套装、带有螺旋口注射器、生理盐水、加压输液袋	
5. 解释核对	采用两种身份识别的方法进行患者身份确认(腕带、反问式)	
6. 穿刺部位选择	患者置于仰卧位,用卷起的毛巾垫于患者膝盖下方,使其腿微微弯曲,暴露穿刺部位,明确胫骨隆骨位置	
7. 放置治疗巾	手不触及无菌治疗巾内侧	

（续表）

流　程	说　明	图　解
8. 冲洗延长管	打开骨髓腔穿刺针套装,用 10 ml 生理盐水冲洗延长管	
9. 消毒	1. 以穿刺点为圆心 2. 消毒范围大于 5 cm×5 cm 消毒 2 遍	
10. 安装穿刺针	将穿刺针与穿刺驱动枪连接	
11. 穿刺	一手固定穿刺侧的小腿,另一手持握电动穿刺仪器,针尖与骨平面呈 90°进针,先刺破皮肤,达到骨皮质后按住触发器,出现落空感	
12. 撤针芯	拔出穿刺管管芯针	
13. 冲管	将延长管与针连接,抽回血,用 10 ml 注射器进行脉冲式冲管	
14. 输注药物	将输液导管与延长管连接,采用加压输液装置进行输液	

(续表)

流　　程	说　　明	图　　解
15. 整理床单位记录	1. 取舒适体位 2. 妥善放置呼叫铃 3. 记录	

【注意事项】

1. 严格无菌操作：严格无菌操作,避免反复穿刺同一部位。

2. 穿刺针定位：穿刺针定位时,即使穿刺针置入位置正确,有时也不一定能抽出血/骨髓,可尝试推注 10 ml 生理盐水,若推注顺畅、无阻力感,且周围软组织无肿胀,则表明位置正确;否则需拔除穿刺针,更换穿刺部位。

3. 疼痛管理：清醒患者经骨髓腔输液时会感受到疼痛,尤其是输液初期,疼痛评级可高达 8～10 级,因此需要在穿刺后,生理盐水冲洗前,先慢推 40 mg 无防腐剂无肾上腺素的利多卡因,使用 2～5 ml 生理盐水冲洗后,再慢推 20 mg 利多卡因,然后再用 5～10 ml 生理盐水进行冲洗;在持续输液过程中,应动态评估疼痛情况,必要时可重复推注利多卡因麻醉止疼。

4. 并发症预防、观察及处理

（1）液体和药物外渗或渗出：此为最常见的并发症,主要原因是穿刺针穿透胫骨或穿刺针针尖未能完全置入骨髓腔内。药液外渗可能导致皮下和骨膜下肿胀,注射部位周围肌肉和皮下组织坏死,甚至引起骨筋膜室综合征。因此,外渗一旦发生,应立即将穿刺针拔除,对穿刺部位实施加压包扎。

（2）穿刺针堵塞：如果穿刺后长时间不使用骨髓腔通路,则该通路可能会受影响,通常情况下可用注射器推注生理盐水来疏通,或使用低输液速度（30 ml/h）维持其通畅。

（3）其他：骨折、局部血肿、穿刺针松动、骨针断裂、局部皮肤感染、脓毒血症等并发症的发生率极低,但仍需加强观察。

5. 尽早拔管：骨髓腔输液只能作为一种急救时的措施,最常可维持 24 小时,在确认不需要使用该通路后尽早拔除。

【前沿进展】

1. 部位选择：骨髓输液技术与骨穿刺相似,用穿刺针插入骨髓腔内,有落空感和抽出少量骨髓后,即可外接输液器进行输注。研究最多和临床采用最多的部位是胫骨近端。研究表明,胫骨远端、股骨远端、肱骨近端也可作为输液部位,其疗效与静脉相似。

2. 输液装置：骨髓穿刺器材与一般静脉输液不同,需要专用装置。国外目前已将骨内输液器制成成套产品,供急救人员使用,比较有代表性的有 4 种：即 FAST 输液器（first access for shock and trauma，FAST）、骨输液枪（bone injection gun，BIG）、手转 SurFast 骨输液器和 Jamshidi 直针式骨输液器。这些输液装置的使用,极大地方便了野外或事故现场的急救工作,但其价格昂贵,国内尚无广泛的应用。国内使用的骨髓输液装置一般都根据患者的情况选择不同型号的腰穿针或骨髓穿刺针,配以静脉输液装置。也有使用头皮针进行胸骨穿刺实施骨髓输液的病例报告,因此国内急需研制标准化的、成套的低成本骨髓输液装置。冯正权等研制了一种一体化胸骨输液器,具备了快捷、简便、安全的特点,为院前急救和战场救治提供了一种有效的骨髓输液方法。

3. 输液速度:骨内输液用于急救是安全有效的。在与静脉通道的比较研究中,在加压情况下对低血容量休克的纠正中,骨内输液组和静脉输液对照组的动脉压、中心静脉压、心输出量、肺动脉楔压的恢复无区别,而对各种骨内输液装置置管时间研究结果表明,骨内输液置管时间小于静脉插管时间。为了保证输液速度,可加压输入,甚至采用双侧输入。在加压的情况下,骨髓输液的速度达到原速度的几倍,可以成功地用于抢救低血容量休克患者。

4. 骨髓腔输液的持续时间:文献报道,骨髓腔输液的持续时间一般在 24 小时以内。骨髓腔输液通路建立后,当患者全身情况稳定、血压回升、静脉充盈时,立即行静脉置管,静脉通道建立良好后尽早拔出骨髓内输液针,并用无菌纱布包扎 24 小时。

参考文献

[1] 冯正权,吴宝明.骨髓输液技术的发展及应用[J].医疗卫生装备,2003,(2):25-27.
[2] Calkins M D, Fitagerald G, Bentley T B, et al. Intraosseous infusion devices: a comparison for potential use in especial operations[J]. J Trauma, 2000, 48(6): 1068-1074.
[3] 冯正权,吴宝明,铁位金.一体化胸骨输液器的研制及应用[J].医疗卫生装备,2004,(8):18-19.
[4] 袁晓敏.骨髓输液在院前急救护理中的应用[J].青海医药杂志,2010,40(1):40-41.
[5] 石常美,郭瑞芝.骨髓腔输液应用于成人急救的效果观察[J].护理学杂志,2005,20(12):11-13.
[6] Phillips L. Recommendations for the use of intraosseousvascular access for emergent and nonemergent situations invidious health care settings: Consensus paper[J]. J Pediatrl Nurs, 2011, 26(1): 85-90.
[7] Petitpas F, Guenezan J, Vendeuvre T, et al. Use of intraosseous access in adults: A systematic review[J]. CritialCare, 2016 (20): 102.
[8] 刘云,韩正理.骨髓输液在危重患者院前急救中的应用[J].当代医学,2012,18(15):62-63.
[9] 刘丽,张锦莲,曾芝云.注射器穿刺骨髓腔输液在失血性休克患者急救中的应用效果[J].中国现代药物应用,2016,10(16):279-280.
[10] 沈洪主编.急诊医学[M].北京:人民卫生出版社,2008:20.
[11] 黄玉凤,熊志丽.骨髓输液在疑似颈椎损伤患者急救中的应用[J].护理研究.2011,25(5B):1281.
[12] 袁晓敏.骨髓输液在院前急救护理中的应用[J].青海医药杂志,2010,40(1):40-41.
[13] 何莉军.骨髓输液在基层医院儿科危重患儿抢救中的应用[J].中国社区医师(医学专业),2011.10:175-176.
[14] 孙彦,于有贵,赣群.经骨髓输液在产科急救中的临床应用[J].中华腹部疾病杂志,2005,5:323-324.
[15] Lewis P, Wright C. Saving the critically injured trauma patient: A retrospective analysis of 1000 uses of intraosseous access [J]. Emerg Med J, 2015, 32(6): 463-467.
[16] 张吉新,李士华,毕宝林.等.经骨髓输液在抢救创伤失血性休克中的临床研究[J].中国急救医学,2007,27(8):743-744.

第十章

重症康复物理治疗技术规范

第一节　体位护理技术规范

一、良姿卧位摆放技术规范

【名词定义】　体位摆放是根据治疗、护理以及康复的需要对患者所采取并能保持的身体姿势和位置。各科患者可保持良姿位,如脑损伤患者的康复护理中,为了防止或对抗痉挛姿势的出现,保护肩关节及早期诱发分离运动而设计的一种针对性治疗体位。能抑制上肢屈肌、下肢伸肌的典型痉挛模式,有利于患者恢复正常的运动模式。体位摆放包括脑损伤患者和脊髓损伤(高位)患者抗痉挛体位摆放、骨关节疾病患者的功能位及烧伤患者抗挛缩体位摆放。

【适应证】

1. 因发育障碍、疾病或创伤而导致躯体功能障碍患者。

2. 长期卧床患者。

3. 骨科疾病术后功能位。

4. 烧伤后抗挛缩体位。

【禁忌证】

1. 不能配合的患者。

2. 疾病危重期血流动力学不稳定的患者。

【目的】

1. 预防或减轻痉挛和畸形的出现。

2. 保持躯干和肢体功能状态。

3. 预防并发症及继发性损害的发生。

【制度与依据】

1. 本规范理论部分主要依据:人民卫生出版社出版的《康复护理学》第四版全国高等学校教材。本教材 2002 年 8 月第 1 版,2017 年 8 月第 4 版,属国家卫生和计划生育委员会"十三五"规划教材、全国高等学校教材,供本科护理学类专业使用。本教材的编写者共 120 余位,他们分别来自国内的 9 家医院、80 余所高校以及中华护理学会、国家卫生计生委医院管理研究所护理中心等部门。本教材的编写基于论著、指南、标准等共计 35 个,在明确康复护理定位的基础上,进一步梳理了康复护理技术,强化了康复治疗技术中与康复护理密切相关的技术。

2. 本规范操作部分主要依据:人民卫生出版社出版的《康复护理技术操作规程》,2018 年 3 月第一版。承担本书编写工作的作者分别来自国内 9 家三级甲等医院,他们均为中国康复医学会康复护理专业委员会的主任委员、副主任委员,她们均是优秀的临床、康复护理管理人员,有丰富的经验及全新的康复护理管理理念,本书内容是她们多年工作经验的积累、汇总、提升和研究成果的总结。本书对康复护理专科常见操作技术、假肢、矫形器、辅助器具的应用指导技术规范进行相应阐述。

【准备】

1. 用物准备：准备大小、数量合适的软枕，必要时准备合适的支具。

2. 环境准备：病室安静整洁，光线充足，适宜操作，关闭门窗（或窗帘），请无关人员回避，保护患者隐私。

3. 护士准备：衣帽整洁，洗手戴口罩。

4. 患者准备：患者处于安静状态，配合操作。

【操作流程】

流　　程	说　　明	图　解
1. 素质准备	服装整洁	
2. 评估患者	评估患者的病情、意识状态及配合能力；评估患者损伤部位、管路情况；评估患者需要摆放的体位	
3. 洗手	七步洗手法正确洗手	
4. 物品准备	软枕 4～5 个	
5. 解释核对	向患者解释体位摆放的目的及配合要点。采用两种身份识别的方法进行患者身份确认（腕带、反问式）	

（续表）

流　　程		说　　明	图　　解
6. 偏瘫患者抗痉挛体位摆放	健侧卧位	1. 健侧在下,患侧在上,头部垫枕 2. 患侧上肢伸展位置于枕上,使患侧肩胛骨向前向外伸,前臂旋前,手指伸展,掌心向下 3. 患侧下肢向前屈髋屈膝,并完全由枕头支持,注意足不能内翻悬在枕头边缘	
	患侧卧位	1. 患侧在下,健侧在上,头部垫枕 2. 患臂外展前伸旋后,患侧肩部尽可能前伸,以避免受压和后缩,上臂旋后,肘与腕均伸直,掌心向上 3. 患侧下肢轻度屈曲位放在床上,健腿屈髋屈膝向前放于软枕上,健侧上肢放松,放在胸前的枕上或躯干上	
	仰卧位	1. 头部用软枕良好支撑 2. 患侧肩胛和上肢下垫一软枕,上臂旋后,肘与腕均伸直,掌心向上,手指伸展位,整个上肢平放于枕上 3. 患侧髋下、臀部、大腿外侧放垫枕,防止下肢外展、外旋;膝下稍垫起,保持伸展微屈	
	床上坐位	1. 床铺尽量平整,患者下背部放枕头 2. 头部:不要固定,能自由活动 3. 躯干:伸直 4. 臀部:90°屈曲,重量均匀分布于臀部两侧 5. 上肢:伸展放于一张可调节桌子上面,桌上放一软枕	
7. 脊髓损伤患者抗痉挛体位摆放	仰卧位	1. 头部垫枕,将头两侧固定 2. 肩胛下垫枕,使肩上抬前挺、肘关节伸直、前臂旋后、腕背伸、手指微曲 3. 髋、膝、踝下垫枕,足保持中立位	
	侧卧位	1. 头部垫枕 2. 上侧上肢保持伸展位,下肢屈曲位 3. 将下侧的肩关节拉出以避免受压和后缩,臂前伸,前臂旋后,肢体下均垫软枕 4. 背后用软枕靠住,以保持侧卧位	

（续表）

流　程		说　明	图　解
8. 骨关节病患者功能位摆放	上肢功能位	肩关节屈曲 45°、外展 60°,肘关节屈曲 90°,前臂中间位,腕背伸,各掌指关节和指间关节稍屈曲,拇指在对掌的中间位	
	下肢功能位	髋关节伸直,髋及大腿外侧垫枕防止下肢外展、外旋,膝关节稍屈曲 20°~30°,踝关节处于 90°中间位,防止足下垂。随着体位的改变,髋关节也需要变换成屈曲或伸直的位置	
	截肢患者体位	保持合理的残肢体位:为防止残肢屈曲畸形,应尽量保持肢体残端于伸直位。上肢截肢者应选择健侧卧位休息。平卧位休息时避免残肢垫高,将残肢向外伸展,同时可以将腰垫高以减轻残端肿胀。大腿中上段截肢应采用俯卧位,练习髋关节后伸且不要外展活动	
9. 烧伤患者抗挛缩体位摆放		1. 头:仰卧,头居中位,避免耳部受压;俯卧:头居中,吊带悬吊前额以支持头重量,颜面悬空。若头侧偏,则每半小时交替一次,以免面颊肌萎缩 2. 颈:在颈前部烧伤时,用毛巾圈或过伸垫使颈保持过伸位或伸展位,必要时应用热塑板制作颈矫形器,防止颈部挛缩、骸胸粘连 3. 肩和腋部:胸背部、两侧胸壁、上臂烧伤时,用枕或夹板使肩保持外展 90°和外旋位 4. 肘:肘屈侧烧伤应保持肘伸直位,背侧烧伤则可屈肘 70°~90°,前臂保持中立位 5. 腕与手:腕背伸 20°~30°,掌指关节屈曲 90°,指间关节均处于伸直位。拇指则应处于外展和对掌(掌指关节外展,指间关节屈曲)位,防止近端指间关节过伸。各指间用无菌纱布隔开 6. 髋:伸直位和中立位,大腿内侧烧伤时髋外展 15°~30° 7. 膝:处于伸直位,如仅在膝前方烧伤,可轻度屈曲位(屈曲 10°~20°) 8. 踝:背伸位,以防止跟腱挛缩,注意防止足内翻或外翻	
10. 整理床单位		整理患者衣物及床单元	
11. 洗手		七步洗手法正确洗手	

【注意事项】

1. 体位摆放注意事项

(1) 体位摆放应经常变换,一般2小时变换一次,不要在同一姿势上停留过长时间,以免发生压力性损伤(压疮)。

(2) 早期指导患者康复训练,促进患肢静脉血回流,减轻周围组织粘连,降低各类并发症的发生率。

(3) 枕头柔软,大小、厚薄合适;使用矫形器时注意选用大小合适的柔软衬垫,避免压力性损伤(压疮)的发生。

(4) 注意避免紧张、焦虑、温度过低等,以免引起肌张力增高。

(5) 摆放体位时注意保护患者隐私,保证患者安全。

(6) 摆放体位时正确用力,避免拖、拉、拽,以防因摩擦力和剪切力造成患者皮肤损伤。

2. 偏瘫患者各卧位时操作技术注意事项

(1) 仰卧位时足不能保持中立位(足下垂)。仰卧位时足摆放成中立位,在床尾放一支被架,把被子支撑起来,避免被子压在足上,或者穿上矫形器预防足下垂。

(2) 患侧卧位时肩关节姿势不当——肩关节脱位、肩手综合征。

1) 偏瘫患者取患侧卧位时,患肩轻轻向前拉出,避免受压和后缩。患侧腕及手指充分打开放松,不建议在手中抓握物品。

2) 给予患侧手及踝足充分的支持,避免处于悬空位,使之处于非抗重力位。

(3) 偏瘫患者抗痉挛体位中,患侧卧位是所有体位中最重要体位,可以增加患侧的感觉刺激,促进本体感觉输入、对抗患侧肢体痉挛、利于健侧手的活动;仰卧位应尽可能少用,以免引起异常反射活动;所有时间都应该避免半卧位,它能强化痉挛模式。

3. 脊髓损伤(四肢瘫)患者各卧位时操作技术注意事项

(1) 仰卧位时头部垫枕,将头两侧固定,固定头部、防肩膀后缩,肩胛下垫枕,使肩上抬前挺。

(2) 长时间仰卧位和大、小便刺激是压力性损伤的高风险因素。要1~2小时变换一次体位,保持床单位平整、干燥,做好大小便失禁护理。

(3) 侧卧位时采取轴线翻身护理技术,3人同步轴线翻身,在侧卧位时,尽量使头部和脊椎保持正常对线,背后用长枕靠住,保持侧卧位,避免脊柱扭曲。

4. 骨科疾病术后体位摆放注意事项:截肢后坚持合理的残肢姿势,由于肢体失去平衡,如果忽略了训练及早期安装假肢,往往会引起骨盆倾斜和脊柱侧弯。若变形一经固定,其安装假肢后的步态、步行能力会有很大的下降。

5. 烧伤患者抗挛缩体位摆放注意事项:抗挛缩体位原则上取伸展和外展位,不同烧伤部位摆放不同体位,必要时使用矫形器协助。

【前沿进展】

1. 2018年《中国脑卒中早期康复治疗指南》指出

(1) 脑卒中卧床期应将患者摆放于良肢位:鼓励患侧卧位,适当健侧卧位,尽可能少采用仰卧位,应尽量避免半卧位,保持正确的坐姿。

(2) 脑卒中后早期肢体多是迟缓性瘫痪,随着病情的恢复和主动运动的增加,瘫痪肢体肌张力逐渐增高,并出现痉挛。痉挛的处理要从发病早期识别和处理开始,抗痉挛肢位、关节活动度训练、痉挛肌肉缓慢牵伸、夹板疗法等方法可以缓解肢体的痉挛。

(3)康复护理是脑卒中早期康复的重要内容,康复护士除掌握基本的护理知识外,还要掌握卒中患者的皮肤管理、大小便功能的管理和康复、良肢位的摆放和体位转移、吞咽障碍的临床评估和吞咽康复指导、营养管理和进食管理技术训练、呼吸道管理和基本的呼吸功能康复技术等。建议神经内科或卒中单元加强脑卒中患者早期的康复护理工作。

2.《中国重型颅脑创伤早期康复管理专家共识(2017)》中关于运动障碍的康复措施指出

(1)良肢位摆放:维持肢体良肢位,预防肢体不良运动模式。良肢位分为仰卧位、健侧卧位、患侧卧位,建议每2小时翻身1次。

(2)辅具治疗:一方面用于软瘫期正常体位的固定,防止关节过度屈伸;另一方面用于肌痉挛或关节挛缩异常体位的纠正。如肩托用于肩关节半脱位,足踝矫形器用于足下垂内翻畸形;膝托用于下肢无力性膝过伸;腰托辅助支撑躯干平衡;分指板纠正握拳状态;近年来康复机器人等新技术的发展,是辅具智能化的体现。肌内效贴虽然不是严格意义上的辅具,但可以缓解疼痛、减轻水肿、促进循环及放松软组织,矫正姿势,对于关节和肌肉疼痛有效,在其辅助下训练,可有效避免关节和肌肉损伤的加重。

参考文献

[1] 燕铁斌,尹安春.康复护理学[M].4版.北京:人民卫生出版社,2017:139-141.
[2] 黄晓琳,燕铁斌.康复医学[M].6版.北京:人民卫生出版社,2018:257-258.
[3] 刘芳,杨莘.康复医学神经内科重症护理手册[M].北京:人民卫生出版社,2017年.321-322.
[4] 郑彩娥,李秀云.康复护理技术操作规程[M].北京:人民卫生出版社,2018:1-13.
[5] 中华医学会神经病学分会,中华医学会神经病学分会神经康复学组,中华医学会神经病学分会脑血管病学组.中国脑卒中早期康复治疗指南[J].中华神经科杂志,2017(6).
[6] 中华医学会神经外科学分会.中国重型颅脑创伤早期康复管理专家共识(2017)[J].中华医学杂志,2017,97(21):1615.

二、俯卧位翻身技术规范

【名词定义】　俯卧位翻身是肺复张技术之一，它是利用翻身床、翻身器或人工徒手操作，使患者在俯卧位进行机械通气。

【适应证】

1. 无论任何原因的肺水肿，合理使用 PEEP 仍不能将 FiO_2 降至 60％以下。

2. 改善 ARDS 患者氧合。

3. 在 ALI/ARDS 早期，即使没有严重的氧合障碍，也可以使用。

【禁忌证】

1. 血流动力学不稳定。

2. 颅内高压。

3. 急性出血。

4. 脊柱损伤。

5. 骨科手术。

6. 近期腹部手术。

7. 妊娠。

【并发症】

1. 皮肤压伤、水肿、坏死。

2. 外周神经损伤。

3. 肌肉损伤。

4. 角膜溃疡。

5. 低血压。

6. 插管和其他引流管的压迫和移位。

7. 少见：心律失常、视网膜损伤等。

【目的】　使用俯卧位通气治疗改善 ARDS 患者氧合。

【制度与依据】

1. 本规范理论部分主要依据：德国 S2E 指南：预防或治疗肺部疾病的定位和早期动员操作部分依据：

2. 本规范操作部分主要依据：现无明确操作标准，本操作依据参照国内外相关专家意见及共识，发表文献总结得出。

【准备】

1. 医嘱准备：医嘱单

用物准备：软枕、脂肪垫、泡沫敷料、水胶体敷料、清洁手套、电极贴，需要时可以准备约束装置，检查用物的有效期，物品处于备用状态。

2. 环境准备：病室安静整洁，光线充足，适宜操作，关闭门窗（或窗帘），请无关人员回避，保护患者隐私。

3. 医护人员准备：衣帽整洁，洗手戴口罩。

4. 患者准备：患者处于安静状态，配合操作。

【操作流程】

流　　程	说　　明	图　　解
1. 素质准备	服装整洁，戴帽子、口罩	医护人员着工作服
2. 评估	1. 患者耐受情况 2. 患者导管固定 3. 患者皮肤状况 4. 患者生命体征	
3. 手卫生	七步洗手法正确洗手	
4. 物品准备	1. 医嘱单 2. 软枕、脂肪垫、泡沫敷料、水胶体敷料 3. 清洁手套、电极贴、约束装置	
5. 宣教及身份识别	1. 清醒患者给与健康宣教 2. 采用两种身份识别的方法进行患者身份确认（腕带、床头卡）	

（续表）

流　　程	说　　明	图　　解
6. 操作前医护人员准备	1. 人员准备 2. 根据患者体重选择 3～5 人进行操作	
7. 操作前床单位准备	1. 放下床档 2. 挪移其他设备方便操作 3. 气管切开患者床头放置头部支撑装置	
8. 患者体位准备	患者仰面平卧位	
9. 整理患者全身管路妥善固定	护士整理患者全身管路（气管插管、CVC 及静脉导管、动脉导管、尿管及其他引流管路），操作者均了解管路数量、位置、深度及固定方法	
10. 患者皮肤状况评估及压疮预防措施落实	操作前评估患者皮肤压疮高发部位，给予压疮预防护理措施	
11. 操作前生命体征再评估	俯卧位操作前再次评估患者生命体征是否稳定	

（续表）

流　程	说　明	图　解
12. 俯卧位操作	去除患者监护设备电极片及相关导线	
13. 移动患者身体至一侧床边	移动患者至一侧床边时保证患者安全，防坠床	
14. 翻身过程中气道管理	1. 病情允许的患者翻转过程可以脱开呼吸机 2. 病情危重患者由负责头部的医生保护气道	
15. 翻身过程中肢体管理	1. 摆放翻转侧上肢及下肢位置 2. 保证气道固定的前提下翻转躯干及四肢	
16. 身体翻转后气道管理	身体翻转为俯卧位后首先确定人工气道位置（吸痰、听诊等）并妥善固定人工气道	
17. 身体翻转监护	俯卧位后立刻给予患者心电监护	

（续表）

流　程	说　明	图　解
18. 身体翻转后管路管理	1. 俯卧位后重新检查并重新固定引流导管 2. 保持静脉管路通畅及药物治疗的给入	
19. 俯卧体位肢体摆放	1. 患者双上肢自然上举，肘关节内角小于90° 2. 患者双下肢摆放功能位，避免膝关节过伸	
20. 俯卧体位头面部皮肤压疮的预防	1. 头面受压部皮肤垫软枕、水胶体泡沫敷料 2. 患者眼睑使用敷料保护防止眼睑上翻 3. 患者头部每1～2小时侧转一次，防止局部上时间受压	
21. 俯卧体位躯干和上肢皮肤压疮的预防	1. 胸前区给予泡沫敷料保护，有条件的情况下俯卧位躯干垫脂肪垫 2. 躯干及双上肢受力处给予泡沫敷料	
22. 俯卧体位膝关节皮肤压疮的预防	1. 膝关节给予泡沫敷料或脂肪垫保护 2. 体位摆放时双足踮起，防止膝关节过伸	

（续表）

流　程	说　明	图　解
23. 俯卧体位足部皮肤压疮的预防	1. 足与床面接触的位置垫软枕 2. 足趾悬空不可接触到床面,防止足趾皮肤压疮发生	
24.1　俯卧体位的肢体活动	头面部在保护气道安全的前提下每1～2小时翻转一次	
24.2　俯卧体位的肢体活动	1. 双上肢每1～2小时体位变动一次 2. 双下肢每1～2小时体位变动一次	
24.3　俯卧体位的肢体活动	在病情允许的情况下,患者躯干可以配合上肢及下肢的肢体变动使用软枕给与左右侧每1～2小时5°～10°的侧转	
25. 俯卧体位时患者约束	1. 原则上患者处在深镇静的情况下不需要约束 2. 特殊情况下根据患者情况给予适当的约束	

（续表）

流　　程	说　　明	图　　解
26. 俯卧体位患者气道管理	1. 按需吸痰 2. 吸痰时保持人工气道的固定,防止意外脱出	
27. 俯卧体位的病情观察	密切观察患者俯卧位时生命体征变化	
28. 护理记录	详细记录俯卧位通气治疗期间患者各项细节	

【注意事项】

1. 俯卧位治疗前后,负责操作的人员需要经过专业的培训。

2. 操作人员熟练掌握操作过程中可能出现的突发状况的应急处理。

3. 俯卧位操作过程中患者身上所有管路都需要放置在可视的范围内,患者人工气道的安全是第一要位。

4. 患者在俯卧位治疗期间可能出现的并发症护理人员需要充分知晓,在操作和治疗期间采用相应的预防措施预防、减少如压疮、脱管等并发症的出现。

5. 操作前给与患者家属充分的健康宣教和告知,必要时签署知情同意书。

6. 俯卧位翻转后患者出现异常生命体征变化,遵医嘱及时停止治疗。

7. 俯卧位治疗期间保持患者肢体的功能位,防止脱臼等意外事件的发生。

8. 俯卧位不是禁止翻身,压疮的预防是关键。

【前沿进展】

1. 相较于仰卧位,对急性呼吸窘迫综合征(ARDS)重症患者在治疗初期采取长期的俯卧位,其死亡率将会显著降低。

2. 对于 ARDS 重症患者,采取俯卧位(部分原因为俯卧位明显延长了患者的存活时间)比仰卧位感染压疮的风险更高。因此,如果决定对患者采取俯卧位,应采取预防措施。

3. 压疮是重症监护病房患者常患的一种并发症,长期采取俯卧位的患者中的压疮的发病率较高,常常引起疼痛、重叠感染、延长 ICU 病房入住时间和增加医疗费用。

参考文献

[1] McInnes E,Jammali-Blasi A,Bell-Syer S E,et al. Support surfaces for pressure ulcer prevention[J]. Cochrane Database Syst Rev,2011,4:CD001735.

[2] Bergquist-Beringer S,Dong L,He J,Dunton N (2013) Pressure ulcers and prevention among acute care hospitals in the United States[J]. Jt Comm J Qual Patient Saf,39:404-414.

[3] Guerin C,Reignier J,Richard J C,et al. Prone positioning in severe acute respiratory distress syndrome[J]. N Engl J Med,2013,368:2159-2216.

三、下床活动技术规范

【名词定义】　指患者在入监护室72小时内即开始主动或被动的早期活动,旨在促进或保持患者机体的活动能力,并提高患者在出院后的自理能力。

【适应证】　患者应满足如下条件:① 充足的呼吸储备;② 稳定的血流动力学;③ 无谵妄状态;④ 无明显疼痛情况;⑤ RASS≥0。

【禁忌证】　原则上,早期活动应当在所有监护室患者中进行,并没有排除标准。

【并发症】

1. 患者跌倒。

2. 导管/气道断开。

3. 心律失常。

【目的】

1. 促进/保持机体能动性。

2. 改善/维持骨骼肌及呼吸肌功能。

3. 增加中央及外周血流动力学灌注。

4. 减少谵妄发生率。

5. 减少皮肤溃疡发生率。

【制度与依据】　理论部分依据:德国S2E指南:预防或治疗肺部疾病的定位和早期动员。

操作部分依据:现无明确操作标准,本操作依据参照国内外相关专家意见及共识,发表文献总结得出。

【准备】

1. 操作人员充足。

2. 患者病情稳定。

3. 呼吸管路、输液管路、胃管、各种引流管的妥善固定/延长。

4. 持续监护状态。

【操作流程】

流　　　程	说　　　明	图　　解
1. 操作着装准备	服装整洁、帽子、口罩	医护人员着装整齐
2. 评估	1. 患者RASS评分 2. 患者导管固定 3. 患者生命体征	

（续表）

流　程	说　明	图　解
3. 手卫生	七步洗手法正确洗手	
4. 物品准备	1. 监护仪 2. 轮椅 3. 助行器 4. 下肢康复脚踏车	
5. 宣教及身份识别	1. 清醒 2. 患者给与健康宣教 3. 采用两种身份识别的方法进行患者身份确认（腕带、床头卡）	
6. 操作前医护人员准备	1. 人员准备 2. 根据患者情况选择 2～3 人进行操作 　　医生负责患者评估，至少有一名护士	

（续表）

流　　程	说　　明	图　　解
7. 操作前床单位准备	1. 固定床单位 2. 放下床档 3. 挪移其他设备方便操作 4. 固定轮椅或助行器	
8. 整理患者全身管路妥善固定	护士整理患者全身管路（气管插管、CVC 及静脉导管、动脉导管、尿管及其他引流管路），操作者均了解管路数量、位置、深度及固定方法	
9. 操作前生命体征再评估	操作前再次评估患者生命体征是否稳定	
10. 患者转移操作	1. 协助患者床上坐起 2. 调整固定患者管路	
11. 移动患者身体至一侧床边	移动患者至一侧床边时保证患者安全，防坠床	
12. 观察生命体征	1. 是否心率加快/心律失常 2. 血压升高/降低	

（续表）

流　　程	说　　明	图　　解
13. 移动患者身体至床旁轮椅	1. 妥善固定轮椅 2. 调整管路长度 3. 协助患者坐下，注意保暖 4. 预防长期座位受压处压疮发生	
14. 观察生命体征	密切观察患者活动时生命体征变化，倾听患者主诉	
15. 短距离行走	1. 协助患者穿防滑袜，防滑鞋 2. 医生与护士同时协助患者步行 3. 保证管路安全	
16. 观察生命体征	密切观察患者活动时生命体征变化，倾听患者主诉	
17. 书写护理记录	详细记录活动治疗期间患者各项细节	

【注意事项】

1. 每天可以进行 2 次活动。

2. 每次活动时间至少为 20 分钟。

3. 确保平均动脉压>65 mmHg 或<110 mmHg,收缩压<200 mmHg,心脏速率>40 次/分或<130 次/分。

4. 确保动脉血氧≥88%。

5. 以上生命体征不达标即刻停止活动治疗。

【前沿进展】 Morri 等报道了一项在机械通气患者中应用活动促进方案的前瞻性、非随机性研究结果。活动组患者脱离病床更快,住院时间更短。机械通气的时间或出院时的状况无差异。出院后一年,活动组死亡或再入院的概率几乎下降 50%;这表明远期效果更好。

———— 参考文献 ————

[1] Abroug F, Ouanes-Besbes L, Dachraoui F, et al. An updated study-level meta-analysis of randomised controlled trials on proning in ARDS and acute lung injury[J]. Critical Care, 2011, 15(1):R6 - R6.

[2] Abroug F, Ouanes-Besbes L, Elatrous S, et al. The effect of prone positioning in acute respiratory distress syndrome or acute lung injury: a meta-analysis. Areas of uncertainty and recommendations for research[J]. Intensive Care Medicine, 2008, 34 (6):1002.

[3] Schober A E , Thornton K C . Early Mobilization in the Intensive Care Unit[J]. Cardiopulmonary Physical Therapy Journal, 2013, 23(1):5.

[4] Ahrens T, Kollef M, Stewart J, et al. Effect of kinetic therapy on pulmonary complications[J]. American journal of critical care: an official publication, American Association of Critical-Care Nurses, 2004, 13(5):376.

[5] Albert R, Hubmayr R. The Prone Position Eliminates Compression of the Lungs by the Heart[J]. Am J Respir Crit Care Med, 2000, 161(5):1660 - 1665.

[6] Albert R K, Leasa D, Sanderson M, et al. The prone position improves arterial oxygenation and reduces shunt in oleic-acid-induced acute lung injury[J]. American Review of Respiratory Disease, 1987, 135(3):628 - 633.

[7] Banasik J L, Emerson R J. Effect of lateral position on arterial and venous blood gases in postoperative cardiac surgery patients[J]. American journal of critical care: an official publication, American Association of Critical-Care Nurses, 1996, 5 (2):121.

[8] Banasik J L, Emerson R J. Effect of lateral positions on tissue oxygenation in the critically ill[J]. Heart & Lung the Journal of Acute & Critical Care, 2001, 30(4):269 - 276.

[9] Baydur A, Sassoon C S H, Carlson M. Measurement of lung mechanics at different lung volumes and esophageal levels in normal subjects: Effect of posture change[J]. Lung, 1996, 174(3):139 - 151.

[10] Bein T, Metz C, Eberl P, et al. Acute pulmonary and cardiovascular effects of continuous axial rotation (kinetic therapy) in respiratory failure[J]. Schweizerische Medizinische Wochenschrift, 1994, 124(48):2167 - 2172.

四、关节活动训练技术规范

【名词定义】 患者自身或在治疗师帮助下完成关节运动，以维持和增大关节活动范围的训练方法。

【适应证】

1. 因力学因素所致软组织的挛缩与粘连、疼痛及肌痉挛。

2. 神经性疾患所致的关节活动范围减小和受限。

3. 不能主动活动者如昏迷、完全卧床等。

【禁忌证】 各种原因所致的关节不稳定、关节内未完全愈合的骨折、关节急性炎症或外伤所致的肿胀、骨关节结核和肿瘤等。

【目的】 在关节可达到的无痛范围内进行活动，主要用以防止挛缩和粘连形成，恢复和改善关节功能，广泛用于骨折固定后、关节脱位复位后、关节炎和肢体瘫痪等。

【制度与依据】

1. 本规范理论部分主要依据：中华医学会外科学分会、中华医学会麻醉学分会发布的《加速康复外科中国专家共识暨路径管理指南（2018）》；上海市康复医学会心脏康复专业委员会、脑卒中合并稳定性冠心病运动康复专家共识编写组共同发布的《脑卒中合并稳定性冠心病运动康复专家共识（2018）》，沈彬专家等发布的《中国髋、膝关节置换术加速康复——围术期疼痛与睡眠管理专家共识》。几篇专家共识与指南对关节活动的适应证、禁忌证、活动范围与活动幅度、活动注意事项等进行了详细的描述。

2. 本规范操作部分主要依据：中华医学会外科学分会、中华医学会麻醉学分会组编的《加速康复外科中国专家共识及路径管理指南（2018）》。

【准备】

1. 操作人员充足。

2. 患者准备。

3. 呼吸管路、输液管路、动脉管路、尿管、胃管、各种引流管的妥善固定/延长。

4. 持续监护状态。

【操作流程】

流　　程	说　　明	图　　解
1. 操作前准备	服装整洁,戴帽子、口罩	
2. 手卫生	七步洗手法正确洗手	
3. 操作前评估	1. 患者生命体征 2. 患者导管固定 3. 患者配合能力 4. 肌力检查、身体移动能力	
4. 宣教及身份识别	1. 清醒患者给予健康宣教 2. 采用两种身份识别的方法进行患者身份确认（腕带、床头卡）	
5. 腕关节运动	1. 伸指握拳运动	

（续表）

流　程	说　明	图　解
5. 腕关节运动	2. 腕关节运动：治疗师一手握住患者腕关节的上方，另一手握住腕关节的下方，做腕关节屈曲和伸展动作	
6. 肘关节被动运动	1. 上肢呈外展位，治疗师一手握住患者肘关节，另一手握住腕关节处做肘关节的屈曲动作	
	2. 患者肘关节处于屈曲位，治疗师一手握住患者肘关节上方进行固定，另一手握住手指，然后旋转前臂，进行旋前和旋后的动作	

（续表）

流　程	说　明	图　解
7. 肩关节被动运动 1. 屈曲	治疗师一手握住患者肘关节上方,另一手握住腕关节处,然后慢慢把患者上肢沿矢状面向上高举过头	
2. 外展	治疗师一手握住患者肘关节上方,另一手握住腕关节处,后慢慢把患者上肢沿额状面向上高举过头	
3. 内外旋	肩关节外展 90°伴肘关节屈曲,治疗师一手握住患者肘关节,另一手握住腕关节处,以肘关节为轴,将上肢向内、外方向旋转	
8. 髋关节运动 1. 屈曲	治疗师一手托患者小腿,另一手托患者足跟处,双手将大腿沿矢状面向上弯曲,使大腿前部尽量接近患者腹部	
2. 伸展	治疗师一手抓握踝关节上方,另一手从下方抓住膝关节前部,并用前臂托住患者小腿和膝关节部位,用力向上方抬,被动伸展髋部	
3. 外展	治疗师一手放在膝关节下方,另一手抓握踝关节上方,将下肢沿额状面方向移动	

（续表）

流　　程	说　　明	图　　解
9. 踝节背曲	治疗师一手固定踝关节上方，另一手托患者足跟处，前臂贴住患者脚掌及外侧，用力向上方拉动	
10. 健康宣教	1. 告知患者尽可能保持全身放松的体位 2. 告知患者如被动运动疼痛超出耐受范围及时反馈	
11. 护理记录	在护理记录单上记录患者被动运动的方式、频率和治疗效果	

【注意事项】

1. 每个关节在正常活动的范围进行。

2. 固定关节的近端,被动活动远端。

3. 运动时根据损伤程度缓慢进行。

4. 必须熟练掌握关节解剖学结构、关节的运动方向、运动平面及其各个关节活动范围的常值等。

5. 在骨折或肌腱缝合术后,要在充分固定和保护下进行。

6. 体位避免频繁变动,能在同一体位进行的运动尽量集中进行。

【前沿进展】

1. 运动专项训练应遵守循序渐进的原则,其中跑步应遵循直线→变向、低速→加速以及总运动量逐渐增加的原则。

2. 肌力训练:肌肉无力是脑卒中后常见的损害,对于恢复期的患者可开始逐渐开展肌力训练。当肌力较弱时,电刺激、肌肉再学习、生物反馈、想象性训练等措施有可能增加肌力;当肌力>3级时可进行渐进性抗阻肌力训练,训练形式包括:向心/离心肌力训练、开链/闭链训练、等速/等长肌力训练等。训练强度采用阻力为 1RM 的 60%~80%,1RM 每 1~2 周评测 1 次,每天 30 分钟以上,2~5 次/周。

3. 下肢功能性训练:恢复期可进行伸髋、屈膝、屈踝训练,促进下肢分离运动产生。下肢运动障碍以步行能力障碍为主,恢复早期可进行辅助下的站立及步行训练,可使用步行节律的提示、与传统训练方法结合的电刺激、任务导向性训练、有(或无)传统训练方法相结合的关节位置生物反馈方法。

4. 术后早期进行踝关节活动度训练。术后第 3 日起可进行有限的被动跖屈和背伸踝节训练。术后 0~2 周在非负重前提下进行有限的踝关节跖屈和背伸运动,但应避免内、外翻。术后 3~6 周可行主动关节活动训练,仍应避免内翻动作。术后 8~12 周开始增加关节活动,允许内翻。术后 12 周进行动感单车、踝关节各平面的主动活动度训练,有助于恢复活动范围。

参考文献

[1] Pearce C J, Tourné Y, Zellers J, et al. Rehabilitation after an-atomical ankle ligament repair or reconstruction[J]. Knee SurgSports Traumatol Arthrosc, 2016, 24(4): 1130-1139.

[2] 王晓康,施忠民. 慢性踝关节外侧不稳定术后康复的研究进展[J]. 国际外科学杂志,2018,45(3): 212.

[3] 中华医学会外科学分会,中华医学会麻醉学分会. 加速康复外科中国专家共识暨路径管理指南(2018)[J]. 中华麻醉学杂志,2018,38(1): 8.

[4] 上海市康复医学会心脏康复专业委员会,脑卒中合并稳定性冠心病运动康复专家共识编写组. 脑卒中合并稳定性冠心病运动康复专家共识(2018)[J]. 中国康复医学杂志,2018,33(4): 379-384.

[5] 沈彬,翁习生,廖刃,等. 中国髋、膝关节置换术加速康复——围术期疼痛与睡眠管理专家共识[J]. 中华骨与关节外科杂志,2016,9(2): 91-97.

五、重症患者目标导向的早期活动

【名词定义】 早期目标导向活动（early goal directed mobil-ization，EGDM）是预防 ICU - AW 和改善患者功能的干预措施，旨在最大程度地提高患者所能达到的身体活动水平。EGDM 的实施是分步骤、分阶段、逐级递进或强化的过程，在此过程中针对不同疾病或危重的状态，通过多学科医务工作者共同参与，每天制订具体细致的目标，并密切监测其完成效果。

【适应证】 呼吸和血流动力学稳定、无深度镇静和能够合作、无特殊需卧床的医嘱、无严重神经系统功能障碍、无严重肢体功能受限等。

【禁忌证】 镇静、机械通气、昏迷、需血管活性药物维持、股静脉置管、连续性肾替代治疗等。

【目的】
达到患者所能承受的最高水平的功能训练，避免 ICU 获得性衰弱。

【制度与依据】

1. 本规范理论部分主要依据：重症患者早期运动流程与其他病种的运动流程一样，是基于康复循环的一个系统工程，包括运动评估、确定康复问题、设立运动目标、制订运动方案（适应证、禁忌证、注意事项及对治疗技术改良的考虑）、落实运动方案直到患者社会角色再塑造等内容。美国重症监护医学协会目前正在通过团队和循证护理来战略性地参与 ABCDEF 集束化管理策略，该策略共分为 6 个步骤：① 疼痛的评估、预防和管理；② 自主唤醒测试和自主呼吸测试；③ 镇静、镇痛的选择；④ 谵妄评估、预防和管理；⑤ 早期移动和锻炼；⑥ 家属参与和赋能。

2. 本规范操作部分主要依据：2014 年，Critical Care 杂志发表了《重症机械通气患者早期活动安全性的专家共识》，对实施早期运动的患者提出了推荐意见，详细介绍了重症患者早期运动的时机、方案选择、停止的时机及监测指标等。关于临床开展重症患者的早期运动，该共识指出应遵循循序渐进和个体化治疗的原则，由被动到主动，强度由弱到强，时间由短到长，经过评估后，在患者可以耐受的情况下，提升运动时间和强度。运动方式应采用被动与主动相结合，从床上运动、床边坐立、床前走动的方式开展运动。在实施过程中，护士应加强生命体征监测、导管固定及预防跌倒坠床的危险。

【准备】

1. 操作人员充足。
2. 患者准备。
3. 呼吸管路、输液管路、动脉管路、尿管、胃管、各种引流管的妥善固定/延长。
4. 持续监护状态。

【操作流程】

流　　程		说　　明	图　解
1. 工作人员准备		服装整洁,热情大方,符合护士形象	
2. 洗手戴口罩		戴口罩、帽子,七步洗手法正确洗手	
3. 核对患者信息		采用两种身份识别方式进行患者身份确认(PDA 扫描、反问)	
4. 沟通并取得患者配合		向患者解释目的、方法及配合事项	
5. 评估		1. 评估生命体征、意识状态 2. 患者肌力、身体移动能力 3. 导管情况,并妥善固定	
6. 八步实施法	第一步 肢体活动	每日 2 次,包括被动肢体活动(PROM)至少每日 10 次,如果患者耐受 PROM,则培训和鼓励家属对患者进行 PROM	
	第二步 床头抬高	每日 2 次,抬高床头大于 45°持续超过 1小时	
	第三步 床上坐位	调整床位成椅式状态,抬高床头大于 60°持续超过 1 小时,如果患者耐受,则重复上述每 2 小时 1 次	

（续表）

流　　程		说　　明	图　　解
6. 八步实施法	第四步 床上端坐	调整床位成心力衰竭椅式状态，持续超过 1 小时，如果患者耐受，则重复上述每隔 1 小时 1 次，每次持续超过 4 小时	
	第五步 坐在床边	每次 20 分钟，或者在最少辅助的情况下帮助患者坐到床边（至少需要 1 名工作人员帮助患者）	
	第六步 站在床边	每日 2 次，站立大于 2 分钟，如果可能，尝试床边行走 10 秒	
	第七步 移动至椅子	每日 2～3 次，移动患者坐到椅子上超过 60 分钟并每隔 1 小时调整患者坐姿	
	第八步 行走耐受 训练	每日 2～3 次，记录患者行走距离和使用的辅助装置	
7. 安置患者		整理床单位，取合适体位，妥善固定各类导管	

（续表）

流　程	说　明	图　解
8. 健康宣教	1. 告知患者尽可能保持全身放松的体位 2. 告知患者如被动运动疼痛超出耐受范围，及时反馈	
9. 整理用物	整理各类用物，将辅助用具清洁后回归原位	
10. 护理记录	在护理记录单上记录患者被动运动的方式、频率和治疗效果。整个过程中，需详细记录 EM 的不良事件	

【注意事项】

1. 每次活动在患者耐受范围进行；患者的耐受定义为：生命体征在医嘱范围内、神经系统功能稳定或好转、低水平的烦躁，以及如果患者可以说话其口头同意可以耐受。

2. 八步法中第二到第四步，需要每 30 分钟查看患者的耐受程度至少 2 次。

3. 第一步到第四步依据临床医师的判断和（或）患者的耐受程度，任何一步都可跳过或者重来，患者耐受程度评估也应包括 EM 过程中和 EM 之后。

4. 操作前注意与患者或家属沟通，以获取最佳配合。

5. 早期目标导向治疗的要点在于集合监护病房主任、医师、护士及物理治疗师的意见。

【前沿进展】

1. EGDM 主要通过各种评分表完成，尽管目前并无统一的评分量表来指导 EGDM，但多数研究所采用的量表可有效地评估出患者的机体功能。例如，Sommers 等发表的专家共识推荐通过 9 个评分来评估患者机体功能状态和活动能力，并将其纳入 EGDM 的草案中指导 EM 实施。

Kasotakis 等外科 ICU 医务工作者则选用外科 ICU 最佳活动评分（surgical intensive care unit optimal mobilisation score，SOMS）指导 EGDM。Hodgson 则用 ICU 活动量表（ICU mobility scale，IMS）由低到高的评分分别指导患者进行翻身、坐、立、行走等不同强度的 EM。

2. 早期运动的不良事件发生率非常低，与运动相关的发生率低于 1%，包括跌倒、非计划拔胃管、血压增高、血氧饱和度下降。

3. Brissie 等制订了 EM 草案在排除不适宜进行 EM 的患者后，通过"八步法"实施，简单、易行,因此作为病房每日治疗目标指导康复。

4. Start to move'-protocol Leuven:见下图。

LEVEL 0	LEVEL 1	LEVEL 2	LEVEL 3	LEVEL 4	LEVEL 5
NO COOPERATION S5Q¹ = 0	NO/LOW COOPERATION S5Q¹ < 3	MODERATE COOPERATION S5Q¹ Ⓓ 3	CLOSE TO FULL COOPERATION S5Q¹ Ⓓ 4/5	FULL COOPERATION S5Q¹ = 5	FULL COOPERATION S5Q¹ = 5
FAILS BASIC ASSESSMENT²	PASSES BASIC ASSESSMENT³ +	PASSES BASIC ASSESSMENT³ +	PASSES BASIC ASSESSMENT³ +	PASSES BASIC ASSESSMENT³ +	PASSES BASIC ASSESSMENT³ +
BASIC ASSESSMENT = Ⓓ Cardiorespiratory unstable: MAP < 60mmHg **or** FiO₂ > 60% **or** PaO₂/FiO₂ < 200 **or** RR > 30 bpm Ⓓ Neurologically unstable Ⓓ Acute surgery Ⓓ Temp > 40°C	Neurological or surgical or trauma condition does not allow transfer to chair **BODY POSITIONING**⁴ 2hr turning Fowler's position Splinting	Obesity or neurological or surgical or trauma condition does not allow <u>active</u> transfer to chair (even if MRCsum Ⓓ 36) **BODY POSITIONING**⁴ 2hr turning Splinting Upright sitting position in bed Passive transfer bed to chair	MRCsum Ⓓ 36 + BBS Sit to stand = 0 + BBS Standing = 0 + BBS Sitting Ⓓ 1 **BODY POSITIONING**⁴ 2hr turning Passive transfer bed to chair Sitting out of bed Standing with assist (2 Ⓓ pers)	MRCsum Ⓓ 48 + BBS Sit to stand Ⓓ 0 + BBS Standing Ⓓ 0 + BBS Sitting Ⓓ 2 **BODY POSITIONING**⁴ Active transfer bed to chair Sitting out of bed Standing with assist (Ⓓ1 pers)	MRCsum Ⓓ 48 + BBS Sit to stand Ⓓ 1 + BBS Standing Ⓓ 2 + BBS Sitting Ⓓ 3 **BODY POSITIONING**⁴ Active transfer bed to chair Sitting out of bed Standing
BODY POSITIONING⁴ 2hr turning **PHYSIOTHERAPY:** No treatment	**PHYSIOTHERAPY:** Passive range of motion Passive bed cycling NMES	**PHYSIOTHERAPY:** Passive/Active range of motion Resistance training arms and legs Passive/Active leg and/or cycling in bed or chair NMES	**PHYSIOTHERAPY:**⁴ Passive/Active range of motion Resistance training arms and legs Active leg and/or arm cycling in bed or chair NMES ADL	**PHYSIOTHERAPY** Passive/Active range of motion Resistance training arms and legs Active leg and/or arm cycling in chair or bed Walking (with assistance/frame) NMES ADL	**PHYSIOTHERAPY**⁴ Passive/Active range of motion Resistance training arms and legs Active leg and arm cycling in chair Walking (with assistance) NMES ADL

5. EGDM 的实施可以有效地改变 ICU 医务工作者的观念,增强团队合作,并且目标明确,利于实施。尽管越来越多的 ICU 从业者认识到 EGDM 的重要性,但是 EGDM 的推广和普及仍然任重而道远,现在和未来进行的大型临床研究将会给 EDGM 提供更多证据和更好的实施方法,相信随着 ICU 从业者对 EGDM 理念的理解不断深入,EGDM 的未来值得期待。

参考文献

[1] 蒋国平,田昕.中国成人 ICU 镇痛和镇静治疗 2018 指南解读[J].浙江医学,2018,40(16):1769-1775.
[2] 骆佳佳,李冬英,朱菱,等.早期目标导向活动应用于 ICU 获得性衰弱的研究进展[J].实用临床医学,2019,20(5):87-91.
[3] 张伟,刘宏宇,王四清,等.盐酸右美托咪定在心脏术后拔除气管插管术前后的效果观察[J].哈尔滨医科大学学报,2018(1).
[4] Nagre A S, Jambures N P. Comparison of immediate extubation versus ultrafast tracking strategy in the management of off-Pump coronary artery bypass surgery[J]. Annals of Cardiac Anaesthesia, 2018, 21(2):129-133.
[5] 许晶晶.心血管疾病的心脏康复[J].中国循环杂志,2013,28(8):635-637.
[6] 马跃文,朱佳琪,谷天祥,等.心肺康复对冠脉搭桥术后患者肺功能及运动耐力的影响[J].中国康复医学杂志,2013,28(11):1010-1014.
[7] Talec P, Gaujoux S, Samama C M. Early ambulation and prevention of post-operative thromboembolic risk[J]. J Visc Surg, 2016,153(6S):S11-S14.
[8] 李琦,田金徽,张志刚,等.心脏起搏器植入术后最佳卧床时间的 Meta 分析[J].护理学杂志,2016,31(23):20-23.
[9] Larsson A, Palstam A, Löfgren M, et al. Resistance exercise improves muscle strength, health status and pain intensity in fibromyalgia—a randomized controlled trial[J]. Arthritis Research & Therapy, 2015, 17(1):161.

第二节 胸部物理治疗技术规范

一、呼吸训练技术规范

【名词定义】 呼吸训练是通过各种呼吸运动和呼吸治疗技术来重建正常的呼吸模式,增强呼吸肌的功能,改善肺通气,减轻呼吸困难,提高肺功能的训练方式。

【适应证】

1. 中枢神经系统损伤后肌无力(脊髓损伤、偏瘫患者)。
2. 慢性阻塞性肺疾病。
3. 慢性限制性肺疾病。
4. 慢性实质疾病。
5. 哮喘及其他慢性呼吸系统疾病伴呼吸功能障碍。
6. 因手术/外伤所造成的胸部或肺部疼痛。
7. 支气管痉挛或分泌物滞留造成的继发性气道阻塞。
8. 严重骨骼畸形,如脊柱侧弯等。

【禁忌证】

1. 临床病情不稳定、感染未控制。
2. 合并严重肺动脉高压或充血性心力衰竭。
3. 训练时可导致病情恶化的其他临床情况。如:不稳定心绞痛及近期心梗;认知功能障碍;明显肝功能异常;肿瘤转移;近期脊柱损伤、肋骨骨折、咯血等。

【目的】

1. 改善肺通气。
2. 增加咳嗽机制效率。
3. 改善呼吸肌的肌力耐力及协调性。
4. 保持或改善胸廓的活动度。
5. 建立有效呼吸方式。
6. 改善呼吸困难症状。

【制度与依据】 2018年发布的中国呼吸重症康复治疗技术专家共识,由国内呼吸、重症、康复等领域资深专家共同从康复医学、康复治疗、康复护理三个主要方面系统地介绍重症呼吸系统疾病的诊治和康复流程及具体治疗方法。对呼吸重症康复的目标、康复介入及暂停时机、康复评定及康复治疗技术都做了详细的描述。旨在减轻呼吸重症患者的生理、心理等方面的功能障碍,对呼吸功能进行早期维持和康复,减缓病情的进展和恶化,为患者病情好转后进一步的康复打下良好基础。呼吸功能训练与呼吸肌有氧训练和整体运动康复训练关系密切。早期可通过腹式呼吸训练、呼吸肌训练、缩唇呼吸训练、咳嗽训练、放松训练、体位引流等改善肺功能。

【准备】

1. 用物准备：医嘱单、检查手套、洗手液、软枕、抗阻呼吸器、呼气肌训练器。

2. 环境准备：病室安静整洁,光线充足,适宜操作,关闭门窗(或窗帘),请无关人员回避,保护患者隐私。

3. 医护人员准备：衣帽整洁,洗手戴口罩

4. 患者准备：患者穿着轻便衣服,处于安静状态,训练宜在饭前或饭后 2 小时进行。

【操作流程】

流　　程	说　　明	图　　解
1. 操作前准备	环境安静;操作者服装整洁;患者穿着轻便服装	
2. 操作前评估	1. 主观评估：患者症状及体征 2. 客观评估：生命体征、胸廓活动度、肌力检查、辅助检查、康复评估量 3. 心理状况评估：配合度	
3. 操作用物准备	医嘱执行单;呼吸训练器	
4. 操作前沟通	确定患者身份;说明操作的目的及必要性	

（续表）

流　程	说　明	图　解
5. 放松训练	采取膝屈曲的仰卧位,使腹肌放松	
6. 缩唇呼吸	吸气时用鼻子;呼气时嘴唇轻闭,慢慢轻轻呼出气体;吸气与呼吸比例至少 1∶2	
7. 腹式呼吸	协助患者取仰卧位或半坐卧位,膝下垫软枕使两膝半屈;用鼻慢深吸气,尽力将腹部挺出;从口缓慢呼气,腹部下凹	
8. 横膈肌阻力训练	患者取仰卧位,腹部放置沙袋作挺腹练习,开始为 1～2.0 kg,沙袋重量必须以不妨碍膈肌活动及上腹部鼓起为宜,每次腹肌练习 5 分钟;让患者深吸气同时保持上胸廓平静。逐渐延长患者阻力呼吸时间	
9. 吸气肌阻力训练	患者经手握式阻力训练器吸气;通过各种不同直径的管子或弹簧提供吸气时阻力;每天进行阻力吸气重复数次,每次练习 5～10 下	
10. 呼气肌肌力训练	患者经手握式阻力训练器呼气;每天进行阻力呼气重复数次,每次练习 5～10 下	
11. 评估效果	观察患者生命体征及呼吸方式的变化;观察血气分析结果	

（续表）

流　　程	说　　明	图　　解
12. 健康宣教	1. 告知患者如有呼吸困难或胸闷憋气等不适症状时，及时通知医护人员 2. 告知患者尽可能保持全身放松的体位 3. 告知患者不要长呼气，做 3～4 次深呼吸训练可休息片刻再训练	
13. 护理记录	在护理记录的上记录患者呼吸训练的方式、频率和治疗效果	

【注意事项】

1. 训练时避免情绪紧张，选择放松舒适体位。

2. 避免憋气和过分减慢呼吸频率，以免诱发呼吸性酸中毒。

3. 各种训练每次一般为 5～10 分钟，避免疲劳。

4. 对有呼吸困难的患者，首先考虑辅助呼吸法和给予氧气吸入，维持呼吸的通畅。

5. 训练开始时，不要让患者长呼气，这是导致呼吸急促的原因。

6. 无论采用何种呼吸训练，都要反复训练，直至达到治疗目的。

【前沿进展】

1. 呼吸训练介入时机：血流动力学和呼吸功能稳定后，立即开始。

2. 呼吸系统管理是快速康复外科的重要环节且贯穿围手术期全程。术前肺功能评估可作为制定患者运动负荷量的依据，制定呼吸锻炼计划，通过指导患者呼吸训练，帮助患者保持呼吸道通畅，术后应鼓励并协助患者尽早进行深呼吸。

3. 呼吸肌评估目前常通过测定气道的压力变化反应呼吸肌的力量，而超声技术的普及和推广，可以无创的观察膈肌的形态、厚度、运动幅度等。

4. 呼吸训练贯穿于患者治疗和康复的过程中，患者需要系统、科学及持久的呼吸训练指导，康复医生、康复护士、呼吸科医师、物理治疗师等多学科专业人员共同协助。

参考文献

[1] 中国康复医学会重症康复专业委员会呼吸重症康复学组，中国呼吸重症康复治疗技术专家共识[J].中国老年保健医学,2018,16(5)：3-11.
[2] 余佳丹,喻鹏铭,魏清川等,重症康复研究进展[J].华西医学,2018,33(10)：1207-1212.
[3] 黄燕珠,呼吸训练用于促进卧床患者的肺康复[J].实用临床护理学杂志,2017,2(36)：31-33.
[4] 浙江省医学会物理医学与康复学分会重症康复专业委员会,浙江省重症康复专家共识[J].浙江医学,2017,39(24)：2191-2209.
[5] 燕海英,三球式呼吸训练器在对慢阻肺患者进行肺功能康复训练中的应用价值[J].当代医药论丛,2018,16(23)：9-10.
[6] 孟申,肺康复[M].北京,人民卫生出版社,2007.
[7] 全国卫生专业技术资格考试专家委员会,康复医学与治疗技术[M].北京,人民卫生出版社,2008.12.
[8] 何成奇.康复医学[M].北京,人民卫生出版社,2010.

二、排痰训练技术规范

【名词定义】 排痰训练是根据导致咳嗽反射或咳嗽清除能力下降的不同原因所设计的一些改善咳嗽排痰效果或由他人帮助患者有效咳嗽排痰的方法。重症患者排除痰液的方式主要有主动咳嗽和被动吸引。患者主动咳嗽过程如下：呼吸道内受异物刺激，首先引起患者深呼吸；接着将其声门关闭约 0.2 秒，呼气肌群肌肉收缩，使胸内压骤然升高，跨肺压增加，胸内外压力差增大；巨大的压力差使中央气道变得狭窄，进而形成短暂而高速的呼气流，使黏附在气管、支气管壁的异物（如痰液）送出体外。

【适应证】

1. 气道分泌物多。

2. 肺不张。

3. 气管插管拔管后 2 小时。

4. 肺炎引起的肺通气下降。

5. 胸腹手术后。

6. 神经肌肉营养不良。

7. 脊柱损伤。

8. 膈神经麻痹。

【禁忌证】

1. 哮喘发作。

2. 严重的支气管痉挛。

3. 未引流的气胸、脓胸。

4. 肋骨骨折。

5. 颅内压增高。

6. 血流动力学不稳定。

7. 凝血障碍。

【目的】

1. 清除气道内分泌物，保持气道通畅。

2. 减少引起气道炎症的刺激因素，预防呼吸道感染并发症发生。

3. 增强呼吸肌力，有利于机体康复。

【制度与依据】 重症患者因长期卧床易形成坠积性肺炎，分泌物堵塞气道引起大片肺不张，使气体交换面积减少，可发生缺氧，造成呼吸功能的严重障碍。同时，炎症使肺泡表面活性物质生成减少，肺泡通气量下降。大手术的全身麻醉、肌松药物的应用等刺激气道分泌物增加而纤毛运动减弱，若无咳嗽反射，分泌物堵塞管腔易引起肺不张，使肺通气量下降，肺顺应性降低。通过胸部物理治疗手段的干预，可以使呼吸肌肉收缩扩张良好，改善肺通气，有效清除气道分泌物，降低气道阻力；减少呼吸做功，提高血氧分压，帮助维持足够的肺容量，促进肺部体征的改善。目前胸部物理治疗已成为重症患者综合治疗不可缺少的一部分。

胸部物理治疗（chest physiotherapy，CPT）技术是指以物理的手段，如简单的手法、机械辅助、改变患者的体位、训练患者调整呼吸的动作及咳嗽等来松动和清除呼吸道分泌物，改善肺内通气分布，增强呼吸肌力量和效率的一类治疗方法。呼吸控制是改善咳嗽效果的基础训练。足够的肺容量和强有力的呼吸肌收缩是产生有效咳嗽的主要条件。有效的咳嗽只能清除支气管树第六至第七级分支以上气道内的分泌物，而对于积滞在这一水平以下的外周气道内的分泌物则无能为力，必须结合体位引流及背部叩拍技术，将这些分泌物移动到中心气道内，靠咳嗽最后将其排出呼吸道。

【准备】

1. 用物准备：医嘱单、听诊器、洗手液、手套、纸巾、吸引装置、一次性吸痰管、震动排痰仪及咳痰机（必要时）。检查用物的有效期，物品处于备用状态。

2. 环境准备：病室安静整洁，光线充足，适宜操作，关闭门窗（或窗帘），请无关人员回避，保护患者隐私。

3. 护士准备：衣帽整洁，洗手戴口罩。

4. 患者准备：患者卧床处于安静状态，配合治疗。操作在患者餐前或餐后至少30分钟进行，持续鼻饲患者应在操作前后停止鼻饲30~60分钟。

【操作流程】

流　程	说　明	图　解
1. 操作前准备	1. 护士着装符合要求、洗手戴口罩 2. 患者安静、配合，根据需要使用镇痛药物及气道湿化治疗	
2. 操作前评估	1. 主观评估：患者神志、咳嗽和咳痰能力、影响咳痰因素、气道湿化效果、疼痛评分 2. 客观评估：生命体征、双肺呼吸音和痰鸣音、胸片结果、口鼻腔有无损伤、凝血状况等 3. 心理状况评估：沟通理解及合作能力	
3. 操作用物准备	医嘱单、听诊器、洗手液、手套、纸巾、吸引装置、一次性吸痰管	

流　　程	说　　明	图　解
4. 操作前沟通	1. 确定患者身份 2. 向患者及家属告知有效排痰的目的、方法及注意事项，讲解操作中可能出现的不适	
5. 体位放松训练	将患者床头抬高，取低坐位，双肩放松，头及上身前倾前屈，双臂可以支撑在膝上。如果患者不能坐起，抬高床头，双膝屈曲，双脚支撑在床上	
6. 用力呼气技术	指导患者张口缓慢均匀深呼吸；在呼气时突然适当加力（非猛烈用力）呼气，发出"哈"声，引起哈咳，持续 2～6 次咳嗽	
7. 咳痰反射训练	指导患者缓慢深呼吸；接着深吸气至最大吸气量后屏气 3～5 秒；同时收紧腹肌；最后声门开放，咳出呼吸道的分泌物	
8. 胸部叩击	五指并拢，掌心成杯状，运用腕关节的力量，由肺底自下而上、由外向内、叩击背部或胸部叩击拍打 30～45 秒，叩击的节律保持在 120 次/分，每个部位 1～3 分钟	

（续表）

流　　程	说　　明	图　　解
9. 气管刺激	操作者采用示指和无名指固定气管,中指位于气管正中,吸气时适当用力挤压气管(针对有咳嗽能力而又不会咳嗽的无人工气道的患者)	
10. 伤口固定法	咳嗽时,患者或操作者双手压住伤口,以固定疼痛部位	
11. 评估效果	1. 患者主诉,是否呼吸顺畅 2. 生命体征、呼吸情况,尤其是血氧饱和度的变化 3. 排痰效果:排出痰液性状、颜色及量 4. 肺部听诊结果	
12. 健康宣教	1. 告知患者如有呼吸困难或胸闷憋气等不适症状时,及时通知医护人员 2. 遵照正确方法进行咳痰训练,根据病情和机体耐受情况选择合适的时间和频率	
13. 护理记录	护理记录单上记录排痰方法、患者生命体征、排痰效果	

【注意事项】

1. 操作前充分了解病情,通过听诊及胸片明确痰液聚集区及肺不张处;复合伤患者要明确肋骨骨折部位,防止不能有效排痰及加重病情。

2. 操作前可以根据痰液引流情况给予雾化吸入或气道湿化,促进排痰。

3. 操作前评估患者有无疼痛,局部疼痛者应先给予止痛。

4. 操作前妥善固定导管及伤口敷料,避免发生非计划性脱管。

5. 操作过程中,随时询问和观察患者的反应,若患者出现胸闷、气促、心率增快等不适,应立即停止训练,待好转后继续进行。

6. 叩击排痰法不适宜婴幼儿及儿童。叩击时用薄毛巾或其他保护物保护皮肤。叩击时要避开椎骨的棘突、肩胛骨、脊柱和锁骨等骨突处,叩击手法是将手掌微屈成弓形,五指并拢,与手掌根部成120°角,固定双臂、屈曲肘部,以腕部为支点,靠惯性摇动手掌叩击患者病变部位。

7. 连续咳嗽会过大消耗患者体力,且效果较差,因此每次咳嗽训练2~3次后暂休息或正常呼吸后重新开始。

8. 咳嗽无力患者模拟咳嗽动作时,医护人员可用手掌在腹部、胸部加压辅助;胸腹部有伤口者,咳嗽时轻轻挤压伤口,咳嗽由小到大用力,以减轻伤口疼痛。

9. 严重肺气肿患者,用力屏气时胸内压升高会使小气道受压气流排出受阻以致咳嗽不能。对于这些患者,应示范患者将用力屏气分解成两三次短促的爆破咳出。

【前沿进展】

1. 黏液纤毛系统的正常运动及有效咳嗽是两项最重要的呼吸道清除防御机制,凡可以导致患者气道分泌物清除障碍的临床情况都可以采用排痰技术。分析和判断导致分泌物积滞的具体原因,是选择相应的治疗方式,提出合理治疗方案的前提。不同病理变化和具体情况可能需要不同的治疗方法,有效的治疗方法不可能单一不变,所以最有效的治疗方法只能根据患者不同的具体情况而定。

2. 临床研究表明,用力呼气技术有较好的排痰效果。总的来说,有患者自己运用用力呼气技术与常规的排痰治疗相比,其排痰量大而时间花费较少。所以对于痰量大的慢阻肺患者,较好的排痰治疗措施为体位引流与用力呼气技术的配合。

参考文献

[1] 林惠华,黄少娅,陈香. 术前与术后咳嗽训练对开胸术后患者排痰效果的影响[J]. 齐鲁护理杂志,2014,20(12):42-43.
[2] 周胜兰,严喜枝. 深度呼吸联合排痰训练对稳定期COPD患者的影响[J]. 护理学杂志,2016,31(5):81-82.
[3] 李琴. 脊髓损伤患者肺部并发症的康复计划[J]. 中华肺部疾病杂志(电子版),2017,10(1):93-95.
[4] 中国康复医学会重症康复专业委员会呼吸重症康复学组,中国呼吸重症康复治疗技术专家共识[J]. 中国老年保健医学,2018,16(5):3-11.
[5] 柯梅. 改进排痰护理干预对肺癌手术患者术后各类康复指标的影响观察[J]. 中国实用医药,2019,14(5):161-162.
[6] 邹冰心,徐莉,李慧. 开胸术后患者肺部护理中应用按压气管诱导咳嗽排痰[J]. 中国实用医药,2019,14(9):169-170.
[7] 钱元诚,呼吸治疗的基础与临床[M]. 北京,人民卫生出版社,2003.6.
[8] 成守珍,呼吸内科临床护理思维与实践[M]. 北京,人民卫生出版社,2012.6.
[9] 温韬雪,危重症临床护理指南[M]. 北京,人民卫生出版社,2013.4.
[10] 王彩云,神经外科临床护理思维与实践[M]. 北京,人民卫生出版社,2013.6.
[11] 林江涛,呼吸内科学科进展报告[M]. 北京,人民卫生出版社,2014.10.
[12] 北京市医药管理局,护士规范化培训教材[M]. 北京,人民卫生出版社,2014.1.

三、体位引流技术规范

【名词定义】　体位引流是指利用患者卧位变化,通过重力因素引流肺内分泌物的支气管净化治疗方法,一般应配合拍背、震颤等胸部治疗手法共同使用,多能获得显著的治疗效果。

【适应证】

1. 年老体弱、长期卧床患者,由于呈受限体位、自主咳痰能力下降等原因,气道分泌物清除能力障碍、黏液不易排出。

2. 气道痰液过多、黏稠、咳痰无力患者,由于无法较好的自行清除气道内分泌物。

3. 职业性肺部疾病患者,由于直接接触化学物质、尘埃和有机物所致的呼吸系统损害,以及其他职业性肺部疾病等所造成的肺功能退化。

4. 外科大手术术后肺不张患者,由于未充分镇痛的疼痛、麻醉药物残留作用、镇静状态、呼吸肌肌力下降等原因导致咳嗽能力下降。

【禁忌证】

1. 循环极不稳定的患者,避免体位改变,可能引起休克发生。

2. 严重咯血。

3. 活动性肺结核,感染健侧胸腔。

4. 脓胸患者未进行胸腔引流时,避免体位改变,因其可能引起脓液在胸腔扩散。

5. 颅脑损伤患者及颅高压的患者,避免头低脚高位,因其可能引起头部静脉回流阻力增加,使颅内压增高。

【目的】

1. 改变肺容量,改善肺的通气/血流分布,提高氧含量水平。

2. 平卧位时,膈肌背部受力大于前部;俯卧位时膈肌前部受力大于背部;侧卧位时膈肌受压部位的肺血流相对增加。机械通气的患者,机械正压增强了膈肌的被动运动,肺容积增加,受压部位肺的血流增加、通气减少;所以对于持续低容量通气患者,较多的体位变化,可促进肺部达到最佳的通气/血流比例。

3. 增加氧合水平和肺顺应性,达到最佳的引流效果。

4. 对于慢性肺部疾患或肺部手术后的患者,侧卧位压迫患侧肺时,氧分压下降,需增加正压通气水平才能改变氧合;对于单侧肺病疾患的患者,压迫健侧肺时,氧分压相对增加,肺顺应性增加。

【制度与依据】

1. 本规范理论部分主要依据:《中国成人医院获得性肺炎与呼吸机相关性肺炎诊断和治疗指南》《卧床患者常见并发症护理专家共识》《慢性阻塞性肺部疾病急性加重(AECOPD)诊治中国专家共识》《呼吸泵衰竭监测与治疗中国专家共识》《中国社区心肺康复治疗技术专家共识》。

2. 本规范操作部分主要依据:《ICU 监测与治疗技术》第 2 版上海科学技术出版社,杨毅主编,出版日期 20180101;《运动疗法与作业疗法》,华夏出版社,于兑生编著,出版日期 2018.8。

两本专著均由来自全国医疗、护理、康复、呼吸治疗等不同领域的权威专家,参照国内外相关指南、共识及重要文献,经过多次讨论和修改后形成的较全面的肺部物理治疗操作实践标准。旨在规范肺部物理治疗临床操作,提高肺部物理治疗疗效,降低 ICU 肺部并发症的发生率,提高患者满意度。

【准备】

1. 用物准备:医嘱单、CT 片或 X 线胸片,洗手液,枕头(若干)。

2. 环境准备:病室安静整洁,光线充足,适宜操作,关闭门窗(或窗帘),请无关人员回避,保护患者隐私。

3. 护士准备:衣帽整洁,洗手戴口罩。

4. 患者准备:患者处于安静状态,配合操作。

【操作流程】

流　程	说　明	图　解
1. 素质准备	服装整洁	
2. 评估	查看患者 X 线胸片、CT 胸部片等明确患者肺部分泌物的分布情况,并仔细听诊,根据分泌物坠积部位来制定引流体位需要引流部位尽可能高位,相应的引流气道保持尽可能竖直的位置,使病变部位痰液向主支气管引流	
3. 洗手戴口罩	七步洗手法正确洗手	
4. 解释	指导患者配合保持体位,体位引流时深呼吸及咳嗽	

（续表）

流　程	说　明	图　解
5. 核对	采用两种身份识别的方法进行患者身份确认（腕带、反问式）	
6. 再次评估	1. 确定患者生命体征平稳 2. 确定为餐后 2 小时，或已停鼻饲且无胃潴留	
7. 协助放置体位	以肺下叶例： 侧卧，患侧在上，腰部垫枕，床呈头低脚高位	
8. 观察	1. 体位引流过程中观察患者有无不适、生命体征改变 （1）引流频率按照分泌物量的多少而定，分泌物少的患者，每日 2 次，上、下午各 1 次；痰量多的患者每日 3~4 次 （2）应在餐前进行操作 （3）每次引流的体位不超过 15 分钟 2. 如果需要多个部位，不同体位引流时，操作时间总体不超过 45 分钟，以免患者不适和疲劳	
9. 口腔护理	引流完毕给予协助漱口或给予口腔护理	
10. 整理床单位	1. 取舒适体位 2. 妥善放置呼叫铃	

（续表）

流　　程	说　　明	图　　解
11. 医嘱处理	打铅笔钩,签名、签时间	
12. 记录	在重症护理记录单上注明体位引流的卧位、持续时间、痰液的量和性质	

【注意事项】

1. 体位引流需要空腹时进行。

2. 病变部位处于高位,引流支气管口向下,便于气道腔内脓液排出。

肺　叶	肺　段	引流体位
右上叶	尖段	直坐
	前段	仰卧位,右侧垫高
	后段	左侧卧位,面部向下转 45°,以枕支持体位
左上叶	尖后段	直坐,微向前或右倾斜,或俯卧,床呈头高足低位
	舌段	仰卧,向右转体 45°,床呈头低足高位
右中叶		仰卧,向左转体 45°
肺下叶	背段	俯卧,腹部垫枕
	前基底段	仰卧,大腿下方垫枕,双膝屈曲,床呈头低足高位
	外侧基底段	侧卧,患侧在上,腰部垫枕,床呈头低足高位
	后基底段	俯卧,腹部垫枕,床呈头低足高位

3. 每次引流的体位 5～15 分钟,体位引流期间协助其叩击相应病变部位,以助脓液排出;如果需要多个部位,不同体位引流时,操作时间总体不超过 45 分钟,以免患者不适和疲劳。

4. 操作过程中密切观察患者病情变化及不适反应,如有变化应立即停止并通知床位医师。

5. 引流频率按照分泌物量的多少而定,分泌物少的患者,每日 2 次,上、下午各 1 次;痰量多的患者每日 3～4 次。

6. 注意保暖,勿使患者着凉。

【前沿进展】

1. 研究实践推荐

（1）体位引流技术对治疗支气管扩张患者疗效有效。

（2）体位引流作为胸部物理疗法的一种常用技术，简单可行，是与其他技术结合的一种清理呼吸道的方法。

（3）成人采用胸部物理疗法（包括体位引流和人工叩击）并不足以提高肺炎的治愈率，因此不推荐将胸部物理疗法作为成人肺炎的唯一的辅助疗法。

2. 相关证据汇总

（1）2009 年关于囊性纤维化患者理疗效果的 Cochrane 系统评价，包括 29 项研究，共计 475 名参与者。结果显示在囊性纤维化患者中，常规胸部物理疗法（包括体位引流）与其他呼吸道清除技术相比，没能在改善患者肺功能和清理呼吸道效果上显现出明显差异。

（2）2009 年关于气道清理技术（包括体位引流）对治疗急性期和稳定期慢性阻塞性肺疾病患者的安全性和有效性的 Cochrane 系统评价，评估了包括 28 项研究，共计 907 名参与者。结果显示，气道清理技术（包括体位引流）对治疗慢性阻塞性肺疾病患者是安全的、有一定的益处。可考虑对急性期和稳定期慢性阻塞性肺疾病患者实施气道清理技术（包括体位引流）。

（3）2010 年关于胸部物理疗法对治疗成人肺炎的有效性和安全性系统评价，包括六个随机对照试验，共计 434 名参与者。结果显示，胸部物理疗法（包括体位引流和人工叩击）并不足以提高患者的治愈率。

（4）2011 年发表的关于慢性阻塞性肺疾病患者给予不同的气道清除技术疗效的系统评价，包括 26 项研究，共计 659 名参与者。结果显示在对慢性阻塞性肺疾病患者给予不同的气道清除技术后发现，体位引流作为一种独立的胸部物理疗法，其有效性尚待进一步验证，但其清理气道的作用是积极有效的。

（5）2012 年关于支气管扩张患者选择合适理疗手段系统评价，结果提示对于支气管扩张患者而言，体位引流技术可有效减少发生痰阻塞情况和出现咳嗽症状的频率。

———————— 参考文献 ————————

［1］ Vander Schans C，Prasad A，Main E. Chest physiotherapy compared to no chest physiotherapy for cystic fibrosis[J]. Cochrane Database Syst Rev，2009，2(Level I).

［2］ Main E，Prasad A，van der Schans C. Conventional chest physiotherapy compared to other airway clearance techniques for cystic fibrosis[J]. Cochrane Database Syst Rev，2009，2 (Level I).

［3］ Ides K，Vissers D，de Backer L，et al. Airway clearance in COPD：need for a breath of fresh air? A Systematic Review[J]. COPD，2011，8：196－205.

［4］ Yang M，Yan Y，Yin X，et al. Chest physiotherapy for pneumonia in adults[J]. Cochrane Database Syst Rev，2010；2.

［5］ Lude L J，Agent P，Bilton D. Chest physiotherapy techniques in bronchiectasis[J]. Clin Chest Med，2012，33(2)：351－361.

［6］ Osadnik C R，McDonald C F，Jones A P，et al. Airway clearance techniques for chronic obstructive pulmonary disease[J]. Cochrane Database Syst Rev，2012；3.

［7］ 杨毅，ICU 监测与治疗技术[M]. 上海：上海科学技术出版社，2018.

［8］ 于兑生，运动疗法与作业疗法[M]. 4 版. 北京：华夏出版社，2018.

四、振动排痰机使用技术规范

【名词定义】 振动排痰是根据胸部物理治疗的原理,在患者身体表面产生特定方向周期变化的治疗力。帮助已液化的黏液按照选择方向(如:细支气管-支气管-气管)排出体外的过程。

【适应证】

1. 外科术后患者(排除禁忌证)。

2. 由于感染、过敏、化学物质、尘埃等各种因素所导致气道分泌物清除能力下降,肺泡失去弹性造成黏液排出障碍的呼吸疾病的患者。

3. 气管切开术后患者。

4. 术前气道清洁。

5. 昏迷患者。

6. 烧伤引起的气道损伤的患者。

7. 咳嗽无力的老年患者。

8. 新生儿肺炎。

【禁忌证】

1. 胸部接触部位有皮肤及皮下感染。

2. 肺部肿瘤(包括肋骨及脊柱的肿瘤)及血管畸形。

3. 肺结核、气胸、胸腔积液及胸壁疾病。

4. 未局限的肺脓肿。

5. 出血性疾病或凝血机制异常有出血倾向。

6. 肺部有血栓。

7. 肺出血及咯血。

8. 急性心肌梗塞、心脏房颤、室颤、心脏内附壁血栓等心脏功能异常的患者。

9. 不能耐受震动的患者。

【目的】

1. 促进肺部分泌物及痰液的排出。

2. 缓解支气管平滑肌痉挛,增加呼吸道通透性,改善肺通气状况。

3. 消除水肿,减轻阻塞,减少分泌物,使肺通气阻力减小。

4. 提高血氧浓度,促进血液循环,增加气体交换。

【制度与依据】

1. 本规范理论部分主要依据:2018 年中国康复医学会重症康复专业委员会编写的《中国呼吸重症康复治疗技术专家共识》中推荐使用机械排痰的方式促进有效排痰,其中振动排痰仪的使用可以对支气管黏膜表面黏液及代谢物起松弛作用,帮助支气管内液化的黏液及代谢物起松弛的作用,帮助支气管内液化的黏液按照选择的方向排出(I 级推荐)。

2. 本规范操作部分主要依据:2017 年 10 月出版的中华护理学会专科护士培训教材《重

症专科护理》中《振动排痰的使用技术和操作指南》。该规范由中华医学会重症监护专业委员会组织编写,由来自全国30余家医疗机构的医疗、护理、康复等不同领域的权威专家参与组织编写,是囊括了各专业重症领域所需要的基础知识、技术操作以及标准、指南或专家共识。旨在规范振动排痰的临床操作,提高振动排痰的有效性,降低并发症的发生率。

【准备】

1. 用物准备:振动排痰机1台、医嘱执行单、一次性叩击帽、吸引器设备、一次性使用吸痰管、无菌手套、一次性换药碗、无菌注射用水,检查振动排痰机功能是否正常,吸引器连接正确,检查用物的有效期,物品处于备用状态。

2. 环境准备:病室安静整洁,光线充足,适宜操作,关闭门窗(或窗帘),请无关人员回避,保护患者隐私。

3. 护士准备:衣帽整洁,洗手戴口罩。

4. 患者准备:评估患者的病情、肺部情况、咳嗽能力、活动能力及配合程度、有无禁忌证、是否进餐及进餐时间、是否耐受操作。

【操作流程】

流　程	说　明	图　解
1. 素质准备	服装整洁	
2. 患者评估	符合适应证,无禁忌证。患者可以有效咳嗽,能够配合治疗,肺部胸片示有湿啰音,呼吸音粗,痰液分泌物较多,痰液黏稠。餐前1～2小时或餐后2小时进行治疗	
3. 洗手戴手套	七步洗手法正确洗手	

（续表）

流　　程	说　　明	图　　解
4. 物品准备	振动排痰机1台、医嘱执行单、一次性叩击帽、吸引器设备、一次性使用吸痰管、无菌手套、一次性换药碗、无菌注射用水	
5. 解释核对	采用两种身份识别的方法进行患者身份确认（腕带、反问式）。 向患者解释操作目的、方法、注意事项，并简要介绍配合要点，取得患者合作	
6. 体位准备	侧卧位	
7. 选自合适的振动方案	根据医嘱选择合适的叩击头，套上叩击头帽，叩击头帽一人一换，避免交叉感染，并接上叩击连接器	
8. 选择合适的频率和时间	治疗的开始频率为20 CPS，每次的治疗时间建议为10～20分钟，治疗中观察患者的反应，再进一步根据情况增减频率和时间	
9. 叩击部位的选择	将叩击头放在患者的肺部下叶处，持续30秒左右，提起叩击头，向上移动，放在另一个部位，进行叩击，从下向上，从外向里，直到整个肺部及肋部，要缓慢，有次序的移动，以免影响治疗效果	
10. 观察	密切观察患者的病情变化，包括面色、有无紫绀、心率、呼吸、血压、氧饱和度，如患者主诉不适或异常应立即停止操作	

（续表）

流　程	说　明	图　解
11. 振动完毕	关机拔电源	
12. 有效咳嗽吸痰	鼓励患者有效咳嗽,对于无自主咳痰能力及昏迷的患者给予吸痰,并观察患者的痰液量、性质、颜色的变化	
13. 整理床单位	协助患者取舒适体位,并整理床单位	
14. 处理用物	将一次性叩击帽放入黄色医疗垃圾袋内	
15. 消毒仪器	振动排痰机的机箱、导线、手把、支架和托盘用一次性消毒湿巾进行清洁	

（续表）

流　程	说　明	图　解
16. 定点放置	将振动排痰机放在指定位置	
17. 健康宣教	指导患者有效咳嗽的方法和要点,对于可以行走的患者鼓励其下床活动	
18. 医嘱执行	电脑执行确认,护理记录单上执行确认	
19. 记录	在护理记录单上记录振动排痰的时间,完成情况和痰液的色、质、量	

【注意事项】

1. 告知患者振动排痰机的作用和必要性,征得患者和家属的同意。

2. 振动排痰叩击部位的选择

（1）治疗时患者一般采用侧卧位,治疗时先做一侧,然后给患者翻身,再做另外一侧,对于不能翻身的患者,可选择前胸、两肋部位进行治疗。

（2）治疗时先从患者的肺下叶开始,慢慢向上叩击(从外往里,从下向上),覆盖整个肺部。对于感染部位,延长叩击时间,增加频率,并用手对叩击头增加压力,促进其深部排痰。对于不能自主咳嗽尤其气管切开的患者治疗中随时注意吸痰。

3. 排痰机的基本治疗频率为 20～35 CPS,使用叩击接合器治疗时,频率不能超过 35 CPS。

4. 避免交叉感染,应使用一次性叩击头罩。

5. 使用海绵轭状叩击头治疗时,不能用叩击接合器。

6. 对于有外科伤口和皮肤破损的患者应远离患处 10 cm 以上。

7. 每日治疗 2～4 次,在餐前 1～2 小时或餐后 2 小时进行治疗,治疗前进行 20 分钟雾化治疗,治疗后 5～10 分钟吸痰。

8. 对于正在使用其他监护设备的患者,要在使用振动排痰机前,详细了解患者情况,并随时观察监护设备情况。

9. 对于正在静脉点滴的患者,要在使用振动排痰机前详细检查是否有无渗漏、脱针现象。

10. 操作过程中如出现以下情况应停止使用:操作部位出现出血点或皮肤瘀斑;新出现的血痰;使用仪器过程中,患者高度紧张;危重患者使用过程中,出现明显的心率、血压等生命体征的改变。

11. 对于可以行走的患者,在进行振动排痰治疗后,可请患者下床活动,以帮助肺部纤毛运动,利于排痰。

12. 振动排痰效果的观察:① 患者痰液减少,少于 5 ml/24 h。② 患者病变部位呼吸音的改善,无啰音。③ 胸片改善。④ 患者感觉呼吸轻松通畅。

【前沿进展】　振动排痰频率的选择:2018 版由人民卫生出版社出版的《神经内科重症护理临床实践与经验总结》一书中,《振动排痰仪不同频率在临床应用中的效果》研究中指出:采用随机抽样的方法对振动排痰仪不同频率操作时(分别是低频组 10～20 CPS 和高频组:25～35 CPS)的有效性和负面影响如患者的基础代谢率、血压、颅内压进行观察和分析。两种频率对患者的肺部氧合指数与血气分析影响基本相同,两组频率对排痰均有效果,低频组对患者的生命体征和机体内环境更安全,并发症较少。高频组对患者的排痰效果较好,但是并发症的比例较高。因此建议:振动排痰频率应从低频率开始,循序渐进,以引起患者严重的血压升高、心率加快等并发症为宜。

参考文献

［1］　中华医学神经外科分会. 中国神经外科重症患者气道管理专家共识(2016 版)[J]. 中华医学杂志,2016,96(21):1639-1642.
［2］　刘芳. 神经内科重症护理临床实践与经验总结[M]. 北京:人民卫生出版社,2018:53-55.
［3］　Kuyrukluyildiz U, Binici O, Kupeli, et al. What is the best pulmona-ry physiotherapy method in ICU? [J]. Canadian Respiratory Journal, 2016, 1-5.
［4］　Liu T T, Kang Y, Xu Z M, et al. A study of value of high frequency chest wall oscillation in patients with acute exacerbation of chronic ob-structive pulmonary disease[J]. Zhonghua. jie. he. huxi. zazhi. , 2014,37(4):255-259.
［5］　李秀华. 重症专科护理[M]. 北京:人民卫生出版社,2017:447-449.
［6］　黄群,贾峥,宋亮. 正压振动排痰设备 Acapella Duet 对胸外科术后患者排痰和肺功能的影响[J]. 中国医药导报,2016,13(14):158-161.
［7］　李笑笑. 振动排痰仪在肺部感染患者排痰护理中的应用[J]. 医疗装备,2019,31(23):173-174.
［8］　蒋丽丽. G5 振动排痰机在老年肺感染患者排痰中的应用[J]. 中国老年保健医学,2015,13(02):137-138.
［9］　武亮,郭琪,胡菱,黄立峰,王朋航,喻鹏铭,袁英. 中国呼吸重症康复治疗技术专家共识[J]. 中国老年保健医学,2018,16(05):3-11.
［10］　申永春,文富强.《慢性气道炎症性疾病气道黏液高分泌管理中国专家共识》解读[J]. 中国实用内科杂志,2016,36(02):132-136.

五、咳痰机使用技术规范

【名词定义】 运用机械性吸-呼技术辅助人体呼吸的原理,模拟人体咳嗽生理功能,经气道给予一定正压和流量的气流,构成足够的胸腔内压,接下来迅速转换成一定的负压气流,利用气流振荡功能,帮助胸腔及气道内的气体快速呼出,刺激咳嗽触发功能,排出气道分泌物的咳痰辅助装置,简称咳痰机。

【适应证】 各种原因引起的咳嗽能力减弱、呼吸道清洁能力下降,不能有效排出气道分泌物。不仅适用于无人工气道的患者,也可用于气管插管或气管切开的患者。

1. 中枢神经系统疾病:脑出血、脑梗死、蛛网膜下腔出血、脑炎等。

2. 神经肌肉疾病:重度脊髓损伤、脊髓灰质炎、肌肉萎缩症、重症肌无力等。

3. 肺部疾病:肺部感染、支气管炎、支气管哮喘、肺气肿、囊性纤维病变等。

【禁忌证】

1. 气胸、肺大疱。

2. 心功能不全或循环不稳定。

3. 肺气肿合并肺大疱。

4. 活动性上消化道出血。

5. 严重的气道反应性疾病。

6. 肺叶切除术、全肺切除术后1周内。

7. 不可逆的气道阻塞或气道狭窄。

【目的】

1. 利用机械模拟人体整个咳嗽周期,进行完整的咳嗽辅助,达到更好地辅助患者清除气道分泌物的目的。

2. 定期在肺活量减少的情况下对肺进行通气也很重要,以保持胸腔的活动范围,避免进行性呼吸功能障碍。

3. 正压吸气时,正压通气扩张肺,不仅充盈肺泡,增加肺泡内压,同时扩张气管、支气管,松动分泌物。

4. 负压呼气时,产生抽吸效果,肺内气流高速排出推动分泌物、栓块向大气道移动,大气道分泌物向头侧移动。

【制度与依据】 《ICU监测与治疗技术》此专著均由来自全国医疗、护理、康复、呼吸治疗等不同领域的权威专家,参照国内外相关指南、共识及重要文献。旨在规范咳痰机在ICU的临床操作,提高肺部气道分泌物的清除,降低ICU肺部并发症发生率,提高患者满意度。

咳嗽是清除气道分泌物的一个重要组成部分,特别是对患有固有肺部疾病、呼吸肌肉无力或中枢神经系统疾病的患者,使用辅助咳嗽治疗仪,来加强气道清除分泌物的能力,从而避免引起感染、炎症和呼吸衰竭的分泌物残留在肺内。

【准备】

1. 用物准备:医嘱单,洗手液,咳痰机备用(将咳嗽辅助治疗仪接通电源,连接呼吸管路。

无人工气道患者采用面罩;有人工气道者,可将呼吸管路与治疗仪连接)。

　　2. 环境准备:病室安静整洁,光线充足,适宜操作,关闭门窗(或窗帘),请无关人员回避,保护患者隐私。

　　3. 护士准备:衣帽整洁,洗手戴口罩。

　　4. 患者准备:患者处于安静状态,配合操作。

【操作流程】

流　　程	说　　明	图　　解
1. 素质准备	服装整洁	
2. 洗手戴口罩	七步洗手法正确洗手	
3. 解释	向患者告知: 1. 咳嗽的重要性 2. 咳嗽辅助技术的原理 3. 使用过程中可能产生的感受 4. 如何配合治疗	
4. 核对	采用两种身份识别的方法进行患者身份确认(腕带、反问式)	
5. 评估	1. 患者生命体征平稳 2. 取半坐卧位 3. 饭前或饭后 30 分钟后	

（续表）

流　程	说　明	图　解
6. 连接回路	遵循一人一用一消毒处理的使用原则	
7. 参数设置	1. 手动/自动开关置于手动位置以设置参数	
	2. 设置呼气压力和吸气压力： （1）堵塞呼吸管路的开口端 （2）把压力手动控制键推至呼气状态，调节呼气压力至 35～40 cmH$_2$O 或所需的压力水平 （3）把压力手动控制键移动到吸气状态，调节吸气压力至所需压力水平	
	3. 设置吸气流速：一般设为 60 L/min 以上	
	4. 咳嗽周期由吸气阶段、呼气阶段和间歇阶段组成，一个咳嗽周期完后，接着再从吸气阶段开始，设置参数： （1）吸气时间：1～3 秒 （2）呼气时间：1～3 秒 （3）间歇时间：2～5 秒	
8. 连接	将面罩（无人工气道）或呼吸管路（有人工气道）连接患者，把手动/自动开关置于自动位置，开始咳嗽辅助治疗	
9. 监测	1. 压力监测将显示从正压到负压，然后回到零，经过间歇期后再次重复 2. 患者生命体征 3. 患者耐受情况（对清醒者需了解患者感觉压力是否适当）	

(续表)

流　程	说　明	图　解
10. 结束治疗	需要停止咳嗽辅助时,将手动/自动开关置于手动位置,设备运行停止,压力监测回到零	
11. 清除分泌物	清除口腔、咽部或人工气道内分泌物	
12. 整理床单位	取舒适体位 妥善放置呼叫铃	
13. 医嘱处理	打铅笔钩,签名、签时间	
14. 记录	在重症护理记录单上注明咳痰机使用的时间,痰液的量和性质	

【注意事项】

1. 治疗前加强气道湿化和体位引流,便于清除气道分泌物。

2. 连接患者前,需要通过评估设置和调节吸气压力、呼气压力、吸气时间、呼气时间、间歇时间、吸气流速。在治疗过程中必须监测仪器压力变化、患者生命体征,并观察患者是否耐受。

3. 对于首次使用咳痰辅助装置的患者,建议起始压力设置在10~15 cmH$_2$O,后续治疗过程中,可根据患者需要,增大压力,直至达到充分清除气道分泌物的目的。

4. 必须避免患者与机械辅助咳嗽装置长时间连接,一次治疗通常由4~5个咳嗽周期组成,避免过度通气。

5. 如果患者正在使用呼吸机,结束后需连接呼吸机。

6. 参数设置:下表所示可用设置。

预先设置	1,2,3	
模式	自动、手动	
Cough - Trak	关/开	只限于"自动"模式
吸气压力	0~70 cmH$_2$O,增量为1 cmH$_2$O	
吸气流量	低、中、高	
吸气时间	0~5秒,增量为0.1秒	只限于"自动"模式
吸气压力	0~70 cmH$_2$O,增量为1 cmH$_2$O	
吸气时间	0~5秒,增量为0.1秒	只限于"自动"模式
暂停时间	0~5秒,增量为0.1秒 只限于Cough - Trak关闭后的'自动'模式	
振荡	关闭/吸气/呼气/吸呼兼备	
频率	1~20 Hz,增量为1 Hz	只限于启用振荡模式时
振幅	1~10 cmH$_2$O,增量为1 cmH$_2$O	只限于启动振荡模式时

注:治疗期间修改设置将在下个循环周期开始时自动生效。

【前沿进展】

1. 神经肌肉疾病患者:咳嗽峰流速及氧合显著改善;COPD患者:改善氧合和呼吸困难,对呼吸节律及肺功能无损坏。

2. 患者每天的吸痰次数和振动排痰次数明显减少;患者心率、呼吸和氧合等指标明显改善;咳痰机可以有效减轻护理工作量。

3. 有益于儿童呼吸道健康,其安全性和易用性可以冲淡疾病对患者身体情绪的不良影响,在儿童中的耐受性高达90%。

4. 咳痰机对于有创拔管/无创脱机困难的患者,咳痰机辅助拔管,其成功率相较常规拔管明显提高(17% vs. 48%),有效降低机械通气患者拔管后的再插管率,机械通气和ICU住院时间明显缩短,降低住院时间,减轻患者经济负担

参考文献

[1] Andersen T, Sandnes A, Hilland M, et al. Laryngeal response patterns to mechanical insufflation-exsufflation in healthy subjects[J]. American Journal of Physical Medicine & Rehabilitation, 2013, 92(10): 920 - 929.

[2] Barach A L, Beck G J. Exsufflation with negative pressure: physiologic and clinical studies in poliomyelitis, bronchial asthma, pulmonary emphysema and bronchiectasis[J]. Arch Intern Med, 1954, 93(6): 825 - 841.

［3］　霍霞,高萌,张立华.无创气道咳痰机与旋转振动排痰仪用于高龄 COPD 患者排痰效果比较［J］.护理学报,2012,(19).
［4］　忽新刚,马利军,刘豹,等.机械助咳在卒中相关性肺炎中的应用［J］.中国实用神经疾病杂志,2013,12(2)：257-261.
［5］　Osadnik C R，McDonald C F，Jones A P，et al. Efficacy of mechanical insufflation-exsufflation in extubating unweanable subjects with restrictive pulmonary disorders［J］. Respiratory care，2015，33(2)：351-361.
［6］　Osadnik C R，McDonald C F，Jones A P，et al. Airway clearance techniques for chronic obstructive pulmonary disease［J］. Cochrane Database Syst Rev. 2012，3.
［7］　郭宏等.用于清理吉兰-巴雷综合征患者气道分泌物的效果［J］.广东医学,2013,33(24)：3836-3837.
［8］　杨毅.ICU 监测与治疗技术［M］.上海：上海科学技术出版社,2018.